Schädel Basis Wissen

I

KINDER ALS PATIENTEN

VIII. **Birgit Griesecke**
Eine persönliche Erfahrung –
Ôe Kenzaburôs autobiographischer Roman 181

1. Mit Literatur forschen 181
2. Verzweiflung und Heilung 182
3. Gewaltsame Bilder und radikale Furcht 186
4. Schonungslos, hoffnungsvoll, geduldig: Ethische Erwägungen 195

IX. **Hannes Haberl**
Bausteine einer anderen Klinik –
Modelle und Entwürfe aus der Praxis entwickelt 203

1. Vom Betreten eines Krankenzimmers 204
2. Modellprojekt Ambulanz 205
3. Die Schnecke – Entwurf einer anderen Klinik 208
4. Die schwäbische Eisenbahn – ein Beispiel für Kommunikationspflege in bestehenden Einrichtungen 212
5. Berufsbild und Selbstverständnis des Arztes 216

ZUR KÖRPERGESTALT IN KUNST- UND WISSENSCHAFTSGESCHICHTE

X. **Uta Kornmeier**
Nach allen Regeln der Kunst – Anatomie, Schönheit und Proportion als Referenz plastischer Chirurgie 221

1. Schönheit und Attraktivität 221
2. Künstlerwissen und die Intuition des Künstlers 224
3. Proportionsstudien – Vermessen und Zumessen 229
4. Der Goldene Schnitt 237
5. Resümee 243

XI. **Simon Strick**
Virchows Intervention –
Zur Genese der Craniosynostose als Pathologie 245

1. »Rasse« und Regel 246
2. Die Sattelzeit des Schädelwissens 247
3. Virchows pathologisches Argument – Craniosynostose und Cretinismus 249
4. Pathologische Familie 252
5. Folgen der Pathologie 255
6. Vom »Rassen«- zum Irrenschädel 255

ANHANG

Bibliographie 263

Namenregister 281

I.
Im Abseits medizinischer Diskurse
Die chirurgische Korrektur von Schädelfehlbildungen – Symptom blinder Flecken in der formgebenden Chirurgie

Hannes Haberl, Sigrid Weigel

1. Die Korrektur von Schädelfehlbildung im Kontext medizinkultureller Fragen

Die Fragenstellungen, die diesem Buch und dem vorausgegangenen Forschungsprojekt[1] zugrunde liegen, sind direkt im Operationssaal der Kinder-Neurochirurgie entstanden; sie gehen aber weit darüber hinaus. Denn die offenen Fragen und das Unbehagen über die blinden Flecken in Forschung und Debatte über die umfangreichen chirurgischen Korrekturen angeborener Schädelfehlbildungen, die seit sechs Jahrzehnten praktiziert werden, betreffen nicht nur die Behandlung von Kindern, die mit einer Craniosynostose (künftig abgekürzt als CS), dem vorzeitigen Verschluss einer Schädelnaht, geboren werden (> II)[2]; sie berühren Probleme der plastischen Chirurgie und der Therapie angeborener Anomalien im Allgemeinen. Während die Operationstechnik seit den Anfängen der plastischen Chirurgie enorme Fortschritte zu verzeichnen hat (> III), sind der Diskurs über die ästhetisch-plastische Chirurgie ebenso wie die Fachliteratur von einer vagen und uneinheitlichen Begrifflichkeit geprägt. Das gilt ganz besonders für die ›ästhetische‹ Operation (auch als ›kosmetische Operation‹ bezeichnet) und die Art und Weise, wie die Begriffe Ästhetik und Kosmetik in der Medizin verwendet werden. Avancierten Operationstechniken mithilfe digitaler Techniken der Visualisierung stehen wenig präzise Parameter in der Diagnose von Abweichung, der Bestimmung von Normalität und bei den therapeutischen Zielvorgaben gegenüber; diese bleiben weitgehend auf subjektive Urteile angewiesen. Das trifft plastische Operationen am Hirnschädel in besonderer Weise. Im Unterschied zur umfangreichen Fachliteratur zur plastischen *Gesichts*chirurgie, für die zahlreiche, differenziert spezialisierte Lehrbücher vorliegen, sind die chirurgisch-handwerklichen Ausführungen zu formgebenden Eingriffen am Schädel sehr spärlich.

1 Das Buch ist aus dem mehrjährigen, interdisziplinären Forschungsprojekt zum Thema *SchädelBasisWissen. Kulturelle Implikationen der plastischen Chirurgie des Schädels* hervorgegangen, das von der VolkswagenStiftung im Rahmen der »Schlüsselthemen der Geisteswissenschaften« gefördert und von Sigrid Weigel (Literatur- und Kulturwissenschaften, ZfL Berlin) und Hannes Haberl (Pädiatrische Neurochirurgie, Universitätsklinik Bonn) geleitet wurde. Das Buch wird ergänzt um eine kommentierte Quellensammlung zur Geschichte des Schädelwissens: *SchädelBasisWissen II. Texte zur Wissensgeschichte eines Knochens*, Berlin 2017. – Nähere Informationen zum Projekt: https://www.zfl-berlin.org/projekt/schaedelbasiswissen.html.

2 Diese in Klammern gesetzten Hinweise verweisen auf Kapitel innerhalb dieses Buches.

Im Zeitalter plastischer Chirurgie ist der ganze Körper zum Gegenstand rekonstruktiver und gestaltverändernder bzw. formgebender Operationen geworden; doch steht das Gesicht eindeutig im Zentrum medialer Aufmerksamkeit – teils provoziert durch spektakuläre Aktionen, in denen KünstlerInnen ihr Gesicht mit operativen Mitteln in ein Artefakt[3] verwandeln lassen. Dass aber auch der harte, unelastische Hirnschädel durch einen operativen Eingriff umgeformt werden kann, ist wenig bekannt. Die Praxis solcher plastischen Umformung bei der Mehrheit der Fälle einer diagnostizierten CS, bei denen die Kopfgestalt mit Hilfe eines chirurgischen Eingriffs ›normalisiert‹ werden kann, findet weitgehend jenseits der öffentlichen Aufmerksamkeit statt. Eltern von Kindern, die eine entsprechende Diagnose erhalten haben, sind deshalb mit großen Unsicherheiten und Ängsten konfrontiert: Sie sind im Zugzwang, weitreichende Entscheidungen treffen zu müssen: über einen ernsthaften chirurgischen Eingriff, der je früher desto schonender und erfolgversprechender durchgeführt werden kann (> II,4); und über das weitere Leben ihres ansonsten gesunden Kindes, das ohne operative Korrektur der Schädeldeformation erfahrungsgemäß mit psychischen und sozialen Problemen belastet sein wird (> IV,7-9). In dieser Situation tauschen sich die Betroffenen vielfach jenseits seriösen medizinischen und psychosozialen Wissens in Internet-Foren über ihre Verunsicherung und Fragen aus (> VII).

Die Frage nach den Hintergründen der zurückhaltenden Thematisierung dieser spezifischen Operation lenkt den Blick sehr schnell auf kulturelle, ideen- und wissenschaftsgeschichtliche Implikationen, für die medizinische Expertisen nicht hinreichen. Dabei stößt man zunächst auf die – in Deutschland besonders heikle – historische Belastung jeder Diskussion über Normalität im Zusammenhang mit der Schädelform. Des Weiteren stößt man auf die kontroversen Debatten über plastische Operationen, die gemeinhin, sofern keine funktionelle medizinische Beeinträchtigung vorliegt, als ›nur‹ ästhetische bezeichnet werden – und damit auf die Problematik des Sammelbegriffs ästhetische Chirurgie und seiner medizingeschichtlichen Herkunft aus der operativen Ausweitung der Kosmetik um 1900 (> IV,3) sowie auf den enormen Einfluss kunstgeschichtlicher Schönheits- und Proportionslehren in der plastischen Chirurgie (> X). Und schließlich berührt die Frage einer operativen Korrektur angeborener Fehlbildungen die Debatte über das Selbst- und Fremdbild von Betroffenen einer ins Auge springenden Anomalie der körperlichen Erscheinung – einer Anomalie im Sinne von Georges Canguilhem, der den rein beschreibenden Charakter des Begriffs *Anomalie* im Unterschied zum Anormalen herausstellt: Anomalie bezeichnet »eine Tatsache, ist mithin ein deskriptiver Terminus; demgegenüber enthält *anormal* den Bezug auf einen Wert, es ist ein Terminus des Beurteilens, ein normativer Ausdruck.« Und: »Die Anomalität ist eine individuelle Abweichung [...]. Das Pathologische ist hingegen das Anormale.«[4] Diese begriffliche Präzisierung ist hilfreich für die Benennung des Phänomens einer Fehlbildung der Schädelgestalt; sie enthebt die Chirurgen jedoch nicht der Notwendigkeit, über eine normale Kopfform nachzudenken und zu sprechen, und zwar spätestens dann, wenn es um die Bestimmung des Operationszieles geht. Der Diskurs über die Anomalie der Kopfform bei Kindern mit CS und die Frage, wie eine normale, unauffällige Kopfform aussieht, ist aber verstellt durch eine in weiten Teilen der Öffentlichkeit und der Kulturwissenschaften ideologiekritisch

3 Vgl. Töppe, *Konstruktion – Erweiterung – Rekonstruktion* (2016).
4 Canguilhem, *Das Normale und das Pathologische* (2013), S. 133 u. 139.

geführte Debatte über den Umgang ›der Gesellschaft‹ mit Abweichung und Behinderung – die allerdings selten in die Niederungen der klinischen Praxis reicht, dorthin, wo täglich Entscheidungen über individuelle Lebensläufe und Kopfformen getroffen werden (> V,2). Da es sich bei der Mehrheit der Fälle von Kindern mit einer angeborener Fehlbildung des Schädels um eine einfache CS handelt (nur eine Schädelnaht ist verschlossen), sind diese Kinder nicht von einer geistigen oder körperlichen Behinderung betroffen; es handelt sich um gesunde Kinder, die mit einer morphologischen Anomalie zur Welt kommen. Ihre Situation fällt bisher vollständig aus dem Diskurs heraus.

2. Der Schädel zwischen Obsession und Tabu

Ohnehin ist in der jüngsten Geschichte der Hirnschädel als Behandlungs- und Forschungsgegenstand ins Abseits medizinischen Interesses geraten – ganz im Gegensatz zu einer Art Schädelobsession bzw. »Totenkopf-Konjunktur«[5], die sich in Ausstellungen wie *Hamlet Syndrom* (2011)[6], *Schädel Kult* (2012)[7] oder *Schädel. Ikone. Mythos. Kult* (2015)[8], im Warendesign und in künstlerischen Projekten zeigt, für deren Marktwert Damien Hirsts *For the Love of God* (2007), der mit Diamanten besetzte Abguss eines Schädels, als Ikone gelten kann. Wird einerseits ein enormer Aufwand um *Schädel-Schicksale historischer Persönlichkeiten*[9] betrieben, wie etwa 2008 mit der gentechnischen Analyse zweier Schädel, um unter dem medienwirksamen Titel *Friedrich-Schiller-Code* verkünden zu können, das Rätsel von Schillers Schädel sei gelöst,[10] so führt der Schädel dagegen in der gegenwärtigen Medizin ein Schattendasein. Während die klassische Medizin seit der Antike kontinuierlich darum bemüht war, das Rätsel des Schädels, insbesondere der Schädelnähte, zu lösen, scheint das Interesse am *Neurocranium* seit dem Aufstieg der Hirnforschung zur Leitwissenschaft aus dem Blick der Forschung geraten zu sein. Und während früher gerade die Form des Schädels im Zentrum stand – seit der Frühen Neuzeit mehrten sich die Versuche, das Innere des menschlichen Kopfes aus dessen Äußerem entziffern und die Schädelform als Charakter-Zeichen interpretieren zu können – dient die Schädelform der jüngsten Forschung nur mehr als Schablone für das Hirn.

Seit der Traum früherer Epochen, den Menschen in den Kopf schauen zu können, durch die bildgebenden Verfahren wahr geworden zu sein scheint, ist der Schädel zum Randphänomen geworden. Seit also das Gehirn kein ›stummes‹ epistemisches Objekt mehr ist, das nur »durch einen Stellvertreter«, den Schädel, »zum Sprechen gebracht«[11] werden kann, ist die Form des Neurocraniums nur noch als Umriss von Interesse; in ihn werden die Ergebnisse und Hypothesen neurowissenschaftlicher Forschung eingetragen: die Gestalt des Schädels als analoge Bildfläche für die digitalen Daten des Hirnscreening

5 Kimpel, *Hamlet-Syndrom* (2011), Klappentext.

6 Marburger Kunstverein 23.9. bis 10.11.2011.

7 *Kopf und Schädel in der Kulturgeschichte des Menschen*. Reiss-Engelhorn-Museen Mannheim, 2.10.11 bis 29.4.2012.

8 Ausstellung im *Weltkulturerbe Völklinger Hütte. Europäisches Zentrum für Kunst und Industriekultur*, 25.7.2015 bis 3.4.2016, vgl. Grewenig/Rosendahl, *Schädel. Ikone, Mythos, Kult* (2015).

9 Ulrich, *Schädel-Schicksale historischer Persönlichkeiten* (2004).

10 So die Ankündigung der entsprechenden Fernsehsendung 2008 vom mdr Fernsehen.

11 Hagner, *Geniale Gehirne* (2004),^S. 15.

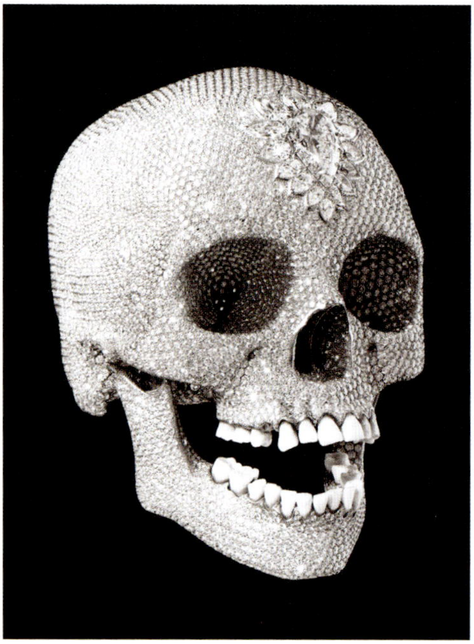

Abb. 1: D. Hirst, *For the Love of God* (2007)

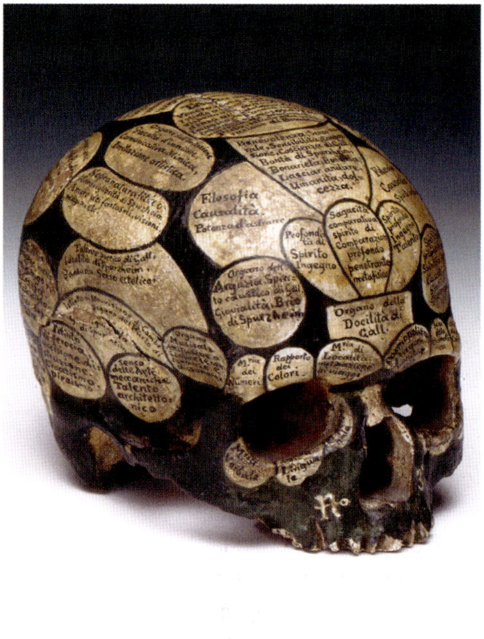

Abb. 2: Gall-Schädel (1894), Phrenologie

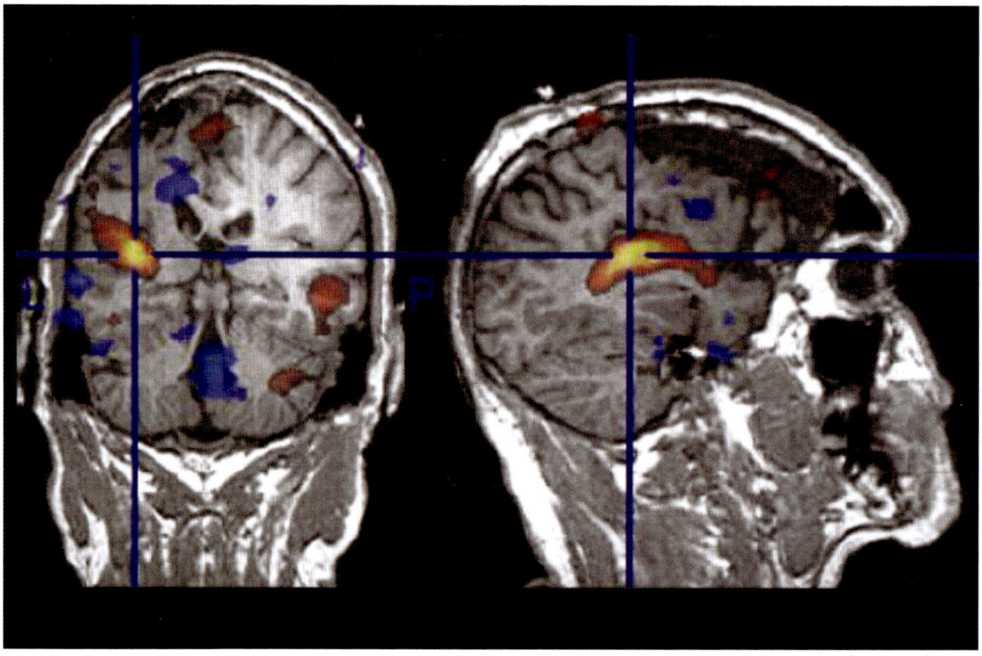

Abb. 3: fMRT des Hirns bei epileptischem Anfall

und die Lokalisierung einzelner neuronaler Funktionen in bestimmten Hirnarealen.[12] Bis zur Begründung craniofazialer Chirurgie befand sich der Hirnschädel vollends im toten Winkel von Neurochirurgie und Gesichtsplastik: dort, wo die Auseinandersetzung der plastischen Chirurgie mit Gestaltfragen und den formgebenden Anteilen chirurgischer Eingriffe nicht mehr hinreicht, weil deren Zuständigkeit traditionell durch den Gesichtsschädel (*Viszerocranium*, einschließlich der Orbita, der Augenhöhlen) begrenzt war, so wenig wie der Blick der Neurochirurgie, die sich primär für das Gehirn und nur sekundär für dessen Hülle und noch weniger für deren Form interessiert. (> III,5; IV,1)

In dem Maße aber, wie die Schädelform aus dem Blick aktuellen medizinischen Interesses geraten ist, lebt das implizite Wissen über die Kopfform aus überholten Wissensbeständen fort; dieses tritt in die Lücke eines seriösen wissenschaftlichen Diskurses. Umso mehr ist die Kopfgestalt symbolisch überkonnotiert, gleichsam vollgeschrieben mit meist unwillkürlich evozierten Zuschreibungen, die überwiegend dem überkommenen Wissen aus der Geschichte von Anthropologie, Physiognomik, Phrenologie und physiologischer Charakterkunde – mit ihren ausufernden Schädelsammlungen – entstammen (> V). Diese Sammlungen, die sowohl von Künstlern wie Carl Gustav Carus[13] als auch von zahlreichen Wissenschaftlern angelegt wurden,[14] basierten auf der Annahme, es gäbe eine »unmittelbare Beziehung zwischen äußeren Merkmalen des präparierten Körperteils und dem geistig-moralischen Verhaltensspektrum seines vormaligen Besitzers«[15]; spätestens seit Ende des 18. Jahrhunderts war der Schädel das favorisierte Organ einer solchen moralischen Persönlichkeits-Diagnostik. Dieselbe Vorstellung lag auch dem Vorhaben der Schädelvermessung – zunächst am präparierten Schädel, dann auch am lebenden Kopf – zugrunde, ein Projekt, das Stephan Jay Gould als *Mismeasure of Man* (1981)[16] analysiert hat (> V,7). Dieses kontaminierte wissenschaftsgeschichtliche Erbe und mehr noch die Tatsache, dass nicht wenige Wissenschaften des 19. Jahrhundert geradezu besessen davon waren, die Menschheit nach der Schädelform und -größe zu klassifizieren und in Rassen, Intelligenz-, Gesundheits- und Kriminalitätsgrade einzuteilen (> XI), scheint bis heute die medizinische Beschäftigung mit der Gestalt des Neurocraniums zu verstellen. Vor allem aber die völkische Rassenkunde des Nationalsozialismus, die sich dieser Forschungen bediente, belastet jede wissenschaftliche Aufmerksamkeit für die Schädelgestalt – und führt zu deren Tabuisierung, die auch die Auseinandersetzung mit der Behandlung angeborener Fehlbildungen der Kopfform blockiert. Das Tabu gilt ganz besonders für die Frage nach einer ›normalen‹ Kopfform, zumal sich dieses durch eine mangelnde Unterscheidung zwischen einer Politik der Norm/Normierung und der ›biologischen Normativität‹ (Canguilhem) organischer, körpereigener Phänomene im medizinkritischen Diskurs verhärtet hat (> V,2). Spätestens aber in der Beratung zwischen Ärzten und Eltern über eine CS-Diagnose und im Operationssaal stellt sich die Frage einer ›normalen‹ Kopfform (> II,5 u. 6).

Die medizinische Marginalisierung der Schädelgestalt und die unwillkürlich erfolgenden, veralteten Bedeutungszuschreibungen, gereichen denjenigen zum Nachteil, die

12 Vgl. Weigel, *Grammatologie der Bilder* (2015), S. 36, 82f.
13 Melzer, Die Schädel- und Abguss-Sammlung des Carl Gustav Carus (2009), S. 317–323.
14 Fabian, *The Skull Collectors* (2010).
15 Hagner, Anthropologische Objekte (2006), S. 150.
16 Gould, *Der falsch vermessene Mensch* (1988).

mit einer Kopfform zur Welt kommen, die auffällig von der gewohnten menschlichen Gestalt abweicht. Die Auseinandersetzung mit Fragen ihrer Behandlung findet in einem gleich mehrfach verstellten Raum statt: nicht allein durch das genannte Erbe und die medizinische Randstellung der Schädelform, sondern darüber hinaus auch durch den aktuellen Streit um die ›ästhetische Chirurgie‹, im Volksmund ›Schönheitschirurgie‹ genannt. Zwar ist die chirurgische Umformung der Kopfform bei Kindern, die von einer CS betroffen sind, nicht durch den Wunsch eines Patienten nach einem veränderten Körperbild motiviert, sondern durch eine angeborene Anomalie. Dennoch ist deren Behandlung durch eine operative Korrektur in den Schatten der teils polemisch geführten Kontroverse um die ästhetische Chirurgie geraten, die als schwarzes Schaf der plastischen Chirurgie gilt. Denn da nur in wenigen Fällen, bei einer syndromalen CS (mehrere Nähte sind verschlossen), schwere neurologische Schäden drohen, die umfangreiche, oft mehrjährige Behandlungen nach sich ziehen, betrifft die Behandlung in der Mehrheit der Fälle ›nur‹ die Korrektur der Schädelform (> II, III).

Während sich die Eltern von Kindern mit CS-Diagnose in Betroffenen-Foren austauschen, findet in der Forschungsliteratur eine kontroverse Auseinandersetzung um die Indikation statt: hier die Vertreter einer ›medizinischen Indikation‹, die eine Formkorrektur des Schädels, wenn keine neurologisch bedingte Beeinträchtigung kognitiver und/oder motorischer Funktionen vorliegt, als ›nur‹ ästhetische Operation bewerten und entsprechend ablehnen; dort diejenigen, die im Blick auf die wahrscheinlichen psychischen Belastungen und sozialen Integrationsprobleme eines Kindes, das mit einer abweichenden Kopfform aufwächst, eine ›psychosoziale Indikation‹ aussprechen (> IV, 7-9). Diese Kontroverse nimmt teilweise die Form eines Dogmenstreits an, der nicht zuletzt das Ergebnis einer unpräzisen Terminologie und der erkenntnistheoretischen Grenzen empirischer Methoden ist, wo es um Patienten geht, deren Behandlung tatsächlich eine ganzheitliche Betrachtung erforderte. Deren Erfolg kann allerdings nicht statistisch bemessen werden.

Da bei einer CS das Wachstum des Schädels, das durch den Druck des wachsenden Gehirns bewirkt wird, an der verschlossenen Naht gehindert oder gehemmt wird, entsteht kompensatorisch an anderen Stellen ein disproportionales Wachstum, das – je nach betroffener Naht – zu unterschiedlichsten Formanomalien führen kann, zu einer extrem langen Kopfform etwa oder zu Ausbuchtungen an Hinterkopf oder Stirn (> II). Bei den meisten chirurgischen Eingriffen besteht das Operationsziel im engeren Sinne darin, den deformierten Schädel zu ›normalisieren‹. Das weitergehende Ziel des Eingriffs besteht aber darin, diesen Kindern ein Leben mit einer auffällig unförmigen Gestalt gerade des Kopfes zu ersparen – zumal häufig auch Stirn und Augenpartie mitbetroffen sind. Da Kopf und Gesicht den sprechendsten Körperteil des Menschen ausmachen, sind sie für das Selbstbild und Selbstvertrauen gerade in der kindlichen Entwicklung, aber auch für die psychische und körperliche Integrität des Erwachsenen und seine soziale Akzeptanz ebenso bedeutsam wie für die Art und Weise, wie man von anderen wahrgenommen wird. Die konkreten psycho-sozialen Auswirkungen einer solchen auffälligen, allein die Erscheinung betreffenden, angeborenen Anomalie sind allerdings bis heute nicht erforscht.[17] In

17 Anders als etwa die Situation von Kindern mit der sehr viel häufiger auftretenden Lippen-Kiefer-Gaumen-Spalte, die sogenannte Hasenscharte, zu der insbesondere in England seit Jahren umfangreiche sozialpsychologische Studien vorliegen.

die Lücke dieser Forschung treten Erfahrungsberichte und literarische Bearbeitungen, deren Genre den Vorteil genießt, die Probleme in ihrer Vielfalt und in der Art, wie sie ihren Sitz im Leben haben, zu beschreiben, zu reflektieren und kommunizierbar zu machen (> VI, VIII).

3. Forschungsfragen und -perspektiven

Für zahlreiche Fragen im klinischen und sozio-kulturellen Umfeld der CS und ihrer Therapie bestehen empfindliche Forschungsdesiderate, die weit hinausgehen über die noch unbeantworteten medizinischen Fragen im engeren Sinne, wie die Ätiologie dieser Fehlbildung und die Art ihres Zusammenhangs mit partiellen Entwicklungshemmungen oder geringfügigen kognitiven Defiziten, die bei einem Teil der Patienten beobachtet werden (> II,2; III,5; IV,7-9).

So ist die Bezeichnung der chirurgischen Korrektur einer angeborenen Fehlbildung des Schädels als ›ästhetische‹ Operation, wie sie mehrheitlich immer noch begegnet, nicht nur wegen des wenig präzisen Sammelbegriffes ›ästhetische Chirurgie‹ problematisch. Mehr noch, für den spezifischen Eingriff dieser Art Korrektur ist in der Terminologie des sehr breit gefächerten Feldes der plastischen Chirurgie und ihrer unterschiedlichen Operationsarten gar kein Begriff eingeführt. Denn es handelt sich nicht um die Wiederherstellung einer vormals bestehenden Form, also nicht um einen *rekonstruktiven* Eingriff. Da bei einer angeborenen Formanomalie eine unbeeinträchtigte Gestalt des betroffenen Kinderschädels niemals existiert hat und beim Eingriff somit eine ›normale‹ Form überhaupt erst hergestellt werden muss, handelt es sich bei der Korrektur dieser Art Fehlbildung um eine *konstruktive* Operation – und darüber hinaus um den Eingriff in einen wachsenden Schädel, dessen entwicklungsbedingte Veränderungen[18] antizipiert werden müssen (> III,6). Allerdings finden sich in der wissenschaftlichen und klinischen Literatur über sehr allgemeine Aussagen hinaus nur sehr wenige chirurgisch-handwerkliche Ausführungen für diesen sehr komplexen Eingriff (> IV,1).

Unter der Oberfläche einer vermeintlich zur operativen Routine gehörenden und lange bewährten medizinischen Praxis und Operationstechnik verbergen sich jedoch erhebliche Unsicherheiten, die den Gestaltungsraum bei der Formgebung, der Umformung deformierter Schädelpartien, und auch die handwerkliche Umsetzung der Zielvorstellung betreffen. Wenn überhaupt Angaben zu finden sind, beschränken sie sich auf die Technik zur Entnahme und Wiedereinsetzung der Knochenfragmente. Weitergehende Äußerungen bleiben vage; sie beschreiben weniger das konkrete, die Schädelform betreffende Operationsziel, als die erwünschte Wirkung des Operationsergebnisses in der Wahrnehmung des Betrachters, mit Worten wie z. B. »angenehmer«, »weniger auffällig«, »sympathischer«, »weniger verstörend« etc. Hier sind die Chirurgen auf ihr eigenes Urteil und die eigene Erfahrung angewiesen und damit letztlich auf weitgehend subjektive Kriterien. Unter dem Begriff der ›Erfahrung‹ subsummiert dabei eine unbestimmte Mischung aus individuellen Formvorstellungen und handwerklicher Routine, die unweigerlich einer ›Lernkurve‹ unterliegt. Letztere ist bisher nicht Gegenstand qualitätskontrollierender

18 Vgl. Studien wie z. B. Christopher Lux, Visualization of Individual Growth-Related Craniofacial Changes (2002), S. 341–344.

Untersuchungen, und es ist zu befürchten, dass der anfängliche Mangel an Erfahrung von Kindern mit weniger guten Operationsergebnissen bezahlt werden muss (> II,5–7).

Aufgrund von jüngeren Fortschritten in der Operationstechnik, beispielsweise durch neuere Planungsinstrumente auf elektronischer Basis, wird es heute möglich, den operativen Formungsprozess virtuell vorwegzunehmen. Dabei unterscheidet sich die Entscheidungsfindung am Bildschirm jedoch – mangels objektiver Kriterien – qualitativ nicht von der Operationssituation. Sie bleibt abhängig von Vermögen und Urteil des jeweiligen Operateurs, von seiner handwerklichen Erfahrung und seinen meist intuitiven Bewertungen der Kopfform. Wegen der individuell unterschiedlichen Kopfgestalt von Neugeborenen können naturgemäß keine objektiven, allgemein gültigen Maßstäbe für das Operationsziel der Normalisierung aufgestellt werden. In dieser Hinsicht versprechen digitale Verfahren einen Ausweg aus dem Dilemma einer Orientierung der Normalität an einer abstrakten oder idealen Norm. Während sich die plastische Chirurgie in ihrer gesamten Geschichte an Vorbildern und Proportionsstudien aus der Kunstgeschichte, das heißt an ästhetischen Idealen, oder an Maßstäben der Vermessung, das heißt an Normen von Normalität und Abweichung, orientiert hat (> X), eröffnet der digitale Datenraum eine alternative Perspektive. Digitale Datenbanken der Kopfform von Kindern in verschiedenen Altersstufen generieren einen deskriptiven Begriff von Normalität, indem sie die Gestalt real existierender, lebender Menschen archivieren und auf diese Weise eine nicht-normative Kontrastfolie für die bestehende Anomalie wie auch eine Matrix für das Operationsziel bilden. In dieser Hinsicht besteht weiterer Entwicklungsbedarf, um im durch das Variationsspektrum aller gespeicherten Datensätze definierten Formenraum die je individuelle physische Gestalt stärker berücksichtigen zu können.

Was wissenschaftliche Studien zum Erfolg der Operationen betrifft, so mangelt es insbesondere an Studien, die über rein funktionelle Kriterien hinausgehen, und vor allem an Langzeitstudien (> III,6; IV,9). Aufgrund der beschriebenen Ausgangsituation, der unpräzisen Begrifflichkeit, der kontroversen Indikation und fehlender Maßstäbe zur Beurteilung der Formkorrektur sind entsprechende Studien ebenfalls auf vage, oft subjektive Kriterien angewiesen. Die Erfolgsmessung kann sich bisher nur auf die konventionellen Vorher-Nachher-Fotografien oder auch auf die Befragung von Eltern und Ärzten nach ihrer ›Zufriedenheit‹ stützen. Darüber hinaus fehlt bislang eine fundierte Forschung über die psycho-sozialen Aspekte einer CS-Diagnose. Dabei ginge es um die Situation der betroffenen Eltern nach der Diagnose, um ihre Nöte in der Entscheidung über die Therapie und eine mögliche Operation, um die Situation von Kindern als Patienten eines solchen belastenden Eingriffs, um die psycho-sozialen Auswirkungen eines Lebens mit einer auffälligen Fehlbildung, wie sie jüngst in der anglo-amerikanischen Forschung unter dem Titel der *Appearance-Studies*[19] etabliert wurde, und schließlich auch um ganzheitlich angelegte Langzeitstudien zu den Erfolgen des chirurgischen Eingriffs.

In den folgenden Kapiteln werden Debatte, Forschung und neurochirurgische Praxis der Behandlung von CS untersucht. Den Hintergrund dafür bilden einerseits aktuelle Fragen im Feld plastisch-ästhetischer Chirurgie und deren Herkunft aus der Entstehung und Etablierung formgebender Operationen, andererseits kulturelle Implikationen in der Wahrnehmung und Symbolisierung der Körpergestalt, von Normalität und Anomalien

19 Rumsey/Harcourt, *The Psychology of Appearance* (2014).

sowie die Auseinandersetzung damit. Denn erst wenn die Befangenheiten bearbeitet sind, die aus dem Fortwirken des überkommenen Schädelwissens erwachsen, das tief ins kulturelle Unbewusste eingedrungen ist, besteht die Möglichkeit eines seriösen Umgangs mit der Kopfform und mit den offenen Fragen im Umfeld einer chirurgischen Korrektur des Schädels, eines Umgangs, der nicht mehr verstellt ist durch das Tabu, das aus dem kontaminierten Erbe erwachsen ist. Ein solcher Umgang aber ist nur in Form einer disziplinübergreifenden Forschung denkbar: mit Forschungen zur Untersuchung der ungeklärten medizinischen Fragen, der Operationspraxis und ihrer Ergebnisse, der psychischen Entwicklung und sozialen Situation von operierten und nicht-operierten Kindern und zum impliziten, weitgehend unbewussten Wissen über die Schädelgestalt bzw. Kopfform.

All das erforderte langfristige Forschungen mit weit längerem Atem und ganz anderen Ressourcen, als sie dem Forschungsprojekt zur Verfügung standen, das diesem Buch zugrunde liegt. Ausgangspunkt des Projekts war das handwerkliche Problem und dessen Verschattung durch Tabus und blinde Flecken in der Forschung und Ausbildung. Im Ergebnis steht die chirurgische Problemlösung zumindest auf dem theoretischen Fundament eines ungewöhnlichen multidisziplinären Gesprächs, das die komplexen Zusammenhänge erörtert und die Desiderate benennt. Was dieses Buch bieten will, sind *Schädelbasislektionen*[20]. Denn hier werden erstmals der gegenwärtige Stand und die Geschichte der Operationen am Schädel, insbesondere die Operationen CS-bedingter Fehlbildungen, systematisch untersucht und in eine Archäologie zur vagen Begrifflichkeit und den wissenschafts- und kulturgeschichtlichen Schichten eingebettet, denen die internalisierten Deutungsmuster im sozialen Diskurs über Kopfform und körperliche Erscheinung in der entsprechenden Forschung und medizinischen Praxis entstammen. Die Auseinandersetzung mit diesen Voraussetzungen ist notwendig, um die Chirurgen für das implizite Schädelwissen zu sensibilisieren und die Entscheidungskompetenzen von Ärzten und Eltern zu stärken.

Abbildungen

Abb. 1: Damien Hirst: For the Love of God, 2007. Quelle: Damien Hirst; anlässlich der Ausstellung Damien Hirst, Tate Modern, London 4. April – 9. September 2012. Hrsg. von Ann Gallagher, London/München 2012, S. 189.
Abb. 2: Gall'scher Schädel 1812. Quelle: © Museum für Völkerkunde Hamburg/Foto: Brigitte Saal.
Abb. 3: fMRT des Hirns bei epileptischem Anfall. Quelle: © Universitätsklinikum Freiburg.

20 Vgl. den Titel von Durs Grünbein, *Schädelbasislektionen* (1991).

DER SCHÄDEL
IN DER CHIRURGIE

II.
Craniosynostose – Krankheitsbild und Behandlung

Hannes Haberl

1. Das Krankheitsbild

Eines von tausend Kindern wird mit einer Wachstumsstörung des Schädelknochens, einem vorzeitigen Verschluss einer Schädelnaht geboren. Die Folge dieser sogenannten *prämaturen Schädelnahtsynostose* ist eine bereits in den ersten Lebensmonaten auffällige Formveränderung des Kopfes: Im Bereich der Störung entsteht eine Abflachung der Schädelkontur. Der dadurch entstehende Volumenmangel des Schädelinnenraumes erhöht den Wachstumsimpuls an anderer Stelle mit der Folge einer gesteigerten Knochenproduktion entlang gesunder Schädelnähte und einer entsprechend betonten Vorwölbung der jeweiligen Schädelpartien. Die Kombination von Mangel und Kompensation ergibt markante Fehlformen, an denen ein erfahrener Kliniker den Ort der Nahtfunktionsstörung sicher erkennen kann.

Die Eltern der betroffenen Kinder sind durch diese Formveränderung sehr beunruhigt und konsultieren ihren Kinderarzt. Sie fürchten insbesondere einen schädigenden Einfluss auf die Entwicklung des Gehirns. Der Kinderarzt veranlasst im Idealfall eine Vorstellung in einer Spezialsprechstunde für Schädelfehlbildungen. Wenn weitere körperliche Auffälligkeiten fehlen, wird das Krankheitsbild allerdings häufig als rückbildungsfähige Geburtsfolge fehlinterpretiert und erst Monate später ernst genommen, weil die erwartete Rückbildung ausbleibt. Diese Verzögerung ist deshalb von Bedeutung, weil sie betroffenen Kindern die Vorteile eines schonenden, endoskopischen Operationsverfahrens vorenthält, das nur bis zum dritten Lebensmonat angewandt werden kann.

Die Bestimmung der Ursache und des Ausmaßes der Wachstumsstörung ist entscheidend für Indikation, Dringlichkeit und den Umfang operativer Maßnahmen. Im Folgenden möchte ich deshalb kurz auf Systematik und Begrifflichkeit der Craniosynostose (CS) eingehen.

Einfache versus komplexe Craniosynostose

Schlüsselkriterium für diese Unterscheidung ist die *Anzahl* der betroffenen Schädelnähte. Kinder mit Wachstumsstörungen *einer einzigen* Schädelnaht weisen außer der auffälligen Formveränderung des Schädels zunächst keine weiteren körperlichen Symptome oder Entwicklungsstörungen auf. Das Gesichtsskelett ist von der Wachstumsstörung des Hirnschädels zwar nicht direkt betroffen, wird aber dennoch oft in Mitleidenschaft gezogen, weil es den Formabweichungen der Stirn- oder Schläfenpartien passiv folgt. So kann

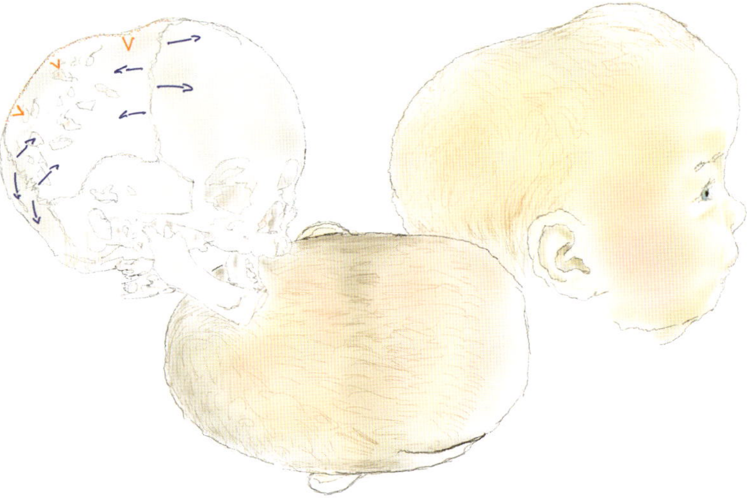

Abb. 1: Sagittalnahtsynostose; orange: verschlossene Naht, Wachstumshemmung, blau: Kompensationswachstum.

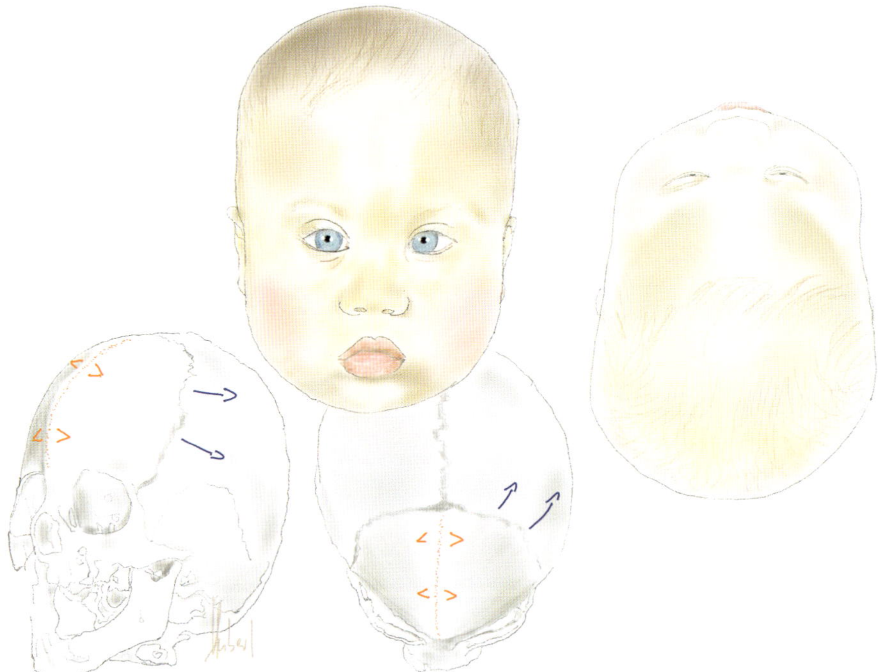

Abb. 2: Frontalnahtsynostose; orange: verschlossene Naht, Wachstumshemmung, blau: Kompensationswachstum.

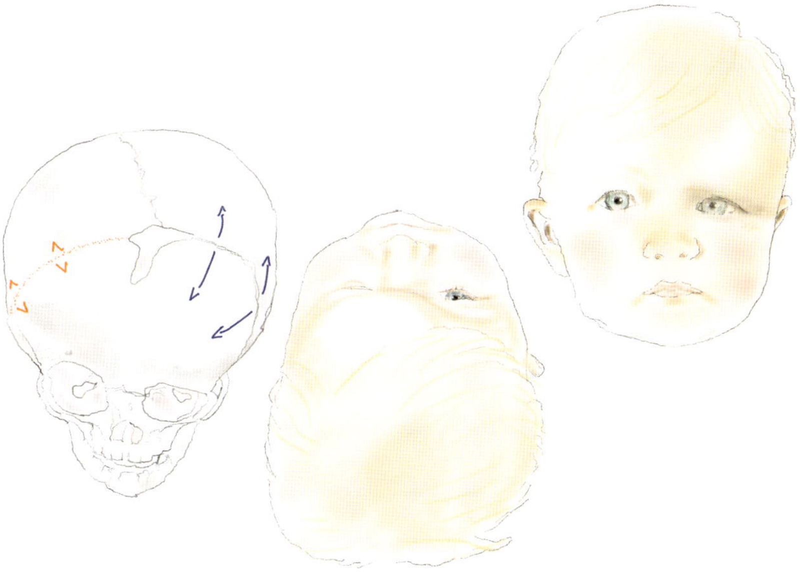

Abb. 3: Coronarnahtsynostose; orange: verschlossene Naht, Wachstumshemmung, blau: Kompensationswachstum.

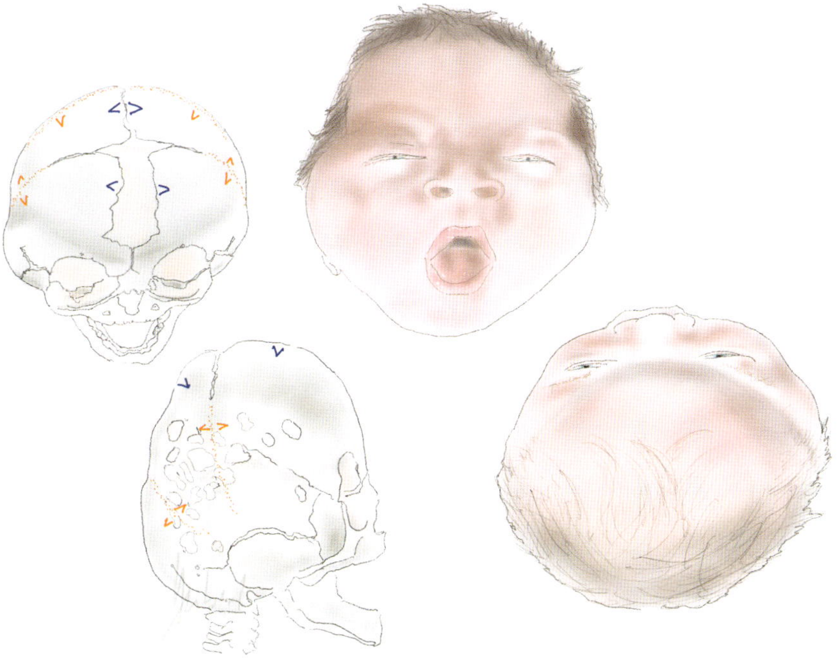

Abb. 4: Komplexe »syndromale« Nahtfunktionsstörung; orange: verschlossene Naht, Wachstumshemmung, blau: Kompensationswachstum.

es etwa zu unvollständig oder ungleichmäßig ausgebildeten Augenhöhlen oder einem Größenunterschied beider Gesichtshälften mit deutlicher Krümmung der Längsachse kommen, einer sogenannten Gesichtsskoliose.

Einfache CS werden häufig mit einem Lagerungsschiefkopf – einer sogenannten positionellen CS – verwechselt. Er entsteht durch eine Abflachung der hinteren Schädelkontur aufgrund einer bevorzugten Liegestellung des Kopfes des Neugeborenen. Es liegt *keine* Funktionsstörung einer Schädelnaht vor. Die Behandlung besteht in einer Vermeidung der gewohnten Kopfposition durch spezielle Lagerungskissen, in ausgeprägten Fällen unterstützt durch eine Helmtherapie. Eine operative Indikation erübrigt sich.

Die sehr viel selteneren, komplexen bzw. *syndromalen CS* sind dagegen mit weiteren Auffälligkeiten an Armen, Beinen oder inneren Organen verbunden. Sie werden aufgrund der unübersehbaren Fehlbildungskonstellation meist sofort nach der Geburt diagnostiziert und rechtzeitig in einer CS-Sprechstunde vorgestellt. Weil sie mehrere Schädelnähte betreffen, steht die Möglichkeit des Volumenausgleichs durch überproportionales Wachstum gesunder Schädelpartien nicht ausreichend zu Verfügung. Sehr früh entsteht deshalb Handlungsdruck durch das steigende Risiko einer Hirnschädigung aufgrund der Zunahme des Schädelinnendruckes.

Selten (1 : 30.000) verbirgt sich auch hinter einer einfachen Synostose der Coronarnaht eine komplexe, syndromale Konstellation: das sogenannte Muenke-Syndrom. Es wurde erst 1996 infolge neuer molekulargenetischer Bestimmungsmöglichkeiten als eigenständiges CS-Syndrom definiert. Auffälligkeiten an den Händen sind eher diskret und nicht bei allen Betroffenen vorhanden, z. T. sind sie nur radiologisch zu erfassen. Aufgrund der Vererbbarkeit sollte die Verdachtsdiagnose durch eine genetische Untersuchung bestätigt werden.

Primäre versus sekundäre Craniosynostose

Schlüsselkriterium für die Unterscheidung von primärer und sekundärer CS ist die *Ursache* der Knochenwachstumsstörung. Ihre Bestimmung ist von historischer Bedeutung, denn die ersten CS-Operationen wurden an Kindern durchgeführt, die aufgrund einer Stoffwechselstörung einen auffällig kleinen Schädel, einen sogenannten *Microcephalus,* entwickelten. Wir wissen heute, dass hier eine chirurgische Umformung nicht sinnvoll ist.

Als *primär* und operativ behandelbar werden CS eingestuft, wenn die Nahtfunktionsstörung definierender Bestandteil einer Genmutation ist.[1] Dies gilt sowohl für einfache als auch für komplexe CS[2].

Als *sekundär* werden dagegen CS eingestuft, wenn die Knochenwachstumsstörung eine Folgeerscheinung einer primär andere Organsysteme betreffenden Erkrankung ist.

1 Betroffene Gene: fibroblast growth factor receptor-1 (FGFR1), FGFR2, FGFR3, twist homolog 1 (TWIST1) and msh homeobox 2 (MSX2); vgl. Kimonis/Gold/Hoffman u. a., Genetics of craniosynostosis (2007).

2 Fibroblast growth factors modulieren die Zellproliferation, -differenzierung und -migration, vgl. Wilkie/Patey/Kan u. a., FGFs, their receptors, and human limb malformations (2002), S. 78. Sie agieren durch FGF Rezeptoren. Mutationen der FGFR1, FGFR2 und FGFR3 wurden mit dem Pfeiffer-Syndrom, Apert-Syndrom, Morbus Crouzon, dem Beare-Stevenson Syndrom, dem Jackson-Weiss-Syndrom sowie dem Muencke-Syndrom assoziiert. Die Mutation des TWIST1 Gens wird mit den Saethre-Chotzen-Syndrom assoziiert. Mutationen des MSX2 Gens werden mit der Boston-Type-Craniosynostosis assoziiert; vgl. Jabs, Toward understanding the pathogenesis of craniosynostosis (1998).

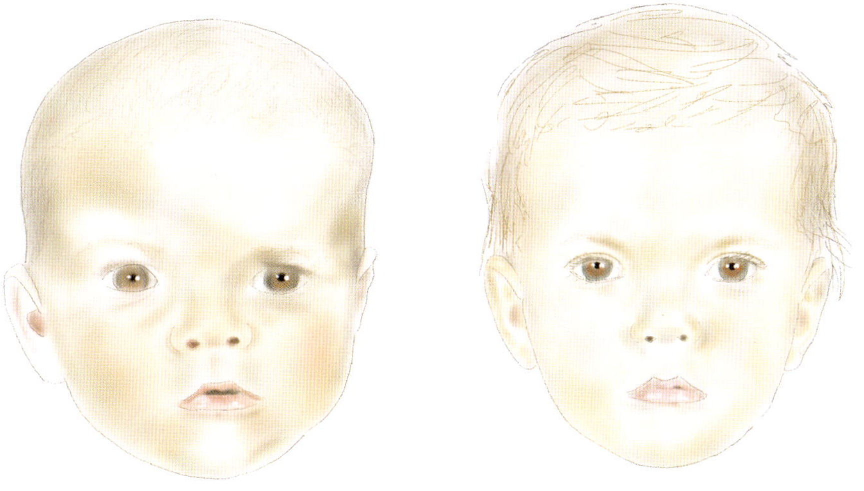

Abb. 5a: Coronarnahtsynostose links;
links: preoperative Aufnahme, rechts: postoperative Aufnahme.

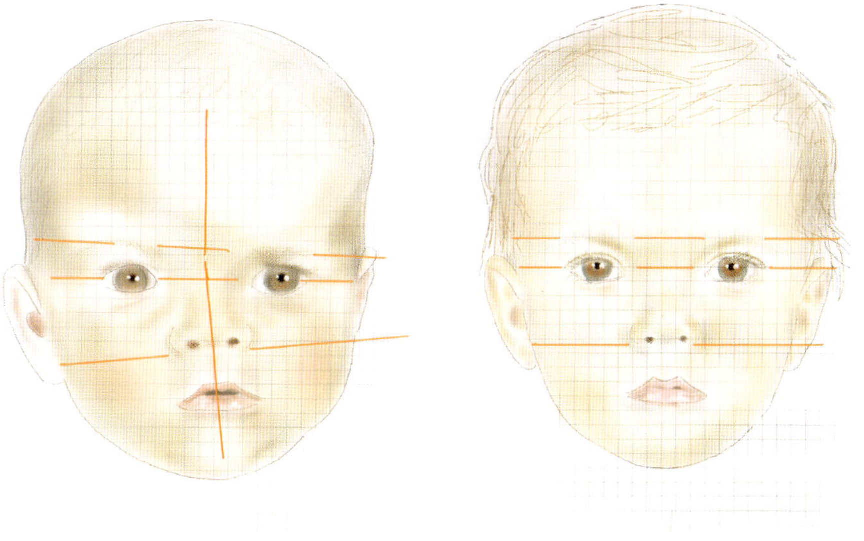

Abb. 5b: Coronarnahtsynostose.
Links: präoperative; rechtskonkave Krümmung der Längsachse des Gesichtes (= »Gesichtsskoliose«).
Rechts: deutlicher Ausgleich der Asymmetrie im Gesichtsbereich durch einfache Nahtkorrektur.

Dazu gehören genetisch bedingte Wachstumsverzögerungen des Gehirns, Stoffwechseldysregulationen[3] oder die angeborene Spaltbildung im Schädelknochen, die sogenannte Meningo- oder Enzephalocele, bei der ein Teil des Schädelinhaltes durch den Spalt nach außen drängt und sich blasenförmig unter die Kopfhaut entwickelt. Diesen Störungen gemeinsam ist die Senkung des Schädelinnendruckes und damit des entscheidenden Wachstumsimpulses für den Knochen. Bei den kinderärztlichen Routineuntersuchungen fällt bereits in den ersten Lebensmonaten auf, dass der Kopfumfang weit hinter dem normalen Wachstumsverlauf zurückbleibt, denn die inaktivierten Schädelnähte reagieren mit einem vorzeitigen Verschluss, der im Extremfall zu einem *Microcephalus* führt.[4]

2. Die Frage von Funktions- und Entwicklungsstörungen bei Craniosynostose

Mit Ausnahme des Muenke-Syndroms, das zwar durch eine einfache CS auffällig wird, aber zusätzlich Hörminderungen sowie deutlichere Entwicklungsverzögerungen verursacht, sind mit der Synostose einer einzelnen Naht zunächst keine gravierenden Entwicklungsstörungen verbunden. 30 bis 50 % der Patienten zeigen aber im Laufe der ersten Lebensjahre milde Teilleistungsstörungen[5], die bei einem durchwegs normalen IQ oft unentdeckt bleiben oder erst im Schulalter auffallen. Die Tatsache, dass solche Defizite bei operierten und nicht operierten Kindern gleichmäßig verteilt sind, legt die Schlussfolgerung nahe, dass sie nicht durch die Veränderung des Knochenwachstums ausgelöst werden, sondern sich parallel dazu als Folge derselben genetischen Störung entwickeln, die auch den Nahtverschluss bewirkt. Sie sind deshalb durch einen operativen Eingriff nicht zu beeinflussen.

Die Diskussion über das Risiko einer schädigenden Erhöhung des Schädelinnendrucks (ICP, *intracranial pressure*) durch das eingeschränkte Schädelwachstum zieht sich von Anfang an durch die Literatur. Es wird von vielen Chirurgen auch heute noch als wesentlicher Grund für eine präventive Operation angeführt. Die wissenschaftliche Datenlage zur Häufigkeit des Auftretens und zur Höhe einer ICP-Erhöhung bei einfacher CS ist jedoch nicht homogen.[6] Die oben angeführten neuropsychologischen Vergleichsstudien operierter und nicht operierter Kinder mit einfachen Nahtsynostosen sprechen gegen

3 Z. B. Hyperthyreoidismus, Hypercalciämie, Hypophosphatasie, Vitamin-D-Mangel, renale Osteodystrophie, Hurler-Syndrom, Sichelzellanämie und Thalassämie.

4 Cohen, Craniosynostosis (2000), S. 158–171.

5 Chieffo/Tamburrini/Massimi u. a., Long-term neuropsychological development (2010); Speltz/Kapp-Simon/Cunningham u. a., Single-Suture Craniosynostosis (2004); Da Costa/Anderson/Holmes u. a., Longitudinal study of the neurodevelopmental characteristics (2013); Kapp-Simon/Wallace/Collett u. a., Language, learning, and memory in children (2016).

6 Tamburrini/Caldarelli/Massimi u. a., Intracranial pressure monitoring in children (2005); Renier/Lajeunie/Arnaud u. a., Management of craniosynostoses (2000); Thompson/Harkness/Jones u. a., Subdural intracranial pressure monitoring (1995); Weber/Collmann/Czarnetzki u. a., Morphometric analysis of untreated adult skulls (2008); Bellew/Chumas, Long-term developmental follow-up (2015); Marchac/Renier, Craniosynostosis (1989); Thompson/Malcolm/Jones u. a., Intracranial pressure in single-suture craniosynostosis (1995).

eine entwicklungsrelevante Erhöhung des ICP bei nicht behandelten Kindern mit einfacher Schädelnahtsynostose.

Neuere Untersuchungstechniken, wie z. B. die SPECT (*single photon emission computed tomography*), zeigen allerdings, dass es zu regionalen Absenkungen der Blutversorgung des Gehirns kommen kann, die wiederum durch eine Operation rückgängig gemacht werden können.[7] Die ebenfalls sehr aktuelle Beobachtung, dass das Operationsalter einen Einfluss auf die *Ausprägung* einer definierten Untergruppe der beobachteten Teilleistungsstörungen hat,[8] mag ein erster Hinweis darauf sein, dass sich bei feinerer Auflösung der neuropsychologischen Untersuchungstechniken neue Aspekte ergeben könnten, die der frühen Operation doch auch eine gewisse funktionelle, d. h. neurologische Indikation zuschreiben.

Umgekehrt fallen vereinzelte Literaturberichte auf, die *nach* erfolgreicher Operation verzögert auftretende Funktionsstörungen im Zusammenhang mit sehr deutlichen Steigerungen des ICP beschreiben.[9] Es ist noch unklar, inwieweit die korrektive Bearbeitung großer Schädelareale über gesunde Schädelnähte hinweg hier zu einer *therapiebedingten* CS durch die chirurgische Trennung des Knochens von der versorgenden Dura führen kann.

Insgesamt können heute bei einfachen CS weder die Frage nach dem Risiko einer durch die Knochendeformation ausgelösten, milden cerebralen Entwicklungsstörung, noch die Fragen nach dem positiven Einfluss der sehr frühen operativen Behandlung oder nach deren Komplikationspotential durch die chirurgische Manipulation gesunder Nähte abschließend beantwortet werden. Es besteht angesichts der überzeugenden kurzfristigen Ergebnisse einer handwerklich und konzeptionell auf hohem Niveau durchgeführten Schädelumformung der dringende Bedarf an weiteren, langfristig angelegten, vergleichenden Studien um gegebenenfalls den Operationszeitpunkt und die Operationstechnik zu modifizieren.

Völlig zweifelsfrei besteht das Risiko druckbedingter Schäden bei syndromalen bzw. multiplen Nahtverschlüssen, die eine große operative Herausforderung darstellen. Je nach Dynamik der knöchernen Wachstumsstörung ist ein früher, entlastender Eingriff zur Volumenerweiterung zwingend erforderlich. Weil nach der Operation aufgrund des weiterhin sehr stark gehemmten Schädelwachstums mit deutlichen Korrekturverlusten zu rechnen ist, folgt diesem ersten Eingriff Monate später mindestens eine weitere Operation. Häufig ist auch das Mittelgesicht von der Wachstumsstörung betroffen. Es kann zu Einengungen des Nasen-Rachen-Raumes mit chronischen Atemproblemen und Infektionen kommen. Darüber hinaus entsteht eine zunehmende Fehlstellung der Kiefer mit entsprechenden Kaustörungen. Beide funktionell gravierenden Störungen können nur dadurch behoben werden, dass die Mittelgesichtsknochen in einer weiteren, umfangreichen Operation von der Schädelbasis getrennt und neu positioniert werden.[10] Viele Kinder durchlaufen insgesamt eine lange Serie von Operationen, die sich vom ersten Lebensjahr bis weit in die Pubertät hinein erstreckt.

7 Schaller/Filis/Merten u. a., Premature craniosynostosis (2012); David/Wilson/Watson u. a., Cerebral perfusion (1996).
8 Bellew/Chumas, Long-term developmental follow-up (2015).
9 Adamo/Pollack, A single-center experience (2010); Thwin/Schultz/Anderson, Morphological, functional and neurological outcomes (2015).
10 Breik/Mahindu/Moore u. a., Apert syndrome (2016).

3. Diagnostik

Die diagnostische Dokumentation der CS beschränkt sich in den allermeisten Fällen auf eine konventionelle Fotoserie mit Aufnahmen des Kopfes aus verschiedenen Blickwinkeln. Eine radiologische Diagnostik lässt bei einfachen CS keine operationsrelevante Information erwarten und ist deshalb bei einer typisch konfigurierten Fehlbildung nicht nur überflüssig, sondern aufgrund des Schädigungspotentials ionisierender Strahlung für das noch reifende Nervensystem eines Neugeborenen nicht zu verantworten. Im – seltenen – Zweifelsfall kann eine strahlungsfreie Ultraschall-Untersuchung schnell zwischen funktionsfähigen und verschlossenen Schädelnähten differenzieren. Die Magnetresonanztomographie (MRT) erfordert in diesem Alter eine Narkose und ist damit ebenfalls risikobehaftet. Sie bleibt aufgrund des hohen Aufwandes einer Minderheit schwer betroffener Kinder vorbehalten, um cerebrale Fehlbildungen oder begleitende Störungen der Hirnwasserzirkulation abzuklären. Bei einer geplanten Mittelgesichtsverschiebung muss bisher allerdings trotz des Strahlungsrisikos zur Operationsplanung und zur Auswahl der erforderlichen Implantate eine Computertomographie durchgeführt werden.[11]

4. Die Frage der Operationsentscheidung

Alle CS führen unbehandelt zu auffälligen, unterschiedlich stark ausgeprägten Formveränderungen des Kopfes. Sowohl bei der symmetrischen – frontalen oder sagittalen – wie auch bei der asymmetrischen – coronaren – einfachen CS kommt es durch die gestörte Anlage der Augenhöhlen zudem zu einer direkten Mitbeteiligung des Gesichtes. Bei einfachen CS ist die Korrektur ausgeprägter Formveränderungen die zentrale Indikation für einen einmaligen operativen Eingriff, der in einem etwa drei- bis vierstündigen komplexen Umformungsprozess eine weitgehend unauffällige Form erzielt. Bei syndromalen Konstellationen müssen sich Aspekte des Aussehens der prophylaktisch-funktionellen Strategie unterordnen; die Indikation zur Vermeidung einer schädlichen Steigerung des Schädelinnendruckes steht hier im Vordergrund. Sie bestimmt das gestaffelte Vorgehen, das am Ende aber auch das Ziel einer möglichst unauffälligen Form verfolgt. Hier ergeben sich im Gegensatz zur einfachen CS im Vorfeld allerdings weder für den pädiatrischen Neurochirurgen noch für die Eltern Entscheidungsspielräume – die Eingriffe sind zwingend notwendig.

Sehr viel offener, weil nicht mit dem Druck eines unmittelbaren neurologischen Risikos für das Kind belastet, stellt sich die Entscheidungssituation für die betroffene Familie im Falle einer einfachen CS dar: Die potentielle Auswirkung dieser Fehlbildung auf das spätere Leben des Kindes, die Einschätzung der antizipierten psychologischen Beeinträchtigungen und sozialen Nachteile, sind nun Gegenstand der Diskussion in einer Spezialsprechstunde. Sie entscheiden darüber, ob mit einem operativen Eingriff die Bedrohung der psychischen Entwicklung durch eine auffällige körperliche Fehlbildung verhindert werden soll. Der Versuch, die Risiken eines Eingriffes abzuwägen gegen den

11 Adolphs/Haberl/Liu u. a., Virtual planning for craniomaxillofacial surgery (2014); Adolphs/Klein/Haberl u. a., Frontofacial advancement (2012); Adolphs/Arnaud/Haberl u. a., The oculo-auriculo-fronto-nasal syndrome (2012); Adolphs/Klein/Haberl u. a., Antley-Bixler-syndrome (2011).

Nutzen der Operation, scheitert nach meiner Erfahrung in der Praxis - nicht nur - bei CS selbst nach ausführlicher Information sehr häufig daran, dass es für kein Elternteil erträglich ist, sich eine schwere Komplikation und ihre lebenslangen Folgen in allen Einzelheiten vor Augen zu führen. Aufgrund der sehr geringen Komplikationsquote dieser doch sehr umfangreichen Operationen steht heute allerdings aus chirurgischer Sicht bei einer auffälligen Schädeldeformation die Indikation außer Zweifel.

Als Operationsziel gilt stillschweigend ein Transfer der Kopfform von »auffällig« zu »unauffällig« als vereinbart. Viele Eltern vermeiden im Vorgespräch aktiv eine detaillierte Diskussion angestrebter morphologischer Merkmale oder einzelner handwerklicher Maßnahmen; sie verlassen sich darauf, dass der Arzt sein »Handwerk« beherrscht. Doch wie ist es um das Handwerkszeug tatsächlich bestellt?

5. Die klassische Umformungsoperation

Nur wenige Patienten werden zu einem so frühen Zeitpunkt in einer Spezialsprechstunde vorgestellt, dass das nur während der ersten drei Lebensmonate anwendbare, minimal invasive, endoskopische Verfahren zum Einsatz kommen kann. Diese von David Jimenez entwickelte Technik[12] bietet den allerjüngsten Patienten den Vorteil einer sehr viel weniger eingreifenden und kürzeren Operation, in der über einen kleinen Hautschnitt unter endoskopischer Kontrolle mit Knochenstanzen oder -scheren korrekturbedürftige bzw. zu früh miteinander verwachsene Schädelplatten getrennt oder geschwächt werden. Der Verringerung des operativen Aufwandes steht eine anschließende, sich über ein Jahr erstreckende und wegen der regelmäßig erforderlichen Kontrollen und Anpassungen aufwändige Helmtherapie gegenüber, die die weitere Ausformung des operativ flexibel gemachten Knochens von außen führt.

Die weitaus meisten Patienten werden jedoch erst jenseits des dritten Lebensmonats in CS-Sprechstunden vorgestellt. Im Falle einer Entscheidung für eine Operation wird zwischen dem fünften und achten Lebensmonat einer große, »klassische« Umformungsoperation durchgeführt, die deutlich umfangreicher ist als das endoskopische Verfahren und ein sofortiges und endgültiges Korrekturergebnis anstrebt. Im Gegensatz zu rekonstruktiven, chirurgischen Zielsetzungen, mit deren Hilfe ein vor einer Schädigung bestehender, physiologischer Zustand wiederhergestellt werden soll, muss die operative Umformung einer CS ohne Vorbild auskommen, weil das Kind bereits mit dieser Fehlbildung geboren ist. Die Operation ist insofern auf Kriterien angewiesen, die nicht direkt aus der Anatomie des Patienten abgeleitet werden können. Sie müsste auf Normen, Statistiken oder andere überindividuelle Gesetzmäßigkeiten zurückgreifen, um eine fiktive Zielsetzung zu entwerfen, die für das jeweilige Kind angemessen erscheint. Es handelt sich aus dieser Perspektive weniger um ein *rekonstruktives*, als vielmehr um ein *konstruktives* Verfahren: die Korrektur einer CS-bedingten Fehlbildung als konstruktive Chirurgie. Bedauerlicherweise sind eben jene Normen, Statistiken oder überindividuelle Gesetzmäßigkeiten im aktuellen chirurgischen Alltag nicht verfügbar. Der Operateur steht deshalb bei jedem Eingriff vor der Herausforderung, fehlende Planungskriterien

12 Barone/Jimenez, Endoscopic craniectomy (1999).

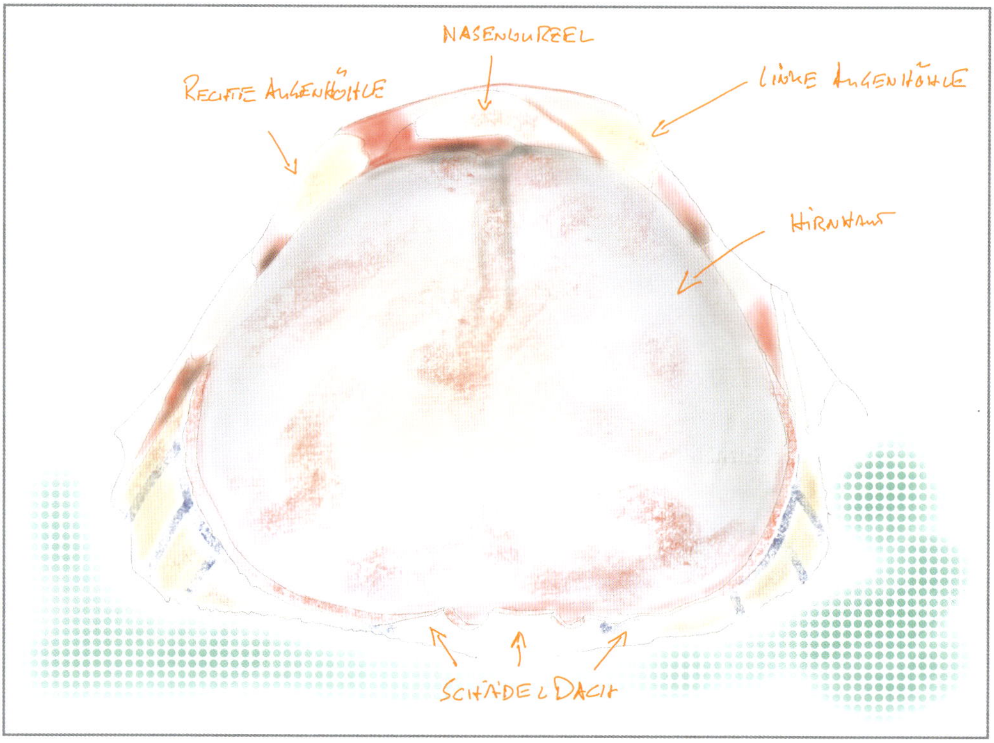

Abb. 6: Aufsicht: Entnahme des gesamten Stirnbereiches und der Dächer der Augenhöhlen.

durch seine subjektive Einschätzung ersetzen zu müssen. Dabei sind die handwerklichen Anweisungen in der Fachliteratur nur bedingt hilfreich; sie sind sehr allgemein gehalten und nicht geeignet, um innerhalb des unterschätzten Entscheidungsspielraumes eindeutige Form-Lösungen zu definieren. Komplizierend kommt hinzu, dass der Eingriff im ersten Lebensjahr, das heißt während eines sehr dynamischen Wachstumsprozesses stattfindet, der sich auch nach der Operation fortsetzt. Unter dem Einfluss der genetisch angelegten Knochenwachstumsstörung kann das natürliche postoperative Wachstum in einem nicht genau vorhersehbaren Maß vom normalen physiologischen Wachstumsmuster abweichen und einen sogenannten Korrekturverlust erzeugen. In der Regel wird versucht, den Korrekturverlust bereits während des Eingriffes durch eine auf Schätzwerten basierende Überkorrektur zu kompensieren. Dieses Vorgehen ist im Ergebnis allerdings nicht zuverlässig und kann im Einzelfall dazu führen, dass das Operationsziel der in einem Kollektiv gesunder Kinder nicht mehr auffälligen Kopfform verfehlt wird.

In Einzelfällen werden auch postoperativ neu auftretende, zusätzliche Wachstumsstörungen an zum Diagnosezeitpunkt gesunden Schädelnähten festgestellt. Die Ursache dieser seltenen und späten Störungen liegt möglicherweise in der Operationstechnik, bei der in Bereichen des kompensierend-überschießenden Fehlwachstums intakte Schädelnähte zur Umformung von der versorgenden Hirnhaut gelöst werden müssen.

Operationstechnisch erfordert die Umformung eine großzügige Freilegung der unmittelbar betroffenen Region sowie der angrenzenden gesunden, aber kompensierend

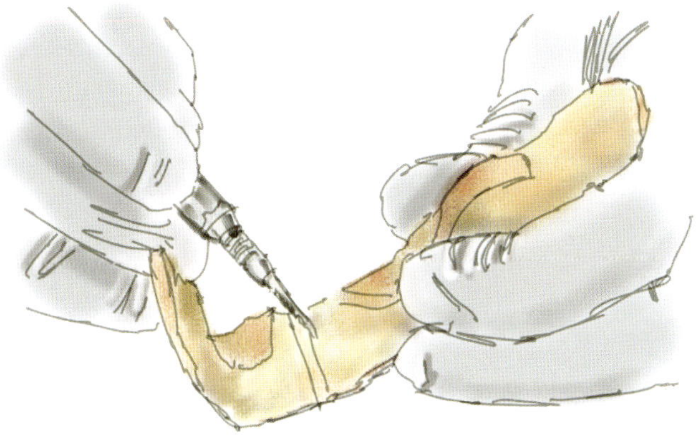

Abb. 7: Teilung der Stirnbasis in der Mittellinie mit Hilfe einer oszillierenden Säge.

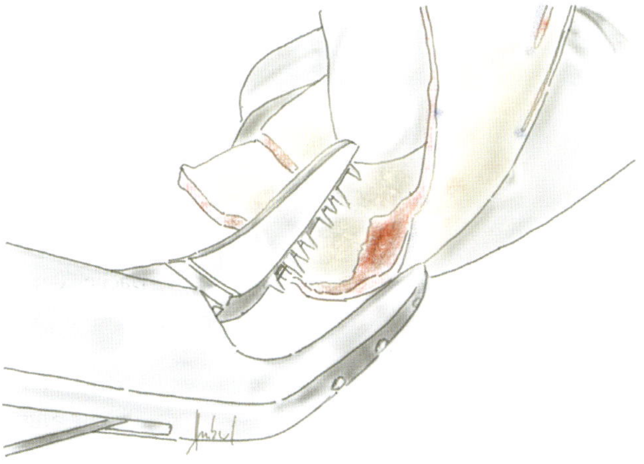

Abb. 8: Schwächung des entnommenen Stirnknochens durch multiple Lochungen.

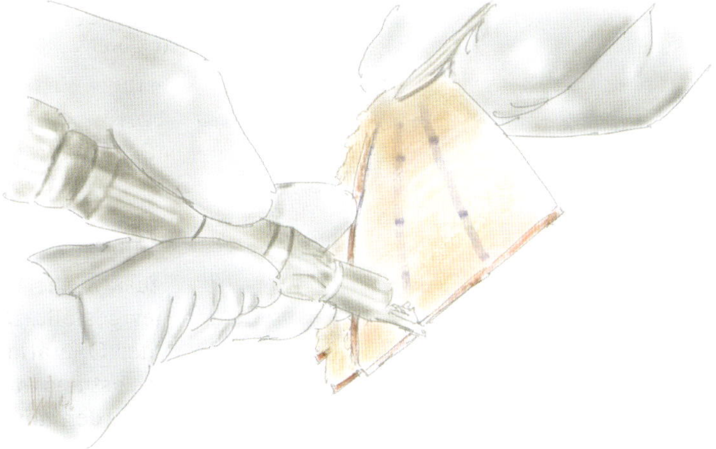

Abb. 9: Flexibilisierung des Stirnknochens durch multiple Einkerbungen mit einer Stichsäge.

überformten Abschnitte. Die Schnittführung reicht deshalb von Ohr zu Ohr, quer über den Kopf. Um einen auffälligen, künstlichen Scheitel entlang der späteren Narbe zu vermeiden, wird der Hautschnitt wellenförmig mit zwei bis drei Auslenkungen nach beiden Seiten angelegt. Kopfhaut und Knochenhaut werden nach vorne und geringer auch nach hinten vom Knochen abgeschoben. Nun wird der fehlgeformte Knochenabschnitt sowie sein überkompensierend geformtes Pendant markiert, an den Rändern perforiert und mit einer Stichsäge ganz oder in Fragmenten umschnitten und herausgenommen.

Die Präparation des Knochens kann im Bereich der Oberkante der Augenhöhlen schwierig werden und erfordert die enge Kooperation von Operateur und Assistent, um Schäden an Augapfel und Hirnhaut zu vermeiden.

Der Knochen ist individuell und altersabhängig unterschiedlich, aber fast immer sehr gut durchblutet. Es kommt während der Operation durch die vielfachen Schnittführungen aus den Knochenrändern zu Blutverlusten, die bei ca. 80 % der Patienten eine Transfusion von Fremdblut notwendig machen. Eine gezielte, blutbildende medikamentöse Vorbereitung führt zu einer deutlichen Senkung der Transfusionsrate.[13]

Die entnommenen Knochenstücke werden nun mit verschiedenen Werkzeugen mehrfach perforiert, eingekerbt oder ausgedünnt, um sie formbar zu machen.

Die Knochenfragmente werden wieder eingesetzt und so angeordnet, dass sich die vom Operateur angestrebte Zielform ergibt. Die Fixierung erfolgt mittels Nähten, Titan- oder resorbierbaren Platten. Knochenhaut und Haut werden über der Korrektur wieder adaptiert und nach Einlage einer Drainage mit einer mehrschichtigen Naht verschlossen. Ein Verband wird angelegt.

Das operierte Kind sollte mindestens 24 Stunden – bei kombinierten Schädel-Gesichts-Eingriffen einige Tage – auf einer Intensivstation überwacht werden und kann nach fünf bzw. 14 Tagen entlassen werden. Die Nachsorge umfasst Sprechstundentermine in der ersten Woche, nach vier Wochen, drei Monaten, sechs Monaten und weiter jährlich, solange die Familie das Bedürfnis dazu hat und dazu bereit ist. Bei allen Terminen werden standardisierte Fotos zum Vergleich angefertigt.

6. Das Operationsergebnis

Ziel der Operation ist eine unauffällige Kopfform. Sie kann durch einen erfahrenen Operateur auch dauerhaft erreicht werden.

Die Umformungsoperation bietet allerdings eine Reihe von Herausforderungen, die sich in einer sehr langen Lernkurve niederschlagen. Dazu gehören die OP-Bedingungen, die es aus Sterilitätsgründen erfordern, nach der Lagerung des Kopfes auf Gelkissen, Vacuummatratze oder in einer Kopfklemme, die bereits einen Teil der Schädelkontur aus dem Blickfeld des Operateurs nimmt, weitere, nicht unmittelbar von der Operation betroffene Schädelabschnitte unter Tüchern zu verbergen. Dies zwingt den Operateur dazu, seine Formvorstellung an einem Schädel umzusetzen, der nur zu einem sehr kleinen Teil sichtbar ist. Dazu kommen die Komplexität der einzelnen handwerklichen Schritte

13 Meier/Zurakowski/Goobie u. a., Multivariable predictors (2016); Thompson/Saadeh/Watkins u. a., Blood loss and transfusion requirements (2017); Hildebrandt/Machotta/Riess u. a., Intraoperative fresh-frozen plasma (2007).

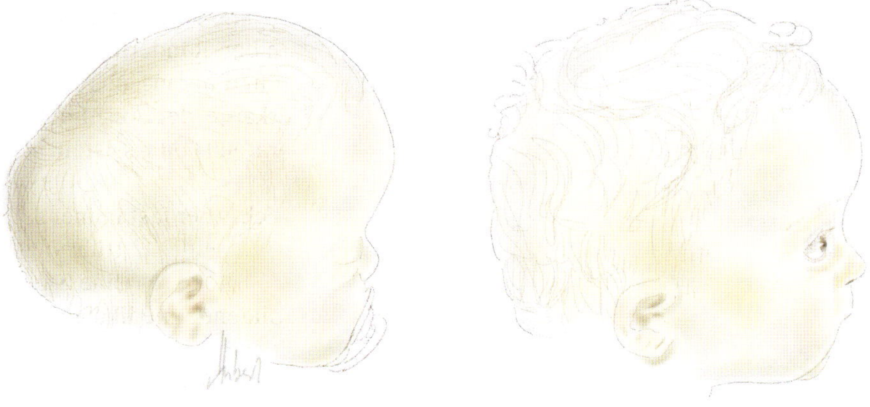

Abb. 10: Patient mit Sagittalnahtsynostose, seitliche Ansicht prä- und postoperativ.

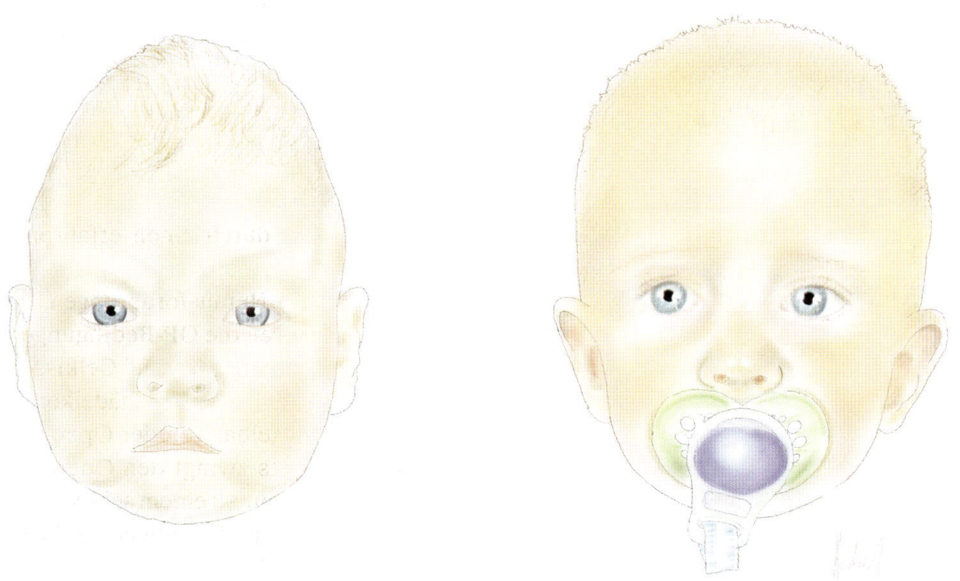

Abb. 11: Patient mit Sagittalnahtsynostose, frontale Ansicht prä- und postoperativ.

sowie die sehr große Variationsbreite der Knocheneigenschaften in den ersten Lebensmonaten, die die Formung deutlich erschweren können. Limitationen des Umformungsspielraumes durch die unveränderbare Form der Schädelbasis und die Antizipation von Korrekturverlusten, die, altersabhängig, eine gewisse Überkorrektur erfordern, erhöhen den Schwierigkeitsgrad weiter. Abhängig von der Fallzahl eines Behandlungszentrums kann der Erwerb der erforderlichen Routine sehr lange dauern oder sogar unmöglich sein. Die sinnvolle, ärztlich überwachte Konzentration dieser sehr speziellen Chirurgie an erfahrenen Zentren ist bisher in Deutschland aufgrund der Gesetzeslage, die es jedem Facharzt erlaubt, jede zum Fachgebiet gehörende Operation durchzuführen, nicht möglich. Gegenwärtig zeichnet sich allerdings eine Initiative der Krankenkassen ab, diese für Patienten nachteilige Organisationsschwäche über eine Bindung der Kostenübernahme an die Erfahrung des behandelnden Arztes zu kompensieren.

Unter den genannten Nachuntersuchungsbedingungen bleibt es unklar, welcher Prozentsatz der operierten Kinder mit weniger guten Operationsergebnissen zurechtkommen muss. Eine korrekte statistische Aufarbeitung der Operationsergebnisse sieht sich mit einer Reihe besonderer Probleme konfrontiert:

- Aufgrund der fehlenden, messbaren Zielbeschreibung lässt sich postoperativ weder die Erreichung, noch eine Abweichung von der Zielvorgabe bestimmen.
- Das konkrete Vorgehen des Operateurs ist zwangsläufig von subjektiven Kriterien bestimmt, in die persönliche Erfahrung, das nicht näher definierte ästhetische Urteilsvermögen sowie handwerkliche Fähigkeiten eingehen. Jede Formkorrektur bleibt deshalb eine chirurgische Handlung mit situationsbedingten individuellen, manchmal intuitiven Lösungen.
- Der Verlauf kann bisher nur durch konventionelle Fotoaufnahmen dokumentiert werden. Diese rein qualitative Beschreibung von Operationsergebnissen hält einer wissenschaftlichen Analyse nicht stand.

7. Perspektive

Die fehlende objektive und die Schwierigkeiten einer subjektiven Qualitätskontrolle tragen dazu bei, das Entstehen eines Problembewusstseins zu verhindern und die Dringlichkeit des Handlungsbedarfs zu verkennen: Nach einer großen und belastenden Operation an einem kleinen Kind können weder der behandelnde Operateur noch die betroffenen Eltern das Operationsergebnis unvoreingenommen einschätzen. Sie sind belastet durch die Entscheidung, ein Kind einem – vermeidbaren – Risiko ausgesetzt zu haben und deshalb moralisch zum Erfolg »verpflichtet«. Beide Seiten »übersehen« Mängel und können ungenügende oder gar schlechte Operationsergebnisse nur sehr schwer realisieren.

In meiner persönlichen Praxis an einigen deutschen Universitätskliniken sehe ich mich immer wieder mit nicht befriedigenden Spätergebnissen konfrontiert. In vielen Fällen wurden die in Rede stehenden Eingriffe von Operateuren mit geringer Erfahrung durchgeführt. Es passiert aber auch mir selbst und anderen erfahrenen Operateuren, dass entweder auffällige Korrekturverluste eintreten oder eine Umformung nicht entschieden genug durchgeführt wurde und eine Asymmetrie hinterlässt. Im Gespräch stellt sich fast immer heraus, dass der offensichtliche Korrekturmangel zwar sehr bald nach dem

Eingriff gesehen wurde, die psychologischen Hürden, ihn als bleibend zu realisieren, aber sehr hoch sind und zu langem Zögern führen.

Im Hinblick auf die besonderen Herausforderungen einer konstruktiven Operation stellen wir im Kapitel 3 das Konzept und erste praktische Anwendungen einer operationstechnischen Neuentwicklung vor. Sie ersetzt die bisherige Praxis subjektiver Formkriterien durch einen statistischen Formenraum aus dreidimensionalen Datensätzen der Schädelgestalt gesunder Kinder und kürzt die Lernkurve des Operateurs aufgrund der Formvorgabe deutlich ab.

Abbildungen

Abb. 1: Sagittalnahtsynostose. Quelle: Hannes Haberl.
Abb. 2: Frontalnahtsynostose. Quelle: Hannes Haberl.
Abb. 3: Coronarnahtsynostose. Quelle: Hannes Haberl.
Abb. 4: Komplexe »syndromale« Nahtfunktionsstörung. Quelle: Hannes Haberl.
Abb. 5a: Coronarnahtsynostose links. Quelle: Hannes Haberl.
Abb. 5b: Coronarnahtsynostose. Quelle: Hannes Haberl.
Abb. 6: Aufsicht: Entnahme des gesamten Stirnbereiches und der Dächer der Augenhöhlen. Quelle: Hannes Haberl.
Abb. 7: Teilung der Stirnbasis in der Mittellinie mit Hilfe einer oszillierenden Säge. Quelle: Hannes Haberl.
Abb. 8: Schwächung des entnommenen Stirnknochens durch multiple Lochungen. Quelle: Hannes Haberl.
Abb. 9: Flexibilisierung des Stirnknochens durch multiple Einkerbungen mit einer Stichsäge. Quelle: Hannes Haberl.
Abb. 10: Patient mit Sagittalnahtsynostose, seitliche Ansicht prä- und postoperativ. Quelle: Hannes Haberl.
Abb. 11: Patient mit Sagittalnahtsynostose, frontale Ansicht prä- und postoperativ. Quelle: Hannes Haberl.

III.
Operationspraxis
Zur Geschichte der Operationstechniken und -ziele am Hirnschädel

Uta Kornmeier[1], Hannes Haberl[2]

Auf den ersten Blick erscheint der Hirnschädel – das Cranium, das eines unserer wichtigsten und verletzlichsten Organe umschließt – als ein so hartes und stabiles Gebilde, dass man sich kaum vorstellen kann, er könnte Gegenstand von formgebenden Eingriffen sein. Jedoch ist die gegenwärtige operative Technik der Craniosynostose-Korrektur nur ein Teil einer Jahrtausende alten Geschichte von chirurgischen Eingriffen oder äußerlichen Anwendungen am Schädel. Die praktischen Erfahrungen mit und die anatomischen Kenntnisse von der Beschaffenheit der Schädelknochen, der Schädelnähte und der darunter liegenden Hüllen des zentralen Nervensystems machte schon vor der Niederschrift der antiken griechischen Medizin vor ungefähr 2.500 Jahren Schädelöffnungen und -umformungen[3] möglich. Allerdings ließen erst die Etablierung der Asepsis im 19. Jahrhundert und der Fortschritt in der Anästhesie und der Intensivmedizin von Säuglingen im 20. Jahrhundert die frühzeitigen, umfangreichen Operationen zu, die seit dem Ende der 1960er Jahre zur Korrektur von Schädelfehlbildungen bei Craniosynostosen (CS) durchgeführt werden. Sie sind die Grundlage der Entwicklung der aktuellen Techniken.

1. Trepanationen

Schädelöffnungen oder Trepanationen am lebenden Menschen wurden schon vor 7.000 bis 10.000 Jahren durchgeführt, wie Knochenfunde aus mehreren Kontinenten belegen. Sie zählen damit zu den ältesten operativen Eingriffen am menschlichen Körper.[4] Vermutlich wurden sie sowohl aus medizinischen als auch aus magischen Gründen vorgenommen: zur Versorgung von Schädelfrakturen, zur Druckentlastung des Gehirns bei Einblutung oder Eiterung oder um die im Schädel vermuteten »bösen« Geister oder störenden Substanzen entweichen zu lassen. Operiert wurde vor allem mit Klingen aus Feuerstein, die, frisch aus dem Gestein geschlagen, mehr oder weniger keimarm gewesen sein mochten. Damit wurde die Kopfhaut aufgeschnitten und der Knochen so lange abgeschabt, bis eine Öffnung entstand. Manche Knochenfunde weisen auch vier

1 Abschnitte 1 bis 4.
2 Abschnitte 5 und 6.
3 Die ersten Umformungen waren jedoch nicht medizinisch-therapeutisch motiviert, siehe unten Abschnitt III.2.
4 Alt, Prähistorische Schädeltrepanationen (2011), S. 33–41, insb. S. 35 mit Abbildung der verschiedenen Methoden und Instrumente; Alt/Jeunesse/Buitrago-Téllez u. a., Evidence for stone age cranial surgery (1997), S. 360. Allgemein dazu auch Arnott/Finger/Smith, Trepanation (2003).

sich überkreuzende Schnitte auf, in deren Mitte ein herausnehmbares Knochenstück freigelegt wurde. Spätere Verknöcherungen an den Rändern der Trepanationen einiger Schädel belegen, dass diese Patienten den Eingriff, der ohne Narkose oder Antisepsis ablief, überlebten.

Über die Jahrtausende veränderte sich die Trepanationstechnik wenig, nur die Instrumente wurden weiterentwickelt, um den Eingriff einfacher, schneller und präziser ausführen zu können: So wird in der hippokratischen Schrift *De capitis vulneribus* (Über die Kopfverletzungen, ca. 375–350 v. Chr.)[5] ein heute so genannter Kronentrepan erwähnt, ein rotierender hohler Zylinder mit Sägeblattkante, mit dem man ein rundes Knochenstück aussägen konnte. Nur wenige Beispiele dieses antiken Operationsinstrumentes haben sich erhalten. Die bekanntesten beiden Exemplare stammen aus dem 2. Jahrhundert nach Christus aus einem Arztgrab in Bingen am Rhein.[6] Am Ende des einen Bohrers befinden sich zwei Ösen, die vermutlich über eine Sehne mit einer ›fiedelbogenartigen Drille‹, wie man sie in dem gleichen Grab fand, verbunden waren. Das Streichen der Drille bzw. des Bogens versetzte dann den Bohrer in Rotation.

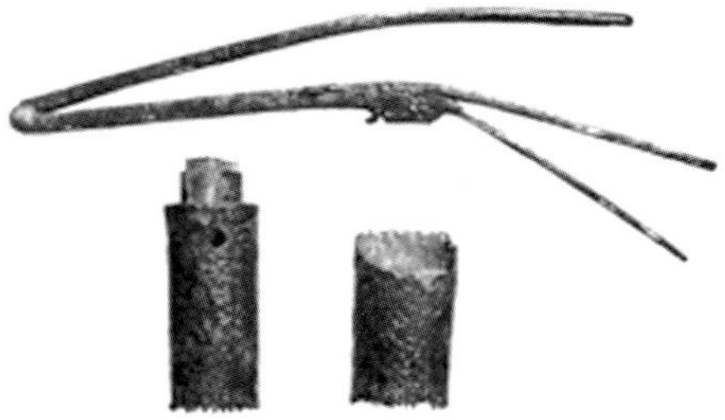

Abb. 1: Kronentrepan und Bogen aus dem Arztgrab von Bingen.

Der hippokratische Autor ermahnte den Operateur, den Bohrer wegen der Erhitzung des Knochens häufig herauszuziehen und in kaltes Wasser zu tauchen, denn, so der Autor weiter, der »durch die Umdrehung erhitzte Bohrer nämlich erhitzt und trocknet den Knochen aus, versengt ihn und bewirkt so, dass sich der die Bohrstelle umgebende Knochenteil auf eine größere Strecke hin, als er es thun sollte, ablöst.«[7] Diese Beobachtung verrät, dass der Autor Erfahrung mit Trepanationen hatte, denn tatsächlich können Knochenränder durch die Bohrhitze denaturieren, was zu Knochennekrosen führen und die Heilung des darüber liegenden Weichteilgewebes beeinträchtigen kann.

Im ersten Jahrhundert n. Chr. berichtete der römische Arzt Aulus Cornelius Celsus in seinem achtbändigen Überblickswerk über die griechische Heilkunst ebenfalls vom Gebrauch spezieller medizinischer Instrumente bei der Trepanation:

5 Müri, *Der Arzt im Altertum* (1986); Oser-Grote, *Aristoteles und das Corpus Hippocraticum* (2004), S. 67–68; Golder, *Hippokrates und das Corpus Hippocraticum* (2007), insb. S. 39–40 und 156–157.

6 »Zwei Knochenbohrer, auch ›Krontrepan‹ genannt (gr. χοινιχίς u. πρίων, lat. modiolus)« (Como, Das Grab eines römischen Arztes in Bingen (1929), S. 160).

7 Vgl. Kornmeier: *SchädelBasisWissen II* (2018).

> Ist die Krankheit auf eine kleine Stelle beschränkt, welche der [Kronen-]Trepan umfassen kann, so wendet man lieber diesen an. [...] Nimmt die kranke Stelle einen größeren Raum ein, als der Trepan umfassen kann, so bringt man den Bohrer [Perforativbohrer] in Anwendung. Man bohrt damit ein Loch gerade auf der Grenze zwischen den gesunden und kranken Knochenteilen; dann macht man nicht weit davon ein zweites und ein drittes, bis die kranke Stelle, welche entfernt werden soll, von solchen Löchern eingeschlossen ist. Auch hier ersieht man aus dem Verhalten der Bohrspäne, wie tief man bohren muß. Hierauf treibt man einen Schneidemeißel mit einem Hammer von einem Loch zum anderen und durchtrennt so die zwischen je zwei Löchern befindliche Brücke [...]. Auf welche Art man aber auch die kranke Stelle umzogen und abgetrennt hat, immer muß man mit flach aufgesetztem Schneidemeißel die kranken Knochenpartien in dünnen Plättchen abtragen, bis nur noch gesunder Knochen vorhanden ist.[8]

Neben der Ruhigstellung des Patienten dürfte die größte Schwierigkeit bei diesen Schädelöffnungen gewesen sein, nicht zu tief einzudringen, um Hirnhaut oder Gehirn nicht zu verletzen. Der hippokratische Autor der *Kopfverletzungen* legt den Gebrauch einer speziellen Sonde nahe, um zu prüfen, wie weit der Bohrer in den Knochen vorgedrungen war. Den Schriften von Galen ist zu entnehmen, dass Trepan und Sonde spätestens im 2. Jahrhundert n. Chr. zu einem Bohrer mit Tiefenanschlag vereint waren.[9]

Diese Trepanationen werden immer wieder als »erste neurochirurgische Operationen« bezeichnet. Tatsächlich wird das Wort »Trepanation« bei neurochirurgischen Operationen noch heute benutzt. Moderne, elektrisch oder mit Druckluft betriebene Bohrmaschinen tragen auswechselbare und unterschiedlich große, mit einem Tiefenanschlag ausgerüstete Bohrköpfe – »Trepane« – aus Edelstahl.[10]

2. Intentionale Schädelumformungen

Öffnungen des knöchernen Schädels wurden und werden primär zur Behandlung von raumfordernden Erkrankungen des Gehirns durchgeführt, nicht um die Form des Schädelknochens zu verändern. Es sind aber bereits sehr früh direkte Manipulationen der Schädelform aus kultischen oder gesellschaftlichen Gründen aus fast allen Teilen der Welt bekannt. Praktiken der sogenannten intentionalen Schädelumformung wurden in antiken Quellen beschrieben und lassen sich schon seit der Steinzeit nachweisen.[11] Da das Schädelwachstum beim Säugling durch den Druck im Inneren stimuliert wird, die Schädelknochen weich und die Fontanellen und Schädelnähte flexibel sind, ist es möglich, durch kontinuierlichen äußeren Druck auf eine beliebige Region das Knochenwachstum

8 Celsus, *Über die Arzneiwissenschaft* (1906), S. 441–442.

9 Galen nennt diesen Bohrer »abaptiston«, vgl. Missios, Hippocrates, Galen, and the Uses of Trepanation (2007); Rocca, Galen and the uses of Trepanation (2003).

10 »Trepanation« bezeichnet generell die mechanische Öffnung von knöchernen oder auf eine andere Weise fest umschlossenen Körperräumen. »Craniotomie« bezeichnet dagegen das Umsägen und Entfernen eines Knochenstücks. Die heutigen, »Craniotome« benannten Instrumente ähneln einer mit einem schützenden Schuh versehenen Stichsäge. Neuerdings kommen auch ultraschallbasierte Schneideinstrumente zum Einsatz, die Knochen sehr fein mittels starker Schallwellen schneiden.

11 Dingwall, *Artificial Cranial Deformation* (1931); Alt, Schädeldeformation (2004); Hotz/Meyer, Künstliche Schädeldeformierungen (2011); Thiemer-Sachse, Kopfdeformation und Schädelkult in Mesoamerika (2011); Begerock, Formen machen Leute (2011); Khudaverdyan, Cranial deformation and torticollis (2012).

in dieser Richtung zu behindern und damit das ausgleichende Wachstum in eine andere Richtung zu stimulieren. In Nord- und Südamerika zum Beispiel wurden dazu Stirn und Hinterkopf des Kindes zwischen Brettchen oder flache Steine geklemmt.

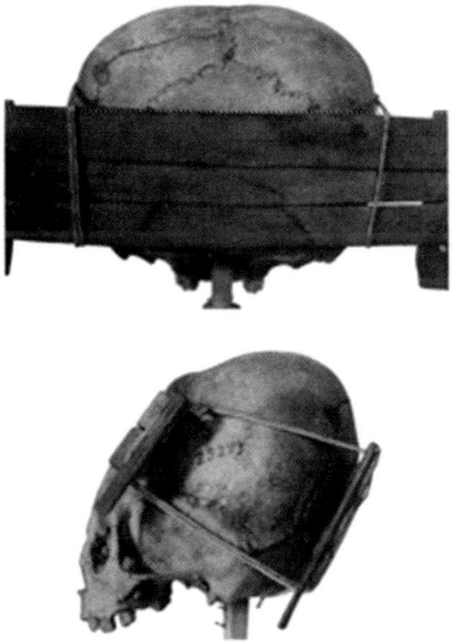

Abb. 2: Kinderschädel mit Deformationsapparat vom Friedhof Campo Morado (Jujuy), Argentinien.

In Europa war es dagegen eher verbreitet, den Kopf mit Bändern oder engen Hauben in Form zu schnüren.[12] Mitte des 16. Jahrhunderts, also zur gleichen Zeit, als spanische Missionare von den als grausam erachteten Schädelumformungen in der Neuen Welt berichteten und die Kolonialherren dies dort mit strengen Strafen ahndeten, beschrieb der Brüsseler Anatom Andreas Vesalius die Kopfformen bei verschiedenen europäischen Nationen als direkte Folge ihrer spezifischen Art der Säuglingspflege:

> Die Köpfe der Genoesen und noch mehr der Griechen und Türken sehen fast vollkommen rund aus, weil ihre Hebammen dem innigen Wunsch der Mütter nach diesem Aussehen nachgeben (viele betrachten es als elegant und besonders geeignet für ihre jeweiligen Kopfbedeckungen). Bei den Deutschen sieht man oft einen eingedrückten Hinterkopf und eine insgesamt breite Kopfform, weil sie als Kleinkinder immer fast ohne Auspolsterung auf dem Rücken in ihren Wiegen liegen, die Hände an der Seite festgebunden. Generell haben die Belgier längere Köpfe als die anderen, weil ihre Mütter die Kinder mit Bändern einwickeln und sie auf der Seite schlafen lassen, besonders auf den Schläfen.[13]

12 Der Neurologe Paul Broca beschrieb 1879 die durch Bänder und Hauben hervorgerufene, traditionelle südfranzösische Praxis der »déformation toulousain«, vgl. Broca, Crâne et cerveau d'un homme (1879).

13 Vesalius, *De humani corporis fabrica* (1555), zit. nach Hast/Garrison, Vesalius on the Variability of the Human Skull (2000), übers. von Uta Kornmeier.

Heute wird jungen Müttern dazu geraten, ihre Kinder in unterschiedlichen Positionen schlafen zu lassen, um die natürliche Ausbildung einer runden Kopfform nicht zu beeinträchtigen.[14] Diese Praktiken bei der Säuglingspflege sind aber nur effektiv, wenn der Schädel gesunde und damit produktive Nähte aufweist. Sobald eine Naht frühzeitig verknöchert, entsteht ein Wachstumsdefizit und die Schädelform kann nicht mehr durch rein äußere Anwendungen verändert werden.

Aus der Antike sind vereinzelte Berichte von angeborenen Fehlbildungen des Schädels überliefert, in denen manche Neurochirurgen heute Beschreibungen von CS sehen.[15] So wird zum Beispiel der Krieger Thersites in der *Ilias* (8. bis 7. Jh. v. Chr.) erwähnt, dessen Kopf ungewöhnlich spitz zulaufend war. Homer nennt ihn den »hässlichste(n) Mann vor Ilios«.[16] Der Kopf des griechischen Staatsmannes Pericles (5. Jh. v. Chr.) soll unverhältnismäßig lang gewesen sein, so dass er unter anderem als »Meerzwiebelkopf« verspottet wurde, weil seine Kopfform der Blütentraube der gleichnamigen Pflanze ähnelte. Das soll auch der Grund gewesen sein, weshalb Portraits ihn immer mit einem in den Nacken geschobenen Helm zeigen.[17] Man mag darin einen ersten Versuch sehen, die auffällige Schädelform zu kaschieren.

3. Wachstum und Pathologie der Schädelnaht

Die Bedeutung des Verlaufs der Schädelnähte für die Kopfform beschrieb erstmals der hippokratische Autor der »Kopfverletzungen« im 5. Jahrhundert v. Chr.:

> Die Köpfe der Menschen sind weder einander durchaus ähnlich, noch sind die Nähte des Kopfes bei allen von derselben Beschaffenheit, vielmehr sind bei demjenigen, welcher vorn am Kopf eine Hervorragung besitzt [...], die Nähte am Kopfe von der Natur so angeordnet, wie der Buchstabe Tau [d. i. τ] geschrieben wird; denn er hat die kürzere Linie über dem Vorsprunge quer herübergelegt, während bei ihm die andere, die längere, mitten durch den Kopf der Länge nach immer weiter zum Halse hin verläuft. Bei demjenigen hingegen, welcher den Vorsprung hinten am Kopfe hat, verlaufen die Nähte entgegengesetzt [...].[18]

Diese sehr präzise Beschreibung der Oberflächenbeschaffenheit des Schädels spiegelt die Beobachtung, dass die von einer Funktionsstörung betroffene Naht im Gegensatz zu gesunden Nähten, die immer als feine Linie erkennbar bleiben, von Knochen vollständig durchbaut bzw. ›verschlossen‹ wird und verschwindet. Galen und die Anatomen des 16. Jahrhunderts wie Johann Dryander, Andreas Vesalius und Giovanni Andrea della Croce ergänzen diese Beschreibungen, ohne jedoch eine kausale Beziehung zwischen der Form des Schädels und der Anordnung und Funktion der Nähte vorzunehmen.[19] Ende

14 Zum Beispiel in der Zeitschrift *Eltern*: http://www.eltern.de/baby/0-3-monate/baby-kopf.html.

15 Z. B. Di Rocco, Craniosynostosis in old Greece (2005), S. 859.

16 Homer, *Ilias*, 2. Gesang: »oben erhub sich / spitz sein Haupt, auf der Scheitel mit dünnlicher Wolle besäet. / Widerlich war er...« (Homer, *Ilias* (1990), Vers 215 ff.).

17 Dies berichtete Plutarch in seiner Lebensbeschreibung des Perikles, vgl. Plutarchus, *Des Plutarchus von Chäroneia vergleichende Lebensbeschreibungen* (1800). Krumeich, *Bildnisse griechischer Herrscher* (1997), S. 118 ff. und Kagan, *Perikles* (1992), S. 27.

18 Hippocrates, De capitis vulneribus, Kapitel 1, zit. nach: Hippokrates: Die Verletzungen am Kopfe, in: Hippokrates. Sämmtliche Werke, übers. u. komm. Robert Fuchs, München 1900, Bd. 3, S. 259.

19 Vgl. Mehta/Bettegowda/Jallo, The evolution of surgical management (2010); Goodrich, Craniofacial

des 18. Jahrhunderts erkannte Samuel Thomas von Soemmerring die Schädelnähte als Regionen, an denen aktives kraniales Wachstum stattfindet und die damit eine Rolle bei der Entwicklung der Schädelform spielen:[20]

> Daß sie [die Schädelnähte] das Wachstum des Schedels im Umfange gestatten, ist gewiß; denn wären die Kopfknochen bald nach der Geburt ohne Nähte, so könnten sie nicht wachsen, falls die Natur nicht eine andere Einrichtung träfe. [...] Anfangs nämlich sieht man durch keine Nähte, sondern durch Knorpelstreifen an diesen Stellen die Knochen gleichsam wie zusammengeleimt zusammenhalten. Nie ist aber dieser Knorpelstreifen, außer bey unreifen Kindern, von einer merklichen Breite. Folglich da das wachsende Hirn an diesen Stellen den Kopfknochen gleichsam sanft auseinander treibt, nimmt dieser Knorpel zu, und würde breiter werden, wenn nicht zugleich das vorige Stück verknöcherte [...].
>
> Nicht selten verschwinden mit zunehmendem Alter, manchmal auch schon bey jüngern Personen, [die] ein und andre dieser Nähte völlig, ohne die mindeste Spur ihres ehemaligen Daseyns übrig zu lassen. [...] Dieses muß nothwenigerweise auf die nachherige Ausbildung der Hirnschaale großen Einfluß haben; denn wenn nach Verwachsung einer Naht eine Stelle nicht ferner nachgeben kann, und doch der übrige Theil der Hirnschaale rings um diese Stellen fortwächst, so muß die Hirnschaalenform dadurch verunstaltet werden.[21]

Es war also Soemmerring, der 1791 den kausalen Zusammenhang zwischen der in ihrem Wachstum gestörten Schädelnaht und der Formveränderung des Schädels insgesamt erstmals beschrieb. 1830 wurde der Anatom Adolph Wilhelm Otto in seinem Lehrbuch für pathologische Anatomie noch deutlicher:[22]

> Auch die Gestalt der Hirnschale weicht nicht selten von der Norm ab, indem sie regelwidrig lang, breit, flach, gleichsam eckig, kuglig und besonders unsymmetrisch gefunden. Solche Difformitäten werden bisweilen, in Folge [...] frühzeitiger Krankheiten des Fetus, die auf den Kopf wirken, angeboren; – gewöhnlicher entstehen sie erst nach der Geburt [...] durch frühe Verwachsung einzelner Nähte, wodurch in diesen die Erweiterung des Schädels verhindert und dagegen auf anderen Stellen vermehrt wird [...].

Auch Rudolf Virchow hatte die Beobachtung gemacht, dass eine zu früh verknöchernde Naht das Wachstum an dieser Stelle unmöglich machte. 1851 veröffentlichte er seinen richtungsweisenden Aufsatz über pathologische Schädelformen, in dem er nicht nur den Mechanismus benennt, nach dem das gestörte Knochenwachstum abläuft (Hemmung und Kompensation), sondern der Wachstumsstörung auch einen Namen gibt – die »Kraniostenose«, später Craniosynostose:

> In der That ist es jetzt, wo wir bestimmt wissen, dass die Nahtsubstanz selbst das Material der Ossification, das *Stroma* für die Ablagerung der Kalksalze bietet, sehr leicht einzusehen, dass im Allgemeinen ein Schädelknochen sich nur dann gleichmässig, nach allen Richtungen vergrössern kann, wenn ihm auf allen Seiten ossificationsfähige Nahtmasse anliegt. Verschmelzen frühzeitig benachbarte Schädelknochen durch totale Ossification der zwischengelagerten Naht, durch Synostose, so ist damit ihrem weiteren Wachsthum

Reconstruction (1991); Galen z. B. in De ossibus ad tirones, Kapitel 1, in: Müri, Der Arzt im Altertum (1986); Dryander, *Anatomie Capitis Humani* (1537); Vesalius, *De humani corporis fabrica* (1543), Kapitel 5; Croce, *Cirurgia Universale e perfetta* (1583).

20 Otto, *Lehrbuch der pathologischen Anatomie* (1830), S. 230.

21 Soemmerring, *Vom Baue des menschlichen Körpers* (1791), § 250, S. 229–230.

22 Otto, *Lehrbuch der pathologischen Anatomie* (1830), S. 158.

> an dieser Stelle eine unübersteigliche Grenze gesetzt. Geschieht diess an vielen Nähten zu gleicher Zeit, so entsteht ein *mikrocephaler Schädel*. Geschieht es aber nur an einem Theile einer Naht, so wird der Schädel difform, indem ein Theil zurückbleibt, während die anderen sich vergrössern: *partielle Mikrocephalie, Kraniostenose*. Allein es kann auch sein, dass das Wachsthum der übrigen Theile die Mangelhaftigkeit des einen ausgleicht und der Schädel gewisse compensatorische Erweiterungen erfährt, so dass die Difformität ohne Raumverminderung der Schädelhöhle stattfindet.[23]

Die Beschreibung des synostotischen Schädelwachstums als Hemmung für das Wachstum des Schädels in orthogonaler, d. h. rechtwinkliger Richtung zum Fusionsverlauf, die durch eine Steigerung des Wachstums in der Verlaufsrichtung der fusionierten Naht kompensiert wird (> II), war ein Durchbruch im Verständnis der CS; sie ist heute als ›Virchow'sches Gesetz‹ bekannt.

4. Erste Operationen zur Behandlung von Mikrocephalie (Craniektomie)

Die Erkenntnis, dass eine Funktionsstörung der Schädelnaht zur CS führt, legte den Versuch nahe, die gestörte Naht operativ zu behandeln, um die normale Ausformung des Schädels zu ermöglichen. So kam es um 1890 in San Francisco und in Paris unabhängig voneinander zu zwei Pioniereingriffen an synostotischen Schädeln. Allerdings war in beiden Fällen die Ursache der Nahtverschlüsse eine Wachstumsstörung des Gehirns, nicht eine Funktionsstörung der Nähte. Aufgrund der fehlenden Druckentwicklung durch das mangelhaft wachsende Gehirn reagierten die eigentlich gesunden, aber inaktiven Schädelnähte mit einer Synostose oder Verknöcherung, die dann in einer sogenannten Mikrocephalie endete. Wie wir heute wissen, verbietet sich hier ein operativer Eingriff. Da die Ursache des ausbleibenden Schädelwachstums nicht erkannt wurde, unterstellten die Ärzte und Angehörigen zunächst eine Erkrankung der Nähte. Der Chirurg Levi Cooper Lane aus San Francisco berichtete, dass sich 1888 eine Mutter an ihn wandte mit den Worten: »Können Sie nicht das [eingesperrte] Gehirn meines armen Kindes befreien, um es wachsen zu lassen?«[24] Daraufhin entfernte er die verknöcherte Naht sowie Knochenstreifen rechts und links davon, um dem Gehirn mehr Platz im Schädel zu verschaffen. In Paris operierte der Chirurg Odilon Marc Lannelongue in den 1890er Jahren an mikrocephalen Kindern.[25] Lannelongue entfernte die betroffene Naht nicht, sondern öffnete diese nur, und entfernte zur Unterstützung der Schädelausdehnung Knochenstreifen parallel zur betroffenen Naht (Strip-Kraniektomie).[26] Diese Eingriffe, beschrieben zum Beispiel in Lanes Fachbuch *Surgery of the Head and Neck* von 1896,[27] waren – wenn auch unter falscher Indikation – die ersten Schritte zur Entwicklung der

23 Virchow, Über den Cretinismus (1851); zit. nach: Virchow, *Gesammelte Abhandlungen* (1862), S. 898; zu Virchows Beschäftigung mit Schädeln vgl. auch Seemann, *Von der Pathologie zur Anthropologie* (2013), insb. S. 87–88.

24 »Can you not unlock my poor child's brain and let it grow?« (Lane, Pioneer craniectomy (1892)).

25 Lannelongue, De la craniotomie (1890); Lannelongue, Craniectomie dans les microcephalies (1891).

26 David/Poswillo/Simpson, *The Craniosynostoses* (1982); Mehta/Bettegowda/Jallo u. a., The evolution of surgical management (2010).

27 In San Francisco im Privatdruck erschienen; zweite Auflage: Lane, *Surgery of the Head and Neck* (1898), die Operation ist beschrieben auf S. 279–281.

bis heute angewandten Operationsmethode zur Korrektur von CS und wurden wiederholt ausgeführt.[28]

Die Idee, gestörtes Schädelwachstum und die vermeintlich damit zusammenhängende Unterentwicklung des Gehirns aktiv mit Bohrer und Skalpell heilen zu können, wurde im letzten Viertel des 19. Jahrhunderts zunächst enthusiastisch aufgenommen. Mehrere Chirurgen dies- und jenseits des Atlantiks fühlten sich berufen, durch die Entfernung von Knochenteilen die Gehirne ihrer kleinen Patienten »zu befreien« und »die Einrichtungen von Schwachsinnigen entleeren« zu können.[29] Die Gefahren der Operationen wurden als nicht höher eingeschätzt als bei einer einfachen Trepanation, und das verbleibende Risiko erschien bei Patienten, deren Situation als hoffnungslos angesehen wurde, gerechtfertigt. In der populären amerikanischen Zeitschrift *Harper's Magazine* hieß es überschwänglich: »Können Sie sich eine chirurgische Operation vorstellen, die einen Geist erschafft? Können Sie sich vorstellen, was für eine Bedeutung für die Menschheit eine Entdeckung hat, die einen von Geburt an Schwachsinnigen in ein rationales Wesen verwandelt?«[30] Die Craniektomie schien eine Operation zu sein, die wirklich Wunder vollbringen konnte.

Weder die Entfernung der verschlossenen Naht noch das Öffnen des Schädelknochens an anderer Stelle führten allerdings langfristig zu dem gewünschten Ergebnis. Meldungen von angeblich erfolgreichen Eingriffen wurden häufig übereilt veröffentlicht, denn manche der operierten Kinder starben kurz nach der Veröffentlichung. Über das Überleben der Patienten hinaus gab es keine Kriterien für den Erfolg der Operation. Und selbst bei Kindern, die sich von dem Eingriff erholten, war der Nachweis einer Verbesserung der mentalen Funktion subjektiv: Die Chirurgen selbst berichteten enthusiastisch über ein wacheres Aussehen oder die ersten deutlich geäußerten Worte unmittelbar nach der Operation. Der französische Chirurg Gabriel Maunoury veröffentlichte in seinem Bericht über eine ›gelungene‹ Craniektomie 1891 zum Beispiel Holzstiche nach Photographien seines Patienten vor und nach der Operation, die sich vor allem darin unterscheiden, dass der kleine Junge auf dem Davor-Bild die Augen geschlossen hat und auf dem Danach-Bild geöffnet.[31] Post-operative neurologische Untersuchungen, die über den persönlichen Eindruck des betroffenen Arztes hinaus die kognitiven Verbesserungen belegen könnten, wurden nicht durchgeführt.

Die komplikationsträchtigen, mit illusorischen Erwartungen verbundenen und ohne Kenntnis der pathophysiologischen Grundlagen einer Fehlbildung falsch indizierten Eingriffe stießen bald auf berechtigte Kritik. Am deutlichsten sprach sich der Kinderarzt und Professor of Pediatrics an der Columbia University in New York und Präsident der American Pediatric Society, Abraham Jacobi, gegen die Schädeloperationen aus: »Lannelongues Operation bei Mikrocephalie und Idiotie hat die Erwartungen, die daran

28 Faber/Towne, Early craniectomy (1927); King, Oxycephalie (1942); Dandy, An operation for scaphocephaly (1943); Ingraham/Alexander/Matson, Clinical studies in craniosynostosis analysis (1948); vgl. auch Simpson/Jamieson/Morson, The foundations of neurosurgery (1974).

29 Feinsod/Davis, Unlocking the brain (2003).

30 »Can you think of an operation that would create a mind? Can you conceive of the meaning to humanity of a discovery that would transform a congenital imbecile into a rational being?« (Gardener, A wonderful surgical operation (1891)).

31 Nach Feinsod/Davis, Unlocking the brain (2007), S. 727: Illustrationen von McClintock, in: Manoury, Sur la craniectomie (1891), S. 84–91.

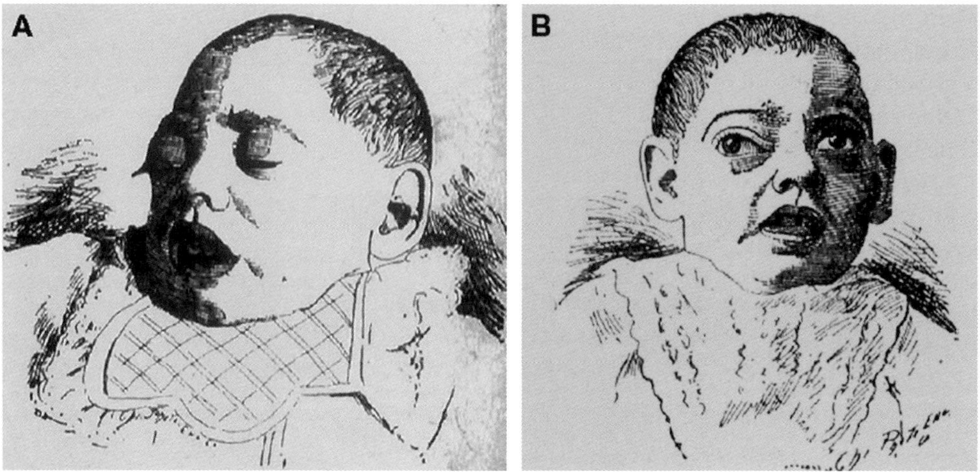

Abb. 3 und 4: Patient vor (A) und 2 Monate nach der Operation (B).

geknüpft waren, nicht erfüllt.«[32] Noch schärfer kritisierte er 1893 auf dem elften Internationalen Medizin-Kongress in Rom den ›furor operandi‹ seiner Kollegen nicht nur aus medizinischen, sondern auch aus moralischen Gründen:

> Die durch moderne Asepsis und Antisepsis erreichte relative Harmlosigkeit des operativen Eingriffs hat eine übermäßige Neigung und Hast erzeugt, zum Messer zu greifen. Zu häufig übernehmen dabei die Hände die Aufgabe des Hirns. [...] Ist es denn schon ausreichend ehrenvoll, einen weißen Kittel anzuziehen und ein karbol-behandeltes Messer zu schwingen, ist es eine hinreichende Indikation für eine Operation, Tageslicht in einen verwachsenen Schädel zu bringen, es auf ein hoffnungslos fehlerbehaftetes Gehirn scheinen zu lassen und dies für erfolgreich zu erklären, nur weil das Opfer sich bereit erklärt, bei diesem Überfall nicht zu sterben? Solche unüberlegten Glanzleistungen wahlloser Chirurgie sind, vor allem, wenn sie im Angesicht von 14 Todesfällen bei 33 Operationen fortgeführt werden, Schmutzflecke auf Ihren Händen und Sünden in Ihrer Seele. Kein Ozean an Wasser und Seife kann solche Hände sauber waschen, kein Ätzmittel wird solche Seelen desinfizieren.[33]

Auch der französische Neurologe Désiré-Magloire Bourneville und der italienische Psychiater Enrico Morselli bezweifelten die Grundannahme der Operation, dass der Schädel »eine hermetisch geschlossene Schachtel wäre, die das Hirn comprimirte, so dass ihm jede Wachsthumsmöglichkeit benommen wäre.«[34] Eine Untersuchung der »Idiotenschädel« in der Schädelsammlung seiner psychiatrischen Klinik zeige nämlich, so Morselli, dass diese meistens keinen vollständigen Nahtverschluss aufwiesen: »Eine Thatsache ist es, dass das Hirn den Schädel macht, und nicht umgekehrt, und dass die Hirnläsionen, von welchen der Idiotismus abhängt, tiefeingreifend, ausgedehnt und mannigfaltig sind, und die man daher durch die Cranioectomie nicht zu beheben vermag.« Und der angesehene Neurochirurg Harvey Cushing schrieb 1911 in einem großangelegten Handbuch für

32 Jacobi, An Address of non nocere (1894). Zu Jacobi vgl. u. a. Ligon-Borden, Abraham Jacobi (2003).
33 Jacobi, *Non nocere* (1894), S. 35–36, Übersetzung von Uta Kornmeier.
34 Morselli, Die chirurgische Behandlung von Idiotismus (1893), Sp. 1659.

Chirurgie: »Der Chirurg ist kein Unmensch, der die Hilflosen hinrichtet«. Er schlug eine sozialpolitische Herangehensweise vor: »Erziehung, nicht chirurgische oder medizinische Maßnahmen, ist in diesen bedauerlichen Fällen angezeigt [...]. Es wird die Pflicht des Staates sein, um der Kinder wie der Eltern willen für diese geistig zurückgebliebenen Kinder zu sorgen.«[35]

Die Argumente der Neurologen Bourneville und Morselli und der moralische und politische Appell von Jacobi und Cushing zeigten offenbar Wirkung, denn die Praxis der Knochenentnahme am Schädel zur Behandlung von geistiger Zurückgebliebenheit kam zum Erliegen. Teuer erkauft war die chirurgische Erfahrung, die in der Folge den Kindern zugutekommen sollte, die unter einer primären CS litten.

5. Das Ringen um die Indikation und die Etablierung der craniofazialen Chirurgie

1906 beschrieb der Pariser Kinderarzt Eugène Apert eine angeborene Fehlbildung, die mehrere Organe betrifft, darunter den Schädel und die Finger bzw. Zehen, und mit Entwicklungsverzögerungen einhergeht (Apert-Syndrom).[36] Anders als bei Mikrocephalie ist beim Apert-Syndrom das Gehirn normal ausgebildet, wird aber in seiner Weiterentwicklung durch den Verschluss der Schädelnähte behindert. 1912 beschrieb der Neurologe Louis Edouard Octave Crouzon eine weitere Schädelfehlbildung, die durch frühzeitigen Nahtverschluss zustande kommt und ebenfalls syndromalen Charakter hat, also im Zusammenhang mit anderen Krankheitszeichen und mit Entwicklungsverzögerungen steht (Crouzon-Syndrom).[37] Sowohl Apert als auch Crouzon erkannten die Gefährdung der Entwicklung des zentralen Nervensystems dadurch, dass für das wachsende Gehirn sehr schnell ein risikoreicher Volumenmangel eintritt; beide benannten eine erforderliche Dekompression (Druckentlastung) als Indikation für eine Kraniektomie.

Dennoch blieb der Krankheitswert der unterschiedlichen CS-Varianten weiterhin unklar, zumal recht abweichende Befunde vorlagen: Während Bertelsen 1958 bei 219 Fällen von Schädelnahtsynostosen einen hohen Anteil an Erblindungen fand,[38] dokumentierte Gordon 1959 bei 37 Kindern mit einer CS ohne operative Korrektur eine normale kognitive Entwicklung ohne neurologische Probleme.[39] Deshalb stellte er, so wie neben ihm auch Freeman und Borkowf (1962)[40] und Hemple (1961)[41], das Konzept eines regelhaften operativen Eingriffs mit dem Ziel der Prävention von Entwicklungsstörungen und der Korrektur mentaler Retardierung in Frage. Unterstützt durch weitere Fortschritte in der Operationstechnik, wie die Verbesserung der Narkosetechniken und die Einführung der Bluttransfusion, sprachen sich Shilito und Matson 1968 vor dem Hintergrund ihrer eigenen Operationsergebnisse für eine Behandlung der Fehlbildung des Schädels unabhängig von

35 Cushing, Surgery of the head (1906), hier S. 255–256, Übersetzung von Uta Kornmeier.
36 Apert, De l'acrocéphalosyndactylie (1906).
37 Crouzon, Dysostose cranio-faciale hereditaire (1912).
38 Bertelsen, The premature synostosis of the cranial sutures (1958). Seine Studie umfasste 207 multiple und zwölf einfache CS.
39 Gordon, Craniostenosis (1959).
40 Freeman/Borkowf, Craniostenosis (1962).
41 Hemple/Harris/Svien, Craniosynostosis (1961).

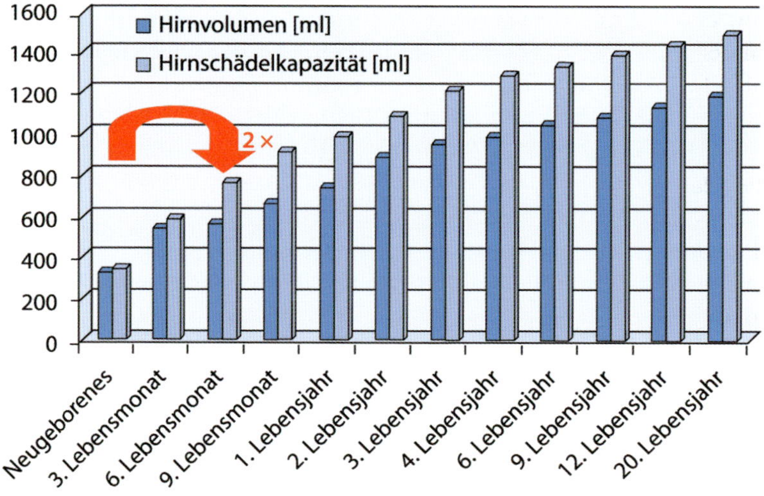

Abb. 81.1 Veränderungen von Hirnvolumen und Hirnschädelkapazität [ml]

Abb. 5: Veränderungen von Hirnvolumen und Hirnschädelkapazität aus Vogt, Praxis der Plastischen Chirurgie (2011).

neurologisch-funktionellen Implikationen aus; dabei hatten sie vor allem die Folgen für die psychische Entwicklung des Kindes im Blick und etablierten so die psychologische Indikation für die Korrektur einer CS.[42] Europäische Neurochirurgen zögerten zunächst, sich dem Indikationswandel anzuschließen. Explizit stellten zum Beispiel Gerlach (1967)[43] und Hemmer (1975)[44] die Rechtfertigung eines schweren Eingriffes aus psychologischen Gründen ebenso in Frage wie die klinische Relevanz prämaturer Nahtsynostosen, wobei sie sich auf historische anatomische Studien vom Beginn des 20. Jahrhunderts[45] stützten.

Eine deutliche Zäsur in der Geschichte der Operationstechniken bewirkte die Etablierung der neuen Disziplin der *craniofazialen Chirurgie* durch Paul Tessier 1967 in Paris, die auf einer einfachen, aber überzeugenden Kombination von Techniken der Neurochirurgie und der plastischen Chirurgie des Gesichts basiert.[46] Bildeten bis dato Augenhöhlen (Orbita) und Schädelbasis die anatomische Grenze zwischen den Operationsfeldern von Neurochirurgie und Gesichtschirurgie, so wurde es durch Tessiers Ansatz erstmals möglich, diese Begrenzung zu überschreiten und damit eine wesentliche Voraussetzung für gute Operationsergebnisse zu schaffen. Diese Entwicklung fiel auf fruchtbaren Boden, denn zu dieser Zeit hatten sich bereits die ersten interdisziplinären operativen Teams zur Versorgung von Patienten mit Lippen-Kiefer-Gaumen-Spalten bzw. Gesichtsspalten gebildet, diejenige angeborene Fehlbildung, die statistisch am häufigsten auftritt.

42 Shillito/Matson, Craniosynostosis: a review (1968).
43 Zit. in David/Poswillo/Simpson, The Craniosynostoses (1982), S. 1.
44 Hemmer/Mohadjer/Aschayeri, Über Kraniostenosen (1975).
45 Z. B. Bolk, On the premature obliteration of sutures (1915).
46 Tessier, Total facial osteotomy (1967). Zu Tessier vgl. Ghali/Srinivasan/Jea u. a., Craniosynostosis surgery (2014).

Mit der Etablierung craniofazialer Teams fand ein tiefgreifender Wandel im chirurgischen Denken und in der chirurgischen Praxis statt. Dieser profitierte vom Wissen der Gesichtschirurgen, das bei der Behandlung der grauenhaften Verletzungen, die viele tausend Menschen während des Ersten und Zweiten Weltkrieges erlitten, enorme Fortschritte gemacht hatte.[47] Das dabei entwickelte handwerkliche Können der plastischen Chirurgie floss in die Planung und Ausführung der craniofazialen Operationen ein,[48] womit bei syndromalen CS der Formkorrektur die gleiche Aufmerksamkeit gewidmet wurde wie dem Erhalt neurologischer Funktionen durch die Garantie eines ausreichenden Volumengewinns. Paul Tessier räumte bei der Entwicklung seiner Techniken der komplexen Korrektur craniofazialer Fehlbildungen der ›Cosmesis‹ einen wichtigen Platz ein.[49] Sein Operationsziel hieß: »If it's not normal it's not enough.«[50] Seine stark invasiven Techniken fanden ihre Anwendung vorwiegend bei älteren Kindern mit komplexeren Fehlbildungen, bei denen sich rein dekompressive Techniken als unzureichend herausgestellt hatten.[51] Er nannte die radikale Mobilisation der Stirn und des Orbitadaches »avancement horizontale du front«[52]. Die Trennung der Stirnknochen vom Gesichtsschädel und ihre horizontale Verschiebung nach vorn entsprechen im Wesentlichen unverändert dem heutigen Operationsstandard.

Auf dem Wege der Aufwertung der ›Cosmesis‹ erhielt die Korrektur der Schädelgestalt bei angeborenen Fehlbildungen einen eigenen Stellenwert, der nun auch auf die einfachen CS übertragen wurde. Weil durch Tessiers Innovation der Operationstechniken die vom Eingriff erhoffte Verbesserung der Kopfform hin zur Unauffälligkeit zunehmend realistisch geworden war, konnte das plastische Operationsziel in die Indikationsstellung einbezogen werden, was wiederum mittelbar der psychologischen Indikation bei einfacher CS zum Durchbruch verhalf. Auf diese Weise wurde die Priorität des Volumengewinnes als Operationsziel, wie sie aus der Geschichte der CS-Operationen überliefert war, relativiert und diesem die möglichst vollständige Korrektur aller sowohl durch Wachstumsrestriktion als auch pathologisches Ausgleichswachstum entstehenden Formdeviationen an die Seite gestellt.[53]

Das Team aus plastischen Chirurgen und Neurochirurgen unter Paul Tessier und Gérard Guiot am Hospital Foch in Paris wurde weltweit zum Vorbild für craniofaziale Chirurgie. Durch die Zusammenlegung der zuvor getrennten Expertisen konnten auch neue Bereiche chirurgisch erschlossen werden, wie z. B. die Tumorchirugie an der Schädelbasis. In der Folge formierten sich auch in anderen europäischen Zentren interdisziplinäre Teams,

47 Vgl. u. a. Ruff, *Gesichter des Ersten Weltkrieges* (2015); Lösch, *Plastische Chirurgie* (2014), insb. S. 103–137; Eckart, *Medizin und Krieg: Deutschland 1914–1924*, Paderborn (2014), insb. S. 162–172; Ramsbrock, *Korrigierte Körper* (2011).

48 Vgl. z. B. Gillies/Harrison, Operative correction (1951).

49 Tessier, The definitive plastic surgical treatment (1971); Tessier, Relationship of craniostenoses to craniofacial dysostoses (1971); Tessier, Treatment of facial dysmorphias (1971).

50 Guichard/Davrou/Neiva u. a., Midface osteotomies lines (2013).

51 Tessier, The definitive plastic surgical treatment (1971).

52 Tessier, Total facial osteotomy (1967).

53 Jane/Edgerton/Futrell u. a., Immediate correction of sagittal synostosis (1978). Goodrich, Craniofacial Reconstruction (1991), S. 76–77: »[…] complete disassembly of the forehead and orbital rim unit with an advancement of the orbital bandeau, and a subsequent reconstruction of the forehead« für Plagiocephalie.

die je nach Kompetenz und Tradition des Hauses entweder von einem Neurochirurgen, einem Gesichtschirurgen oder einem plastischen Chirurgen geführt werden.

6. State of the art – der plastische Anteil der korrektiven Schädelchirurgie

Unberührt vom Ringen um die korrekte Indikation (> II) entwickelten sich in den letzten Jahrzehnten die operativen Techniken in der chirurgischen Praxis weiter. Der Versuch, die Belastung der wenige Monate alten Patienten durch die lange Operationsdauer und die damit verbundenen Blutverluste der nunmehr auch für sie zur Verfügung stehenden komplexen Techniken zu reduzieren, verhalf der historischen Technik der Strip-Kraniektomie oder Suturektomie (> III.4) zur Renaissance bei sehr frühen Eingriffen. Deren bisherige Ergebnisse bei durchwegs älteren Kindern waren unbefriedigend; es kam regelmäßig zu sehr frühen Reossifikationen (Wiederverknöcherung) mit einem Fortbestehen der Fehlform, die sich auch durch die Einlage von Fremdmaterialien in die künstlichen, operativ hergestellten Knochenspalten nicht dauerhaft verhindern ließ. Die steigende Sicherheit der chirurgischen Eingriffe ermöglichte nun ein früheres Eingreifen, wie schon in den 1940er Jahren von Faber und Towne gefordert: »Die schlimmen Auswirkungen der Synostosen können im Großen und Ganzen wahrscheinlich durch eine geeignete Operation, die frühzeitig ausgeführt wird, verhindert werden.«[54] Man hoffte nun, unter Ausnutzung der besonders hohen Wachstumsdynamik des Schädels im ersten Lebensjahr bessere Korrekturergebnisse zu erzielen. Und tatsächlich bestätigt sich diese Annahme für die Operation prämaturer Sagittalnahtsynostosen, die vor dem sechsten Lebensmonat durchgeführt wird. Hierbei wird ein größeres, die betroffene Naht enthaltendes Knochenfragment entnommen und von den Rändern der so entstandenen Knochenlücke aus fassdaubenartig angeordnete, vertikale Entlastungsschnitte Richtung Schädelbasis durchgeführt. Dieser Eingriff reicht aus, um über die nächsten Monate eine weitreichende, spontane Formkorrektur zu erzielen, die durch das im ersten Lebensjahr besonders stark an Volumen zunehmende Gehirn unterhalten wird. Auf zeitraubende und mit Blutverlusten verbundene aktive Knochenumformung kann vollständig verzichtet werden. Die am Ende des 19. Jahrhunderts so berühmt gewordene, verzweifelte Forderung der Mutter eines mikrocephalen Kindes: »Können Sie das eingesperrte Gehirn meines armen Kindes befreien?« wird mit dieser Methode, wenn auch in einem anderen pathophysiologischen Zusammenhang, schließlich eingelöst.

Der Erfolg dieser erweiterten, rein dekompressiven Operationstechnik hat die Suche nach einer systematisch früheren und minimalisierten Technik belebt. 2000 veröffentlichten der Neurochirurg David Jimenez und die plastische Chirurgin Constance Barone vom University of Texas Health Centre in San Antonio die Ergebnisse ihrer endoskopisch assistierten, weiter minimalisierten Operation, die sie an 59 Kindern mit einer Sagittalnahtsynostose in sehr frühem Alter vorgenommen hatten,[55] 2007 dann die Ergebnisse

54 »It is probable that the evil effects of synostoses are largely preventable by a suitable operation performed sufficiently early in life.« (Faber/Towne, Early operation in premature cranial synostosis (1943), Übersetzung von Uta Kornmeier.)

55 Jimenez/Barone/McGee u. a., Endoscopy-assisted wide-vertex craniectomy (2004), S. 407–417.

der analogen Operation an 100 Kindern mit Coronar- oder Frontalnahtsynostose,[56] die postoperativ über mehrere Monate einen Helm tragen, um die adäquate Formgebung von außen zu sichern. Die guten Ergebnisse dieser Technik, die an einen sehr frühen Operationszeitpunkt vor dem Ende des dritten Lebensmonats gebunden ist, wurden mittlerweile an vielen Zentren bestätigt. Bedauerlicherweise werden aber bei mehr als 90 % der betroffenen Patienten die Kinder erst jenseits dieser frühen Periode zur Konsultation in Spezialzentren vorgestellt (> II,1). Bei der Entscheidung für eine operative Korrektur kommt für sie weiterhin nur die traditionelle aktive Umformungsoperation infrage, die in ihrer über 70-jährigen Tradition bis heute keine wesentliche weitere Entwicklung erfahren hat. Immer noch ringen Chirurgen jeweils individuell um die Formfindung, ohne dass dafür konkrete anatomische Kriterien bereitstehen; immer noch bezahlen deshalb viele Kinder den Preis für die Lernkurve ihrer Operateure.[57] Dieses Problem kann durch die Verwendung eines statistisch definierten Modells im Operationssaal gelöst werden.

In die konkrete Gestaltung dieses Modellschädels gehen Formmerkmale der individuellen Schädelkonfiguration von Kindern ohne CS ein, die sich aus anderen Gründen einer Computertomographie oder Kernspintomographie unterziehen mussten. Aus dem Variationsspektrum der Datensätze normaler Kopfformen gleichaltriger Kinder wird über einen Rechenalgorithmus ein einzelnes oder ein aus mehreren Datensätzen gemischtes Modell bereitgestellt, das zu den Maßen der Schädelbasis des jeweiligen Patienten passt. Der so definierte Modellkopf dient im Operationssaal als positiv oder negativ ausgeformte Matrix, auf der die fehlgeformten Knochenfragmente nach vorsichtiger Flexibilisierung der harten Knochenschichten durch vielfache Perforation neu angeordnet, fixiert und miteinander verbunden werden können. Die mit den umgeformten Fragmenten exakt reproduzierte Modellform wird an den leicht angepassten Knochenrändern der Entnahmestelle fixiert.

Die Dokumentation des weiteren Wachstumsverlaufes erfolgt in 3D-Fototechnik. Die so erstellten Datensätze können volumetrisch ausgewertet werden. Sie ermöglichen die exakt quantifizierbare Beschreibung des weiteren Wachstumsverlaufes, einschließlich eventueller Korrekturverluste. Damit ist erstmals die Voraussetzung für eine objektive Ergebniskontrolle geschaffen.

Dieses Verfahren bedarf einer weiteren Entwicklung, um das plastische Operationsziel, die operative Herstellung einer virtuell normalisierten Kopfform, an den je unterschiedlichen kindlichen Kopf und sein prognostiziertes Wachstum anzupassen. Dazu müssen die Ergebnisse des Wachstumsverlaufs nach einer Operation über Jahre bei einer relevanten Zahl von operierten Kindern gesammelt werden, um eventuelle systematische Wachstumsdefizite des Schädels im Bereich des ehemaligen Nahtverschlusses im Verlauf zu erkennen und eine prophylaktische Überkorrektur zu ermöglichen. Die gewonnenen Informationen müssen dazu in die Datenbank zurückgespiegelt werden, um die Dimensionierung von asymmetrischen und altersspezifischen Überkorrekturmodellen zu berechnen. Die so etablierte Informationskette: statistisches Modell - operativer Einsatz - 3D Kontrollen - Modellkorrektur ist als selbstlernendes System angelegt, in dem die zunehmende Informationsmenge aus postoperativen Wachstumsverläufen zu einer kontinuierlichen Präzisierung der Modellgestaltung führt.

56 Jimenez/Barone, Early treatment of anterior calvarial craniosynostosis (2007).
57 Haberl, Culture meets surgery (2013).

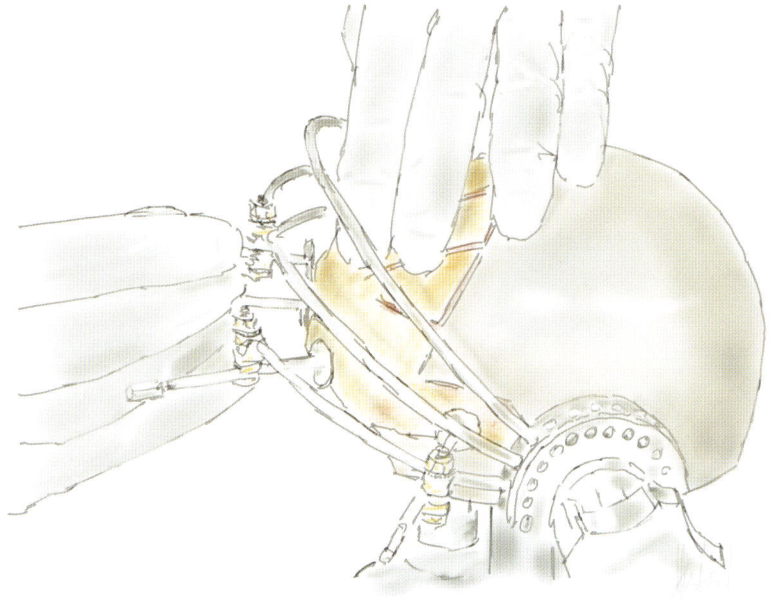

Abb. 6: Fixierung der geschwächten Knochenfragmente auf dem Modell.

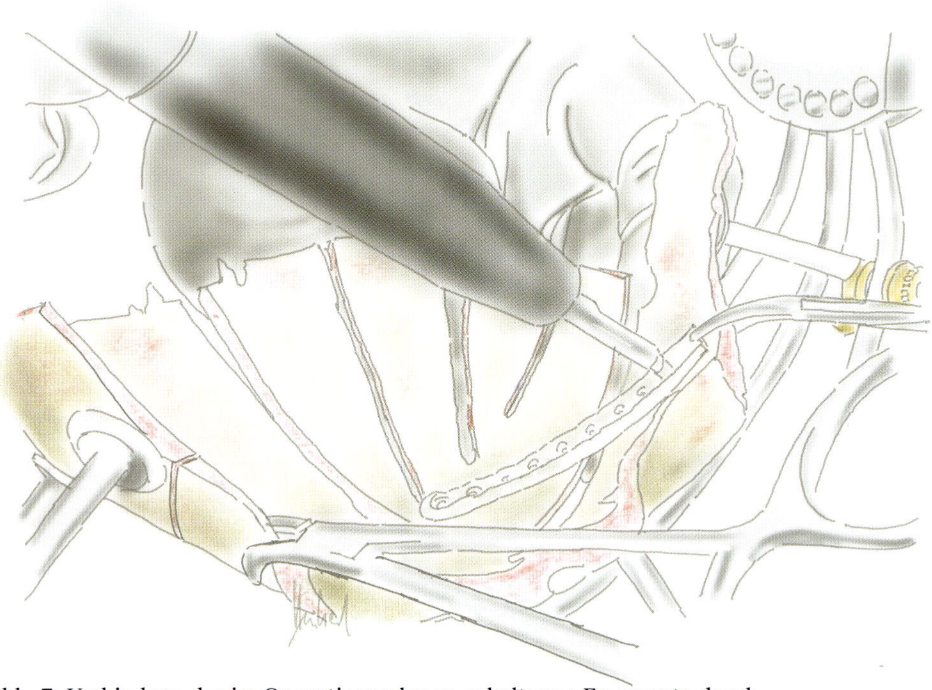

Abb. 7: Verbindung der im Operationsrahmen gehaltenen Fragmente durch innenliegende resorbierbare Platten.

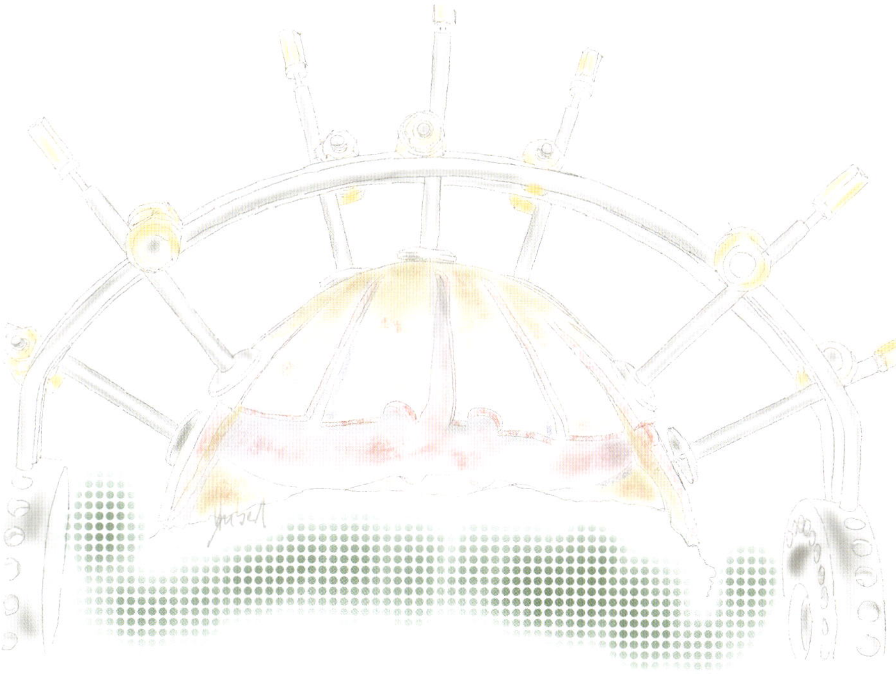

Abb. 8: Anpassung und Refixierung der neuen Form über der Knochenentnahmestelle.

Mit diesem, gegenwärtig an den ersten Patienten erprobten Entwicklungsschritt[58] hat die moderne Informationstechnologie, die ansonsten längst integraler Bestandteil moderner Operationssäle ist, auch das Operations-Setting der CS-Korrektur erreicht, das bisher doch eher archaisch anmutet. Im entscheidenden Unterschied zu bereits gebräuchlichen virtuellen Planungstools, die die subjektive Formentscheidung des Operateurs lediglich aus dem Operationssaal auf einen Bildschirm verlegen, sind mit diesem Ansatz nicht nur die technische Darstellbarkeit, sondern auch der Inhalt und die Umsetzung der virtuellen Planung über statistische Vorgaben und ein entsprechendes Instrumentarium definiert.

Abbildungen

Abb. 1: Kronentrepan und Bogen aus dem Arztgrab von Bingen. Quelle: Historisches Museum am Strom Bingen, Foto: Römisch-Germanisches Zentralmuseum, Mainz.

Abb. 2: Kinderschädel mit Deformationsapparat vom Friedhof Campo Morado (Jujuy), Argentinien. Quelle: Imbelloni, Die Arten der künstlichen Schädeldeformation (1930), Tafel I und II auf S. 808–809.

58 Hochfeld/Lamecker/Thomale u. a., Frame-based cranial reconstruction (2014).

Abb. 3–4: Patient vor (A) und 2 Monate nach der Operation (B). Quelle: Manoury, Sur la craniectomie (1891), in: Feinsod/Davis, Unlocking the brain (2003), S. 727.

Abb. 5: Veränderungen von Hirnvolumen und Hirnschädelkapazität. Quelle: Vogt: *Praxis der Plastischen Chirurgie* (2011), S. 768.

Abb. 6: Fixierung der geschwächten Knochenfragmente auf dem Modell. Quelle: Hannes Haberl.

Abb. 7: Verbindung der im Operationsrahmen gehaltenen Fragmente durch innenliegende resorbierbare Platten. Quelle: Hannes Haberl.

Abb. 8: Anpassung und Refixierung der neuen Form über der Knochenentnahmestelle. Quelle: Hannes Haberl.

DIE SCHÄDELFORM IN CHIRURGIE UND ANTHROPOLOGIE

IV.
Operation und Indikation
Die Korrektur der Schädelform im Kontext plastisch-ästhetischer Chirurgie und deren Geschichte

Sigrid Weigel

»Moderne Operationsmethoden erlauben heute Korrekturen an fast jedem Körperteil«[1], so ist unter dem Titel »Ästhetische Chirurgie« auf der Homepage der *Deutschen Gesellschaft der Plastischen, Rekonstruktiven und Ästhetischen Chirurgen* (DGPRÄC) zu lesen. Im Gegensatz zu den avancierten operativen Techniken ist die Begrifflichkeit im Bereich der plastischen Chirurgie jedoch weitgehend unscharf und vage. Das betrifft die Benennung der verschiedenen Arten plastischer Eingriffe – *(re-)konstruktive, korrektive, ästhetische* oder gar *kosmetische* Operationen – und der Indikationen. Ein besonderes Problem sind die Bezeichnungen kosmetische und ästhetische Chirurgie: Erstere ist historisch das Ergebnis eines Eindringens chirurgischer Verfahren in die Schönheitspflege um 1900 und terminologisch eine sinnentstellende Überschreitung der Bedeutung von ›kosmetisch‹ (von gr. κοσμέω, *kosméō*, schmücken, ordnen); die zweite impliziert eine Reduktion der ›Ästhetik‹ (von gr. αἴσθησις, *aísthēsis*, Wahrnehmung mit den Sinnen/der Empfindung) auf Fragen der Schönheit (> 3 und X,1). Erschwerend kommt hinzu, dass Indikation und Operationsart in der Verwendung von ›ästhetisch‹ (oder auch ›kosmetisch‹) tendenziell ununterscheidbar sind. Die Unschärfe der Terminologie belastet aber die Debatte über die Behandlung von durch Craniosynostose (CS) bedingten Schädelfehlbildungen, da deren operative Korrektur häufig immer noch als ästhetische tituliert wird. Während einige Mediziner den Eingriff mit dem Argument ablehnen, er sei ›nur ästhetisch‹ motiviert, begründen selbst diejenigen, die einen Eingriff empfehlen und durchführen, diesen oft mit einer ›ästhetischen Indikation‹, selbst wenn Arzt und Eltern vor allem besorgt sind um die psychosozialen Folgen eines Lebens mit einer auffälligen Abweichung.

Die Nomenklatur für die verschiedenen Operations*arten* hat sich schwerpunktmäßig im Bereich der plastischen Chirurgie des *Gesichts* herausgebildet. Historisch aus der Wiederherstellung von Versehrungen und einer chirurgischen Ausweitung von ›Kosmetik‹ hervorgegangen, ist die jüngere Entwicklung der plastischen Chirurgie durch eine Erweiterung fachärztlicher Gebiete wie HNO (Hals-Nasen-Ohren-Heilkunde) und MKG (Mund-, Kiefer- und Gesichtschirurgie) um ästhetisch-plastische Komponenten gekennzeichnet. Im gleichen Zuge hat sich umgekehrt die Allgemeine Plastische Chirurgie in Spezialgebiete ausdifferenziert, wobei sich aufgrund der besonderen Nachfrage nach Nasenkorrekturen die Rhinoplastik quasi als eigenes Gebiet etabliert hat. Für all diese

1 www.dgpraec.de/aesthetik (Zugriff 23.3.2017).

Operationsfelder stehen heute etliche praktische Anleitungen und Handbücher bereit, wie beispielsweise *Nase, Gesicht und Ohrmuschel*[2] oder *Handchirurgie, Rhinoplastik, Gesichtstransplantation*[3] oder auch *Rhinoplastik. Ästhetisch-plastische Chirurgie der Nase*[4]. Vergleichbares existiert für die Korrektur der CS nicht.

1. Die Stellung der Craniosynostose im toten Winkel von Plastischer Chirurgie und Neurochirurgie

Werden in die Lehrbücher zur plastischen Chirurgie Eingriffe am Hirnschädel ohnehin selten einbezogen,[5] so führt darin die Korrektur der Schädel*form* nochmal ein Schattendasein. Erst in jüngster Zeit finden sich ausführlichere Beschreibungen von CS-Operationen in entsprechenden Lehrbüchern, so etwa in Vogts *Praxis der Plastischen Chirurgie* (2011)[6]. Die jährlichen Tagungen der 1969 gegründeten DGPRÄC widmeten sich erst 1997 intensiver (d. h. mit gleich mehreren Beiträgen) der CS,[7] während es noch 1984 gerade mal zwei von 100 Beiträgen der Jahrestagung waren, obwohl diese die Ästhetik von Form und Funktion in der Plastischen und Wiederherstellungschirurgie[8] zum Thema hatte. Von der Sache her fällt die Behandlung der CS tatsächlich zwischen die Stühle verschiedener medizinischer Fachgebiete. Die meist langjährige Behandlung syndromaler CS mit multiplen Folgeerkrankungen (Apert-Syndrom, Morbus Crouzon) kann nur von einem interdisziplinären Team geleistet werden (> III,5), für dessen jeweilige Zusammensetzung Vogt z. B. bis zu 15 mögliche Spezialgebiete nennt, einschließlich Sprachtherapie und Sozialarbeit.[9] Doch auch die Schädelkorrektur bei isolierter CS erfordert zumindest das Wissen aus Pädiatrie, Kinder-, Neuro- und plastischer Chirurgie.

Die marginale Stellung des Hirnschädels im Allgemeinen und der CS im Besonderen in der plastischen Chirurgie hat ihren Grund im anatomischen Verbund von Neurocranium (Hirnschädel) und Gehirn. Operationen am zentralen Nervensystem und an seinen Hüllen gehören traditionell in die Zuständigkeit der Neurochirurgie. Während die CS im Zuge der Etablierung von Zentren für Kinderchirurgie in deren Kompetenzbereich fiel, ist die Entwicklung eines eigenen spezialisierten Fachgebiets der Kinderneurochirurgie, in der die Behandlung der CS nun ihren eigentlichen Ort hat, erst jüngsten Datums. In der Neurochirurgie aber stehen wiederum Fragen der Form und Gestaltung traditionell nicht im Mittelpunkt. Aus der Perspektive einer Arbeit an Nervensystem und Hirn wird das Neurocranium primär als Hülle verstanden, die im Falle von neurochirurgischen Ope-

2 Kastenbauer/Tardy, *Ästhetische und plastische Chirurgie an Nase, Gesicht und Ohrmuschel* (2005).

3 Berger/Hierner/Pallua, *Plastische Chirurgie* (2017).

4 Berghaus, *Rhinoplastik* (2005).

5 Eine Ausnahme bildet das alte *Handbuch der plastischen Chirurgie. Bd. II, 1. Teil. Spezielle plastische Chirurgie*, herausgegeben von Gohrbrandt/Gabka/Berndorfer (1973), mit Strelis Kapitel über »Konstruktive und rekonstruktive Chirurgie des knöchernen Hirnschädels«, S. 1–47.

6 Vogt, *Praxis der Plastischen Chirurgie* (2011), S. 768–779. Zuvor weniger ausführlich z. B. auch in Berger/Hierner, *Plastische Chirurgie* (2005), S. 6–13.

7 Wie aus einer Auswertung der Tagungen für die Festschrift zum 40jährigen Bestehen der Gesellschaft hervorgeht, Lösch/Greulich/Mailänder, Angeborene Fehlbildungen (2008), S. 72–79.

8 David, Neue Entwicklungen in der cranio-facialen Chirurgie (1985), S. 45–56; Mühling/Reuther/Sörensen, Funktionelle und ästhetische Aspekte der craniofacialen Chirurgie im Kleinkindalter (1985), S. 81–86.

9 Vogt, *Praxis der Plastischen Chirurgie* (2011), S. 775.

rationen am Hirn geöffnet und geschlossen werden muss. So werden, selbst dann, wenn die CS in neurochirurgischen Lehrbüchern, wie etwa im *Handbuch für die Weiterbildung* von Moskopp und Wassmann (2015)[10], ausführlicher thematisiert wird, die plastischen Anteile der Operation nur sehr kursorisch erörtert, obwohl die Mehrheit der Eingriffe isolierte CS betreffen, bei denen es vor allem um eine Korrektur der Schädel*form* geht. Diese aber bleibt weitgehend unbeachtet im Niemandsland zwischen Neuro- und plastischer Gesichtschirurgie.

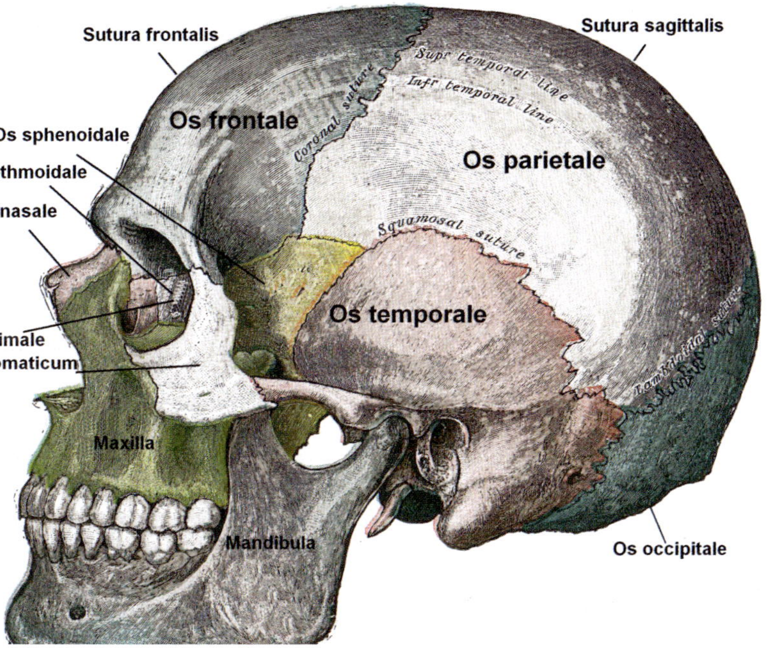

Abb. 1. Neurocranium (Hirnschädel) und Viscerocranium (Gesichtsschädel).

Im anatomischen Sinne wird dieses Niemandsland durch die Stirn verkörpert. Da traditionell die Grenze zwischen beider Zuständigkeit oberhalb der Augenhöhlen (Orbita) durch die Schädelbasis verläuft – oberhalb die harte, von Haut überzogene Schädeldecke, einschließlich des Stirnbeins, unterhalb die Teile des Gesichtsschädels (Viscerocranium), an deren Gestalt Knorpel, Muskeln und Bindegewebe einen wesentlichen Anteil haben –, bildete die Stirn bis zur Begründung der *craniofazialen Chirurgie* (> III,5) eine Grauzone. So bedeutsam die Stirn für den gesamten Gesichtsausdruck und die äußere Erscheinung einer Person ist, so sehr befand sich das Os frontale medizinisch außerhalb des Operationsfeldes der plastischen Gesichtschirurgie, die doch nicht zuletzt aus der Sorge um Form und Gestalt des Gesichts entstanden ist (> 3) und deren Kenntnisse über die formgebende Arbeit (des Chirurgen) sich beständig weiter entwickeln. Die Stirn

10 Collmann/Schweitzer/Böhm, Kraniosynostosen (2015), S. 956–966.

ist aber nicht selten von der Symptomatik der CS betroffen, nicht nur bei schweren, syndromalen Formen, sondern auch im Falle des Verschlusses einer Schädelnaht, sei es der Frontalnaht (Sutura frontalis), der Sagittalnaht oder der Koronarnaht, der oft eine deutliche Deformation der Stirn und eine unvollständige oder asymmetrische Ausbildung der Augenhöhlen zur Folge hat.[11] Die Auseinandersetzung mit dem formgebenden Anteil der Schädeloperation fällt aber buchstäblich unter den (Operations-)Tisch, wenn die Behandlung der Form als rein ästhetische Frage und damit als zweitrangig betrachtet wird. Mit dem Effekt, dass dieser Teil des Eingriffs individuell und willkürlich vom jeweiligen Arzt bewältigt werden muss. Mit der Ablehnung einer sogenannten ästhetischen Indikation für die Korrektur einer Schädeldeformation, aufgrund deren Ausgrenzung aus einer medizinisch begründeten oder ›absoluten‹ Indikation, gerät auch der ästhetisch-plastische Anteil der Operation ins Abseits.

Bei der monosuturalen CS bestehe wegen des geringeren funktionellen Risikos – im Unterschied zur absoluten Indikation bei syndromaler CS – »eine relative Indikation, die sich in erster Linie auf ästhetische bzw. psychosoziale Aspekte gründet«[12], so ist etwa im zitierten Lehrbuch der *Neurochirurgie* zu lesen. Diese Aussage, so klar sie scheint, enthält erhebliches Konfliktpotential. Denn zum einen kommt das Ästhetische hier allein hinsichtlich der Indikation zur Sprache, obwohl es doch vor allem für die gestaltgebende Arbeit des Chirurgen eine Herausforderung darstellt. Zum anderen werden ästhetische und *psychosoziale Indikation* über das Kriterium der Funktion – ›geringes funktionelles Risiko‹ – negativ, auf dem Wege der Ausgrenzung definiert. Darüber hinaus birgt die Wendung »ästhetisch *bzw.* psychosozial« Sprengstoff, da das »bzw.« die tatsächlich bestehende Kontroverse kaschiert, von der im medizinischen Alltag die Therapie-Empfehlung abhängt, insbesondere die Empfehlung zur operativen Korrektur. Und genau hierin scheiden sich die Geister. Symptomatisch ist dafür die unterschiedliche Bewertung der ›ästhetischen Indikation‹ in der Kontroverse. In der Forschungsliteratur zur CS argumentieren diejenigen, die sich gegen eine Operation aussprechen, durchweg mit dem Kriterium der *Funktionsfähigkeit*, wenn sie die Korrektur der Kopfform bei isolierter CS als »nur« bzw. »rein ästhetisch« bewerten. Mit einer solchen Indikation werden korrigierende Eingriffe angeborener Schädelfehlbildungen aber in jenes Feld gedrängt, in dem der Verdacht einer expandierenden »Wunschmedizin«[13] nicht weit ist. Auf der anderen Seite werden in der Empfehlung zur operativen Korrektur ästhetische oder psychosoziale Indikationen häufig synonym verwendet, ohne dass die Relation zwischen beiden Indikationen präzise bestimmt ist. Wenn eine auffällige Fehlbildung als psychosoziale Belastung bewertet wird, deren Verursachung von einer Deformation ausgeht, handelt es sich eigentlich um eine *psychosoziale Indikation*, aber um einen plastischen Eingriff mit dem besonderen Charakter einer *korrektiven Operation*.

Diese Kontroverse ist insofern bemerkenswert, als sich im Bereich der seriösen plastischen Chirurgie des Gesichts die Überzeugung eines engen Form-Funktions-Konnexes durchgesetzt hat; hier lassen sich Form und Funktion »nicht trennen. Sie bedingen

11 Hilling et al., Long-term aesthetic results of frontoorbital correction for frontal plagiocephaly (2006), S. 21–25.

12 Collmann/Schweitzer/Böhm, Kraniosynostosen (2015), S. 962.

13 Etwa Stock, *Die Indikation in der Wunschmedizin* (2009).

sich sogar gegenseitig«.[14] Wird hingegen bei ›Schönheitsbehandlungen‹ die Funktion im Interesse der Form vernachlässigt, dann kommt es zu den bekannten, grotesk anmutenden erstarrten Gesichtszügen. Darüber hinaus stehen sich in der Debatte um die CS-Korrektur, mit dem Gegensatz von medizinischer und ästhetischer Indikation, zwei gleichermaßen ungeklärte Konzepte gegenüber: Ersteres ist vom jeweiligen (engen, funktionellen oder ganzheitlichen) Medizinverständnis abhängig, während letzteres sich durch eine bemerkenswerte Unschärfe und Vieldeutigkeit auszeichnet, obwohl die ästhetische Chirurgie im Bereich der plastischen Chirurgie eine immer größere Rolle spielt. Der Begriff des Ästhetischen kann, wie zu zeigen sein wird, als Symptom ungeklärter Fragen im Feld plastischer Chirurgie gelesen werden. Bei seiner Einführung zu Beginn des 20. Jahrhunderts wurde ästhetische Chirurgie bzw. *chirurgie esthétique* als Begriff empfunden, der zwei Worte verbinde, die zuvor »den reinsten Gegensatz zu verkörpern schienen«[15], weil die Ästhetik bis dato als Gegenstand und Kompetenzbereich der Kunst und Kunstgeschichte betrachtet wurde.

Im Folgenden sollen diese Fragen und Probleme in ihrer Genese detaillierter beleuchtet werden, und zwar im Horizont der Geschichte und Ausdifferenzierung der plastischen Chirurgie und ihrer Begrifflichkeit.

2. ›Ästhetische Chirurgie‹ – zur Unschärfe eines Sammelbegriffs

»Die Zahlen sind in der ästhetischen und rekonstruktiven plastischen Chirurgie gestiegen«[16], so fasste die Präsidentin der DGPRÄC die Ergebnisse ihrer Umfrage im Jahre 2014 zusammen. Dabei lag der Anteil ›ästhetisch-plastischer‹ Operationen unter dem der wiederherstellenden Eingriffe, nämlich bei 29 % aller erfassten Operationen.[17] Mit der regelmäßigen Umfrage unter ihren ca. tausend Mitgliedern – das entspräche etwa 95 % der in Deutschland praktizierenden Plastischen Chirurgen, so die Gesellschaft – bemüht die DGPRÄC sich, den Kontroversen über die ästhetische Chirurgie mit statistischen Daten entgegenzutreten. Denn von Seiten der Politik gibt es immer wieder Vorschläge zur Regulierung sogenannter Schönheitsoperationen; im Visier sind dabei besonders Eingriffe ohne medizinische Indikation, die an unter 18-Jährigen vorgenommen werden. So hatte die CDU/CSU-Fraktion ihren Vorstoß zum Verbot ästhetisch-plastischer Operationen an Minderjährigen 2012 mit dem hohen Anteil Jugendlicher an den Patienten solcher Eingriffe motiviert. 10 % aller ästhetisch-plastischen Eingriffe würden »inzwischen an Mädchen und Jungen vorgenommen, die weniger als 20 Jahre alt sind«, so hieß es in der Begründung der Verbotsinitiative.[18] Dem widerspricht die DGPRÄC mit

14 Schwenzer-Zimmerer/Vetter, Das menschliche Gesicht (2012), S. 26.

15 So Ernst Wodak, der hier einen Kommentar des Morestin-Schülers Possot zitiert. Wodak, *Nasen-, Ohren- und Gesichtsplastik* (1938), S. 8.

16 Pressemitteilung der DGPRÄC über die Ergebnisse ihrer Umfrage von 2014, http://www.dgpraec.de/sites/default/files/2015-10-01-Statistik_2014.pdf (Zugriff 22.3.17).

17 Über 138000 von knapp einer halben Million Operationen. Ergebnisse der DGPRÄC-Umfrage 2014: Aktuelle Entwicklungen in der Plastischen und Ästhetischen Chirurgie. Presseinformation der DGPRÄC, http://www.dgpraec.de/fileadmin/user_upload/Presse/Downloads/Pressemitteilungen/2015-10-01-Statistik_2014.pdf (Zugriff 2.11.16).

18 »Union will Schönheits-OPs bei Jugendlichen verbieten«. Welt N24, 12.4.2012, https://www.welt.de/politik/deutschland/article106175153/Union-will-Schoenheits-OPs-bei-Jugendlichen-verbieten.html (Zugriff 2.11.16).

dem Argument, dass die Information auf falschen Zahlen basiere, da sich die genannte Prozentzahl tatsächlich nicht allein auf ästhetische Operationen bezog, sondern auf den »Anteil an allen Eingriffen (inkl. Rekonstruktion, Handchirurgie, Verbrennungschirurgie)«[19]. »Alle Eingriffe« ist zu lesen als alle Operationen, die von den Mitgliedern (Fachärzte für plastische Chirurgie) durchgeführt wurden – und in ihren Statistiken erfasst sind. In der Nomenklatur des Fachverbandes bildet die ästhetische Chirurgie nur eine der vier Sparten plastischer Chirurgie. Deren vier ›Säulen‹ sind: *Rekonstruktive, ästhetische, Hand-* und *Verbrennungschirurgie*. Was den »Anteil Minderjähriger an den ästhetisch-plastischen Operationen« angeht, so sei dieser konstant geblieben und liege wie in den Vorjahren bei etwa einem Prozent, so das Resümee der Präsidentin zur Erhebung von 2014: »Dabei handelt es sich fast ausschließlich um Ohrkorrekturen. Der Mythos, dass Plastische Chirurgen massenweise Brust-OPs zum 16. Geburtstag durchführen, sollte damit widerlegt sein.«[20]

Dieser Streit um den Anteil der Jugendlichen an den Patienten ästhetischer Operationen, zeigt zweierlei. Zum einen macht er deutlich, wie in aktuellen Kontroversen *statistische Daten* als Argumente zum Einsatz kommen, um die jeweils vertretene Position mit ›Objektivität‹ auszustatten. Wie schwierig es aber nicht nur für Laien, sondern selbst für Fachleute ist, statistische Daten zu lesen und darüber hinaus auch zu verstehen, welchen Aussagewert sie für das Leben von Patienten haben, ist u. a. an Fallstudien aus der Medizin gezeigt worden.[21] Im Bereich der plastischen Chirurgie ist jede statistische Erhebung zudem durch die unklare Eingrenzung der zu erfassenden Ärzte und Eingriffe betroffen.[22] Zum anderen wird die problematische Rolle des Begriffs ästhetische Chir-

19 DGPRÄC, Wenn Zahlen wirken. http://www.dgpraec.de/fileadmin/user_upload/DGPRAEC/Umfrage/Wirkung_Statistik.pdf (Zugriff 2.11.16).

20 *Ergebnisse der DGPRÄC-Umfrage 2014* (Anm. 1).

21 So hat Gerd Gigerenzer nachgewiesen, dass statistische Argumente geradezu regelförmig zu Missverständnissen und Fehlinterpretationen führen. Seine Studie zum Brustkrebs-Screening z. B. zeigt, wie statistische Daten hier einerseits die Gefahr, an Brustkrebs zu erkranken oder zu sterben, erheblich dramatisieren, und wie damit andererseits die Möglichkeit, Frauen vor dem Brustkrebstod zu retten, deutlich überschätzt wird. Wenn es in Studien zum Erfolg des Screening z. B. heißt, dass sich das Risiko, an Brustkrebs zu sterben, um 25 % verringere, bezieht sich das darauf, dass innerhalb von zehn Jahren von 1000 Frauen drei starben, im Unterschied zu vier in der Vergleichsgruppe ohne Screening. Gegen die Aussage »relative Risikoreduktion« von 25 % setzt Gigerenzer die »absolute Risikoreduktion«; sie beträgt bei einer Verringerung um 1 pro 1000 Frauen« tatsächlich »also 0,1 %«. (Gigerenzer, *Das Einmaleins der Skepsis* (2002), S. 89.) Über solche Fehllektüren hinaus bleibt ohnehin fraglich, welchen argumentativen Wert statistische Aussagen in denjenigen Gebieten haben, die nicht genuin quantitative Tatsachen betreffen (wie dies etwa bei der Einkommens- und Vermögensverteilung der Fall ist). Damit soll keineswegs der Sinn von Statistik überhaupt bezweifelt werden, wohl aber ihr universeller Einsatz als souveränes und selbstevidentes Argument.

22 Schon rein methodisch kann die Statistik der DGPRÄC nur eine begrenzte Aussage beanspruchen; sie basiert auf den Aussagen von knapp 320 Fachärzten für plastische Chirurgie (bei einer Rücklaufquote von 31 % von 1030 Mitgliedern), deren Aussagen auf alle aktiven Mitglieder hochgerechnet wurden (Umfrage DGPRÄC, http://www.dgpraec.de/umfrage/). Die ermittelten Zahlen sind also weder als absolute zu begreifen, noch ist der ermittelte Anteil der vier Sparten repräsentativ. Denn plastische Operationen werden nicht nur von den Mitgliedern dieser Fachgesellschaft durchgeführt. Insbesondere im Bereich rekonstruktiver Eingriffe und bei der Korrektur von Fehlbildungen sind verschiedenste Fachärzte tätig, z. B. solche für Mund-Kiefer-Gesichtschirurgie (MKG), Hals-Nase-Ohren (HNO), Kieferorthopädie, Gynäkologie, Dermatologie. Viele von diesen Spezialisten führen neben rekonstruktiven auch ästhetische Operationen durch. Und die hier besonders interessierende Korrektur von CS-bedingten Schädelfehlbildungen wird in der (Pädiatrischen) Neurochirurgie, MKG-Chirurgie und plastischen Chirurgie praktiziert.

urgie erkennbar; *dieser ist ebenso unscharf wie umstritten*. Da zur plastischen Chirurgie eine Vielzahl und Vielfalt sehr unterschiedlicher Operationen gehören, sowohl Eingriffe zur Wiederherstellung der Funktionen und der körperlichen Integrität nach unfall- und krankheitsbedingten Verletzungen und Versehrungen (insbesondere durch Tumore) als auch Korrektur oder Kompensation angeborener Fehlbildungen, dient der Begriff vor allem der Abgrenzung, wenn nicht als »Schutzschild«[23] gegenüber der Kritik an chirurgischen Manipulationen der physischen Erscheinung auf Wunsch von Patienten, im Volksmund auch Schönheits- oder kosmetische Operation genannt.

Ästhetisch-plastische Eingriffe werden auch von vielen Ärzten durchgeführt, die nicht Fachärzte für plastische Chirurgie sind. Mit dem Ziel einer klar erkennbaren Abgrenzung wurde deshalb die 1992 eingeführte, eine Zusatzausbildung erfordernde Facharztbezeichnung ›Plastischer Chirurg‹ auf dem 108. Ärztetag im Jahre 2005 um den Aspekt des Ästhetischen erweitert; sie lautet nun »Facharzt für Plastische und Ästhetische Chirurgie«.[24] Die veränderte Facharztbezeichnung, die auf die zunehmende Bedeutung ›ästhetischer Operationen‹ reagierte, kann die Verwirrungen und Unklarheiten jedoch nicht beseitigen. Ein Indikator für die Unschärfe des Begriffs ›ästhetisch‹ ist schon dessen wechselnde Stellung in der Nomenklatur der Facharztbenennungen. Einerseits ist er dem Plastischen, Oberbegriff aller gestaltgebenden operativen Eingriffe, nebengeordnet und damit gleichrangig – so nicht nur im Namen der DGPRÄC, sondern auch im Titel vieler Praxen und Klinik-Abteilungen. Andererseits ist er dem Dachbegriff Plastische Chirurgie untergeordnet, indem er eine von deren Sparten bildet, dieses im Sinne von »*rein* ästhetisch«, umschrieben z. B. als eine »allein auf dem Wunsch des Patienten basierende Korrektur einer angeborenen oder altersbedingten Veränderung der Körperform«[25]. In der klinischen Praxis stellt sich die Abgrenzung allerdings komplizierter dar. Denn auch *rekonstruktive* Operationen und die Korrektur von Fehlbildungen schließen in ihren komplexen, oft mehrschrittigen Eingriffen gestaltende Anteile ein und berühren damit immer auch ästhetische Gesichtspunkte. Die Behandlung eines vom Tumor entstellten Kiefers oder Gesichts z. B. wird, auch wenn sie in die Sparte rekonstruktiver Operationen fällt, nie eine Wiederherstellung im wörtlichen Sinne leisten können, keine wirkliche *restitutio ad integrum*, denn Letzteres würde erfordern, die Patienten in den Zustand der Unversehrtheit zurückzuversetzen – ein unmögliches Unterfangen. In den meisten Fällen handelt es sich eher um eine *Reparation* mit dem Ziel, beeinträchtigte Körperfunktionen wiederherzustellen und darüber hinaus ein bestmögliches ästhetisches Ergebnis zu erreichen – was nichts anderes bedeutet, als dass so geringe Spuren oder Entstellungen wie möglich zurückbleiben sollen.

23 So M. Michler, der in seinem Festvortrag auf der Jahrestagung der Gesellschaft für plastische Chirurgie 1984, die der Frage der Ästhetik gewidmet war, den Ausdruck ›ästhetische Medizin‹ in seiner Funktion als »Schutzschild« der Medizin diskutierte, »um sich in ihren seriösen Bemühungen um eine menschenwürdige Wiederherstellung von Form und Funktion am kranken und mißbildeten Menschen abzugrenzen von dem, was unter Namen wie ›Schönheitsmedizin‹ und ›kosmetische Chirurgie‹ im Schwange ist«. Allerdings musste er auch feststellen, dass die Ästhetik von der Frage der Schönheit nicht zu trennen ist. Michler, Die Geburt der Ästhetik im alten Griechenland (1985), S. 11.

24 Damit dürfen Ärzte, die nicht die entsprechende Facharztausbildung haben, sich nicht als plastische Chirurgen bezeichnen. Dadurch soll signalisiert werden, dass es sich bei Praxen etwa mit der Bezeichnung Schönheits-, kosmetische oder ästhetische Chirurgie nicht um Fachärzte für plastische Chirurgie handelt.

25 Evangelisches Diakoniekrankenhaus, Plastische Chirurgie (o. J.), S. 13.

Die Unschärfe des Begriffs und die Heftigkeit, mit der um die Legitimität und Legalität ›ästhetischer‹ Operationen – und damit auch um die Kostenübernahme durch Krankenkassen – gestritten wird, ist Symptom der fließenden und schwer zu bestimmenden Grenze zwischen pathologischen Fehlbildungen und extremen Entstellungen auf der einen Seite und geringeren physischen Auffälligkeiten oder Abweichungen vom ›normalen‹ Körperbild, unter denen Patienten dennoch subjektiv leiden, auf der anderen Seite. Im klinischen Alltag sind Ärzte regelhaft mit graduellen Übergängen zwischen beidem konfrontiert.[26] Durch den Begriff ›ästhetische Chirurgie‹ werden diese Übergänge zu einer Grauzone: Sie ist blinder Fleck und heiße, umstrittene Zone zugleich. Genau in diese, durch das Wort ästhetisch markierte Zone plastischer Chirurgie ist auch die Kontroverse über die operative Korrektur von CS-bedingten Fehlbildungen der Schädelform bei Neugeborenen geraten, wie sie in einem Teil der Fachliteratur und im Austausch der Betroffenen jenseits der Klinik (> VII) ausgetragen wird. So muss bei der auffälligen Kopfform eines Neugeborenen, die auf den vorzeitigen Verschluss *einer* Schädelnaht zurückgeht (singuläre, nicht-syndromale CS) in jedem Einzelfall beurteilt werden, wie ›geringfügig‹ oder wie ›stark‹ die Fehlbildung ist – und im weiteren Wachstumsprozess werden wird –, um im Gespräch zwischen Eltern und Arzt zu einer Therapieentscheidung zu gelangen und insbesondere die Frage zu beantworten, ob es ratsam sei, die Kopfform operativ zu korrigieren.

Die hybride Stellung des ›Ästhetischen‹ in der Chirurgie wird u. a. durch Schrägstrich-, Bindestrich-[27] oder Und-Verbindungen mit anderen Attributen signalisiert. So bietet die Abteilung des überregional bekannten MKG-Chirurgen Hans-Florian Zeilhofer, Chefarzt an der Universitätsklinik Basel, etwa »Tumorchirurgie mit ästhetischer/kaufunktionaler Rehabilitation« an und »Plastische, wiederherstellende und ästhetische Gesichtschirurgie«[28]. Die semantische Bandbreite von ›ästhetisch‹ reicht also von einer engen Bedeutung für sogenannte Schönheitsoperationen bis zu einer sehr weiten und vagen Bedeutung als Sammel- und Hilfsbegriff für all jene formgebenden Eingriffe, für die keine ›medizinische Indikation‹ vorliegt – so unscharf und umstritten auch dieser Begriff ist.

Für die erstere, die enge Bedeutung kann exemplarisch die Beschreibung im Kapitel »Rhytidoplastik (Facelifting)« eines Fachbuchs für Ästhetische und Plastische Chirurgie an Nase, Gesicht und Ohrmuschel stehen: »Gesunde Patienten wünschen einen (eigentlich) ›unnötigen‹ chirurgischen Eingriff, um besser auszusehen und somit glücklicher zu sein.«[29] Eine solche Verkoppelung von subjektiver, psychischer Motivation (Wunsch) und medizinischer Bewertung (unnötig) bei der Rede über eine operative Veränderung der äußeren, physischen Erscheinung ist charakteristisch für das ganze Feld. Da das Befinden und das beeinträchtigte Selbstbild der/s Patientin/en beim Wunsch, den eigenen Körper operativ verändern zu lassen, eine so zentrale Rolle spielt, sind die behandelnden

26 Selbst eine empirische follow-up Studie zu den ›ästhetischen Ergebnissen‹ chirurgischer Korrekturen am Schädel auf der Basis des Vergleichs prä- und postoperativer Photographien kann nur mit vagen Kategorien zur Beurteilung der Deformationen arbeiten, nämlich »scores of 0 (normal), 1 (moderate deformaty), and 2 (severe deformity) were assigned for each item«. Hilling et al., Long-term aesthetic results for frontoorbital correction for frontal plagiocephaly (2006), S. 22.

27 Z. B. Behrbohm/Tardy, *Funktionell-ästhetische Chirurgie der Nase* (2004).

28 Mund-, Kiefer-, Gesichtschirurgie am Universitätsspital Basel, https://www.unispital-basel.ch/das-universitaetsspital/bereiche/chirurgie/kliniken-und-abteilungen/mund-kiefer-gesichtschirurgie/

29 Tardy, Rhytidoplastik (2005), S. 219.

Ärzte hier mit psychologischen Zusammenhängen konfrontiert, für deren Anamnese und Behandlung sie eigentlich nicht ausgebildet sind. Im zitierten Lehrbuch folgt daraus der Rat an die Ärzte, sich die Patienten sehr genau anzuschauen – und auszuwählen:

> Der Chirurg, der sich dieser einmaligen Verantwortung bewußt ist, riskiert dennoch, einen Patienten physisch oder psychisch unzufrieden zu machen, wenn dessen hohe Erwartungen nicht durch absolute chirurgische Perfektion befriedigt werden./ Die *Patientenselektion* ist in der ästhetischen Chirurgie sogar noch wichtiger als der chirurgische Eingriff oder die künstlerischen bzw. technischen Fähigkeiten des Operateurs.[30]

Es folgt eine Auflistung von bestimmten Patienten mit spezifischen Merkmalen, bei denen Vorsicht geboten sei. Diese Warnung vor ›übersteigerten‹ oder ›unerfüllbaren‹ Erwartungen gründet in der – objektiven – Diskrepanz zwischen *psychischem* Motiv und *physischer* Lösung. Die Berücksichtigung der psychischen Voraussetzungen (hier unter dem problematischen Begriff der »Patientenselektion« thematisiert), ist eine Kompensation der Tatsache, dass es dem plastischen Chirurgen nur schwerlich möglich sein wird zu beurteilen, ob das seelische Leiden oder Unbehagen, das den/die Patienten/in zu ihm führt, tatsächlich aus einer körperlichen Auffälligkeit herrührt. Diese Problematik verschärft sich noch, wenn die ›Schönheitsoperation‹ als Mittel zur Steigerung beruflicher Wettbewerbsbedingungen oder erotischer Attraktivität zum Einsatz kommt, gleichsam als *Body-Enhancement* oder Instrument zur Aufwertung des eigenen *human resource*.

Doch, auch wenn diese Art Rhetorik ein Produkt der Gegenwart ist, die damit verbundenen Vorstellungen, die Motive und Ziele ästhetisch-plastischer Operationen sind durchaus nicht neu, wie noch zu zeigen sein wird (> 4).

3. Ästhetisch vs. kosmetisch – die Geburt ästhetischer Chirurgie aus der Kosmetik

Aufgrund der beschriebenen Unschärfe des Begriffs ästhetische Chirurgie ist dessen Verwendung stets mit Problemen behaftet – selbst dann, wenn er auf die enge Bedeutung von ›rein ästhetisch‹ eingegrenzt würde. In der aktuellen klinischen Praxis und in der medizinischen Forschung gilt es aber, sich um klare präzise Bezeichnungen zu bemühen. Diese Unschärfe wie auch die missverständliche Verwendung des Worts ›kosmetisch‹ in der Chirurgie und die verbreitete Vermischung der unterschiedlichen Bezeichnungen in der plastischen Chirurgie ist nur aus ihrer Genese zu erklären. Insofern ist es lehrreich zu studieren, welchen Kontexten in der Medizingeschichte die Bezeichnungen *plastische, kosmetische, ästhetische* und *Wiederherstellungschirurgie* entstammen, wie sie zusammenhängen und sich in der Phase der Entwicklung und Durchsetzung plastischer Chirurgie[31] wechselweise befördert haben.

Die Etablierung des Begriffs *plastisch* (von gr. πλαστική, *plastikḗ*, formend, geformt) für operative Eingriffe wird auf Karl Ferdinand Graefe zurückgeführt, der 1818 den Artikel »Rhinoplastik oder die Kunst den Verlust der Nase organisch zu ersetzen« veröffentlichte.

30 Ebenda.

31 Zur Vorgeschichte kosmetischer Medizin und plastischer Eingriffe in der frühen Neuzeit vgl. Bondio, *Medizinische Ästhetik* (2005).

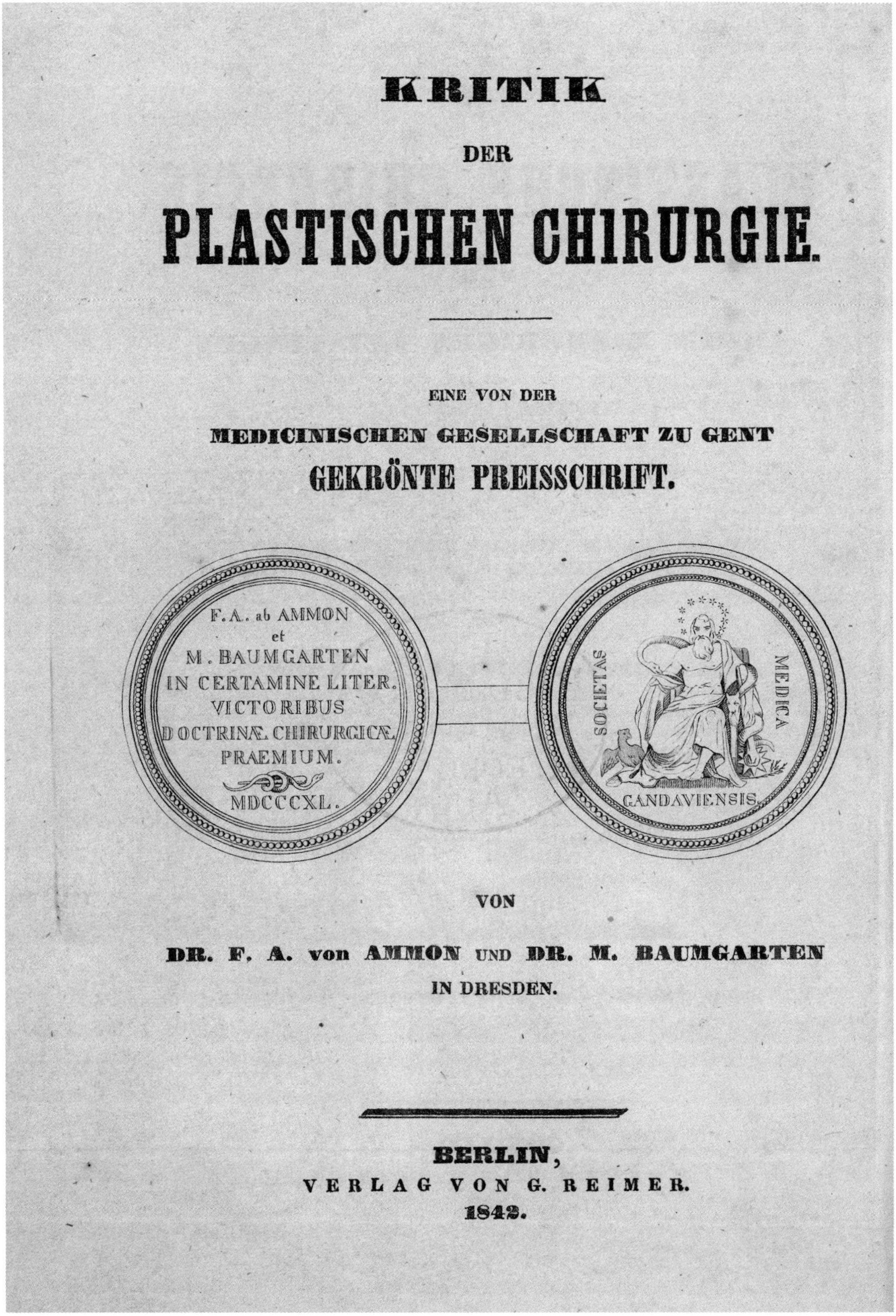
KRITIK

DER

PLASTISCHEN CHIRURGIE.

EINE VON DER

MEDICINISCHEN GESELLSCHAFT ZU GENT

GEKRÖNTE PREISSCHRIFT.

VON

DR. F. A. von AMMON UND DR. M. BAUMGARTEN

IN DRESDEN.

BERLIN,

VERLAG VON G. REIMER.

1842.

Abb. 2: Friedrich August von Ammon, Moritz Baumgarten: *Die plastische Chirurgie nach ihren bisherigen Leistungen kritisch dargestellt.* Berlin 1842. Titelblatt.

Darin berichtet er, wie er einem Mann, dessen Nase im Kriegsfeldzug zerstört worden war, diese (in mehreren, über Monate sich hinziehenden Operationsschritten) aus körpereigenem Gewebe wiederherstellte.[32] Seinen Nachfolgern galt die Rhinoplastik als Ursprung der plastischen Chirurgie, als »ihre erste Wurzel und ihr erster Trieb«, wie eine (von der Medizinischen Gesellschaft zu Gent preisgekrönte) kritische Bestandsaufnahme der *plastischen Chirurgie nach ihren bisherigen Leistungen* (1842) formuliert.[33] Deren Autoren übersetzten plastisch mit bildend: »Die *plastische* oder *bildende* Chirurgie ist derjenige Theil der *operativen* Chirurgie, welcher die Kunst lehrt, fehlende oder verstümmelte Theile des menschlichen Körpers mit Benutzung homogener Gebilde wiederherzustellen.« Mit dem Ziel, den Begriff streng einzugrenzen, wollen sie dafür nur Fälle gelten lassen, in denen es um einen »organischen Wiederersatz in seinem *ganzen* Umfang«[34] geht. Die plastische Chirurgie gründet damit im Vorhaben der Wiederherstellung des versehrten Körpers. Ähnlich eine der ersten lehrbuchartigen Definitionen im Kapitel zur »Plastischen Chirurgie im Allgemeinen« in Johann Friedrich Dieffenbachs Klassiker zur *Operativen Chirurgie* (1845–48): »Den Wiederersatz eines *verloren* gegangenen oder die Herstellung der Form eines *verstümmelten* Theils des menschlichen Körpers nennen wir Plastische Chirurgie. Ein großes, wichtiges, künstlerisches Gebiet, auf dem die Physiologie der Chirurgie die Hand reicht.«[35] Als sich seit den 1880er und 90er Jahren die Praxis einer operativen Veränderung der äußeren Erscheinung, insbesondere des Gesichts, allen voran die Korrektur der Nasenform und -größe, dann aber durchsetzte und es zu einem rasanten Aufstieg der plastischen Chirurgie kam, geschah dieser bereits deutlich im Zeichen der Schönheit bzw. des Ästhetischen.[36] Für diese Akzentverlagerung von der Wiederherstellung zur Schönheit – durch den Ersten Weltkrieg verschoben sich die Gewichte dann allerdings wieder in die andere Richtung – steht die Entstehung einer Branche mit Namen ›chirurgischer Kosmetik‹, in deren Titel der Bedeutungsgehalt von Kosmetik bis zur Unkenntlich entstellt wurde. Doch dazu im Einzelnen.

Heute werden die Bezeichnungen *kosmetische* und ästhetische Chirurgie häufig synonym verwendet, sowohl im allgemeinen Sprachgebrauch als auch in Teilen der Fachliteratur. Tatsächlich sind die beiden Begriffe jedoch keineswegs austauschbar. Das Ästhetische betrifft die Wahrnehmung und die mentale wie emotionale Wirkung der sinnlich aufgenommenen äußeren Erscheinungen, und damit natürlich auch und ganz besonders die Wirkung des Körperbildes in zwischenmenschlichen oder sozialen Situationen und in künstlerischen Darstellungen; die Schönheit ist nur ein Aspekt. Es betrifft nicht allein kunsttheoretische Fragen, sondern sehr viel umfassender jede Art von sensitiver Erkenntnis – »*Aesthetices fines est perfectio cogitionis sensitiuae, qua talis. Haec autem est pulcritudo*« (Der Zweck der Ästhetik ist es, sich um die Vervollkommnung sinnlicher Erkenntnis als solcher zu bemühen. Das ist *auch* die Erkenntnis der Schön-

32 Ramsbrock, *Korrigierte Körper* (2011), S. 115–120. Die Arbeit enthält ein umfangreiches Verzeichnis historischer Quellen, dem ich wichtige Hinweise verdanke.

33 Vgl. von Ammon/Baumgarten, *Die plastische Chirurgie nach ihren bisherigen Leistungen kritisch dargestellt* (1842), S. XIV.

34 Ebenda, S. 3f.

35 Dieffenbach, *Die Operative Chirurgie* (1845–48), Bd. 1, S. 312. Hvh. S. W. Zu Dieffenbach vgl. Lösch, *Plastische Chirurgie. Ästhetik – Ethik – Geschichte* (2014), S. 82–85.

36 Gilman, *Making the Body Beautiful* (1999).

heit), so Baumgarten in seiner einflussreichen *Aestetica* (1750–58)[37]. Seither »gehören die Schönheit und das Schöne endgültig ins Grundbuch *philosophischer* Ästhetik«[38], sind also nicht unbedingt Kategorien von hoher Praxistauglichkeit. Seit der Antike wird Schönheit eher mit Wahrheit in Verbindung gebracht; in Platons *Symposium* etwa wird die Wahrnehmung körperlicher *Schönheit* lediglich als erste oder auch niedrigere Erkenntnisstufe auf dem Weg zur höheren Erkenntnis absoluter Schönheit bewertet.[39] Anders die Ästhetik; diese betrifft tatsächlich sehr viel grundlegendere anthropologische Fragen, vor allem die der Wahrnehmung aller Sinne einschließlich ihrer psychischen Resonanz: wie Empathie, Gefallen, Abscheu und andere Affekte, die wir in der Begegnung mit anderen empfinden. Eine Gleichsetzung von Ästhetik mit äußerer Schönheit ist also das Resultat einer Einengung der Bedeutung und einer Reduktion auf das Sichtbare (> X).

Im Unterschied zur Ästhetik bezeichnet die *Kosmetik* eine Kulturtechnik, die von wechselhaften, kulturell wie sozial kontingenten, geschmacksabhängigen Vorstellungen bestimmt ist – Kosmetik ist zu nicht geringen Teilen ein Epiphänomen des Zeitgeschmacks und der Mode. Während die Ästhetik die Wahrnehmung des Anderen oder durch andere betrifft, geht es bei der Kosmetik hingegen um Selbstbild und Selbstdarstellung. Zudem kommt der Ästhetik im Unterschied zur Kosmetik eine ganz andersgeartete Körperzeit zu: Das Ästhetische gründet in der *long durée* der Kulturanthropologie, das Kosmetische im Rhythmus der Mode.[40] Seit dem Altertum bezeichnet *Kosmetik* schmückende Kulturtechniken der (Schönheits-)Pflege im Sinne einer Behandlung des Körpers von außen, vor allem die Pflege der Haut, der Haare und der Nägel. Als schmückende bzw. verschönernde Maßnahme betrifft eine kosmetische Behandlung Praktiken an der Körperoberfläche, unter anderem Korrekturen der Gesichtskonturen. Genau in diesem Sinne wird heute der Begriff der Kosmetik (auch in Wortverbindungen wie Kosmetikstudio oder -industrie) verwendet. Dagegen betrifft die Chirurgie als ›handwerkliche‹ Kunst der Medizin Eingriffe *in* den Körper. Insofern ist die Bezeichnung *kosmetische Chirurgie*, die in der medizinischen Literatur sehr verbreitet ist, noch problematischer als die der ästhetischen Chirurgie. Denn die Bedeutungen beider Begriffe, deren Verknüpfung dabei ein chirurgisches Gebiet definieren soll, sind eigentlich nicht vereinbar.

Im Horizont der Medizingeschichte wird erkennbar, dass die trotzdem im Umlauf befindliche Rede von der *kosmetischen Chirurgie* der Pionierphase der plastischen Chirurgie entstammt; sie ist eine Erbschaft aus der um 1900 statthabenden Erweiterung der ›Schönheitspflege‹ durch operative Verfahren. Nachdem nämlich die Kosmetik allmählich in die Hände der Ärzte gelangt und professionalisiert worden war, sind Ende des 19. Jahrhunderts sukzessive auch chirurgische Eingriffe in dieses Gebiet einbezogen worden.[41] In den ersten Jahrzehnten des 20. Jahrhunderts entstand daraus dann eine eigene

37 Baumgarten, *Aestetica* (2007), Bd. 1. § 14, S. 20f.; Hvh. S. W.; vgl. Groß, *Cognitio Sensitiva* (2011), S. 229.

38 Reschke, Schön/Schönheit (2003), S. 396, Hvh. S. W.

39 Platon, *Symposion*, 206c–212a.

40 Wenn auch in einem schiefen medizinischen Vergleich, so kommt das Wissen um diese Zeitdifferenz in folgender medizinischer Bemerkung zum Ausdruck: »Im Gegensatz zur Ästhetik ist der Begriff der Kosmetik der herrschenden Mode unterworfen, die sich oft nur um weniges langsamer ändert als eine Infektion am Knochen oder Gelenken Zeit zur Ausheilung braucht.« Rudolph, Aspekte der Ästhetik in der Chirurgie (1985), S. 57.

41 Zu dieser Entwicklung vgl. einschlägig Ramsbrock, *Korrigierte Körper* (2011).

aufsteigende Branche, die in Deutschland als ›kosmetische Chirurgie‹[42] oder ›chirurgische Kosmetik‹[43] geführt wurde. Die zahllosen kosmetischen Leitfäden für Ärzte, die um die Jahrhundertwende erschienen, wurden zunächst vereinzelt, in den 1920er und 30er Jahren vermehrt um Veröffentlichungen zur ›kosmetischen Chirurgie‹ ergänzt, wenn nicht sogar von ihnen übertroffen. Mit dem Eindringen chirurgischer Techniken in die Kosmetik wurde das Verständnis von Schönheitspflege grundlegend verändert. Die problematische Bezeichnung *kosmetische Chirurgie* ist somit das Resultat dieser *chirurgischen Erweiterung der Schönheitspflege.* Auf diese Weise ist es zu einer enormen Überdehnung des Kosmetikbegriffs gekommen,[44] der in dieser Form durch die genuine Bedeutung von Kosmetik nicht mehr gedeckt ist. – In der aktuellen medizinischen Verwendung gilt es allerdings zu unterscheiden: Da ist einerseits die Rede von der *Cosmesis* als einem Aspekt der chirurgischen Praxis, bei dem es vor allem um sekundäre, postoperative Behandlungen geht bzw. um eine Reparatur von unerwünschten oder unvermeidbaren ›unschönen‹ Nebenergebnisse chirurgischer Eingriffe, wie etwa die Behandlung einer Narbe. Da ist andererseits die Charakterisierung einer ganzen Operation als kosmetisch, was im Wortsinn einen schmückenden Eingriff bezeichnet. Von seiner Bedeutung her ist der Begriff Kosmetik jedoch *für chirurgische Eingriffe eher ungeeignet.*

Invasive Verfahren können im eigentlichen Sinne nicht als kosmetische bezeichnet werden; die Grenze zwischen *Kosmetik* und *Chirurgie* lässt sich sehr gut am Einsatz des Operationsmessers erörtern. Ein Übergangsphänomen zwischen äußerlich aufgetragenen Mitteln, Retuschen, Bemalungen und sonstigen wieder entfernbaren Modifikationen auf der Oberfläche des Gesichts auf der einen Seite und invasiven Behandlungen auf der anderen Seite, zwischen reversiblen und irreversiblen Behandlungen, bildet das bereits zu Beginn des 20. Jahrhunderts praktizierte Verfahren, Altersfalten durch Unterspritzungen optisch zu beseitigen. So ist in einem Kosmetik-Leitfaden für Ärzte aus dem Jahre 1908 zu lesen:

> Die Falten, Furchen und Runzeln zeigen sich nicht nur bei älteren Leuten, sondern bisweilen auch frühzeitig schon bei jüngeren Individuen. Um sie weniger sichtbar hervortreten zu lassen, werden von Damen im allgemeinen Puder oder Schminken angewandt. Handelt es sich aber darum, diese lästigen Zeichen nicht nur zu kaschieren, so können wir vermittels einer kutanen Infiltration mit sterilisierter physiologischer Kochsalzlösung sie für kurze Zeit bannen. Eine völlige Ausfüllung der Vertiefungen kann durch eine Paraffininjektion erreicht werden.[45]

Die Paraffininjektion wurde allerdings bald wieder fallen gelassen, weil sie zu verheerenden Spätschäden an der Haut führte.

Unter den heute unter dem Titel der Schönheitsmedizin beworbenen Maßnahmen verläuft die *Grenze zwischen Kosmetik und Chirurgie* zwischen der Faltenbehandlung mit Botox einerseits und dem sogenannten Facelifting andererseits, das heißt zwischen der subkutanen Einspritzung von Botulinumtoxin oder Hyaluronsäure und der Rhytidektomie, einer Operation, bei der je nach Methode in eine oder mehrere Hautschichten und die Muskulatur des Gesichts operativ eingegriffen wird. Insofern ist es konsequent, dass die

42 Holländer, Die kosmetische Chirurgie (1912).
43 Birkenfeld, Chirurgische Kosmetik (1932).
44 Lesbar ist diese Art Erweiterung des Kosmetikbegriffs noch in solchen Titeln wie Eiselsberg, *Chirurgische und konservative Kosmetik des Gesichtes* (1932).
45 Saalfeld, *Kosmetik* (1908), S. 106.

oben zitierte Statistik der DGPRÄC die Unterspritzungen gesondert aufführt und nicht zu den »ästhetisch-plastischen Eingriffen« zählt: »Wie bereits in den Vorjahren sind mit etwa 138.500 rund 29 Prozent aller Operationen ästhetisch-plastische Eingriffe (2012: 33 Prozent). Hinzu kommen 143.000 Unterspritzungen, etwa mit Botulinumtoxin oder Hyaluronsäure.«[46]

Der grundlegende Unterschied zwischen Kosmetik, als äußere Behandlung des Körpers, und Chirurgie, als Eingriff in den Körper, begründet deren Unvereinbarkeit und darf deshalb nicht verwischt werden: *Der Begriff kosmetische Chirurgie sollte aus dem medizinischen Vokabular getilgt werden.*

4. Der Aufschwung der plastischen Chirurgie während des Ersten Weltkriegs

Durch die Entwicklung der plastischen Chirurgie um 1900 war die Medizin in operationstechnischer Hinsicht nicht unvorbereitet, als sie sich im Ersten Weltkrieg mit einem nie dagewesenen Ausmaß und zuvor nicht vorstellbaren Verwundungen konfrontiert sah. »Von etwa 2 Millionen Verletzten, die im Sanitätsbericht über das Deutsche Heer ausgewertet wurden, [...] erlitten mehr als 300 000 Soldaten Kopfverwundungen, insbesondere durch Gewehrschüsse und Artilleriegeschosse.«[47] Die Kunst der plastischen Chirurgie hat, wie schon mehrfach gezeigt worden ist,[48] in Folge des Ersten Weltkriegs enorme Sprünge gemacht, als sie die Wiederherstellung und Reparatur verheerender Gesichtszerstörungen und Kopfverletzungen mit Hilfe von Messer, Nadel und der Verpflanzung von Haut-, Muskel-, Gefäß- und Knochenpartien in Angriff nahm. Diesem Kontext entstammt auch eine kanonische Definition der Wiederherstellungschirurgie durch den Chirurgen Erich Lexer, der als einer der Pioniere der plastischen Chirurgie und der Transplantationen gilt und 1920 erstmals ein Buch mit dem Titel *Wiederherstellungschirurgie* publizierte, später ausgebaut zum umfangreichen Lehrbuch über *Die Gesamte Wiederherstellungschirurgie* (1931). Darunter verstand er die »zur Wiedererlangung der normalen äußeren Form und von verloren gegangenen Bewegungen wichtigen Operationen«[49]. Insofern gehen von Anbeginn *Form- und Funktionsaspekte* gleichermaßen in den Begriff der rekonstruktiven Operation ein. Auch Korrekturen angeborener und erworbener Fehlbildungen werden darunter gefasst; sie bilden hier, zwischen erstens »Gewebslücken« und drittens »Bewegungsstörungen«, eine der drei Sparten von Lexers gesamter Wiederherstellungschirurgie. Allerdings ist bei ihm nicht von Fehlbildungen, sondern von »Verunstaltungen« die Rede; diese werden von Lexer mit Kriterien wie »fehlerhaft« oder von der gewöhnlichen Form abweichend beschrieben, wobei auch Aspekte der Schönheit ins Spiel kommen.

46 http://www.dgpraec.de/fileadmin/user_upload/Presse/Downloads/Pressemitteilungen/2015-10-01-Statistik_2014.pdf (Zugriff 2.11.16).
47 Hagner, Der Geist bei der Arbeit (2006), S. 94.
48 Ulrich, »...als wenn nichts geschehen wäre.« (1996); Michael Hagner, Verwundete Gesichter, verletzte Gehirne (2000).
49 Lexer, *Die Gesamte Wiederherstellungschirurgie* (1931), S. 3. Vgl. auch Lexer, *Handbuch der ärztlichen Erfahrungen im Weltkrieg* (1922). Vgl. Lösch, *Plastische Chirurgie* (2014), S. 117ff.

Die enge Verzahnung von rekonstruktiver und ästhetischer Chirurgie zeigt sich auch bei dem zweiten Pionier dieser Kunst, bei Jacques Joseph, Leiter der von der Heeresleitung eingerichteten Abteilung für Plastische Gesichtschirurgie in der »Königlichen Ohren- und Nasenklinik« der Berliner Charité von ihrer Gründung im Juni 1916 bis zu ihrer Auflösung im Januar 1922. Schon vor dem Krieg war der Autor des Grundlagenwerks zur *Nasenplastik und Sonstigen Gesichtsplastik* (1931)[50] durch spektakuläre ›kosmetische‹ Operationen an Nasen und Ohren hervorgetreten, was ihm den Beinamen Nasen-Joseph eintrug. Während bei Lexer die ästhetische Chirurgie also Teil der Wiederherstellungschirurgie ist, bildet bei Joseph die ästhetische die Grundlage für die Entwicklung der rekonstruktiven Chirurgie. Entsprechend spielen in seinen Schriften Kriterien wie Proportion und Harmonie eine dominante Rolle.

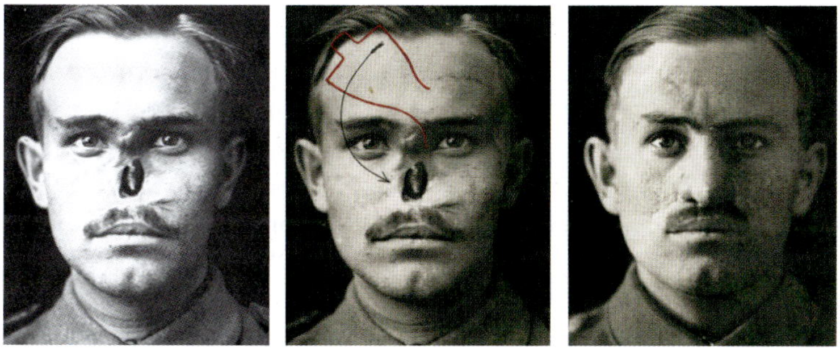

Abb. 3: Jacques Joseph, Nasenersatzplastik bei Soldaten aus WWI

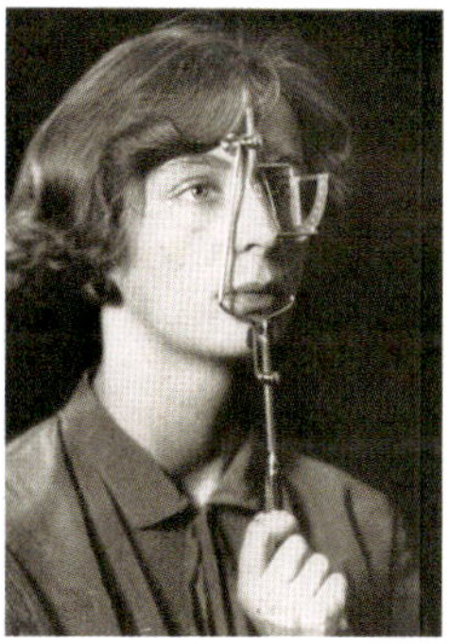

Abb. 4: Profilwinkelmesser

War die Praxis operativer Eingriffe allein im Interesse der Anpassung des Körpers an Wunsch- und Normvorstellungen auch damals umstritten, so verhalf die kriegsbedingt forcierte Entwicklung der plastischen Chirurgie zu einer verstärkten Akzeptanz und zur Institutionalisierung, wie die Gründung internationaler Fachverbände, etwa des *Board of Plastic Surgery* 1921, anzeigt.[51] Sekundiert wurde diese Entwicklung durch den zeitgenössischen Körper- und Gesundheitskult und die Lebensreform, in deren Fahrwasser sich ein lebhafter Diskurs über körperlich sichtbare – physiognomische und morphologische – Merkmale von Normalität, Gesundheit und Abweichung entwickelte.[52] »Laßt eure Kinder frei sich entwickeln, so wie die Natur es will! Sie selbst ist Lehrmeisterin, – dünkt ihr euch klüger als sie?« So liest man beispielsweise in einem Buch des »Spezialarztes für Kosmetik und kosmetische Chirurgie« Johannes Grosse zum Thema *Schönheit, ihre Pflege durch ärztliche Wissenschaft und Kunst* (1922)[53].

In dieser Phase, in der die Grundlagen der plastischen Chirurgie gelegt wurden, wurden auch diejenigen Argumentationsmuster ausgebildet, die bis heute im Umlauf sind, mit dem Unterschied, dass der Diskurs über ästhetische Operationen damals überwiegend

50 Joseph, *Nasenplastik und Sonstige Gesichtsplastik* (1931).
51 Zur Gründung der Fachverbände und Zentren in der Zwischenkriegszeit vgl. Lösch, *Plastische Chirurgie*, S. 147ff.
52 Hau/Ash, Der normale Körper (2000).
53 Grosse, *Schönheit, ihre Pflege durch ärztliche Wissenschaft und Kunst* (1912), S. 68.

unter dem Titel der ›Kosmetik‹ stattfand. Entsprechende Eingriffe wurden entweder mit körperlichen *Entstellungen* motiviert, ob als Auffälligkeit oder Abweichung bezeichnet, oder aber mit dem Argument des *beruflichen Wettbewerbsnachteils* motiviert. Die Bezugsgrößen, an denen der zu beseitigende Mangel gemessen wurde, waren *Schönheit*, *Normalität* und *Norm*, wobei die Feststellung der Abweichung entweder mit dem subjektiven Befinden der Patienten begründet oder aber mit Hilfe anthropometrischer Vermessungsmethoden ermittelt wurde. Einige ausgewählte Belege von führenden Protagonisten der kosmetischen Chirurgie jener Epoche können diese Muster anschaulich machen.

Bei dem schon zitierten Grosse orientierte sich die Rede von Entstellungen, Abweichungen von der Norm oder »Unschönheiten der Form« am Vorbild der »vollendeten Schönheit«, die er in den »unsterblichen Marmorbildern der Antike« bewunderte[54], das heißt in den – ja nur aus Skulpturen bekannten – antiken Körpern. In ihnen sah er das Ideal einer Einheit des Menschen. »Die antiken Körper sind Schönheit, Leben und Seele durch und durch«, so Grosse in der folgenden Schrift *Die Schönheit des Menschen* (1926).[55] Damit bilden Idealvorstellungen, die weitgehend der Kunstgeschichte entstammen, den Horizont für die Praxis, wie Lehrbücher »neuzeitlicher Kosmetik für Ärzte und gebildete Laien« zeigen (so der Untertitel von Grosses Buch von 1922).

Gesichter und Köpfe aus der Kunstgeschichte bildeten auch den Maßstab für das Vorhaben von Jacques Joseph, des wohl bekanntesten Operateurs seiner Zeit, Abweichungen von der ›Normalität‹ durch Vermessungen wissenschaftlich zu untermauern. Zu diesem Zwecke entwickelte er eine Vermessungspraxis, für die er den berühmten Profilometer konstruierte und den Parameter eines »ästhetischen Profilwinkels« einführte.[56] Dafür »ließ Joseph die Winkel von Nasen vermessen, wie sie auf hundert bekannten Kunstwerken – von der Antike bis zum 19. Jahrhundert – zu sehen waren, und ermittelte so ihren Durchschnittswert.«[57] Am Maßstab dieses als ideal bezeichneten Winkels von 30 Grad bewertete er eine Abweichung um acht Grad als »normal« und »ästhetisch zulässig«, alles darüber und darunter liegende aber als »abnorm« und »häßlich«. Das Beispiel von Josephs Deutung vermessener Nasen macht deutlich, auf welche Weise die Ideen von Schönheit, Normalität und Norm sich überlappen und wechselweise erklären: Mit Hilfe der Vermessung von Vorbildern der *Schönheit* mutiert das Konzept der *Normalität* – auf dem Umweg über den Maßstab des *Durchschnitts* – in eine *Norm*. Was nicht der Norm entspricht, ist *abnorm* und gilt als *hässlich*.

5. Sozialmedizinisches Engagement vs. völkische Verwicklung – die Haltung des Arztes

Eine eher pragmatisch-soziale Variante des Diskurses über vorwiegend ästhetisch motivierte operative Korrekturen wurde in der Epoche der Etablierung ästhetischer Chirurgie durch die berühmte französische Chirurgin Suzanne Noël vertreten, eine Schülerin des

54 Ebenda, S. 52.

55 Grosse, *Die Schönheit des Menschen* (1912), S. 137. Vgl. dazu Klose-Lewerentz, Der »Ideale Körper« und seine Herstellung (2013).

56 Eine Variante von Pieter Campers ›Gesichtswinkel‹.

57 Ramsbrock, *Korrigierte Körper* (2011), S. 150.

Pariser Chirurgen Hippolyte Morestin,[58] der im Ersten Weltkrieg auf französischer Seite eine vergleichbare Rolle gespielt hatte wie Joseph in Deutschland und Harold Gilles in England, der wiederum Morestin als sein Vorbild rühmte.[59] Noël betrachtete die ästhetische Chirurgie als Mittel, »um den Menschen dem naturgewollten und naturnotwendigen physischen Altern zu entziehen«[60]. Ihre Patienten waren Männer und Frauen, die unter Nachteilen im Beruf oder sozialen Leben litten, welche von ihnen auf altersbedingte Merkmale ihres Äußeren zurückgeführt wurden. Diesen Personen wollte sie ermöglichen, »ihre Arbeitschancen in ungeahnter Weise zu verlängern.«[61] Ihr Buch *La Chirurgie esthétique, son róle social* (1926), das 1932 in deutscher Übersetzung erschien, trug ganz wesentlich dazu bei, der ästhetischen Chirurgie zum Durchbruch zu verhelfen. Es ist wohl kein Zufall, dass im darauffolgenden Jahr in Deutschland Artikel zu Themen wie »Entstellung als Berufshindernis« erschienen[62] oder auch Titel wie »Soll ich zum kosmetischen Chirurgen gehen?«[63]. Zudem ist zu vermuten, dass die Tatsache, dass dieses Programm von einer Chirurg*in* vertreten wurde, der Akzeptanz ästhetisch-plastischer Chirurgie sehr förderlich war. Denn obwohl die Korrektur männlicher Nasen am Anfang dieser medizinischen Kunst stand, ist der Diskurs darüber durch die ›klassische‹ Konstellation ›männlicher Operateur modelliert weiblichen Körper‹ geprägt. Beispielhaft kommt dieses Verständnis im Selbstbild des Chirurgen Maxwell Maltz zum Ausdruck, der seine Autobiographie unter den sprechenden Titel *Doctor Pygmalion* (1954) stellte und sich damit mit jenem mythischen Bildhauer verglich, der nicht nur ein perfektes Geschöpf kreiert, sondern seine selbstgeschaffene Skulptur auch noch zum Leben erweckt. In der durch Ovids *Metamorphosen* überlieferten Szene geschieht letzteres zwar durch die Liebesgöttin Venus, doch wird diese göttliche Hilfe in der Verdichtung Pygmalions zum Topos gern vergessen; und in der Metamorphose des Skulpteurs in einen plastischen Chirurgen ist die göttliche Hand, die in der Pygmalion-Erzählung im Spiel ist, dann zur Hand des Arztes geworden. (> X,2)

Die von Noël betonte soziale Bedeutung der ästhetischen Chirurgie bestärkte den Dermatologen und Chirurgen Martin Gumpert in seiner Auffassung von der Medizin als einer sozialer Wissenschaft[64] und motivierte ihn zur Begründung eines Konzeptes ›Sozialer Kosmetik‹.[65] Damit verband Gumpert die Absicht, die Möglichkeiten ärztlicher Korrekturen körperlicher Mängel auch den Angehörigen der unteren sozialen Schichten

58 Zu Morestin als einem der »plus grands pionniers de la chirurgie maxillo-faciale et de la chirurgie esthétique«, vgl. Riaud, Hyppolite Morestin (1869–1919).

59 »Je restais fasciné de le voir enlever la moitié d'un visage avec un horrible cancer et ensuite, de le voir adroitement rabattre un volet de la peau du cou pour reconstruire pas seulement la joue, mais aussi le côté du nez et de la lèvre, ceci en un seul temps«, so Harald Gilles (1882–1960) nach einem Besuch in Paris 1915, zit. nach ebenda, S. 2. Zu Gilles (1882–1960) vgl. Lösch, *Plastische Chirurgie*, S. 131ff.

60 Noël, *Die ästhetische Chirurgie und ihre soziale Bedeutung* (1932). Zu Suzanne Noël (1878–1954) vgl. Ramsbrock, *Korrigierte Körper* (2011), S. 237f.

61 Ebenda, S. 15.

62 Erschienen in der Zeitschrift *Kosmetologische Rundschau*; Anonym, Entstellung als Berufshindernis (1933), S. 197.

63 Erschienen in der Zeitschrift *Die Ehe;* Zglinicki, Soll ich zum kosmetischen Chirurgen gehen (1933), S. 33.

64 Vgl. seine Autobiographie, die er nach seiner Emigration in die USA 1936, zu der er als Jude durch die Nazis gezwungen war, veröffentlichte: Gumpert, *Hölle im Paradies* (1939).

65 Zu Gumpert (1897–1955) vgl. Geiger, *Der diagnostische Blick* (2004) und Ramsbrock, *Korrigierte Körper* (2011), S. 230–262.

zu erschließen. Er hatte also vor allem diejenigen im Blick, die sich eine kostspielige Operation nicht leisten konnten. Deshalb entwickelte er den Plan zur Einrichtung von Beratungsstellen und wollte die Übernahme der Behandlung durch die Krankenkassen erreichen. In diesem Zusammenhang wurde der Begriff der *Entstellung* zu einem sozialpolitischen Argument – aus dem allerdings so unschöne Wortschöpfungen wie »Beratungsstelle für Entstellte«, »Entstellungskrankheiten« und »Entstellungsbekämpfung« erwuchsen. Gumpert selbst wollte unter Entstellung jede »subjektiv und objektiv als unangenehm empfundene Normabweichung der Gestalt«[66] verstanden wissen. Um diese Idee sozialpolitisch wirksam werden zu lassen und an das System der Sozialversicherung anzupassen, entwickelte er einen Katalog von »Einhundertfünfzig Entstellungen«[67]. Sein Programm drang tatsächlich bis in die Arbeiterklasse vor, wie dessen Thematisierung in der *Arbeiter-Illustrierten-Zeitung* belegt, beispielsweise mit dem Artikel »Entstellungs-Bekämpfung und Verjüngungsmethoden für Arbeitende« (1929, H. 5, S. 7). Gumperts sozialmedizinisch motiviertes Engagement ist nicht zu verwechseln mit dem prekären Programm der Volkshygiene, die in der völkischen »Erbgesundheits«-Politik münden sollte. Letztere hatte nicht den individuellen Körper im Blick, sondern den ›Volkskörper‹, d. h. eine abstrakte Größe, der nationale, völkische oder rassische Ideologien zugrunde lagen.

Die politische Rolle der plastischen und ästhetischen Chirurgie, insbesondere jener Operationspraxis, die sich der Korrektur von Fehlbildungen oder auffälligen Abweichungen widmet, hängt ganz wesentlich vom spezifischen Begriff der Norm/Normalität ab, an dem Abweichungen bemessen werden; sie wird aber eben so sehr bestimmt durch das Ethos und die Überzeugung des jeweiligen Arztes. Da keine eindeutigen, exakt definierbaren, vom individuellen Blick unabhängigen Kriterien vorliegen, um eine klare Grenze zu bestimmen zwischen ›medizinisch notwendigen‹ und allein durch den Wunsch des Patienten motivierten Korrekturen, sind Werturteilsbildung, Menschenbild und Haltung des einzelnen Arztes ausschlaggebend. Das lässt sich an so entgegengesetzten Akteuren der plastischen Chirurgie wie Martin Gumpert (1897–1958) und Erich Lexer (1867–1937) zeigen.

Lexer, von 1923 bis 1936 Präsident der Deutschen Gesellschaft für Chirurgie, gilt vielen – aufgrund seiner medizinischen Erfolge bei der Einführung neuer Operationstechniken und bei Transplantationen – bis heute als »Vater der plastischen Chirurgie«[68]. Dass er aber auch einer der ›Väter‹ massenhafter Zwangssterilisierungen war, hat erst die im letzten Jahrzehnt von der *Deutschen Gesellschaft für Chirurgie* (DGCH) unternommene Aufarbeitung ihrer eigenen Geschichte während des Nationalsozialismus zutage gefördert; in deren Zusammenhang kam auch Lexers Verwicklung in die NS-Rassenmedizin ans Licht.[69] Bis dahin wurde er als Pionier der chirurgischen Kunst

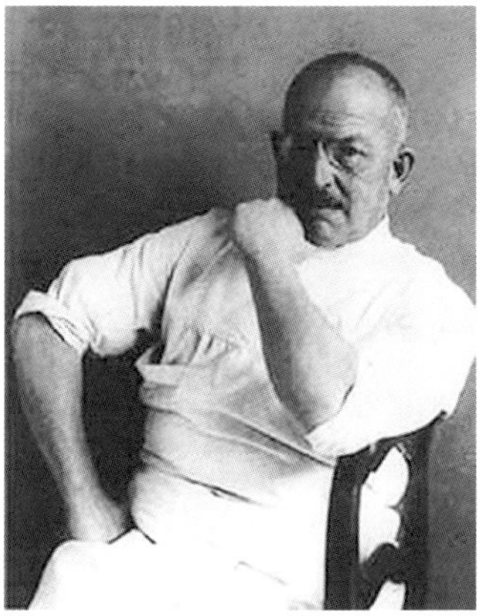

Abb. 5: Erich Lexer

66 Gumpert, *Die gesamte Kosmetik* (1931), S. 196.
67 Gumpert, Einhundertfünfzig Einstellungen (1930), S. 1136–1137.
68 Lob, Erich Lexer (1985), S. 420f.
69 Sachs/Schmiedebach/Schwoch, Lexer (2011). Im Zuge der Aufarbeitung, die 2007 von Heinz-Peter Schmiedebach und Hans-Ulrich Steinau initiiert wurde, ist eine Reihe weiterer Publikationen, z. B. zur Vertreibung jüdischer Ärzte erschienen.

geehrt.[70] Als Autor des Artikels über »Eingriffe zur Unfruchtbarmachung des Mannes und zur Entmannung« war Lexer aber einer der Betreiber des nationalsozialistischen »Erbgesundheitsgesetzes«[71] und hatte als Münchner Klinikleiter zwischen 1934 und 1937 in seiner Klinik 1050 Zwangssterilisationen zu verantworten.[72] Doch auch an seinen vorausgegangenen Schriften lässt sich bereits ein einschlägiges Vokabular beobachten, so beispielsweise, wenn er im Kapitel zu »Verunstaltungen, Fehler der Form und Stellung« in seinem Buch *Die gesamte Wiederherstellungschirurgie* von der Schönheit einer ›Rasse‹ spricht: »Im Gesicht kann jede Abweichung vom Schönheitsideal einer Rasse unschön auffallen.«[73] Eine derartige Karriere vom renommierten Chirurgen zum Parteigänger Hitlers[74] wie im Falle von Lexer bedeutet für Patienten, dass bei der Diagnose einer ›Abweichung vom völkischen Rassenideal‹ nach Einführung des »Erbgesundheitsgesetzes« eine »Unfruchtbarmachung« zum Zwecke der Verhinderung »erbkranken Nachwuchs«[75] an die Stelle der plastisch-chirurgischen Korrektur treten konnte.

Martin Gumperts Biographie stellt dazu das absolute Gegenbeispiel dar; sein Weg führte von einem von Anbeginn sozialmedizinischen Engagement ins erzwungene Exil. Medizinisch hatte der Dermatologe sich mit einer Arbeit über *Geschlechtskrankheiten bei Kindern* (1926) profiliert. Aus seiner Tätigkeit als Leiter der städtischen Ambulanz für Geschlechtskrankheiten im Berliner Wedding erklärt sich nicht nur die Hinwendung zur Behandlung von »Entstellungen«, aus der 1931 die Publikation *Die gesamte Kosmetik (Entstellungsbekämpfung). Ein Grundriss für Ärzte und Studierende*[76] hervorging. Sie brachte ihn auch mit jenen prekären sozialen Verhältnissen in Kontakt, die ihn zum Engagement für die medizinisch-chirurgische Versorgung von »Unbemittelten« motivierten. Dieses sozialmedizinisch-gesundheitspolitische

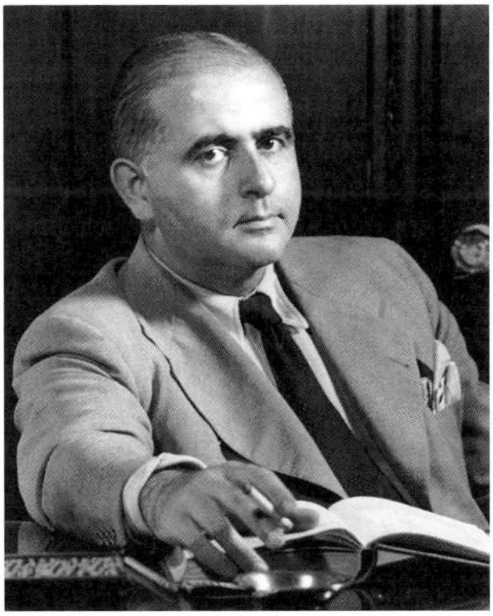

Abb. 6: Martin Gumpert.

70 So haben ihn die Fachgesellschaften lange als ihren großen Lehrer verehrt; verdiente Mediziner sind von der »Deutschen Gesellschaft für Chirurgie« und der »Deutschen Gesellschaft für Orthopädie und Traumatologie« mit einem »Erich-Lexer-Preis« ausgezeichnet worden; und noch heute trägt eine Freiburger Klinik seinen Namen. – Erst im Kontext der jüngsten Überprüfung Freiburger Straßennamen durch eine Experten-Kommission wurde Lexers Haltung zum Hitler-Regime einer breiteren Öffentlichkeit bekannt.

71 »Gesetz zur Verhütung erbkranken Nachwuchses«, das 1934 in Kraft trat. Vgl. Bock, *Zwangssterilisation im Nationalsozialismus* (2010).

72 Sachs/Schmiedebach/Schwoch, Lexer (2011), S. 86.

73 Lexer, *Wiederherstellungschirurgie* (1931), S. 28.

74 »Die Ziele, die unser gottbegnadete Führer dem deutschen Volk vorgezeichnet und die Wege, die er ihm gangbar machen will, benötigen auch die Mitwirkung der Ärzteschaft und diese eine tatkräftige Führung«, so Lexer in der Eröffnungsansprache als Vorsitzender beim Kongress des Deutschen Gesellschaft für Chirurgie 1934. Zit. in Sachs/Schmiedebach/Schwoch, Lexer (2011), S. 89.

75 Zit. nach: Antrag auf Ächtung des Gesetzes zur Verhütung erbkranken Nachwuchses vom 14. Juli 1933. In: *Deutscher Bundestag*. Drucksache 16/3811,16. Wahlperiode, 13.12.2006. http://dip21.bundestag.de/dip21/btd/16/038/1603811.pdf.

76 Gumpert, *Die gesamte Kosmetik* (1931).

Engagement wurde jäh unterbrochen, als er 1933 als Jude seiner ärztlichen Ämter enthoben wurde. 1935 wurde er auch aus dem Schriftstellerverband ausgeschlossen – Gumpert war auch schriftstellerisch tätig[77] – und musste sich 1936 entschließen, ins Exil zu gehen. Da nicht wenige der Pioniere der modernen Chirurgie jüdische Ärzte waren, erging es der sozial orientierten plastischen Chirurgie der Zwischenkriegszeit ähnlich wie der Psychoanalyse. Während weithin bekannte Ärzte wie Martin Gumpert und Ernst Wodak ins Exil getrieben wurden (Joseph war 1934 verstorben), geriet die plastische Chirurgie in die Hände der Rassenmedizin, womit das Zusammenspiel von ästhetischen und psychologischen Kriterien mit sozialmedizinischen Intentionen abbrach.

Während der Phase, in der die ästhetische Chirurgie zu einer weithin anerkannten medizinischen Praxis avancierte, um Entstellungen, Abweichungen und daraus resultierende psychische Leiden und soziale Nachteile zu ›beseitigen‹, war neben sozialmedizinischen Programmen nämlich auch die psychische Indikation ästhetisch-plastischer Eingriffe begründet worden. Nahezu alle genannten Protagonisten argumentierten dafür, das subjektive Leiden der Patienten ernst zu nehmen und als Indikation medizinisch anzuerkennen. Unter dem Begriff der ›psychischen Indikation‹ ging dieses Argument in das Standardwerk des bekannten Prager HNO-Facharztes Ernst Wodak[78] mit dem Titel *Nasen-, Ohren, Gesichtsplastik. Ästhetische und psychologische Grundlagen* (1938) ein.

6. *State of the art* am Vorabend des Zweiten Weltkriegs – das Dilemma der psychischen Indikation

Wodaks Buch, das im Jahr vor der Besetzung der Tschechoslowakei durch die deutschen Truppen und seiner dadurch erzwungenen Emigration nach Israel erschien, ist in medizingeschichtlicher Hinsicht besonders interessant, weil es den *state of the art* der plastisch-ästhetischen Chirurgie in Europa vor der zeithistorisch bedingten Zäsur des Faches durch NS und Zweiten Weltkrieg festhält. Das Buch ist dem »hochverehrten Lehrer« Jacques Joseph gewidmet, beruft sich aber neben diesem auch auf den französischen Chirurgen Morestin als zweiten »Vorkämpfer der neuen Disziplin« und würdigt diesen als Begründer des Begriffs »chirurgie esthétique«[79]. Wodak gibt in seinem Buch nicht nur einen Überblick über verschiedene Methoden und Indikationen; er thematisiert auch »kunstanatomische« Perspektiven (vor allem mit Bezug auf Josephs »ästhetischen Profilwinkel«), erklärt die Bedeutung der einzelnen Gesichtsteile für den Ausdruck, erörtert alterungsbedingte Veränderungen und geschlechtsspezifische Unterschiede; und er widmet sich ausführlich dem Verhältnis zwischen »Gesichtsplastiker und Patient«. Im wesentlich sind damit die Grundlagen der plastisch-ästhetischen Chirurgie gelegt, von denen sich heutige Beschreibungen, bei allem technischen Fortschritt im Detail, nicht prinzipiell unterscheiden. Am Vorabend des Zweiten Weltkriegs ist die ästhetische Chirurgie damit aus dem Schatten der Kosmetik herausgetreten und stellt sich als eigenständiges chirurgisches Spezialgebiet dar.

77 Vgl. seine Autobiographie, Gumpert, *Hölle im Paradies* (1939).

78 Ramsbrock, *Korrigierte Körper* (2011), S. 144. Zu Ernst Wodak vgl. Golz/Netzer, A prophet without honor in his own country (2012).

79 Wodak, *Nasen-, Ohren- und Gesichtsplastik*, S. 8.

Wenn Wodak, der sich als »Facharzt für Oto-Rhino-Largynologie und Gesichtsplastik in Prag« vorstellt, nicht von plastischer Chirurgie spricht, sondern von »Gesichtsplastik«, dann steht bei ihm die gestaltende Arbeit des Arztes im Zentrum: der Chirurg als »sculpteur de visage« bzw. »Bildhauer des Menschenantlitzes«, wie er den Morestin-Schüler Raymond Passot zitiert.[80] Und so umschreibt er *Gesichtsplastik* denn auch als »alle jene Methoden, bei welchen auf chirurgischem Wege Gestalt- und Formfehler des Gesichts beseitigt und verbessert werden« – eine Definition, die eindeutig aus dem Blick der ästhetischen Chirurgie formuliert ist, der sich sein Buch vor allem widmet. Sie wird neben der Wiederherstellungschirurgie als zweite Sparte des Gebiets vorgestellt. Jene definiert Wodak im Unterschied zur Gesichtsplastik dadurch, dass ein Substanzverlust vorliegt (nach Krankheit, Unfall oder anderem); insofern bezeichnet er die Wiederherstellungschirurgie auch als »Ersatzplastik«[81]. Tatsächlich ermöglicht ihm das Merkmal des Substanzverlustes eine relativ trennscharfe Unterscheidung der beiden Gebiete – im Unterschied zum heutigen Kriterium der *Funktionsfähigkeit* als Kern der ›medizinischen Indikation‹ in Abgrenzung zur ›rein ästhetischen Operation‹. So lässt sich beispielsweise bei einer Fehlstellung des Kiefers (Dysgnathie) nur sehr schwer eine präzise Grenze bestimmen, an der funktionelle Störungen beginnen und es sich nicht mehr vorrangig um ein Gestaltproblem des Gesichts handelt und umgekehrt.

Letzteres, das Gestaltproblem, steht explizit im Zentrum von Wodaks Erörterung der Gesichtsplastik, deren Zweck er als »Beseitigung« von »Gestalt- und Formfehlern« definiert. Wobei die Rede von Fehlern – oder auch von Deformitäten, Abweichungen, Anomalien oder Abarten – als Bezugsgröße notwendig das Bild einer *Normform* bzw. *Formnorm* voraussetzt, was Wodaks ausführliche Auseinandersetzung mit Vermessungen und anderen Verfahren zur Beurteilung von Harmonie, Symmetrie und Proportion des Gesichts motiviert. Wodak begnügt sich nicht, wie viele vor ihm, mit einzelnen Hinweisen auf die Kunst; sehr viel ausführlicher als vorausgegangene Schriften zur plastischen Chirurgie widmet er sich – mit Bezug auf Joseph, Camper, Dürer u. a. – der unterschiedlichen Bedeutung einzelner Gesichtsteile, beachtet dabei auch den Unterschied, je nachdem ein Gesicht *en face* oder im Profil betrachtet wird,[82] bezieht zudem die Mimik und die mimische Muskulatur mit ein und erörtert schließlich den Einfluss, »den die einzelnen Gesichtsteile auf die Form, die ästhetische Wirkung und vor allem auf den Ausdruck des menschlichen Antlitzes ausüben«[83]. Auch diskutiert er die kulturelle Wandelbarkeit von Schönheits- und Altersbegriffen und das veränderte Frauenbild seiner Zeit. Einen großen Raum aber nimmt die Diskussion psychischer Zusammenhänge ein.

Im Kapitel über die »Motive zur plastischen Operation«, in dem es darum geht, »die Gründe, Motive, Indikationen und Anzeigen« zu untersuchen, »die den Patienten zum Plastiker führen«, erörtert Wodak systematisch drei verschiedene Indikationen: die *psychische, soziale* und *ästhetische Indikation*. Wenn er diese aus der »exakten Analyse« der Motive der Patienten ableitet, dann beinhaltet der Begriff der *Indikation* bei ihm gleichsam das Resultat einer Evaluierung der Patientenwünsche durch die geschulten Augen

80 Ebenda, S. 8.
81 Ebenda, S. 9f.
82 Diese unterschiedlichen Darstellungen des Gesichts spielen in kulturgeschichtlicher Perspektive eine zentrale Rolle, vgl. dazu Weigel, Gesichter (2015), S. 111–124.
83 Wodak, *Nasen-, Ohren- und Gesichtsplastik*, S. 19.

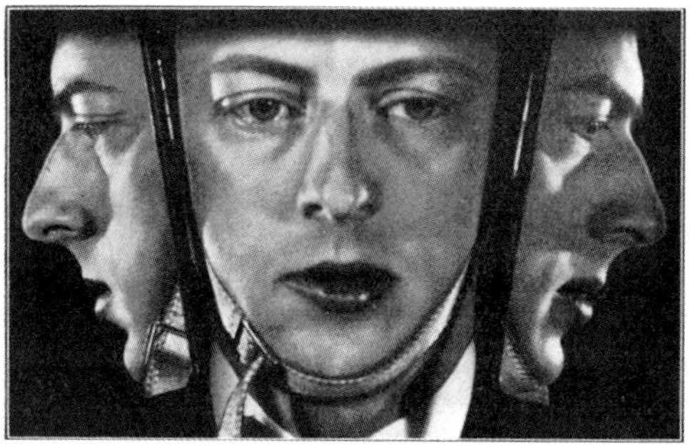
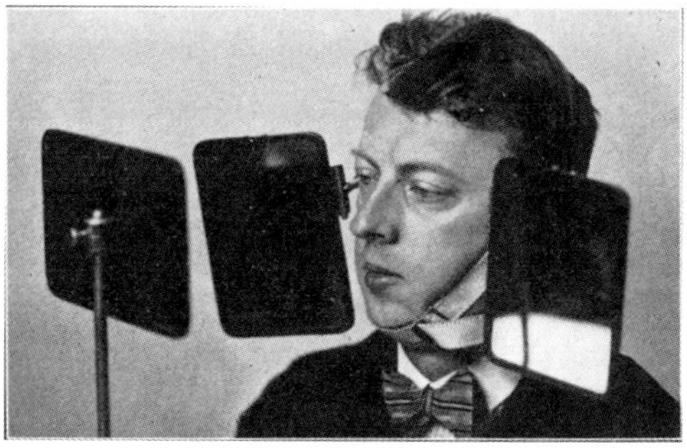

Abb. 7 und 8:
Ernst Wodak, Profiloskop zum gleichseitigen Bild von Vorderansicht und beiden Profilen

des Arztes – anders als das Konzept der ›medizinischen Indikation‹, bei der ärztliche Diagnose und dessen Bewertung einer möglichen Behandlung bestimmend sind. Insofern steht bei Wodak der Patient einerseits im Mittelpunkt, andererseits werden seine Motive durch den Arzt einer psychologischen Beurteilung unterzogen – dem Blick, der heute im Bereich ästhetischer Chirurgie, wie bereits erwähnt, oft in Bezug auf die sogenannte Patientenselektion ins Spiel kommt. Mit der Einführung des Begriffs der *psychischen Indikation* wird damit ein Dilemma explizit, das einer vom Patienten motivierten, ästhetisch-plastischen Chirurgie strukturell inhärent ist. Der Chirurg kommt hierbei in die Situation, beurteilen zu müssen, ob das Leiden des Patienten unter einer Auffälligkeit seines Gesichts tatsächlich auf ein solches Gestaltproblem zurückzuführen ist oder ob es von anderen Ursachen herrührt, das heißt, ob die negative Haltung gegenüber einer mehr oder minder starken physischen Abweichung womöglich das Symptom für ein anderes psychisches Problem darstellt, das im Selbstbild des Patienten auf die physische Erscheinung verschoben wird. Der Chirurg ist hier also nicht nur als Psychologe gefragt, der die seelische Verfassung und die lebensgeschichtliche Situation des Patienten berücksichtigen muss. Mehr noch, im Grunde wäre er als Psychoanalytiker gefragt, der dazu in der Lage ist, verschobene Gründe für ein negatives Selbstbild oder das Leiden des Patienten zu erkennen. Nimmt man dieses Dilemma ernst, dann sind damit hohe Anforderungen an die Fachausbildung zum ästhetisch-plastischen Chirurgen formuliert.

Wenn die ästhetisch-plastische Chirurgie hingegen in kulturwissenschaftlichen Darstellungen tendenziell unter den Generalverdacht gestellt wird, es ginge dabei stets darum, psychische Probleme mit dem Mittel einer Korrektur der körperlichen Erscheinung zu bewältigen – nach dem Motto *Creating Beauty to Cure the Soul*[84] –, dann geht eine solche pauschale Kritik an den Erfahrungen der Praxis vorbei und bleibt im abstrakten, ideologiekritischen Habitus stecken. Mehr noch, sie stellt die Patienten unter den pauschalen Verdacht, einem gesellschaftlichen Schönheitswahn verfallen zu sein, und verfehlt so die komplexe Wechselbeziehung zwischen Körpergestalt, Selbstbild und seelischem Befinden. Genau dieser Zusammenhang wird bei Wodak unter dem Titel einer psychischen Indikation verhandelt.

Die Frage der *psychischen Indikation* betrifft in seiner Darstellung keineswegs jede Art von psychischer Motivation für eine plastische Operation. Ausgangspunkt ist vielmehr

84 Gilman, *Creating Beauty to Cure the Soul* (1998).

die psychische Verfassung des Patienten, »ein abnormer seelischer Zustand«, nämlich eine Abwehr gegenüber der eigenen körperlichen Gestalt, die Wodak mit Berufung auf seinen Lehrer Joseph *Antidysplasie* nennt, »was etwa soviel wie Widerwillen gegen eine körperliche Entstellung bedeutet«[85]. Davon ausgehend, erörtert Wodak verschiedene Reaktionen auf körperliche Auffälligkeiten aufgrund unterschiedlicher psychischer Dispositionen, die er an seinen Patienten hat beobachten können: etwa die Ausbildung von sozialem Rückzug und Minderwertigkeitskomplexen; aber auch eine Form aggressiver Paranoia, die alles auf sich bezieht, oder eine Art der Überkompensation, bei der ein Mangel in einen Vorzug umgedeutet wird. Und schließlich berichtet er von speziellen »Fällen abnormer seelischer Verfassung«, bei denen geraten sei, »sich den Eingriff sehr sorgfältig zu überlegen und lieber überhaupt nicht zu operieren.«[86] Hier nennt er zum Beispiel das Symptom eines ›rhinozentrischen Komplexes‹ sowie eingebildete Abweichungen, die soweit gehen könnten, dass es zu suizidalen Reaktionen kommt. Auch weiß er von Fällen der Selbstverletzung zu berichten, wenn Patienten eine so starke Abwehr gegen einen Gesichtsteil ausbilden, dass sie selbst Hand anlegen.

Heute werden entsprechende Störungen als *Dysmorphophobie* bezeichnet, als wahnhafte Furcht vor »der eigenen Missgestalt, die eine Spielart der sozialen Hypochondrie und sehr oft auf das Gesicht bezogen ist«. Für plastische Chirurgen sei es insofern »entscheidend, psychopathologische Aberrationen zu erkennen und entsprechend nicht zu operieren«[87]. Im DSM (*Diagnostic and Statistical Manual of Mental Disorders*) ist eine solche Störung als *Body Dysmorphic Disorder* (BDD) klassifiziert, das ist die wahnhafte Vorstellung eines körperlichen Defekts: »They are typically preoccupied by perceived or slight flaws on the face, asymmetrical or disproportionate body features, thinning hair, acne, wrinkles, scars, vascular markings, pallor, or ruddiness of complexion,« so Veale und Neziroglu in ihrer Studie zu Symptomatik und Therapie von BDD.[88] Die Fixierung auf geringfügige oder auch eingebildete körperliche Entstellungen haben bei diesen Patienten gleichwohl starke Symptome zur Folge, wie etwa »depression, social phobia, or obsessive compulsive disorder« mit verschiedenen zusätzlichen Begleiterkrankungen. »As a group, individuals with BDD have high rates of suicide, psychiatric hospitalization and unemployment, are often housebound and socially isolated, and have great difficulties with relationships.«[89] Da diese Symptomatik noch wenig erforscht ist, gibt es auch nur vereinzelte, kaum verallgemeinerbare Erkenntnisse darüber, wie hoch deren Anteil unter den Patienten ist, die sich mit dem Wunsch einer operativen Korrektur an einen plastischen Chirurgen wenden. Bei den Einzelstudien, die Veale und Neziroglu zitieren, schwankt deren Anteil zwischen ca. 3 % und 9 %,[90] wobei sich die Diagnose einer ernsthaften BDD daran bemisst, dass der Arzt im Unterschied zum Patienten keine oder eine nur geringfügige Abweichung feststellen kann. Da keine eindeutigen Maßstäbe für das Ausmaß physischer Abweichungen existieren, sind die Chirurgen in ihrer alltäglichen Praxis auf ihr eigenes indikationsentscheidendes Urteil angewiesen. Es ist also keineswegs so, dass psychische Begründungen stets als Kompensation einer

85 Wodak, *Nasen-, Ohren und Gesichtsplastik*, S. 34.
86 Ebenda, S. 35.
87 Schwenzer-Zimmerer/Vetter, Das menschliche Gesicht (2012), S. 9.
88 Veale/Neziroglu, *Body Dysmorphic Disorder* (2010), S. 4.
89 Ebenda, S. IX.
90 Ebenda, S. 45.

ausgeschlossenen medizinischen Indikation dienen; ihre Kriterien können durchaus zu einer negativen Entscheidung führen.

Bei Wodak wird die psychische Indikation jedoch nicht von der medizinischen abgegrenzt, sondern steht neben der sozialen und ästhetischen Indikation, wobei die beiden letzteren allerdings sehr viel kursorischer behandelt werden. Unter *sozialer Indikation* erörtert er Eingriffe bei Patienten, die aufgrund von Entstellungen von ihrer Umgebung abgelehnt oder lächerlich gemacht werden und auf diese Weise im sozialen oder beruflichen Umfeld leiden. Vor dem Hintergrund der wirtschaftlichen Entwicklung und des Arbeitsmarktes sei die soziale Indikation weithin anerkannt, wie die in etlichen europäischen Hauptstädten eingerichteten (oben erwähnten) »Beratungsstellen für Entstellte« zeigen. Als *ästhetische Indikation* definiert er schließlich Operationen aufgrund der Motive von Menschen beiderlei Geschlechts, »bei denen es einzig und allein das Streben nach *kosmetischer* oder *ästhetischer* Wirkung ist, das sie zum Gesichtsplastiker treibt«. Er fügt hinzu, dass hier häufig erotische Motive im Spiele seien, womit er etwa die Furcht meint, einen jüngeren Partner zu verlieren. Ob in solchen Fällen ein Eingriff berechtigt sei, macht er vom Vorhandensein einer »wirklichen (nicht eingebildeten!) Deformität« abhängig.[91] Und diese Frage verweist wiederum auf das geschulte Auge des Arztes und die von ihm jeweils gewählten Referenzen, als da sind ›Normalitäts‹-Empfinden, Kunst und/oder Anthropometrie.

Wichtig ist festzuhalten, dass der Begriff des Ästhetischen bei Wodak in zweifacher Weise verwendet wird, in der Beschreibung der Operationen und für die Bestimmung der Indikation. Beides gilt es präzise zu unterscheiden. Während die *ästhetische Operation* – als Benennung der Operationsart – einen formgebenden Eingriff bezeichnet, der ausschließlich die körperliche Gestalt betrifft – es liegt keine Funktionsstörung und kein Substanzverlust, keine Pathologie oder Versehrung vor –, betrifft die *ästhetische Indikation* die Motivierung zur Korrektur einer physischen Abweichung oder Auffälligkeit, zeigt also einen Eingriff an, ohne dass ein psychisches Leiden oder eine soziale Diskriminierung vorliegt. Diese Unterscheidung ist hilfreich auch für die aktuelle Debatte, in der im Hinblick auf den Begriff des Ästhetischen sehr häufig Operationsart und Indikation vermischt werden oder sich wechselweise definieren müssen.

7. Das Problem der Indikation: medizinisch, ästhetisch, psychosozial

Wenn der ärztliche Terminus *Indikation* »über Jahrhunderte einen Bedeutungswandel vom bloßen Anzeichen einer Krankheit« – ein Symptom indiziert das Vorhandensein einer Krankheit – »bis zum therapeutischen Handlungsappell erfahren« hat,[92] dann geht es im gegenwärtigen Begriff *medizinischer Indikation* gerade um eine plausible Relation zwischen beiden Aspekten, d. h. um die Begründung einer notwendigen, sinnvollen, Besserung versprechenden Therapieentscheidung aufgrund der Diagnose des Krankheitsbildes. »Die Indikation wird definiert als eine ›fachlich begründete Einschätzung, dass eine [...] Maßnahme sinnvoll und hilfreich ist, um ein Behandlungsziel mit einer bestimmten

91 Wodak, *Nasen-, Ohren und Gesichtsplastik*, S. 37.
92 Gahl, Zur Geschichte des Begriffs der medizinischen Indikation (2015), S. 24.

Wahrscheinlichkeit zu erreichen‹«[93]. Allerdings wird jede medizinische Indikation in der Praxis durch etliche weitere Faktoren bestimmt, etwa durch Persönlichkeit und Lebensumstände des Patienten, die Erfahrungen und Einstellungen des Arztes, die jeweiligen soziokulturellen und auch gesundheitspolitischen Umstände. Erst »die medizinische Indikation zusammen mit dem Patientenwillen, ermöglicht [...] ärztliches Handeln. Sie spielt daher eine wesentliche Rolle für die rechtliche Legitimation einer ärztlichen Maßnahme und, daran anknüpfend, für die Finanzierung durch die Krankenversicherung.«[94]

Indem eine ästhetische Operation als *nur* formverändernder Eingriff umschrieben wird, wird sie auf dem Wege der Aus- und Abgrenzung negativ definiert: Es liegen *keine* Gewebe- und Knochenverluste und auch *keine* funktionellen Beeinträchtigungen vor. Wenn der Eingriff also allein durch den Wunsch des Pateinten, sein Äußeres zu verändern, motiviert ist, wird von einer ästhetischen Indikation gesprochen. Damit fallen ästhetische Indikation und ästhetische Operation in eins, während bei den anderen Sparten plastischer Chirurgie die Indikation aus dem Befund abgeleitet wird und ästhetische Aspekte vor allem im formgebenden Anteil der Operation, bei der Planung und Durchführung, relevant werden. Im Effekt werden *ästhetische Indikation* und *ästhetische Operation* synonym verwendet, womit der je unterschiedliche Ort des Ästhetischen unkenntlich wird: dort die subjektiv und kulturell variierende Beurteilung der Körpergestalt, hier der anatomische Form-Funktions-Zusammenhang, der in der Operationspraxis zu berücksichtigen ist.

So bezieht sich die *ästhetische Indikation* per definitionem auf die Bewertung einer minder oder stärker sichtbaren Abweichung im Körperbild. Aufgrund fehlender ›objektiver‹, eindeutiger Maßstäbe sind dafür heute unterschiedlichste Methoden im Umlauf, die die subjektiven Eindrücke validieren sollen: z. B. Vermessung, visueller Vergleich mit ›normalen‹ Formen oder eine Abgleichung der individuellen Physiognomie mit einer Varietät aus einer Datenbanken.

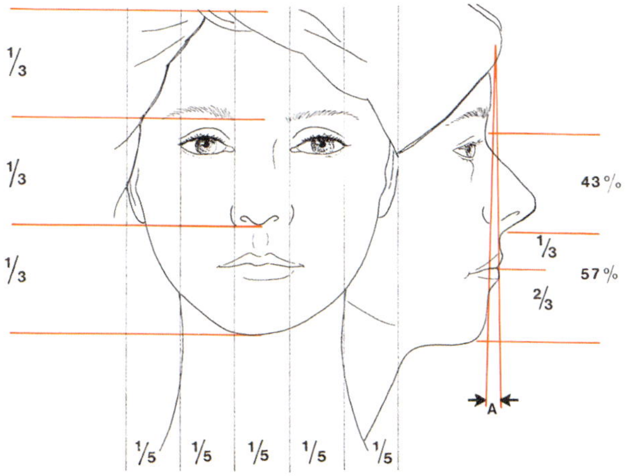

Abb. 9: Ästhetische Indikation: »›Ideal normales‹ Gesicht, das durch Ausgewogenheit, Harmonie und abgestimmte Proportionen gekennzeichnet ist«.[95]

93 Neitzke, Indikation (2014), S. 8, zit. nach ebenda, S. 84.
94 Dörries, Die medizinische Indikation (2015), S. 13.
95 Tardy, Rhytidoplastik (2005), S. 217.

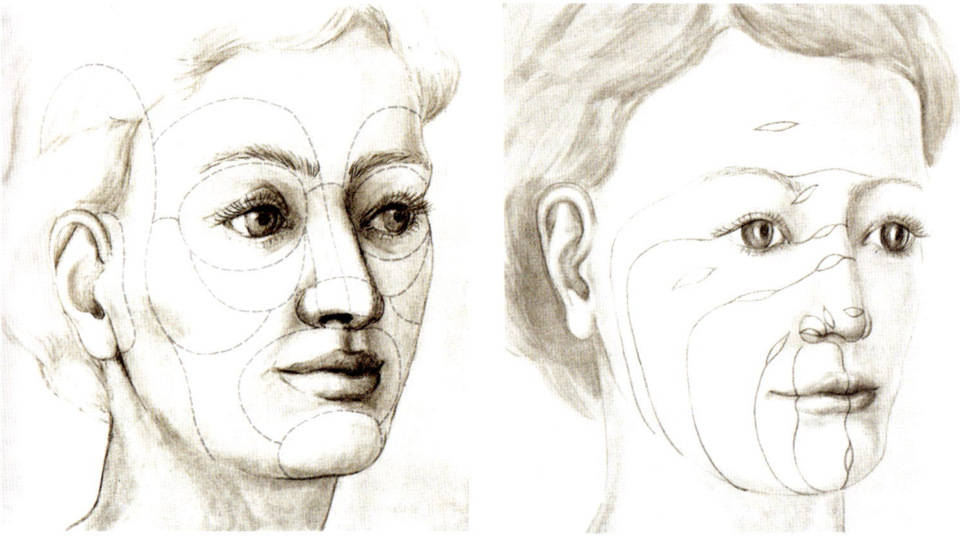

Abb. 10: Ästhetische Einheiten der Operation: Gesichtspartien, die bei chirurgischen Eingriffen als Einheit behandelt werden (links), unter Berücksichtigung der Faltenlinien (rechts).

Im Unterschied dazu geht es beim ästhetisch-plastischen Aspekt der *Operation* darum, auf welche Weise sich Eingriffe in das organische Material (Gewebe, Knochen, Haut) im Ergebnis in der äußeren Erscheinung und im Gesamtbild darstellen. Bestimmend sind hierfür primär anatomische Gegebenheiten. Für diesen Tatbestand wurde von John Marquis Converse[96] in den 1960er Jahren das Konzept der *ästhetischen Einheiten* eingeführt, das als *terminus technicus* in die Lehrbücher zur Plastischen Chirurgie eingegangen ist:

> Die ästhetischen Einheiten bezeichnen definierte Gesichtsregionen, die bei rekonstruktiven Eingriffen nach Möglichkeit als Ganzes ersetzt werden sollen. [...] Ästhetische Einheiten des Gesichts sind die frontale, supraorbitale, orbitale, infraorbitale, nasale, zygomatikale, bukkale, labiale und mentale Einheit. Einige Regionen, wie die Nase, werden in weitere Regionen eingeteilt. [...] Für die Schnittführung und bei Narbenkorrekturen im Gesicht ist die Beachtung der ›relaxed skin tension lines‹ (RSTL) und der Faltenlinien der Haut (›wrinkle lines‹) unerlässlich.[97]

Die *psychosoziale Indikation* hingegen bildet einen Grenzbegriff. Denn es ist zwar allgemeiner Konsens, dass psychische Leiden oder psychische Auswirkungen einer Krankheit in den genuinen Zuständigkeitsbereich der Ärzte gehören; dagegen überschreiten die Auswirkungen sozialer Umstände tendenziell ein konventionelles Verständnis von Medizin; und deren Berücksichtigung hängt von der Haltung des Arztes ab – wie dies auch schon in der Geschichte der Fall war. Während die psychosoziale Indikation in der plastischen Chirurgie des Gesichts, etwa bei Verkleinerung oder Umformung von Kinn, Stirn und Wangenknochen, heute sehr verbreitet ist und unter den Praktikern immer größere Akzeptanz genießt, gibt es in der CS-Literatur darüber keinen Konsens, obwohl

96 Converse, *Reconstructive Plastic Surgery* (1964).
97 Theissing/Rettinger/Werner, *HNO-Operationslehre* (2006), S. 10.

es hier um die Frage geht, was das Leben mit einer auffälligen Fehlbildung für ein Kind, seine seelische Entwicklung und soziale Interaktion bedeutet. Durch die zunehmende Praxis psychosozialer Indikationen bei ästhetisch-plastischen Operationen des Gesichts, bei denen keine funktionelle Einschränkung vorliegt, ist sie bei manchen aber unter Generalverdacht geraten. Wie sehr sich dabei allerdings ethischer Diskurs und persönliche Wertvorstellungen überlagern, wird deutlich, wenn sich etwa im Statement, »die Bereitschaft zu chirurgischen Eingriffen aufgrund psychosozialer Indikation« verlange »besondere Aufmerksamkeit«, berechtigte Einwände gegenüber einer kommerziell motivierten Ausweitung »kosmetischer Chirurgie« vermischen mit offensichtlich wertabhängigen Vorbehalten gegen Schwangerschaftsabbrüche, Brustrekonstruktion nach Mastektomie und »chirurgische Geschlechtskorrektur«[98]. Wo Verfechter eines strengen Konzepts medizinischer Indikation die psychisch-soziale Indikation als Einfallstor ›nur ästhetisch‹ motivierter Eingriffe ablehnen, bietet sie dagegen für andere Mediziner die Möglichkeit einer *ganzheitlichen* Indikation, die die psychischen Auswirkungen einer physischen Anomalie oder auffälligen Gestalt des Patienten ebenso wie die soziale Resonanz darauf und deren Rückwirkungen wiederum auf das Befinden und Selbstvertrauen des Patienten in den Blick nimmt und all dies bei der Therapieempfehlung berücksichtigt. Anders als das Konzept medizinischer Indikation, das von einer unmittelbaren Relation zwischen Krankheitsbild und Behandlung ausgeht, eröffnet die psychosoziale Indikation einen komplexen Zusammenhang. Insofern spiegelt jede Kontroverse um die Indikation die Auseinandersetzung um das Selbstverständnis der Medizin und die Reichweite ihrer Zuständigkeit.

Als »Bindeglied zwischen Diagnose und Therapie«[99] operiert jede Indikation im Spannungsfeld zwischen »medizinisch notwendigen« Maßnahmen und (prognostizierten) Heilerfolgen. Angesichts der Relevanz der Indikation für die Therapieentscheidung ist es insofern bemerkenswert,

> dass der Begriff der ›medizinischen Indikation‹, der in der ärztlichen Praxis regelmäßig verwendet wird, bei näherer Betrachtung zu erheblichen Verunsicherungen führen kann. In gängigen medizinischen Lehrbüchern und Lexika kommt die ›medizinische Indikation‹ als grundlegende Legitimationsbedingung einer medizinischen Maßnahme oder eines ärztlichen Heileingriffs nicht vor,

so die Herausgeber der bereits zitierten Publikation zum Problem der Indikation.[100] Noch komplizierter wird die Angelegenheit, wenn die unterschiedliche Verwendung des Indikationsbegriffs in Medizin, Rechtsprechung und in der Gesundheitspolitik ins Spiel kommt.

8. Die Korrektur von Craniosynostosen im Streit der Indikationen – die psychosoziale Indikation als blinder Fleck der Forschung

In der Behandlung der CS hat die Praxis der Indikationen einen deutlichen Wandel vollzogen (> III,5). Wenn sich die Mediziner noch heute keineswegs einig über Behandlung

98 Thomas, Ethische Aspekte (2003).
99 Stock, *Die Indikation in der Wunschmedizin* (2009), S. 90.
100 Dörries/Lipp, Vorwort (2015), S. 7.

und Indikation singulärer CS sind, hängt die jeweilige Empfehlung für oder gegen eine chirurgische Korrektur nicht allein von der Stärke der vorliegenden Fehlbildung ab, sondern auch von der Überzeugung des Arztes. Und in dieser Kontroverse macht sich die vage Begrifflichkeit besonders bemerkbar. Der Paradigmenwechsel in der Erforschung und Behandlung der CS – und in dessen Folge auch die Kontroverse um Indikation bzw. Therapie – wurde weitgehend bestimmt durch die Frage, ob der vorzeitige Verschluss einer Schädelnaht bei Neugeborenen, der möglicherweise eine Hirndruckerhöhung, ganz sicher aber eine (je nach betroffener Sutur geringer oder stärker ausgeprägte) Formveränderung des kindlichen Schädels bewirkt, durch einen oder beide dieser Faktoren »adversely affects brain development«[101], also eine sekundäre neurologische Symptomatik zur Folge hat: etwa in Form sensueller, kognitiver oder motorischer Einschränkungen. Da ein operativer Eingriff lange Zeit mit der Annahme einer durch erhöhten intrakranialen Druck (ICP) verursachten Behinderung des Hirnwachstums begründet wurde, entfiel diese Indikation, als sich herausstellte, dass (1) eine singuläre CS *nicht regelhaft* das Risiko neurologischer Folgeschäden einschließt, und dass (2) diejenigen Beeinträchtigungen, die dennoch bei ca. 30–40 % dieser Kinder ermittelt wurden,[102] durch eine Operation nicht verhindert werden konnten. Somit bleibt die Ätiologie dieser Beeinträchtigungen weiterhin ungeklärt; vermutet wird, dass etwa auftretende neuropathologische Symptome und der Nahtverschluss auf eine gemeinsame Ursache in der Embryonalentwicklung zurückgehen. In dieser Frage besteht weiterer Forschungsbedarf. Da aber eine Verursachung neurologischer Schäden durch die Schädelfehlbildung »nicht belastbar belegt ist«[103], ist der chirurgische Eingriff mit dem Ziel einer Öffnung der verschlossenen Sutur und der Korrektur der Schädeldeformation zur Disposition gestellt.

Da Wechsel in der Erklärung der Symptomatik ungleichzeitig und uneinheitlich stattfinden, ist dieser noch immer nicht vollständig abgeschlossene Paradigmenwechsel nicht genau datierbar; bedeutsamer sind ohnehin die Kriterien, welche die jeweilige Relation von Symptomatik und Indikation bestimmen. Wenn man nämlich die Argumente, die in der Fachliteratur für oder gegen eine operative Korrektur vorgebracht werden, genauer untersucht, dann zeigt sich, dass die Lager von Pro und Kontra sich keineswegs nach dem Urteil über das Vorhandensein sekundärer Symptomatik spalten. Vielmehr scheint der Kontroverse eine andere Differenz zugrunde zu liegen, die Art und Weise nämlich, wie die Beziehung zwischen Hirn und Cranium konzipiert und bewertet wird, genauer wie die Beziehung zwischen dem *Gehirn* und seinen *Funktionen* einerseits und dem *Cranium* und seiner *Gestalt* andererseits betrachtet wird. Was an der Oberfläche als Kontroverse über eine *medizinische*, *ästhetische* oder *psychosoziale* Indikation erscheint, gründet im unterschiedlichen Fokus: auf die medizinischen Funktionen und/oder das (künftige) Leben des Kindes mit einer sichtbaren Anomalie, und damit in einer letztlich ethisch-epistemischen Differenz.

Für die CS stellt sich die Ausgangssituation im Streit der alternativen Indikationen komplexer dar als bei plastischen Operationen des Gesichts. Das betrifft insbesondere den Konnex von Form und Funktion bzw. das Kriterium der Funktionsbeeinträchtigung für die Diagnose einer medizinischen Indikation. Denn das menschliche Gesicht wird medizinisch

101 Speltz/Kapp-Simon/Cunningham, Single-Suture Craniosynostosis (2004), S. 653.
102 Ebenda, S. 664.
103 Adolphs/Haberl, Kraniofaziale Chirurgie (2012), S. 270.

als »funktionelle ästhetische Einheit« beschrieben: »Die zentralen Anteile des Gesichts, wie Mund und Nase, haben einmalige Funktionen. Dazu kommt, dass beinahe 2/3 unserer Kommunikation durch wortlose Ausdrucksweisen des Gesichts stattfindet.«[104] Neben den physischen Leistungen einzelner Gesichtsteile als Sinnesorgane, die von einem engeren Begriff medizinischer Indikation abgedeckt werden, können aus der Ausdrucksfunktion der Mimik ganz direkt soziale und psychische Bedeutungen abgeleitet werden, so dass für die plastische Gesichtschirurgie ein unmittelbarer Form-Funktions-Zusammenhang gilt; dieser macht eine psychosoziale Indikation auch medizinisch plausibel. Insofern ist auch der regulär indizierte Eingriff bei Lippen-Kiefer-Gaumen-Spalten (LKGS), bei der empfindliche physische Beeinträchtigungen (Nahrungsaufnahme, Sprachentwicklung) mit einer Entstellung des Gesichts korrelieren, niemals ernsthaft zur Disposition gestellt oder als ›nur ästhetischer‹ Eingriff denunziert worden.

Bei einer Fehlbildung des Hirnschädels ist die Ausgangbedingung wesentlich komplizierter. Hier liegt die primäre Pathologie beim Verschluss der Schädelnaht, welche eine Fehlbildung der Kopfform hervorruft, die wiederum für das betroffene Kind aufgrund der Anomalie seiner Körpergestalt – und dies weniger im Moment der Diagnose, sondern in seiner weiteren Entwicklung – in vielen Fällen zu einer seelischen Belastung und einer Beeinträchtigung seiner sozialen Kommunikation führt. Eine *psychosoziale Indikation*, die diese Umstände berücksichtigt, überschreitet jede einfache Relation zwischen Diagnose und Behandlung; sie ist immer das Ergebnis einer multifaktoriellen Beurteilung. Nur wer eine ganzheitliche Sicht auf die Patienten praktiziert und darin die Sorge um die psychische Entwicklung der Kinder einschließt, wird das Schicksal, mit einem deformierten Kopf durchs Leben gehen zu müssen, nicht als ›rein ästhetisches‹ Problem auffassen, das vernachlässigt werden kann, wenn nur das Hirn ›funktioniert‹.

Während zu LKGS eine umfangreiche sozialpsychologische Forschung vorliegt, insbesondere in England,[105] wo es ein Netz von Beratungszentren für diese Patienten gibt, fehlen vergleichbaren Untersuchungen für Kinder mit CS. Auch die theoretischen Konzepte von ›visible difference‹[106] bzw. ›visible disfigurement‹[107] und das neue Gebiet der Appearance Studies,[108] die nicht nur die entwicklungspsychologischen und sozialen Bedingung zur Förderung und Integration der Betroffenen untersuchen, sondern auch um eine angemessene, nicht-diskriminierende Begrifflichkeit im Umgang mit auffälligen Anomalien bemüht sind, gehen überwiegend auf Fallstudien und Erhebungen von Kindern mit LKGS zurück. Zwar treffen deren *generelle* Aussagen zum Leben mit einer ›sichtbaren Entstellung‹ auch für Kinder mit CS-bedingter Fehlbildung der Kopfform zu, insbesondere das oft beobachtete mangelnde Selbstvertrauen, häufig verbunden mit einer auffälligen Sozialscheu. Denn ihre soziale Auffälligkeit nötigt Menschen mit angeborenen Anomalien, die unterschiedlichen – unwillkürlichen und intendierten – Reaktionen der Umwelt zu bewältigen, was nicht ohne Folgen für ihre emotionale und mentale Identität und ihr Sozialverhalten bleiben kann. »It is the complex interplay of these individual and social factors that determines the psychological and psychosocial

104 Berger/Hierner/Pallua, *Plastische Chirurgie. Bd. V* (2017), S. 257.
105 Rumsey/Byron-Daniel/Charlton, *Identifying the psychosocial factors and processes* (2010).
106 Rumsey/Harcourt, Visible difference amongst children and adolescents (2007).
107 Rumsey/Clarke/White, Altered body image (2003).
108 Rumsey/Harcourt, *The Psychology of Appearance* (2014).

consequences of living with a visible difference.«[109] Doch die spezifischen Auswirkungen einer LKGS können nicht einfach auf das Leben mit einer auffällig abweichenden Kopfform übertragen werden. Wird die sogenannte Hasenscharte von vielen als ›Defekt‹ empfunden, so prägt die Kopf- und Gesichtsform die gesamte Körpergestalt und Erscheinung der Persönlichkeit; sie spielt für die Wahrnehmung durch andere eine zentrale Rolle (> V). Doch entsprechende Studien zur CS liegen bisher nicht vor. Und so greift auch Daniela Hearst in einem der seltenen Kapitel, das sich ausdrücklich den psychologischen Problemen von CS-Kindern widmet, auf empirische Einzelstudien über Reaktionen auf »craniofacial deformities« im allgemeinen zurück (zumeist sichtbare Anomalien des Gesichts) und resümiert: »Disfigured children are subject to intrusive questioning, staring, teasing, harrassment, hostility, ridicule, and avoidance. They are judged less popular, have fewer friends.«[110] Für die spezifische Frage nach der psychischen Situation von CS-Kindern ist sie aber auf Schätzungen angewiesen und extrapoliert ihre Annahme von 30 % Betroffenen mit psychischen Problemen aus Statistiken zur LKGS.[111] Denn bisher mangelt es an systematischen Langzeituntersuchungen zur psychosozialen Entwicklung von Kindern mit nicht-korrigierten Fehlbildungen des Schädels.

Die Forschung zu CS beschränkt sich bisher weitgehend auf im engeren Sinne medizinisch definierte Indikatoren, die mithilfe neurologischer Messungen und empirischer Tests erhoben werden können. Vorliegende Studien konzentrieren sich auf die Untersuchung von »neurodevelopment«, genauer auf die Erhebung von »neurobehavioral problems« und »neuropsychological functions«; das sind psychische und Verhaltensdefizite, die durch eine Störung der neurologischen Entwicklung verursacht wurden, sei es durch eine »primary malformation of the central nervous system« oder durch »secondary cerebral deformations«[112]. 2004 kam das Team von Matthew Speltz (Seattle) in einer kritischen Metaanalyse von 17 Einzelstudien zu isolierten CS zu folgendem Resümee:

> This research suggests that the degree of impairment associated with synostosis is mild to moderate on average. Learning and language disorders and other categories of academic difficulties (›low average‹) are the most anticipated problem areas. Quasi-experimental studies have found little support for the hypothesis that cranioplastic surgery prevents or reduces risk of these outcomes. Behavior and social problems may also occur at elevated levels among children with isolated synostosis, but there are too few studies of this issue to offer tentative conclusions.
>
> It remains unclear whether single-suture craniosynostosis is a cause or correlate of neurobehavioral impairment.[113]

Über diese Zusammenfassung der Ergebnisse empirischer Studien hinaus präsentiert der Artikel eine Methodenkritik der verwendeten Messverfahren, Tests, Fragebögen und Indices: Diese seien nicht nur uneinheitlich, sondern auch für die spezifische Symptomatik der CS teils ungeeignet – Kriterien wie Umwelt und unterschiedliche familiäre Voraussetzungen etc. werden ohnehin nicht erfasst. Doch selbst diese Kritik bewegt sich noch im Rahmen einer Erhebung *physiologisch verursachter funktioneller Defizite*.

109 Feragen, Congenital Conditions (2014), S. 353. Vgl. auch Clarke et al., *CBT* (2013).
110 Hearst, The Child with Craniosynostosis (2004), S. 229.
111 Ebenda, S. 231.
112 Etwa Speltz et al., Single-Suture Craniosynostosis (2004), S. 653; vgl. auch Starr et al., Pre- and post-surgery neurodevelopment of infants (2007).
113 Speltz et al., Single-Suture Craniosynostosis (2004).

Die Erforschung der psychosozialen Auswirkungen eines Lebens mit einer abweichenden Kopfform aber beginnt erst jenseits dieser Grenze, dort, wo es um Selbst- und Fremdbilder geht und die Frage, wie sich die körperliche Gestalt im Resonanzraum der mimischen, gestischen und sprachlichen Interaktion entwicklungspsychologisch auswirkt. Entsprechende Studien wären mit empirischen Methoden allein nicht zu bewältigen; sie müssten die betroffenen Kinder über Jahre begleiten. Notwendig wären dafür nicht allein *qualitative* Methoden und biographische Interviews, sondern darüber hinaus auch eine Beteiligung der Psychoanalyse, um etwa danach zu fragen, welche Spuren speziell angeborene Fehlbildungen (im Unterschied zu erworbenen) im Unbewussten hinterlassen, da sie bereits in einer Entwicklungsphase wirksam werden, in der das Gedächtnis noch im Aufbau befindlich ist,[114] womit die Genese von Selbstbild, affektiver Disposition und Interaktion in die nicht-erinnerbare Kindheit zurückreicht.

Derweil werden die *psychischen und sozialen* Auswirkungen einer CS als Begleiterscheinungen einer auffälligen Deformation behandelt, deren Untersuchung man den Psychologen und Sozialwissenschaften überlässt – ohne dass deren Erklärungen jedoch klinisch relevant würden. Da die Klärung des Konzepts ›psychosoziale Indikation‹ in der medizinischen Forschung somit einen blinden Fleck darstellt, ist es nicht verwunderlich, dass in der Literatur zur CS die *psychische* bzw. *psychosoziale Indikation* zumeist neben einer ästhetischen Indikation genannt wird, manchmal konsekutiv, manchmal alternativ zu ihr. Die üblichste Indikation zur Operation sei, so z. B. Massimi et al. 2012, »the improvement of the *cosmetic appearance* of the skull, since a cranial deformation may have a significant *psychological impact* on affected subjects.«[115] Ähnlich der Artikel zu CS in dem Lehrbuch von Albright und Pollack über *Principles and Practises of Pediatric Neurosurgery* (2008) in einem Abschnitt, der mit »Cosmetic Considerations« betitelt ist:

> Prominent calvarial deformity is a major *cosmetic consideration*. The abnormal head shape and being perceived as »different« may significantly affect a child's *psychosocial development*. It may result in social isolation and reduced achievement. As teenager and adults, these individuals are more likely to suffer from social maladaptation and personality disorders.[116]

Der Artikel erwähnt des Weiteren auch »potential functional indications«; bemerkenswert ist aber, dass alle genannten Indikationen gleichberechtigt nebeneinander stehen, so dass ihre Gewichtig in der Schwebe und die genaue Relation untereinander offen bleiben – was einen *empfindlichen Klärungsbedarf signalisiert*. Das ist auch bei anderen Vertretern einer psychosozialen Indikation der Fall. So berücksichtigten bereits diejenigen Beiträge, die sich beim deutschen Jahreskongress 1984 zum Thema Ästhetik von Form und Funktion der Plastischen und Wiederherstellungschirurgie den CS widmeten, alle drei Indikationen, funktionell, ästhetisch und psychosozial. Der Australische Mediziner D. J. David, der noch davon ausging, »daß die Craniosynostose keine isolierte Fehlbildung darstellt«, folgerte daraus eine zweifache Indikation, »dass nämlich *funktionelle* oder *psychosoziale* Gründe eine Operation notwendig machen« können.[117] Diese Überzeugung wurde auf der Tagung von dem Beitrag eines Würzburger Teams geteilt, in dem ausdrücklich von

114 Vgl. die Studien zum primären Unbewussten in Mancia, *Psychoanalysis and Neuroscience* (2006).
115 Massimi et al., Isolated sagittal craniosynostosis (2012), S. 1311. Hvh. S. W.
116 Öcal/Sun/Persings, Craniosynotosis (2008), S. 272. Hvh. S. W.
117 David, Neue Entwicklungen in der cranio-facialen Chirurgie (1985), S. 48, 50.

zwei Prinzipien die Rede ist, die dem craniofazialen Eingriff zugrunde lägen, »nämlich die Wiederherstellung der *Funktion* und gleichzeitig die Verbesserung der Ästhetik.«[118]

Anders sieht es bei denjenigen Medizinern aus, die sich gegen eine Operation aussprechen.

9. Medizinische Indikation und funktioneller Reduktionismus

Bei Gegnern eines chirurgischen Eingriffs bildet das Kriterium der *Funktion* den Gegensatz zur abgelehnten ›rein ästhetischen‹ Indikation, wohingegen psychosoziale Gesichtspunkte meist ganz ausgeblendet bleiben. Die Funktion bezieht sich dabei auf das Gehirn, meint also neurologische oder zerebrale Störungen. Insofern tritt hier an die Stelle des Gegensatzes *funktionell vs. ästhetisch* auch die Opposition *Hirn vs. Schädel*; beide Gegensätze gehorchen derselben Hierarchie.

Berndorfers und Gabkas Artikel im Teilband *Spezielle Plastische Chirurgie* des traditionsreichen, noch von Erwin Gohrbrandt begründeten *Handbuchs der Plastischen Chirurgie* (1973) kann als Beispiel des alten Paradigmas im kanonisierten medizinischen Wissen gelten. Die beiden Autoren, die die CS noch unter dem Titel der »Mißbildungen« behandelten – Missbildungen verstanden als »Abweichungen von den allgemeinen Grundprinzipien der Organismen« –, gingen noch davon aus, dass die CS »äußerlich erkennbare Deformierungen des Gehirnschädels wie auch in fortgeschrittenen Fällen zerebrale Schäden« hervorruft. Aus der so benannten doppelten Symptomatik leiteten sie aber eine Indikation ab, die sich allein auf das Hirn bezieht, mit dem Therapieziel einer »Dekompression des erhöhten Innendrucks«: »Es wäre jedoch ein Fehlschluß anzunehmen, die *Schädeldeformität* zwänge zum chirurgischen Eingriff. Vielmehr ist es die *Gehirnentwicklung*, die hier zu einem chirurgischen Eingriff zwingt.«[119]

In der Fachliteratur hatte sich 1961 ein Team aus Rochester, das damals bereits eine Beeinträchtigung des Hirns ausschloss und somit, was die Relation zwischen Schädel und Gehirn betrifft, von einer umgekehrten Symptomatik wie Berndorfer und Gabke ausging, nämlich »the primary defect is *cranial* and not *cerebral*, with cranial deformity being the chief characteristic«, sehr entschieden dagegen ausgesprochen, Kindern mit CS regulär eine Operation zu empfehlen; denn man habe beobachtet, dass »*some* children with this anomaly [isolated synostosis] remain symptom free«. Deshalb heißt es: »We would seriously question the advisability of subjecting all infants with isolated synostosis of the sagittal suture to cranioectomy for sole intent of obtaining a better cosmetic effect.«[120] So vernünftig der Einwand gegen eine pauschale Empfehlung zum Eingriff bei *allen* betroffenen Patienten ist, so verschiebt sich im Plädoyer des Teams die Empfehlung zur chirurgischen Korrektur von ›einige/nicht alle‹ zu *nur in Ausnahmefällen*, »in some isolated cases«[121]. Obwohl das Rochester-Team und der Artikel von Berndorfer

118 Mühling/Reuther/Sörensen, Funktionelle und ästhetische Aspekte der craniofacialen Chirurgie im Kleinkindalter (1985), S. 81.

119 Berndorfer/Gabka, Seltene Mißbildungen (1973), S. 1–3 und 12–13. Hvh. S.W.

120 Hemple/Harris/Svien, Craniosynostosis involving the sagital suture only (1961), S. 342. Hvh. S.W.

121 Ein Eingriff sei nur in »some isolated cases« in Betracht zu ziehen. Ebenda, S. 343. Als eine solche Ausnahme verweisen sie auf einen von Sean Mullan publizierten Fall, der von der Operation eines Sechsjährigen mit einem »severely deformed skull« berichtet. Mullan, Late Moulding of the Scaphocephalic Skull (1960), S. 55.

und Gabka die Frage der sekundären Symptomatik bei singulärer CS unterschiedlich entscheiden, liegt ihrer Argumentation doch dieselbe Hierarchisierung von Gehirn und Schädel zugrunde: Das Hirn ist klinisch relevant, nicht dagegen die Schädelfehlbildung, da psychische Folgeschäden nicht in Betracht kommen, sie ist lediglich Indikator für die Diagnose einer (möglichen) Pathologie; sie erleichtert es, diese zu erkennen: »The diagnosis of craniosynostosis should be not difficult.«[122]

Eine solche Hierarchisierung von Hirn und Schädel folgt dem entwicklungsbiologischen Gesetz, dass nämlich »das Hirn den Schädel macht und nicht umgekehrt«[123], weil der Wachstumsdruck des Gehirns das Wachstum des Schädels stimuliert. Wenn diese entwicklungsbiologische Beziehung aber das Verständnis der Neurochirurgie determiniert und zur Grundlage der klinischer Praxis wird, wird es in ein indikationsentscheidendes Kriterium transformiert. Als das Gesetz im 19. Jahrhundert formuliert wurde (> III,4), beflügelte es die Schädelforschung, denn man »untersuchte den Schädel und meinte das Gehirn«[124]. Während im Paradigma der überkommenen, durch die Rassenkunde determinierte Schädelforschung des 19. Jahrhunderts von der Schädelform und -größe auf ein nieder oder höher entwickeltes Gehirn geschlossen wurde (> V,5 u. XI), ist jedoch mit dem Aufstieg des *Homo cerebralis*[125] und mehr noch im Zeitalter des Neuroimaging das Gehirn zum ›eigentlichen‹ und mehr noch zum scheinbar direkt zugänglichen Gegenstand geworden, während der Schädel selbst klinisch unbedeutend geworden ist – einschließlich der Schädelform. *Dieser Priorisierung des Gehirns gegenüber dem Schädel entspricht heute der Vorrang der Funktion vor der Form.*

So präsentierte ein Schweizer Team, das sich 2003 gegen eine »broadly accepted *aesthetic indication* for corrective surgery«[126] wandte, eine empirische Studie, für die 30 nicht-operierte Kinder mit CS im Alter zwischen zweieinhalb und 25 ½ Jahren (und eine Kontrollgruppe von 17 nicht-betroffenen Geschwistern) hinsichtlich ihrer kognitiven Entwicklung untersucht wurden. Die Studie basiert, neben Interviews, der Ermittlung von Schulleistung und Intelligenzquotienten, vor allem auf einer Erhebung von neurokognitiven Funktionen, Verhalten (mithilfe der »Child Behaviour Checklist«, CBCL) und ›gesundheitsbezogener Lebensqualität‹ (QOL, mithilfe des Fragebogens TACQOL). In der Auswertung der Ergebnisse heißt es, die betroffenen Kinder und Jugendlichen seien »well adjusted« und hätten eine normale »health related QOL«. Vollkommen unberücksichtigt bleibt dabei, warum die Eltern sich gegen eine Operation entschieden hatten. Da es sich bei allen 30 Kindern um Fälle einer isolierten Sagittalnaht-Synostose handelt, geht es hier nämlich um denjenigen Typ der CS, bei dem die Fehlbildung des Schädels eher schwächer ausfällt und ohnehin häufig auf eine Empfehlung zur Operation verzichtet wird. Doch auch die Diskussion der ermittelten Daten wirft Fragen auf. So wird das Ergebnis, dass die Betroffenen »less positive emotions« hätten – im Vergleich zu gesunden Kindern wurden sie als »less joyful, happy, and confident« bewertet –, als einzig signifikante Anormalität genannt. Als offenbar weniger signifikant wird dagegen die statistische Tendenz zu »more internalizing behavioural problems (eg., anxiety, de-

122 Hemple u. a., Craniosynostosis involving the sagital suture only (1961), S. 344.
123 Morselli, Die chirurgische Behandlung von Idiotismus (1893), Sp. 1659.
124 Hagner, *Geniale Gehirne* (2004), S. 15.
125 Hagner, *Homo cerebralis* (1997).
126 Boltshauser u. a., Sagittal Craniosynostosis (2003), S. 294, Hvh. S. W.

pression)« bewertet. Zwar räumen die Autoren ein: »This may *indicate* that ISC [Isolated Sagital craniosynostosis] has some unfavourable effects on emotional functioning«. Doch haben diese ungünstigen emotionalen Auswirkungen kein Gewicht bei der Auswertung der Ergebnisse: »However, most dimensions of behaviour and health-realted QOL were well within normal ranges. Thus, our findings *indicate* that children and adolescents with ISC apparently develop coping strategies that allow them *to function* in a competent manner *both psychologically and socially*.«[127]

Jede Indikation zur chirurgischen Korrektur einer Synostose muss selbstverständlich im Einzelfall entschieden werden. Doch hier geht es um die Kriterien und Argumentation in der Diskussion der Ergebnisse; und in dieser Hinsicht fällt der Artikel durch eine bemerkenswert unklare, willkürliche Terminologie auf. Diese betrifft z. B. die Verwendung von ›indizieren‹, einem für das Indikationskonzept relevanten Wort. Während die Feststellung, dass die Internalisierung von Verhaltensproblemen wie Angst und Depression »may indicate that ISC has some unfavourable effects on emotional functioning«, nicht in das Gesamturteil eingeht, heißt es über die Ergebnisse der Studie insgesamt, sie »indizierten«, dass die betroffenen Kinder im psychologischen und sozialen Sinne funktionieren: Ihre Bewältigungsstrategien erlaubten es ihnen »to function«. In dieser letzteren Bewertung werden die mithilfe quantifizierbarer Erhebungen gewonnenen Daten für »neuropsychological assessment«, »neurocognitive functions«, »neurobehaviour« und »health-related quality of life« in eine Aussage zum psychologischen und sozialen ›Funktionieren‹ übersetzt. Dagegen wird eine Beobachtung, die tatsächlich das Soziale betrifft, dass nämlich 40 % der Kinder von ihren Peers verspottet werden,[128] nicht ins Resümee einbezogen, ebenso so wenig wie das Ergebnis, dass die Betroffenen dazu tendieren, weniger fröhlich, glücklich und zuversichtlich zu sein, obwohl es doch naheliegt, dass beides miteinander zusammenhängt – ein Zusammenhang, der jedoch erst durch ein gänzlich anderes Verständnis psychischer und sozialer Phänomene in den Blick käme. Doch ein solches Verständnis scheint hier zu fehlen.

Die Betrachtung genuin psychosozialer Zusammenhänge stößt ohnehin an die Grenzen allein statistischer Methoden. Insofern sind in der Auswertung der Studie nicht nur die Aussagen zu psychischen und sozialen Aspekten ungedeckt, gravierender noch ist der funktionelle Reduktionismus im Menschenbild der Studie. Letzteres ist Effekt einer Applikation des Kriteriums der *Funktionsfähigkeit* aus dem Konzept medizinischer Indikationen in der plastischen Chirurgie auf psychosoziale Dimensionen im Leben der Patienten: »In practical terms these deficits had no *functional relevance* as all children (with 1 exception) were able to attend regular classes.«[129] In diesem Resümee erweist sich das Kriterium ›neuropsychological adjustment‹ konform mit der Idee einer Leistungsgesellschaft, in der es nur darauf ankommt zu funktionieren.

Ein ähnlicher funktioneller Reduktionismus gilt für die Dissertation von Jamila-Stephanie Azous (2008), die auf einer vergleichenden Untersuchung von 52 operierten und nicht-operierten Kindern basiert, davon 38 mit einer CS, von denen elf operiert wurden. Die Untersuchung erfolgte zu drei Zeitpunkten: bei der Diagnose sowie einmal null bis sechs Monate und einmal sechs bis zwölf Monate nach der Diagnose bzw. dem Eingriff.

127 Ebenda, S. 299, Hvh. S. W.
128 Ebenda, S. 296.
129 Ebenda, S. 298, Hvh. S. W.

Die Arbeit will die Frage, »ob eine Operation die motorische, kognitive, emotionale und soziale Entwicklung von Kindern mit nonsyndromaler Nahtsynostose positiv beeinflussen kann«, beantworten.[130] Für diese anspruchsvolle Zielsetzung – sie wird in der Diskussion der Ergebnisse allerdings stark zurückgestutzt auf die Frage nach »psychomotorischen Fähigkeiten«[131] – wurden die Kinder einem Entwicklungstest (ET6-6) unterzogen, der je nach Alter Fähigkeiten wie Körper- und Handmotorik, Sprachentwicklung sowie kognitive, emotionale und soziale Entwicklung in einem 20- bis 90-minütigen Test ermittelt, und die so ermittelten Daten mit differenzierten statistischen Methoden ausgewertet.

Abgesehen von der begrenzten Aussagekraft einer Erhebung, die im Verhältnis zur Zeitspanne der kindlichen Entwicklung eine doch recht kurze Dauer umfasst, ist die Studie tautologisch strukturiert, da Fragestellung und Ergebnis von denselben Voraussetzungen ausgehen. In der abschließenden Ergebnisdiskussion wird die Erhebung der psychomotorischen Fähigkeiten nämlich mit der Frage kurzgeschlossen, »ob die Operationsindikation bei nonsyndromaler Nahtsynostose eine rein kosmetische sei«[132]. Diese Gleichsetzung impliziert zwei Voraussetzungen: erstens die nicht weiter erörterte Setzung, eine Indikation sei allein bei einer durch die Synostose verursachten Entwicklungsretardierung gegeben, zweitens einen Zusammenhang zwischen Fehlbildung/Operation und neurologischer Störung, obwohl doch bereits zahlreiche Studien vorliegen,[133] die ergeben haben, dass bei einer CS etwaige Beeinträchtigungen zwar gemeinsam mit einer Schädelfehlbildung auftreten, offensichtlich aber nicht durch diese verursacht sind und auch durch einen Eingriff nicht verhindert werden können. Da letzteres durch die Daten der Studie bestätigt wird, kommt sie zu dem Ergebnis, dass »die operative Behandlung einer Synostose in den meisten aller Fälle eine kosmetische Operation bleibt.«[134] Eine psychosoziale Indikation wird gar nicht erst in Betracht gezogen, ebenso wenig wie die Stärke der jeweils vorliegenden Fehlbildung in den Blick kommt. Denn eine »Differenzierung nach der Kopf*form* (Synostose) wurde nicht vorgenommen.«[135]

Diese Studie zeigt einmal mehr, dass der funktionelle Reduktionismus in der Neurochirurgie dadurch zustande kommt, dass das Indikationskriterium der Funktionsfähigkeit, zum Dogma verabsolutiert, anderes ausschließt: Es zählt einzig und allein die neurologische Funktion, nicht aber die Kopfform, noch weniger die psychische Belastung eines Lebens mit einer auffälligen Fehlbildung. So aber, als Prioritätsaussage, war die Formel *form follows function*, die in der Literatur zur plastischen Chirurgie häufig anzutreffen ist, nie gemeint. Aus der Architektur geboren (Horatio Greenough, Louis Sullivan), wurde das Diktum über den engen Form-Funktions-Konnex von dem Orthopäden Julius Wolff in die Medizin eingeführt, genauer in das Studium des menschlichen Bewegungsapparats. Sein *Gesetz der Transformation der Knochen* (1892) formuliert Einsichten in die Knochenarchitektur und deren degenerative Veränderung bei einseitiger Belastung.[136]

130 Azous, *Einfluss der operativen Behandlung auf die Entwicklung von Kindern mit nonsyndromaler Kraniosynostose* (2008).
131 Ebenda, S. 51.
132 Ebenda, S. 51.
133 Zu diesem Zusammenhang werden etliche Studien zitiert, von Speltz aber z. B. nur die ältere von 1997 und nicht die Metastudie von 2004, hinter deren Ergebnisse und Methodenkritik die Fragestellung der Dissertation zurückfällt.
134 Ebenda, S. 60.
135 Ebenda, S. 51, Hvh. S. W.
136 Wolff, *Das Gesetz der Transformation der Knochen* (2010).

Für den Schädelknochen scheint dieses Gesetz nur bedingt zu gelten. Hier hat die Form, neben ihrer Funktion das Hirn zu umhüllen, noch gänzliche andere Bedeutungen; diese aber liegen jenseits der Funktion. Sie betreffen die körperliche Integrität und deren Bedeutung für die psychische Entwicklung und die Ausbildung des Sozialverhaltens.

Abbildungen

Abb. 1: Henry Gray: *Anatomy of the Human Body* (1858). Philadelphia 1985, S. 134.
Abb. 2: Friedrich August von Ammon, Moritz Baumgarten: *Die plastische Chirurgie nach ihren bisherigen Leistungen kritisch dargestellt.* Berlin 1842. Titelblatt.
Abb. 3–4: Jacques Joseph: *Nasenplastik und sonstige Gesichtsplastik nebst Mammaplastik und einige weitere Operationen aus dem Gebiete der äußeren Körperplastik*. Leipzig (Curt Kabitzsch) 1931, S. 277 und 278.
Abb. 5: Lexer, The Use of Free Osteoplasty (2008), S. 1771.
Abb. 6: Martin Gumpert, Akademie der Künste, Berlin, Martin-Gumpert-Archiv, Nr. 441,3 © VG Bild-Kunst, Bonn 2017.
Abb. 7–8: Wodak, *Nasen-, Ohren und Gesichtsplastik,* S. 39 und 40.
Abb. 9–10: Kastenbauer/Tardy, *Ästhetische und Plastische Chirurgie an Nase, Gesicht, Ohrmuschel*. Stuttgart/New York 2005, S. 217 und 121.

V.
Charakter-Köpfe
Kopfform und Körpergestalt als Stigma, physiognomisches Zeichen und Symbol

Sigrid Weigel

Was genau verbirgt sich hinter der Rede von psychosozialen Problemen, die Kinder mit einer CS-bedingten auffälligen Kopfform zu gewärtigen haben? Und woher kommt der Schrecken vor einer deformierten Schädelgestalt oder entstellten Gesichtern, woher Unbehagen, Ablehnung oder gar Spott und Feindseligkeit gegenüber Menschen, deren körperliche Erscheinung deutlich von der gewohnten menschlichen Gestalt abweicht? Die erste dieser Fragen wird in der Fachliteratur nur kursorisch thematisiert und wenn überhaupt, dann allein mit statischen, vor allem psychometrischen Methoden untersucht, während man ergänzend allenfalls auf statistisch-sozialwissenschaftliche Studien zu anderen Anomalien oder auf sozialpsychologische Studien zu »atypical children«[1] im allgemeinen zurückgreifen kann (> IV,8). Dagegen weisen die unterschiedlichen Antworten auf die zweite Frage in diametral entgegengesetzte Richtungen: So gehen kulturwissenschaftliche Deutungen von der kulturellen, medialen und sozialen Konstruktion von Normen und Schönheitsidealen aus, wohingegen naturwissenschaftliche Erklärungen evolutionsgeschichtliche und biologische Bedingungen für emotionsgesteuerte Reaktionen auf die menschliche Körpergestalt heranziehen. Dabei bezieht sich der weitaus größte Teil der Forschung auf das Gesicht; die Kopfform kommt heute – im Kontrast zum geradezu überbordenden Diskurs über die Bedeutung von Schädelgröße und -form in der Geschichte – eher seltener zur Sprache, und wenn, dann überwiegend über die Diskussion craniofazialer Auffälligkeiten in der Proportion von Breite und Höhe des Knochenbaus. Letztere schließt an physiognomische Paradigmen aus der Wissenschaftsgeschichte an. Wurde darin das Gesicht primär als Schauplatz individueller Merkmale und Befindlichkeiten angesehen und affektpsychologisch semantisiert, so galt der Kopf als Charakteristikum von beidem, von Merkmalen der *Gattung* Mensch (oder auch einzelner Kollektive oder Ausprägungen der Gattung) wie auch von geistigen oder inneren Eigenschaften des *Individuums*. Insofern steht der Kopf als Gegenstand an der Schwelle von Natur- und Kulturgeschichte, ragt aber gleichsam weiter in die Naturgeschichte hinein als das Gesicht.

1. Stigma und Latenz – der Horizont des Psychosozialen

»Der Körper als *soziales* Gebilde steuert die Art und Weise, wie der Körper als *physisches* Gebilde wahrgenommen wird«, so die Diagnose der Sozialanthropologin Mary Douglas.

1 Etwa Lewis/Sullivan, *Emotional Development in Atypical Children* (1996).

Sie ging im Anschluss an Marcel Mauss davon aus, »daß der menschliche Körper immer und in jedem Fall als Abbild der Gesellschaft aufgefaßt wird, daß es überhaupt keine ›natürliche‹, von der Dimension des Sozialen freie Wahrnehmung und Betrachtung des Körpers geben kann.«[2] Wenn der Begriff der psychosozialen Indikation keine Leerformel sein soll, dann muss das Wechselspiel zwischen physischer Anomalie und dem Körper als ›sozialen Gebilde‹ genauer beleuchtet werden. In der Fachliteratur über sichtbare körperliche Anomalien gerät diese Dimension des Sozialen, die den Horizont für die psychosozialen Probleme der betroffenen Kinder bildet, allenfalls *indirekt* über die psychische Belastung Betroffener in den Blick, beispielsweise über die Untersuchung von »psychological distress associated with disfigurement«.

Eine Querschnittserhebung bei 458 Personen (ambulante Patienten aus 15 Kliniken) mit unterschiedlich ausgeprägten körperlichen Entstellungen (*disfigurements*, eingeteilt in eine Skala von vier Graden: von »barely« sichtbar über »mild« und »moderate« bis zu »severe/extremely« sichtbar) kommt beispielsweise mithilfe quantitativer und qualitativer Methoden zu dem erwartbaren Ergebnis, dass die große Mehrheit der Betroffenen mit beachtlichen psychischen Problemen zu kämpfen hat, wie Ängste, mangelndes Selbstvertrauen, Depressionen, Sozialangst u. a., wogegen einige von geringeren Problemen berichten oder gelernt haben, mit ihrer Situation zurechtzukommen. Es ließ sich dabei keine direkte Abhängigkeit der psychischen Belastung von der Schwere der körperlichen ›Entstellung‹ feststellen: »This study of a large cohort of patients currently receiving treatment in the UK for disfiguring conditions has confirmed that these problems affect a siginificant proportion of outpatients, and that these most affected cannot be identified by biomedical parameters.«[3] Die Ergebnisse dieser Studie, die mit einem großen Teil von Einzelstudien übereinstimmen, bestätigen die besondere Bedeutung der sozialen Interaktion. »Examples of responses given to the qualitative items confirm that the problems concerned contact with others: social interaction, exposure to other's gaze, and displays of ignorance and negative comments by others.«[4]

Um solche Probleme sozialer Interaktion genauer zu verstehen, müsste man dafür eine differenzierte Skala untersuchen – von der Familie über Schule, Freundeskreis, Peer Groups, Arbeitsplatz bis zur anonymen Öffentlichkeit – und daraufhin befragen, ob und in welcher Weise Menschen mit auffälligen physischen Anomalien eine *Stigmatisierung* erfahren, das heißt »von vollständiger sozialer Akzeptanz ausgeschlossen«[5] werden. Dabei betrifft, so Goffman, die Frage des »Stigma-Managements« ganz besonders das öffentliche Leben, den »Kontakt zwischen Fremden und bloßen Bekanntschaften, dem einen Ende eines Kontinuums, dessen anderer Pol Vertrautheit ist.«[6]

Bei Säuglingen, die aufgrund einer CS mit einer auffälligen Kopfform geboren werden, sind die zu gewärtigenden negativen Auswirkungen ihres abweichenden Aussehens im Augenblick der Diagnose noch weitgehend *latent*. Erst im Verlaufe der kindlichen Entwicklung werden sie manifest. Insofern unterliegen die Auswirkungen einer angeborenen Fehlbildung für die Selbst- und Fremdwahrnehmung bei Kleinkindern und deren Eltern

2 Douglas, *Ritual, Tabu und Körpersymbol* (1974), S. 99, 106. Hvh. S. W.
3 Rumsey et al., Altered body image (2004), S. 452.
4 Ebenda, S. 450.
5 Goffman, *Stigma* (1967), S. 7.
6 Ebenda, S. 68.

sehr spezifischen Bedingungen, die zudem stark vom familiären Milieu abhängen. In diesem Prozess sind mehrfache Spiegelungen im Spiel. Während die Eltern, Geschwister und das nähere Umfeld eine angeborene Anomalie des Kleinkindes mehr oder weniger bewusst im Spiegel der ›Gesellschaft‹ wahrnehmen, entwickelt das Kind seine Selbstwahrnehmung im Spiegel der Blicke und des Mienenspiels seiner Bezugsperson(en).

In einem Artikel über mehrere Fälle von Kindern mit einer CS-bedingten abweichenden Kopfform, deren Eltern sich zunächst gegen eine Operation entschieden hatten, diese Entscheidung aber revidierten, als die Kinder sechs Jahre alt waren, diskutiert eine Autorengruppe von Pädiatrischen Neurochirurgen aus Kalifornien die Motivation der Eltern für ihre veränderte Haltung zur chirurgischen Korrektur. Es ist wenig überraschend, dass es die Konfrontation mit dem sogenannten Hänseln (*teasing*) durch die Klassenkameraden beim Schuleintritt war, durch die sich die Eltern veranlasst sahen, ihre Kinder nun doch einer Operation zu unterziehen. Dieser Bericht über Fälle von »delayed craniosynostosis repair«[7], der zu den nicht sehr zahlreichen Beiträgen in der CS-Fachliteratur zählt, in denen explizit »emotionale und psychologische Wirkungen« erörtert werden, ist symptomatisch; denn die psychische Belastung der Kinder drängt sich den Eltern häufig erst auf dem Umweg über die Ablehnung, die ihre Kinder im sozialen Umfeld erfahren, als Problem auf. Und dies geschieht zu einem Zeitpunkt, da die Kinder teilweise aus dem elterlichen Umfeld heraustreten.

Es scheint für Eltern äußerst schwierig, wenn nicht unmöglich zu sein, eine angeborene Fehlbildung bei ihrem Kind mit gleichsam neutralem Auge einzuschätzen (> VII). Immer wieder wird von extrem verschiedenen Reaktionen und auch von deutlich unterschiedlichen Bewertungen beider Elternteile[8] berichtet. Die Reaktionen reichen von der vollständigen Verdrängung einer unübersehbaren Anomalie oder auch deren Umdeutung als besonders attraktiv bis zu deren enormer Überschätzung. So können die panische Angst vor einem ›missgebildeten‹ Kind oder die Sorge um dessen Schicksal die jeweilige Formabweichung überdimensioniert erscheinen lassen, während umgekehrt Elternliebe und empathische Zuwendung nicht selten zur Verniedlichung jedweder Eigenschaft eines Säuglings/Kleinkinds neigen, auch wenn es sich um ein Merkmal handelt, das von anderen als ›Makel‹ betrachtet wird. Da das Kind in der emotionalen Interaktion mit den Bezugspersonen lernt, sich als ›affektives Selbst‹ wahrzunehmen,[9] wirken diese wie Mittler zwischen dem betroffenen Kind und den im jeweiligen sozio-kulturellen Umfeld herrschenden Einstellungen zu körperlichen Abweichungen und den Umgangsweisen damit. Insofern kann der Psychoanalytiker und Kinderarzt Donald W. Winicott formulieren, das »Gesicht der Mutter« sei der »Vorläufer des Spiegels«[10]. Später in der Entwicklung werden andersgeartete Sozial- und Kommunikationsformen an dessen Stelle treten: verschiedene Peer Groups, Freunde, Partner, Arbeitskollegen. Und in Zeiten, in denen die medialen Netzwerke in der sozialen Interaktion auch schon bei Kindern einen immer größeren Raum einnehmen, ist das ›Hänseln‹, ohnehin ein Euphemismus, längst durch handfestes Mobbing abgelöst worden.

7 Ozgur et al., Emotional and psychological impact of delayed craniosynostosis repair (2006).

8 Z. B. Lefebvre et al., A psychiatric profile (1986) oder unterschiedliche Bewertungen zwischen Eltern und Kindern, wie im Falle von LKGS-Spalten, z. B. Turner et al., Psychological outcomes (1997).

9 Vgl. Leuzinger-Bohleber, *Frühe Kindheit als Schicksal?* (2009) und Lemche, *Emotion und frühe Interaktion* (2014).

10 Winnicott, Die Spiegelfunktion von Mutter und Familie (1997), S. 128.

Fragen der Selbst- und Fremdwahrnehmung, auf die eine psychosoziale Indikation zielt, müssen demnach in mehrfacher Hinsicht differenziert werden: nicht nur hinsichtlich der Art der Anomalie und des Alters, sondern auch hinsichtlich ihrer Auswirkungen in verschiedenen Konstellationen sozialer Interaktion, im Hinblick auf die jeweils kulturell herrschenden Normen und Vorstellungen von ›Normalität‹ und schließlich mit Blick auf verschiedene psychische Strategien der Bewältigung.

Um etwa die individuell extrem unterschiedlichen Reaktionen der Eltern und betroffenen Kinder mit angeborenen Anomalien zu verstehen, ist es hilfreich, diejenigen »Techniken der Bewältigung beschädigter Identität« zu studieren, die der Soziologe Erwing Goffman in seinem Buch *Stigma* (1963) diskutiert. Vor dem Hintergrund eines Wechselverhältnisses der Konzepte des ›Stigmas‹ und des ›Normalen‹ geht Goffman davon aus, »daß die Rolle ›normal‹ und die Rolle ›stigmatisiert‹ Teile des gleichen Komplexes sind, Zuschnitte des gleichen Standardstoffes.« Daraus folgt, »daß Stigma-Management ein allgemeiner Bestandteil von Gesellschaft ist, ein Prozeß, der auftritt, wo immer es Identitätsnormen gibt«.[11] Insofern entsprechen die von ihm beschriebenen, sehr unterschiedlichen Antworten einer stigmatisierten Person auf ihre Situation auch denjenigen Umgangsweisen mit eigenen Defiziten bzw. Eigenschaften, die man als Makel bewertet, wie sie aus der Psychoanalyse bekannt sind. So beschreibt Goffman – neben der chirurgischen Behandlung einer physischen Deformation (S. 18) – beispielsweise den Versuch des Betroffenen zur »indirekten Korrektur« durch die »private Anstrengung der Meisterung von Tätigkeitsbereichen«, von denen man annimmt, »daß sie für jemanden mit seiner Unzulänglichkeit aus akzidentiellen und physischen Gründen verschlossen sind« (S. 19); oder umgekehrt die Neigung, das Stigma »für ›sekundäre Gewinne‹ zu benutzen, als Entschuldigung für Mißerfolg, der ihm aus anderen Gründen wiederfahren ist« (S. 20); oder aber im Gegenteil eine Haltung, »die Schicksalsprüfungen, die er erlitt, als Glück im Unglück« zu sehen, wodurch es möglich wird, die »Grenzen des Normalen neu zu sehen« (S. 20); aber auch die antizipatorische Reaktion »durch defensives Sichverkriechen« (S. 27). Und Goffman beleuchtet die generelle Unsicherheit eines Stigmatisierten in für ihn neuen sozialen Situationen, das heißt »das Gefühl, nicht zu wissen, was die anderen Anwesenden ›wirklich‹ über ihn denken«, weil »das gewöhnliche Interpretationsschema für alltägliche Kontakte mit ihm untergraben ist« (S. 24).

Wenn man den Ergebnissen der experimentellen Neuropsychologie Glauben schenken darf, scheint es sich beim Gegenüber genau umgekehrt zu verhalten. Bereits eine Zehntelsekunde genüge, so die *First Impression*-These, damit wir andere anhand ihrer Erscheinung einschätzen und ihnen bestimmte Charakteristika zuschreiben. In einem einschlägigen Paper über Experimente, in denen Personen im Hinblick auf fünf Eigenschaften (attraktiv, sympathisch, glaubwürdig, kompetent, aggressiv) beurteilt werden sollten, heißt es:

> Our findings suggest that as minimal an exposure as 100 ms is sufficient for people to make a specific trait inference from a stranger's face. For all five traits, judgements made after 100-ms exposure to a face were highly correlated with judgements made in the absence of time contraints. In fact additional exposure time did not increase these correlations.[12]

11 Goffman, *Stigma* (1967), S. 160 f. Die im Text folgenden Seitenzahlen beziehen sich auf diese Ausgabe.

12 Willis/Todorov, First Impressions (2006). Todorov hat seine hier vertretene These im Folgenden etwas relativiert, vgl. Olivola/Todorov, Fooled by first impression? (2010).

Diese von Alexander Todorov vertretene These – es handelt sich um ein neurowissenschaftliches Remake des älteren Paradigmas der Eindrucksbildung (*impression formation*) des Gestaltpsychologen Solomon Asch[13] – wird mit einer direkten neuronalen Verbindung zwischen Wahrnehmung und Amygdala erklärt, die den längeren Weg zum Neo-Cortex gleichsam umgehe. Daraus leitet der Psychologe Daniel Goleman das Konzept eines »cognitive unconscious« ab, als Bestandteil seiner Theorie *Emotionaler Intelligenz*: »Thus the amygdala can trigger an emotional response before the cortical centers have fully understood what is happening.« Wenn Goleman daraus folgert, »our emotions have a mind of their own«[14], so lässt sich daraus umgekehrt ebenso folgern, dass der Einsatz der Vernunft mit Hilfe des Neocortex es uns ermöglicht, erste Eindrücke zu korrigieren oder auch zu bearbeiten (> VI).

Zuvor aber gilt es, die experimentellen Voraussetzungen von Todorovs *First Impression*-These zu bedenken, denn Gegenstand des ›ersten Eindrucks‹ der Probanden waren im zugrundeliegenden Experiment Photographien männlicher und weiblicher Personen: zweidimensionale statische Bilder. Dagegen gewinnen wir unseren ersten Eindruck einer Person in Echtzeit aber durch ein Zusammenspiel sehr vieler Elemente, wie Aussehen, Auftreten, Sprache, Gestik und bewegtes Mienenspiel. Angesichts der genannten Versuchsanordnung ist es höchst bedenklich, wie umstandslos solche, unter Laborbedingungen gewonnenen Thesen in die öffentlichen Medien wandern und dort als gesicherte Erkenntnis verkauft werden – mit Titeln wie etwa »Der erste Eindruck bleibt – weil er stimmt«[15]. Wichtiger und sinnvoller wäre es, die Unterschiede in den Reaktionen zu befragen, auf die Menschen mit körperlichen Anomalien in verschiedenen Situationen stoßen. Das Problem, das sich in der *First Impression*-These nämlich tatsächlich verbirgt, betrifft die Phänomene von Anonymität und Öffentlichkeit, das heißt die unwillkürliche emotionale Reaktion auf körperliche Anomalien in *unpersönlichen* Begegnungen.

Im Gegensatz dazu ist bekannt, dass Befangenheit und negative Empfindungen, wie etwa Unbehagen, im persönlichen Umgang, durch Nähe und Vertrautheit schwinden, was u.a. bei Erwing Goffman erörtert wird. Denn Empathie ist Teil eines intersubjektiven Resonanzmechanismus, der in der persönlichen Interaktion entsteht.[16] Hier aber stoßen empirisch-statistische Untersuchungen an ihre methodischen Grenzen. Wenn nämlich einmal sozialwissenschaftliche Studien, in denen die Reaktionen auf sichtbare Entstellungen thematisiert werden, diese im Hinblick auf das jeweilige sozio-kulturelle Umfeld systematisch unterscheiden, dann führen die methodischen Grenzen der Erhebung dazu, dass in diesen Studien andererseits die Gruppe der Betroffenen wenig differenziert ist. So bezieht sich beispielsweise ein Paper von Nicola Rumsey und Diana Harcourt, in dem die Haltungen von Müttern, der Familie, Partnern und die Berufschancen je spezifisch erörtert werden, auf ein sehr allgemeines Phänomen von »visible difference«.

Diese recht pauschale Zusammenfassung von diversen Arten der Entstellung geht dabei dem Vorschlag zu einer neuen Sprachregelung einher. Erwachsen aus dem richtigen und wichtigen Motiv, die Betroffenen vor einer diskriminierenden Terminologie zu bewahren, hat die vorgeschlagene Bezeichnung jedoch eine entdifferenzierende Wirkung. Das Paper

13 Asch, Forming impressions of personality (1946).
14 Goleman, *Emotional Intelligence* (1996), S. 19.
15 So der Titel eines Artikels von Fanny Jimenez in *Die Welt*, 17.1.2014.
16 Lux/Weigel, *Empathy* (2017).

widmet sich denen, »who have a visible difference that sets them apart from the norm, and which may lead to them being a focus of unwanted attention«, und schlägt vor, den Begriff der Entstellung (*disfigurement*) durch »*difference*« zu ersetzen.[17] Da »being different« zu den von Jugendlichen häufig als erstrebenswert betrachteten Charakteristika gehört, sie dabei aber zumeist eher Lifestyle-Aspekte im Blick haben, ist eine solche Sprachregelung im Effekt ähnlich verharmlosend wie die Rede vom ›Hänseln‹. Zudem ist sie für Untersuchungskontexte ungeeignet, da es hier um Präzision und Differenzierung gehen muss. Denn es macht – auch für die Betroffenen – einen Unterschied, ob sie als »anders« wahrgenommen werden, ob sie mit einer durch einen Unfall oder Tumor verursachten Entstellung, mit Verbrennungen oder Hautanomalien (wie Vitiligo)[18] leben müssen oder ob sie eine deutlich unförmige Kopfgestalt haben. Letztere gehört bisher leider nicht zu jenen Anomalien, die unter der Frage abweichender und normativer Körperbilder in den *Appearance*-Studies diskutiert werden.

Der Kopf aber hat seine ganz eigene Bedeutung; er wird beispielsweise »als Kürzel des ganzen Körpers«[19] betrachtet und als pars pro toto der Persönlichkeit wahrgenommen.

2. Norm und Abweichung – vom Verschwinden des Körpers in der ›kulturellen Konstruktion‹

Die Befangenheit im Umgang mit Menschen, deren Erscheinung sichtlich vom Üblichen abweicht, schlägt sich auch in der Sprache nieder (> VI–VIII). Insofern ist das Ringen um eine angemessene, nicht verletzende Sprache, die dennoch nicht so tut, »als sei nichts«, immer Teil der Auseinandersetzung mit dem Phänomen. Bei allen Sprachregelungen aber ist stets, mehr oder weniger sichtbar, ein Gegenpart im Spiel. Während sich die Bezeichnung »visible difference« auf das Konzept der *Norm* bezieht (»a visible difference that sets them apart from the norm«), bezieht sich der von uns vorgeschlagene Begriff der ›Anomalie‹ auf das *Normale*. Dieser Unterschied ist bedeutsam, zudem bleibt der Bezug zur Norm in der Rede von ›sichtbarer Differenz‹ oder in der Formel »being different« tendenziell unkenntlich, während er in der Anomalie sichtbar ist. Wie in der Einleitung bereits erwähnt (> I), wird *Anomalie* hier mit Canguilhem als *deskriptiver* Terminus verstanden im Gegensatz zu *anormal*, einem wertenden, *normativen* Begriff; ersteres betrifft die Beobachtung einer Abweichung, letzteres die Feststellung, dass etwas anders ist, als es sein sollte. Das ist ein feiner, aber bedeutsamer Unterschied, dem die Anerkennung einer bestehenden Abweichung zugrunde liegt, ohne den betreffenden Menschen damit abzuwerten – wohl wissend, dass man die Referenz auf das ›Normale‹ nicht los werden wird: »Normal im gebräuchlichen Wortsinn ist das, was für die Mehrzahl der Vertreter einer bestimmten Gattung zutrifft oder was den Durchschnitt bzw. die Maßeinheit eines messbaren Merkmals ausmacht.« Insofern ist dem Begriff des ›Normalen‹, so Canguilhem, eine unhintergehbare Zweideutigkeit eingeschrieben; denn er bezeichnet eine Tatsache und zugleich einen Wert.[20] Etymologisch hat Anomalie zwar eine andere Ableitung als normal; während letzteres von lat. *norma (*Winkelmaß) kommt, stammt Anomalie von gr.

17 Rumsey/Harcourt, Body image and disfigurement (2004), S. 83f.
18 Beispiele der einbezogenen »disfigurements« in ebenda, S. 85.
19 Baltrusaitis, Tierphysiognomik der Menschenseele (1989).
20 Canguilhem, *Das Normale und das Pathologische* (2013), S. 125.

ἀνωμαλία, *anomalia* (Ungleichheit, Unebenheit, die Negation von *omalos*, gleichmäßig, eben); insofern ist der Begriff Anomalie für Phänomene der Gestalt bzw. Form ohnehin besser geeignet. Dennoch ist es im Sprachgebrauch zu einer Verknüpfung von Anomalie und anormal gekommen, die sich daraus erklärt, dass zu anormal kein Substantiv existiert und zu Anomalie kein Adjektiv.[21] Dennoch ist mit Michel Foucault festzuhalten: »Primär und fundamental an der disziplinierenden Normalisierung ist nicht das Normale oder das Anormale, sondern die Norm«[22] (> IV,4; VIII,2–4; X).

Im kulturwissenschaftlichen Körperdiskurs spielen Norm und Normalität eine zentrale Rolle;[23] sie stehen gleichsam im Fadenkreuz kulturwissenschaftlicher Kritik. Insbesondere viele Beiträge der *Disability-Studies* richten ihre Kritik auf die diskriminierende, nicht selten vernichtende Funktion von Konzepten wie Norm, Normalität, Durchschnitt, Ideal und auf das Bild vom perfekten Menschen,[24] die zum ideologischen Rüstzeug totalitärer oder nationalistischer Herrschaft gehören.[25] Allerdings schießt die Kritik dabei nicht selten über ihr Ziel hinaus, wenn sie davon ausgeht, der Körper sei ›kulturell konstruiert‹ und mit dieser Formel die Position des Körpers an der Schwelle von Natur und Kultur verfehlt. So markiert der Schmerz beispielsweise eine »Grenze der Kultur«[26], weil aber bestimmte Werte körpereigener Stoffe im lebenden Organismus nicht unter-/überschritten werden dürfen, haben Normen in physiologischen Prozessen eine gänzlich andere Funktion als im kulturellen Diskurs. Deshalb weist Canguilhem daraufhin, dass »das Leben letztlich eine normative Aktivität ist«, und dass man insofern von einer ›biologischen Normativität‹[27] ausgehen muss. Zu dieser gehört auch, dass die Schädelnähte bei der Geburt nicht verschlossen sind, Schädel und Hirn in der Entwicklung gleichmäßig wachsen und wenn dies nicht der Fall ist, eine Anomalie vorliegt, die an der dadurch bedingten anormalen, vom Üblichen abweichenden Kopfform erkannt wird.

Wenn jedoch kulturwissenschaftliche Körperdiskurse Normen per se und in jedem Bereich als vollständig kulturell konstruiert interpretieren und damit von der Existenz physiologischer Normalität absehen, droht der individuelle, konkrete Körper tendenziell aus dem Blick zu geraten. Am extremsten ist das in dem theoretischen Diskurs der Fall, der sich selbst als »neue Disability Studies« tituliert. Diese »sehen Behinderung eher als ein Repräsentationssystem denn als medizinisches Problem. Sie betrachten Behinderung als eine diskursive Konstruktion und nicht als persönliches Mißgeschick oder körperlichen Defekt«, so Rosemarie Garland-Thompson. Und weiter: »Die neuen Disability Studies nähern sich der Behinderung als einem diskursiven und materiellen kulturellen Artefakt.«[28] Diese ›neuen Disability Studies‹ verstehen sich als gesellschaftserzieherisches Modell. Ihr Ziel geht über das vieler Disability Studien, gegen jede Form der Diskriminierung zu arbeiten, hinaus, denn ihnen geht es um eine Umwertung der Werte, indem ›Behinderung‹

21 Ebenda, S. 132f.

22 Michel Foucault, La Population (Transkript der Vorlesung v. 25.1.1978), S. 12f., zit. nach Lemke, Gouvernementalität (2001), S. 113.

23 Vgl. etwa Sohn/Mehrtens, *Normalität und Abweichung* (1999); Link, *Versuch über den Normalismus* (2006); Nóbik/Pukánszky, *Normalität, Abnormalität und Devianz* (2010).

24 Lutz, *Der (im-)perfekte Mensch* (2003).

25 Häufig allerdings allzu unterschiedslos, so wenn Galton, Bell, Hitler und Freud in eine Traditionslinie geraten wie in Davis, Constructing Normalcy (2006), S. 10.

26 Kuhlmann, Schmerz als Grenze der Kultur (2003).

27 Canguilhem, *Das Normale und das Pathologische* (2013), S. 125.

28 Garland-Thompson, Andere Geschichten (2003), S. 420.

von einer diskriminierenden Bezeichnung in eine positive »Identitätskategorie« umgeschrieben wird, in eine Kategorie, »in die zu gehören man sich gut vorstellen kann«[29]. Wenn es weiter heißt, dass Behinderung als eine analytische Kategorie und eine moralische Fragestellung aufgefasst wird, »die für die Humanwissenschaften zentral ist«[30], dann drängt sich allerdings der Eindruck auf, dass dieser abstrakte theoretische Diskurs, in dem Behinderung zur reinen Metapher wird, eher wissenschaftspolitischen Motiven entspringt, als dass er den Betroffenen helfen könnte. Eltern, deren Kinder mit einer Anomalie zur Welt kommen, wird es wenig nützen zu hören, dass es sich dabei um ein ›Artefakt‹ handelt; und auch die pauschale Marginalisierung der medizinischen Aspekte ist bedenklich, käme es doch eher darauf an, dass Kultur- und Sozialwissenschaftler mit Medizinern gemeinsam an der Verbesserung der konkreten Behandlung, Betreuung und Interaktion arbeiten. An der Situation von Kindern, die aufgrund einer nicht-syndromalen CS mit einer Fehlbildung des Schädels geboren werden, geht diese Debatte ohnehin vorbei, da es sich bei ihnen nicht um Behinderte handelt; es sind vollständige gesunde Kinder, bei denen die Anomalie lediglich die Kopf*form* betrifft.

Vermittelt über Fragen der Form, Körpergestalt und Ästhetik wirft dieser neue Disability-Diskurs aber dennoch seinen Schatten auf die formgebende Arbeit chirurgischer Eingriffe. So wurde auf der Grundlage der Disability Studies jüngst eine »Ästhetik der Behinderung« entworfen, die es unternimmt, auf dem Umweg über Kunstwerke »Behinderung als eigenständigen ästhetischen Wert«[31] aufzufassen. Ausgehend von der Tatsache, dass in der Kunst sehr häufig »verletzte, beschädigte oder behinderte Körper oder die plastischen Folgen von Kriegen, Krankheiten oder Unfällen« präsentiert werden, konstatiert Tobin Siebers, es sei oft die »Anwesenheit einer Form von Behinderung, was der Schönheit eines Kunstwerks Dauer verleiht«, um dann jede Abweichung von ästhetischer Symmetrie mit ›Behinderung‹ gleichzusetzten.[32] Als Belege dieser ›Ästhetik der Behinderung‹ dienen ihm kunsthistorisch äußerst disparate Phänomene: einerseits die fehlenden Arme der Venus von Milo, die, so Siebers, gerade dadurch zur Ikone menschlicher Schönheit geworden sei, andererseits Beispiele aus der Moderne und aus der Gegenwartskunst, wie etwa Werke von Jake und Dinos Chapman oder etwa der gespaltene Kürbis-Schädel in Paul McCarthys *Hollywood Halloween* (1977). Mit der Brille einer Gleichsetzung unterschiedlichster Phänomene – Überlieferungsschäden an einzelnen Kunstwerken, Kriegsversehrte als Motiv, die Dekomposition naturalistischer Körper in der Moderne etc. – entgeht dem Autor zum Beispiel, dass McCarthys Fotos, die ihn (mit einer Maske) mit gespaltenem Schädel zeigen, das christliche Motiv des Petrus Martyr zitieren, so wie McCarthys Körperperformances generell von der tradierten Ikonographie der Passion profitieren. Damit steht *Hollywood Halloween* in der Tradition einer Dialektik von Heroisierung und Schrecken, wie sie auch in der Folge des Ersten Weltkriegs, zusammen mit dem Auftritt versehrter Körper in der Malerei, auf den Plan trat. Denn während die Künstler damals wesentlich dazu beitrugen, das Bild der sogenannten Kriegskrüppel im öffentlichen Bewusstsein zu verankern und es zur Ikone der Antikriegskampagne zu machen, verschwanden deren Köpfe bald »aus dem

29 Ebenda, S. 419.
30 Ebenda, S. 420.
31 Siebers, *Zerbrochene Schönheit* (2009), S. 8, 11.
32 Ebenda, S. 9.

öffentlichen Bildersaal«[33]. Wenn ein Vorwärts-Artikel die Bilder der Kriegsversehrten 1920 als »Denkmäler des Schreckens«[34] bezeichnet, ist das symptomatisch für einen moralischen Diskurs, in dem jede Art körperlicher Entstellung in einer Ambivalenz von Ausgrenzung und Nobilitierung gefangen bleibt.

3. Das ›Facial width syndrom‹ in Labor und Operationssaal – von der normativen Kraft biowissenschaftlicher Physiognomik

Solchen kulturwissenschaftlichen Metaphorisierungen, die zusammen mit dem konkreten Körper die Auseinandersetzung mit den medizinischen, plastisch-chirurgischen und sozialpsychologischen Aspekten ausblenden oder auch moralisch diskreditieren, stehen als anderes Extrem fundamentalistische biologische Deutungen gegenüber, in denen das alte physiognomische Phantasma wiederkehrt, die Idee, den Menschen säße ihr Charakter in den Knochen, nur dass dies jetzt mit neuropsychologischen und evolutionstheoretischen Erklärungen untermauert wird. Wenn einzelne physische Maße als Resultat einer evolutionsgeschichtlichen Selektion bestimmter genetisch überlegener – ethisch negativ oder positiv bewerteter – Charakteristika oder Verhaltensweise interpretiert werden, kippen Studien, denen biologische Normen zugrunde liegen, in einen normativen moralischen Diskurs um – wie dies in nicht wenigen Beiträgen aus der Evolutions- und Neuropsychologie gegenwärtig zu beobachten ist oder auch im Entwurf einer »Evolutionären Psychologie der Schönheit«[35]. In beiden Modellen steht die Gestalt des Kopfes bzw. Gesichtsschädels im Zentrum, genauer dessen Breite und Höhe. So wurde in mehreren Artikeln psychologischer Fachzeitschriften jüngst die *Facial width-to-height-ratio* (facial WHR, das Verhältnis der Breite des Gesichts zu dessen Höhe) mit aggressivem bzw. unethischem Verhalten verknüpft. Eine hohe *ratio,* das heißt ein breiteres Gesicht, wird darin als Zeichen für Aggression bewertet.

Der Artikel einer Autorengruppe aus Psychologie und Neurowissenschaft (2009) berichtet zum Beispiel von Experimenten, in denen Probanden die Aggressivität von Personen anhand von deren Fotos einschätzen sollten (eine ähnliche Versuchsanordnung wie beim ›First Impression‹-Experiment), um diese Urteile dann mit der vermessenen facial WHR der fotografierten Personen (der »stimulus faces«) zu korrelieren. Das Ergebnis wird dann nicht nur dahingehend gedeutet, dass die Probanden den Fotografierten ihre weniger oder stärker ausgeprägte Aggressionsneigung von deren Gesichtsbreite ablesen konnten. Insoweit geht die Beobachtung mit physiognomischen Deutungsmustern konform, die offenbar tief in unser kulturelles Unbewusstes eingeschrieben sind. Sondern darüber hinaus behaupten die Autoren, dass eine solche Aggressivität bei den gezeigten männlichen Personen tatsächlich vorhanden sei, wofür sie als Beleg auf einen ihrer vorherigen Versuche verweisen. Darin wurden Probanden in einem spieltheoretischen Experiment in ein Spiel um Punkte versetzt, wobei die Häufigkeit, mit der ein Spieler

33 Hagner, Verwundete Gesichter, verletzte Gehirne (2000), S. 84.

34 »Warum versteckt man diese Denkmäler des Schreckens? Man sollte sie in der Siegesallee vor der ruhmreichen Ahnengalerie Wilhelms aufstellen« (Kuttner: Vergessen! Die Kriegszermalmten in Berliner Lazaretten. In: Vorwärts, 9.9.1920, zit nach Hagner, Verwundete Gesichter, verletzte Gehirne (2000), S. 84).

35 Vgl. die Theorie des Evolutionsbiologen Karl Grammer, Was Gesichter sagen (2007).

denjenigen von drei Knöpfen betätigt, mit dem man von einem fiktiven Gegner Punkte stehlen kann, den Maßstab seiner Aggression angibt, der dann wiederum mit seiner facial WHR korreliert wird: »Facial WHR was correlated with actual aggression in men (r = .38), but not women. A similar finding was obtained in elite male hockey players when aggression was defined as the number of penalty minutes per game.«[36] Daraus wird geschlossen, wie im Titel des Artikels bereits verkündet wird, dass ein breiteres Gesicht bei Männern ein »zuverlässiges Zeichen aggressiven Verhaltens« sei. Ein anderer Artikel von Vertretern der evolutionären Psychologie (2011) geht noch weiter, wenn er nicht nur konstatiert, dass ein breiteres Gesicht bei Männern unethisches Verhalten prognostiziert. Die Autoren argumentieren darüber hinaus, dass diese Verknüpfung das Ergebnis »evolutionärer Kräfte« sei; und sie nehmen für sich in Anspruch, damit einen »genetically determined physical predictor« entdeckt zu haben.[37] Wenn man dieser Schlussfolgerung folgen wollte, würde das bedeuten, dass Jungen mit einem breiten Gesicht mit einer Anlage zu unethischem Verhalten geboren werden. In dem Experiment, das auch in diesem Fall spieltheoretisch angelegt ist, wird unethisches Verhalten daran gemessen, ob die Probanden ihren Partner in Verhandlungen, in denen sie die Rolle eines Käufers oder Verkäufers einnehmen, täuschen bzw. betrügen.

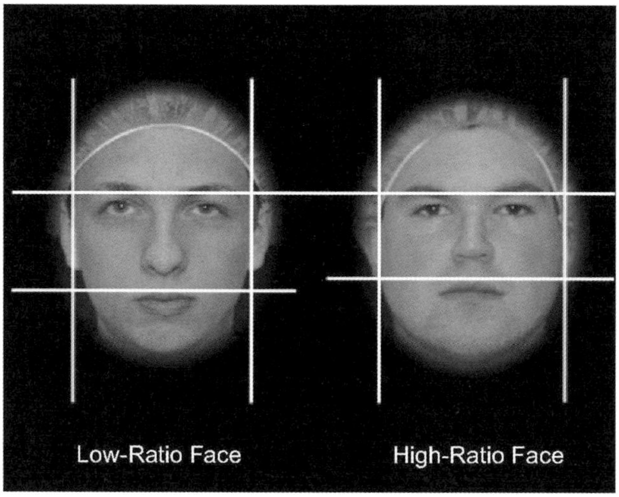

Abb. 1: Facial width-to-high-ratio als Indikator von Aggression im Labor.

Bei diesen Experimenten springt wiederum eine bemerkenswerte Diskrepanz zwischen den experimentellen Voraussetzungen und den sehr weitreichenden anthropologischen Folgerungen ins Auge. Abgesehen davon, dass es in erkenntnistheoretischer Hinsicht generell sehr zweifelhaft ist, ob Menschen sich im Leben so verhalten, wie in einer doppelten Als-Ob-Konstellation (Labor-Situation, Spiel), ist auch die Versuchsanordnung im engeren Sinne problematisch. So sind etwa die für das Experiment standardisiert aufbereiteten

36 Carré/McCormick/Mondloch, Facial Structure Is a Reliable Cue of Aggressive Behavior (2009), S. 1194.

37 Haselhuhn/Wong, Bad to the bone (2011), S. 5.

2D-Fotographien (abgeschnittener Hals, wegretuschierte Haare) kaum geeignet, um die tatsächliche Kopfgestalt der betreffenden Person zu erkennen.[38] Und sie sind vollends ungeeignet, einen Eindruck von der Persönlichkeit eines fremden Menschen zu gewinnen. Bei den Spielen sind die jeweiligen Regeln zudem bereits sichtlich auf die Ergebnisse hin ausgerichtet. So ist die Erfolgschance in dem Verkaufsspiel geradezu auf Täuschung angelegt, da die Verkäufer ihr Gut nur unter der Bedingung hergeben sollen, dass es nicht kommerziell genutzt wird, während den Käufern gesagt wird, dass sie das erworbene Gut in jedem Fall kommerziell nutzen werden. Im Punktespiel kommt dagegen genau jener Spiel- und Gewinntrieb zum Zuge, den man schon im Kinderspiel lernt. Wäre das Streben im Spiel, um des Gewinnes willen dem anderen um seinen Vorteil zu bringen, ein negativer Charakterzug, dann müsste man schleunigst sämtliche Mensch-ärger-dich-nicht-Spiele aus allen Kinderzimmern verbannen. Und was das Beispiel der »elite male hockey players« betrifft, so finden die immer stärker kommerzialisierten Mannschaftssportarten heute generell in aufgeheizter Affektlage statt, die von den Sportlern einen aggressiven Stil erwartet. Trotz allem beanspruchen die Autoren, mit ihren Laborversuchen einen Beitrag zur »evolutionary basis of moral behaviour« und zu den »behavioural correlates of the facial WHR«[39] zu leisten. Dagegen geht es in der »evolutionären Psychologie der Schönheit« weniger um moralisches Verhalten als um Attraktivität (> X,1). Dieser Ansatz präsentiert sich als ein vollständig geschlossenes biologisches System, in dem Merkmale wie Stirnhöhe und Kinnbreite als im Fötus bereits determinierte Attraktivitätskriterien betrachtet werden. Und die These, dass diese Merkmale sich über den Mechanismus der ›sexual selection‹ im Evolutionsprozess durchgesetzt haben, wird beispielsweise mithilfe von Hormonmarkierungen auf graphischen Schemata von mehr oder weniger ›attraktiven‹ Gesichtern begründet.

Die genannten Beiträge sind allerdings nur Beispiele für einen einflussreichen Trend in der experimentellen Forschung, der auf ein biowissenschaftliches Revival alter, zuvor als überholt bewerteter physiognomischer Codes hinausläuft. Insofern lässt sich eine umfassende Wiederbelebung der Annahme beobachten, man könne den Menschen Persönlichkeit, Charakter (und Gefühle[40]) vom Kopf und Gesicht ablesen. In der sozialen Wirklichkeit zeitigen solche Deutungsmuster ihre deutliche, teils fatale Wirkung. So wird in der Fachliteratur zur plastischen Chirurgie etwa das Phänomen eines »Facial width deformity syndrom (FWD)« beobachtet. In einem entsprechenden Artikel geht es um Patienten, die – obwohl die konsultierten Chirurgen keine Auffälligkeit entdecken können und deshalb von einer »perceived deformity« sprechen[41] – ihr Aussehen als anormal empfinden und darüber klagen, dass die Gestalt ihres Gesichts und Kopfes beispielsweise zu stark/zu wenig männlich, zu aggressiv oder brutal, zu weich oder zu wenig feminin sei.[42] Weil in solchen Fälle das psychische Leiden und die Fixierung auf

38 Zur detaillierten Kritik der für das Experiment zugerichteten Fotos vgl. Kramer/Jones/Ward, A Lack of Sexual Dimorphism (2012).

39 Haselhuhn/Wong, Bad to the bone (2011), S. 4.

40 Dieser Aspekt, der hier nicht erörtert wird, betrifft die Codierung der Mimik in Konzepten des ›Facial Action Coding System‹ oder ›Affective Computing‹; vgl. Weigel, *Grammatologie der Bilder* (2015), S. 87–99.

41 Edgerton, Patients Seeking (1990).

42 Aufgrund der geschlechtsspezifischen Konnotation der Gesichts-/Kopfbreite spielt dieser Aspekt für transgender-Patienten eine besondere Rolle. Vgl. etwa Shams et al., Case Report: Feminizing the Male Face (2009) und Ainsworth/Spiegel, Quality of life of individual (2010)

die empfundene Deformation ein schwer zu entwirrendes Syndrom bilden, wurden in den berichteten Fällen medizinische Psychotherapeuten in die langwierigen Gespräche einbezogen, die einem möglichen chirurgischen Eingriff voraus- und einhergingen.[43]

Da die Grenze zwischen »perceived deformities« und den Normalfällen plastisch-ästhetischer Chirurgie schwer zu definieren ist (> IV), ist eine solch aufwändige therapeutische Begleitung nicht die Regel. An deren Stelle tritt sehr häufig eine psychische Indikation, wenn Patienten ihr Gesicht etwa als zu aggressiv empfinden. Ein solcher Fall ist unter dem sprechenden Namen *Minotaur Syndrom* in die Literatur eingegangen.[44] Unter diesem Titel berichtet Paolo Morselli von der Möglichkeit »of recontouring the face by working on the skeleton with the sole purpose of softening the facial appearance and changing a threatening face into an unoffensive face according to common peoples' judgement«[45]. Dieser Fall ist in seiner Indikation paradigmatisch für viele Artikel zur ästhetisch-plastischen Chirurgie. So heißt es, dass das Äußere des Patienten ihn aggressiv erscheinen ließ, während er von Natur aus sanftmütig sei, weshalb der Eingriff darauf zielt, »to reduce the *discrepancy* between his *true personality* and the aggressiv facial morphology that he projected to *those around him*«[46]. Ziel des Eingriffs sei es, seine faziale Erscheinung abzumildern und ein ästhetischeres und ausgeglicheneres Gesichtsprofil zu erreichen, das im Urteil der Leute nicht anstößig ist. Dieser Fall und seine Darstellung durch den Chirurgen stellen sich wie das lebende Gegenstück zu den experimentellen Studien zur ›facial FWR‹ dar; Operationsaal und Labor sind wie die zwei Seiten einer Medaille, einer normativen Physiognomik. Indem darin tradierte Vorurteile aus der Wissenschaftsgeschichte wiederkehren, belastet das Phantasma, dass den Menschen ihr Charakter in den Knochen steckte und man ihnen ihren Charakter vom Gesicht ablesen könne, die Diskussion über die Frage einer normalen Kopfgestalt, die sich für die Kinder, die mit einer CS-bedingten Fehlbildung geboren werden, spätestens im Operationssaal stellt.

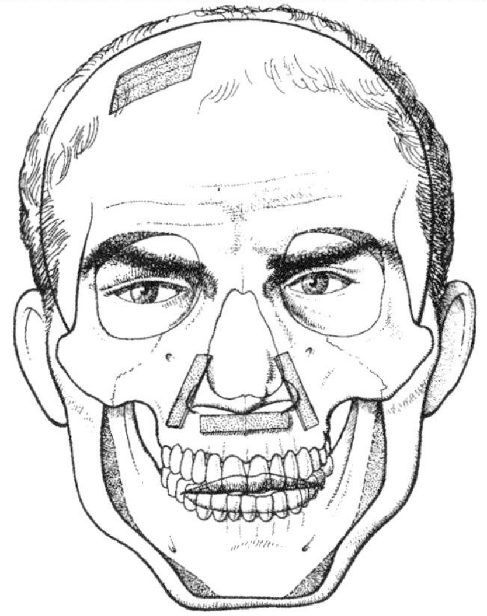

Abb. 2: Schema des chirurgischen Eingriffs (Minotaurus Syndrom, 1993).

43 Edgerton et al., Patients Seeking (1990), S. 61ff.
44 Z. B. in Cole, *Über das Gesicht* (1999), S. 67.
45 Morselli, The Minotaur Syndrom (1993).
46 Ebenda, S. 99; Hvh. S. W.

4. Der Schädel als anthropologisches Symbol

In der Wissensgeschichte des Schädels, die von seiner Faszinationsgeschichte schwer zu trennen ist, steht dieses Körperteil für durchaus unterschiedliche Merkmale des Menschen, sei es für Tod und Sterblichkeit, für graduelle Entwicklungsstadien der Gattungsgeschichte, für einzelne Arten oder gar ›Rassen‹, aber auch für den Geist, den Charakter oder die Wesenszüge einer Person. Dabei macht es einen Unterschied, ob vom Kopf oder vom Schädel die Rede ist. Allerdings hat sich die Differenz zwischen dem ›Schädel‹ als anatomischem Objekt von Forschung und Medizin einerseits und der Rede vom Kopf in der sozialen Kommunikation erst in der Moderne etabliert.

Noch um 1800 sprach man eher vom ›Haupt‹, benutzte also ein älteres Wort, das sprachgeschichtlich durch ›Kopf‹ »immer mehr zurückgedrängt« wurde (Grimm Bd. 11, Sp. 1747); dagegen kannten »die älteren dialekte und verwandten sprachen« das Wort Schädel gar nicht und sprachen stattdessen von Hirnschale (Bd. 14, Sp. 1979). Im *Adelung*, dem *Grammatisch-kritische(n) Wörterbuch der hochdeutschen Mundart* (1793–1801) findet sich für »Kopf« noch der Eintrag: »der gemeiniglich runde oder rundliche oberste Theil eines thierischen Körpers«, während die Bezeichnung »Schädel« im entsprechenden Artikel (wohl fälschlich) von »schad/schäd« abgeleitet wird, etwas, das zu Schaden gekommen ist: »Mit dem Begriffe des hohlen Raumes wird die Hirnschale noch zuweilen, vorzüglich aber im Oberdeutschen, der Schedel genannt, ob es gleich im Hochdeutschen in dieser Bedeutung auch nicht ganz fremd ist.« (Bd. 3, Sp. 1391)[47] Hundert Jahre später, nach einem Jahrhundert, dessen Wissenschaften geradezu vom Schädel besessen waren, hat sich ›Schädel‹ als medizinischer Terminus durchgesetzt. So findet sich im *Brockhaus* von 1911 der Eintrag: »Schädel (Cranĭum), das Skelett des Kopfes, besteht aus dem das Gehirn enthaltenden *Gehirn-S.* oder S. im engern Sinne und dem *Gesichts-S.*« (Bd. 2, S. 611). Und im Eintrag zum umgangssprachlichen Begriff ›Kopf‹ heißt es: »Kopf oder *Haupt* (Caput), der oberste Teil des Körpers der Menschen und der meisten Tiere; der menschliche K. zerfällt in den Schädel (s. d.) und das Gesicht (s. d.)« (Bd. 1, S. 1005). In der Formulierung, dass ersteres den Gehirn-Schädel oder Schädel *im engeren Sinne* bezeichnet, wird die seither bestehende Unsicherheit deutlich, dass mit Schädel häufig der ganze Kopf bezeichnet wird, oft aber auch nur der obere Teil, die Hirnschale bzw. das *Neurocranium*.

Kurzum, die Rede über den Schädel – anstelle von Kopf oder Haupt – signalisiert die Transformation dieses Körperteils in ein *epistemisches Objekt*. »Epistemische Dinge sind die Dinge, denen die Anstrengung des Wissens gilt [...]. Als epistemisch präsentieren sich diese Dinge in einer für sie charakteristischen, irreduziblen Verschwommenheit und Vagheit. [...] Wie die Frage nach dem Ding überhaupt ist die Frage nach dem epistemischen Ding eine eminent historische.«[48] Die Rede vom Schädel signalisiert insofern die Verwissenschaftlichung eines Gebildes, das zuvor einerseits Gegenstand anatomischer Neugier und chirurgisch-handwerklicher Praktiken (> III) war, ein Gegenstand, der als solcher bis in die Antike zurückverfolgt werden kann – wie die Sammlung von Quellen im Band *SchädelBasisWissen II* zeigt – und das andererseits als allegorisches Reflexi-

47 Adelung, *Grammatisch-kritisches Wörterbuch der Hochdeutschen Mundart* (1793–1801).

48 Rheinberger, *Experimentalsysteme und epistemische Dinge* (2001), S. 24–25. Rheinberger schließt in das Konzept des ›epistemischen Dinges‹ neben Objekten auch Strukturen, Reaktionen, Funktionen ein; da es beim Schädel aber um ein Objekt geht, spreche ich vom epistemischen Objekt.

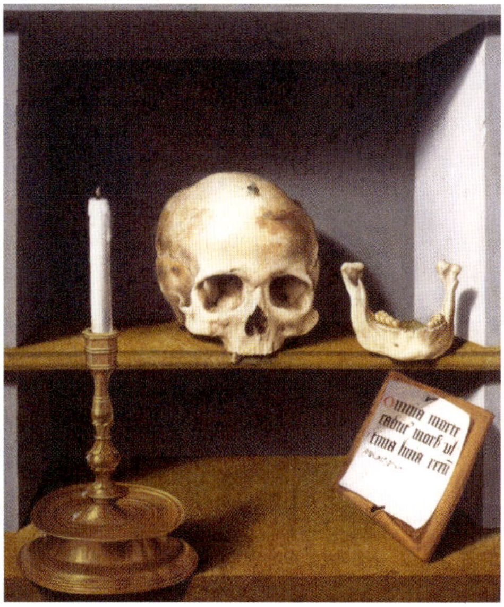

Abb. 3: Barthel Bruyn d. Ä., *Vanitas-Stilleben* (1524).

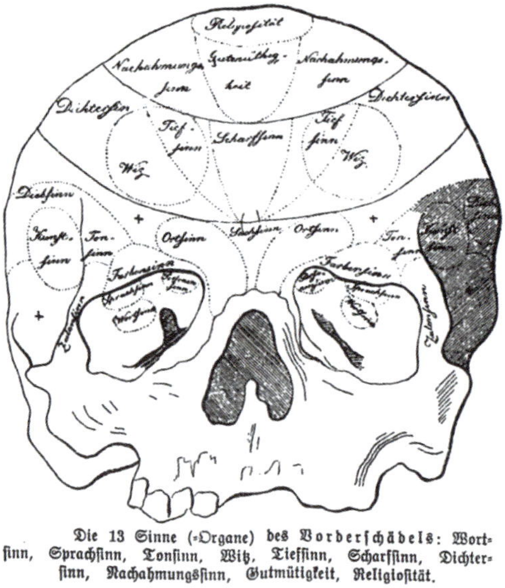

Abb. 4: Franz Joseph Gall, *Die 13 Sinne des Hinter- und Vorderschädels* (1806).

onsobjekt, als Medium menschlicher Selbstreflexion in der Literatur und den Künsten einen prominenten Platz einnahm. Seine Metamorphose zum epistemischen Objekt manifestiert sich am deutlichsten im Wechsel von der Ikonographie der Vanitas-Bilder zur schematischen Darstellung im wissenschaftlichen Diskurs.

In den Vanitas-Bildern der Renaissance und des Barock steht der skelettierte Schädel, manchmal zusammen mit anderen organischen Dingen wie Blumen oder Obst, für die Vergänglichkeit des Lebens und der Schönheit. In der Geste des Zeigefingers, der auf den Totenkopf weist, verdichtet sich das aus dem Mittelalter tradierte *memento mori*-Motiv, die mahnende Erinnerung an die menschliche Sterblichkeit. Im Doppelbildnis von Lebendem und Totenkopf, wie beispielsweise in dem berühmten Gemälde Dürers, wird diese Geste zu einer melancholischen Selbstreflexion. In den Vanitas-Stillleben ist der Totenkopf häufig auf einem Schreibtisch platziert, umgeben von Utensilien eines Gelehrten oder Künstlers – wie Bücher, Schriftrollen und Schreibfeder, wie Globus, Geige oder Flöte und kostbaren Sammelstücken aus der Wunderkammer –, womit der allegorische Schädel in der Malerei ein Denkbild *par excellence* ist. In den wissenschaftlichen Darstellungen wird aus diesem Denkbild ein Bild des Denkens: der Schädel als sichtbarer Stellvertreter des Hirns und als Metapher menschlichen Geistes.

Auf der Schwelle zwischen beiden, dem Vanitas-Denkbild und dem Bild des Geistes, findet sich die berühmte Szene, in der Goethe *Bei Betrachtung von Schillers Schädel* (1826) zu vernehmen bzw. zu sehen ist. Zwar wurde jüngst nachgewiesen, dass derjenige Schädel, der, 21 Jahre nach Schillers Tod aus dem Kassengewölbe geborgen, vorübergehend in Goethes Haus stand, bevor er für einige Zeit in der Großherzoglichen Bibliothek in Weimar ausgestellt und dann in die Fürstengruft verlegt wurde, gar nicht der von Schiller

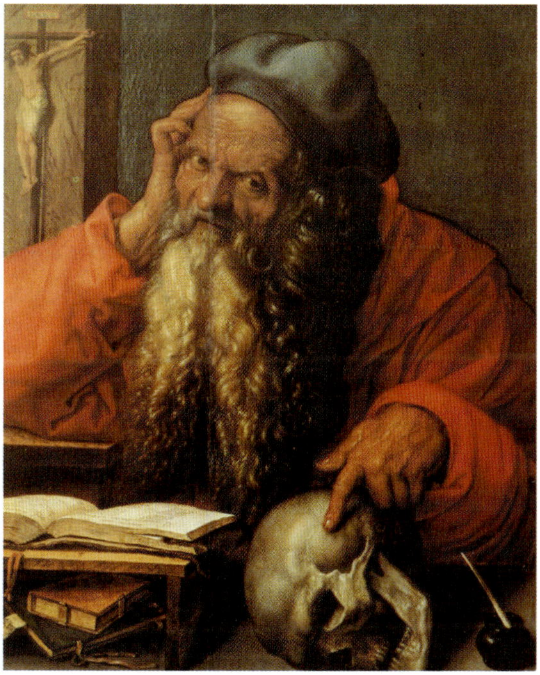

Abb. 5: Albrecht Dürer, *Der heilige Hieronymos* (1521).

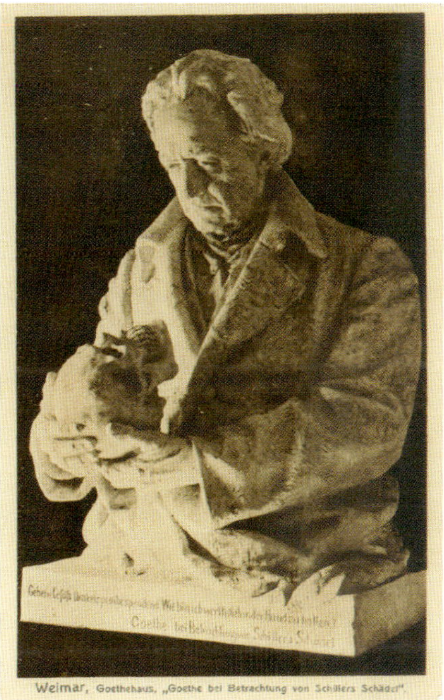

Abb. 6: Gustav Eberlein, *Goethe bei Betrachtung von Schillers Schädel* (1897).

ist.[49] Dennoch hatte Goethes Gedicht damals keinen geringen Anteil an der Nobilitierung des Schädels zum anthropologischen Symbol. Die überlieferten Szenen – der Schädel in der Bibliothek,[50] der Schädel auf dem Schreibtisch des Gelehrten – erscheinen wie eine Verkörperung der Vanitas-Bilder im Leben, wie eine Verlegung der Szene vom Gemälde in die Wirklichkeit. Aus einer Allegorie der Sterblichkeit verwandelt der Schädel sich dabei allerdings umgekehrt in das Symbol einer Überwindung körperlicher Endlichkeit durch den Geist. Denn in Goethes Gedicht offenbaren sich dem Dichter der »heilige Sinn« und die »Gott-Natur« des »geheimen Gefäßes«; die Verse münden in einer Art Sakralisierung dieser »Schale«: »Was kann der Mensch im Leben mehr gewinnen,/ Als daß sich Gott-Natur ihm offenbare?/ Wie sie das Feste läßt zu Geist verrinnen,/ Wie sie das Geisterzeugte fest bewahre.«[51] In diesen Versen sind der Geist und sein Gefäß an die Stelle von Reliquie und Reliquiengefäß getreten. Indem der Schädelknochen als geheimes Gefäß des Geistes konnotiert wird, garantiert er nicht nur den Übergang in die Unsterblichkeit des Genies, sondern bewirkt zugleich seine Aufwertung als ein »Gebild«, welches das Ungreifbare, Immaterielle des Geistes umschließt. Von der ersten dieser Operationen profitiert der Dichter, von letzterer die Wissenschaft. Eine solche nahezu sakrale Aufladung als Gefäß des menschlichen Geistes war es, die der singulären Stellung des Schädels in den Wissenschaften des 19. Jahrhunderts den Boden bereitet hat.[52]

49 Maatsch/Schmälzle, *Schillers Schädel* (2009).
50 Vgl. den Abschnitt »Schädel in der Bibliothek« in Hagner, *Geniale Gehirne* (2004).
51 Goethe, Bei Betrachtung von Schillers Schädel (1988).
52 Vgl. zur kulturgeschichtlichen Dimension dieser Szene auch Weigel, Die Lehre des leeren Grabes (2013).

5. Schädelstätte – der Schädel als epistemisches Objekt

Im Prozess seiner Zurichtung zum epistemischen Objekt seit Ende des 18. Jahrhunderts verbinden sich klassifikatorische und genealogische Betrachtungsweisen.[53] Für die Evolutionstheorie ist der Schädel ein Indikator für die Phylogenese des *Homo Sapiens*; deren Etappen manifestieren sich in der Ausbildung des Schädels bei den Wirbeltieren und in dessen deutlicher Umformung beim Menschen gegenüber dem Affen (Vergrößerung des Hirn- und Gestaltwandel des Gesichtsschädels).[54] Diese Hypothesen der Evolutionsgeschichte entstehen methodisch aus der Kombination zweier Zugangsweisen: zum einen als Rekonstruktion einer sukzessiven Entwicklung einzelner Organe und des einhergehenden Zugewinns ihrer Funktionen, die aus den Unterschieden in der Morphologie, Anatomie und Physiologie der Arten extrapoliert und entlang des ansteigenden Organisationsgrades der Spezies als Abstammungsgeschichte dargestellt werden; zum anderen mithilfe (paläo-)archäologischer Funde, materieller Rudimente, die als Anhaltspunkte für frühere Entwicklungsstadien der Gattung *Homo Sapiens* dienen und auf diese Weise die Lücken im positiven Wissen über die *Große Kette der Wesen*[55] schließen müssen. So heißt es beispielsweise im Bericht über einen Neandertaler-Fund: »Neben einem großflächigen Gesicht und einer abfallenden Stirn fanden die Forscher einen für den modernen Menschen ungewöhnlich großen Backenzahn.«[56] In beiden Zugangsweisen nimmt der Schädel einen prominenten Platz ein; insofern kann der Schädel als Ikone der Evolutionstheorie betrachtet werden.

Die entwicklungsgeschichtliche Perspektive und die der vergleichenden Anatomie sind in der Schädelkunde des 18. und 19. Jahrhunderts entstanden; deren Ideen sind allerdings deutlich von damals herrschenden Vorurteilen über Unterschiede und Hierarchie der Arten überlagert und darüber hinaus kontaminiert durch das Erbe der physiognomischen Charakterkunde, aus deren Sicht die Kopfform als Anzeichen für das seelische und/oder geistige Profil einer Person erscheint.[57] Für diesen Strang des Schädelwissens spielen die bildlichen Darstellungen eine epistemologisch prägende Rolle, zu allererst jenes Bild, in dem sich die Figur einer *scala naturae,* das visuelle Modell der auf Leibniz zurückgehenden Konzeption einer kontinuierlichen Stufenleiter aller Lebewesen,[58] mit den Unterscheidungsmerkmalen von ›Gattungen‹ und ›Arten‹ aus dem Linnéschen *Systema Naturae* (1735) verbindet und in der *scala craniae* mündet. Mit diesem Modell einer aufsteigenden Sequenz von Schädelformen und/oder Schädelgrößen hat die Gestalt des Kopfes als Kriterium für die Stellung eines Individuums oder Kollektivs in der anthropologischen Hierarchie eine enorme Wirkung entfaltet: die *scala craniae* als Matrix für die Verknüpfung von Deszendenz und Vermessung. Denn mit den Merkmalen von Form und Größe (als Indikatoren für Arten, Typen, Rassen o. a.) traten Verfahren der

53 Zur Wechselbeziehung von Genealogie und Klassifikation vgl. Weigel, *Genea-Logik* (2006).

54 »The human head is becoming slightly broader and larger, the skull and facial bones thinner, the physiognomy more lively and expressive.« Marshall, *The Evolution of the Modern Human Face* (1993), S. 40. Vgl. auch Cole, *Über das Gesicht* (1999).

55 Lovejoy, *Die große Kette der Wesen* (2003).

56 »Neandertaler. Forscher haben den ältesten Schädel eines Homo sapiens in Europa untersucht und Ähnlichkeiten mit dem Neandertaler entdeckt«, in: *Focus* H. 3, 15.1.2007.

57 Vgl. dazu Campe/Schneider, *Geschichten der Physiognomik* (1995); Madlener, Ein kabbalistischer Schauplatz (1998).

58 Vgl. Smith, *Nature, Human Nature, and Human Difference* (2015).

Vermessung auf den Plan; und mit ihnen ersetzten quantitative Methoden Parameter der Ähnlichkeit, die noch die ältere Physiognomik geprägt hatten. Die Craniometrie, die sich im 19. Jahrhundert als eine Art universelle Technik in unterschiedlichsten Fächern wie Kunstgeschichte, Anthropologie, Medizin, Physiologie, Psychopathologie und Kriminologie durchsetzte, wurde zu einer buchstäblichen Schädelstätte: ein Ort für die Produktion von Theoremen über verschiedene Menschenarten wie über Norm und Devianz und ein Ort der Etablierung eines pathographischen Blicks.[59] Die Schädelkunde im engeren Sinne begann mit der Wende von der physiognomischen zur phrenologischen Charakterkunde.

Von Charles Le Brun, dem Begründer eines Mimikkatalogs des leidenschaftlichen Mienenspiels, in dem 1668 erstmals einzelne Affekte (*passions*) bestimmten Bewegungen der Gesichtsmuskulatur zugeordnet werden,[60] stammen auch jene physiognomischen Porträts, die am deutlichsten auf dem Prinzip der Ähnlichkeit basieren. Schon Giovanni Battista della Porta hatte in seiner Schrift *De Humana Physiognomia* (1586) Vergleiche zwischen Tieren und menschlichen Eigenschaften hergestellt – ein Mann könne mutig wie ein Löwe, zaghaft wie ein Hase oder keck wie ein Hahn sein – und in Zeichnungen verbildlicht.[61] Im Anschluss an dessen Doppelporträts hat Le Brun zahllose zeichnerische Studien angefertigt. Es handelt sich ebenfalls um Doppelbildnisse von einem Menschenkopf und dem Kopf eines Kamels, Fuchses, Pferdes, einer Eule, Ziege oder Katze, die sich dem vergleichenden Blick präsentieren; doch sind die Entsprechungen zwischen menschlichen Köpfen und Tierköpfen in ihnen gegenüber den Porträts della Portas deutlich zugespitzt. Angesichts dieser Bilder fällt es nicht schwer, ähnliche Proportionen und Züge zwischen Mensch und Tier auszumachen, ist doch in den Zeichnungen die jeweilige Tierphysiognomie dem menschlichen Kopf und Gesicht in suggestiver Weise deutlich eingeschrieben. In Form von Metaphern – wie ›Fuchsgesicht‹, ›Pferdekopf‹ oder ›Kuhaugen‹ – ist diese animalische Physiognomie des Menschen über die Sprache ins kulturelle Gedächtnis eingegangen.

Ein knappes Jahrhundert später tauchen einige solcher tierähnlichen Physiognomien in der seinerzeit einflussreichen *Abhandlung über den Unterschied der Gesichtszüge in Menschen verschiedener Gegenden und verschiedenen Alters* (1792) des holländischen Anatomen Pieter Campers wieder auf. Nun allerdings werden sie nicht mehr im Format eines Doppelbildnisses dargeboten, sondern eingeordnet in eine *scala naturae*. An die Stelle der Ähnlichkeit ist hier die gattungsgeschichtlich aufsteigende Linie getreten, deren Ordnung auf einer Vermessung basiert, dem berühmten *Camperschen Gesichtswinkel*, den er zuvor im Zusammenhang von Studien zum Porträt und zur Schönheit entwickelt hatte. Diesen Winkel vermisst Camper, dessen Schrift sich ausführlich den Fragen der zeichnerischen Darstellung seines Gegenstandes widmet, am gezeichneten Profil eines Skeletts oder Kopfes. Dafür zieht er »eine Horizontallinie längs dem untersten Theile der Nase N und dem Gehörgang C« und eine zweite schräge Linie »längs des Nasenbeins △ zur Stirn T«, die er »Gesichtslinie (Linea facialis)«[62] nennt, wobei der Neigungswinkel dieser Gesichtslinie den Maßstab eines jeden Schädels abgibt. Darüber hinaus dient

59 Vgl. Person, *Der pathographische Blick* (2005).
60 Le Brun, Conférence sur l'expression générale et particulière (1994).
61 Della Porta, *De humana physiognomia* Neapel 1586, S. 22f.; zit. nach Magli, The Face and the Soul (1989).
62 Camper, *Abhandlung über den Unterschied der Gesichtszüge in Menschen* (1792).

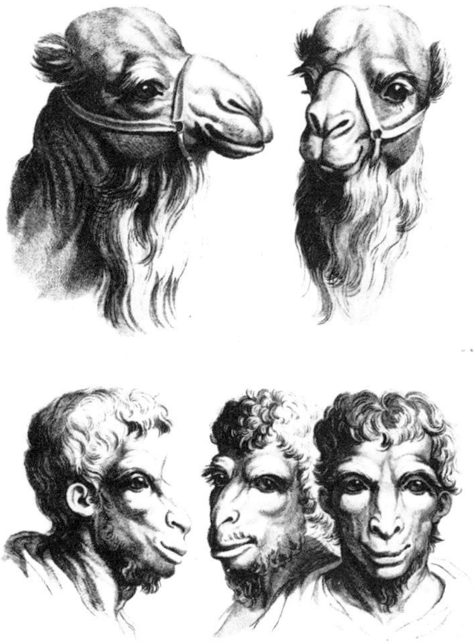

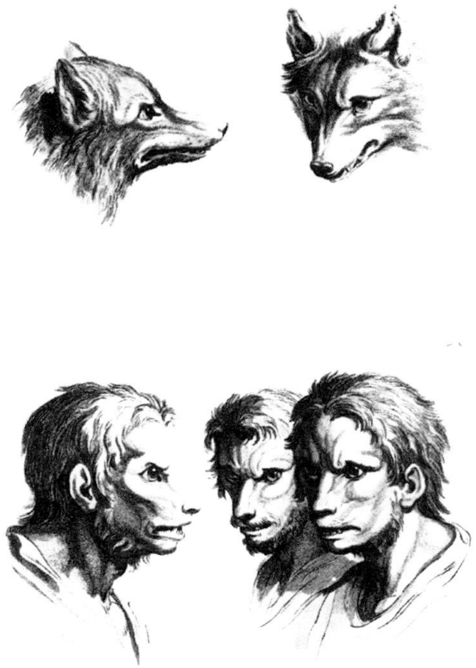

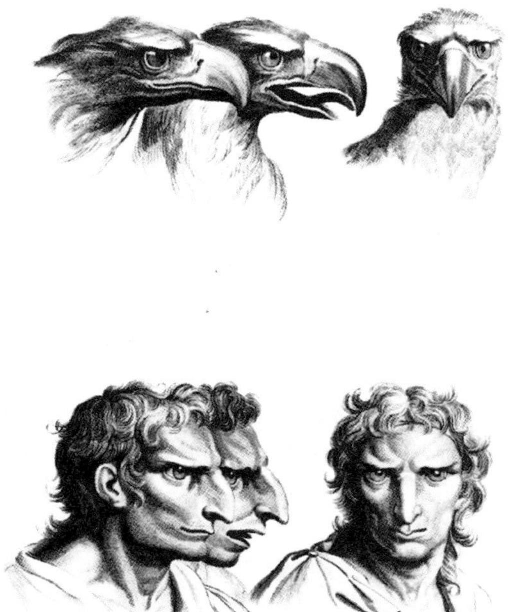

Abb. 7–9: Charles Le Brun, Physiognomische Studien: *Homme chameau, homme renard, homme chouette.*

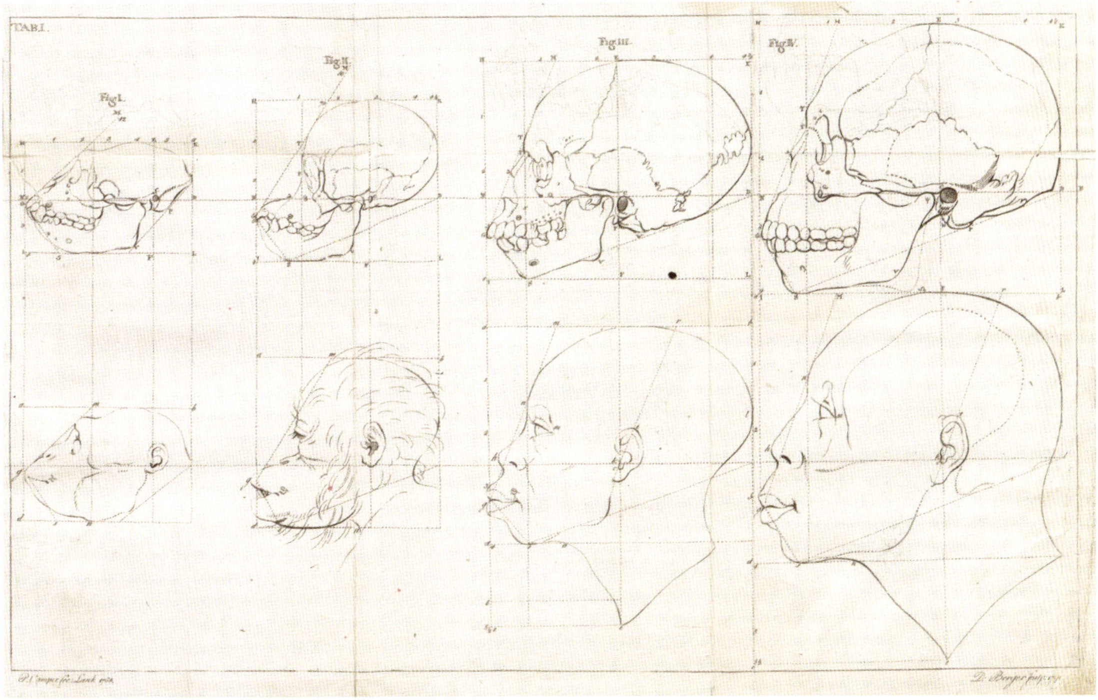

Abb. 10 und 11: *Scala naturae* entlang des Camperschen Gesichtswinkels (Zeichnungen von Camper, 1792).

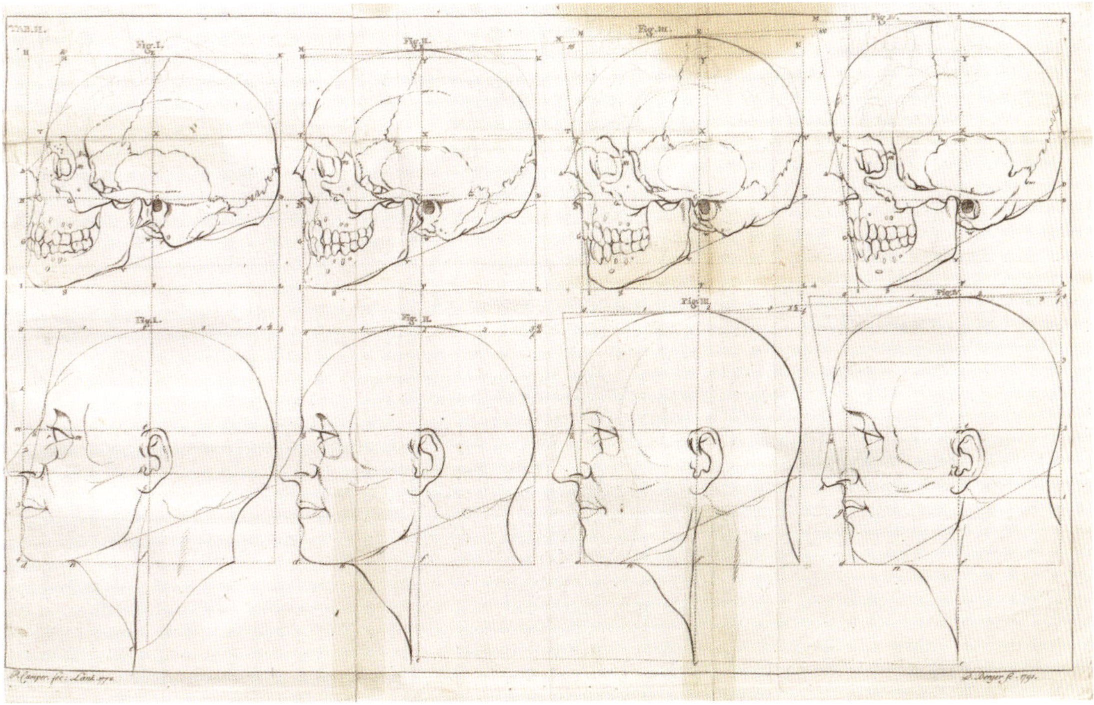

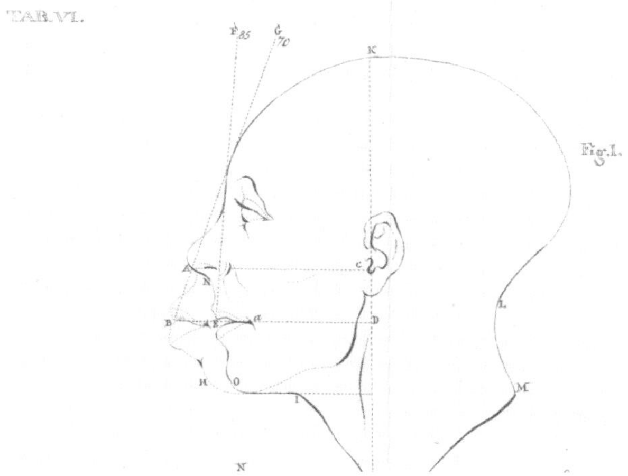

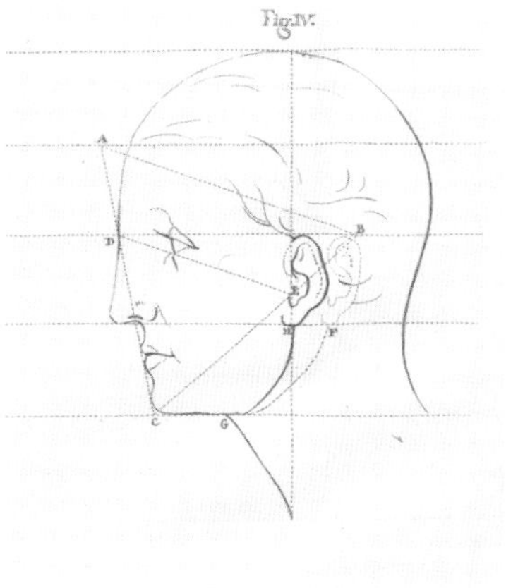

Abb. 12 und 13: Gesichtswinkel (Camper, 1792).

dieser Winkel als Kriterium einer aufsteigenden Anordnung, deren Hierarchie wenig Überraschungen bereithält: vom Affen über den ›Neger‹, ›Kalmucken‹ und Europäer zum Apoll von Belvedere. Eine auf 32 Schädelprofile verlängerte Fortschreibung erfuhr diese Sequenz in Charles Whites *Account of the Regular Graduation in Man, and in Different Animals, and Vegetables, and from the former to the Latter*[63]. Mit der Herkunft der Gesichtslinie aus Campers Studien zur antiken Kunst, seinen detaillierten Ausführungen zur Zeichentechnik und den dem Buch beigegebenen Bildtafeln mit Zeichnungen von eigener Hand hat Campers *Abhandlung* einen starken Bezug zur Kunstgeschichte (> X), der für die Geschichte von Physiognomik und Mimik kennzeichnend ist.

Mit Campers Schrift sind in nuce nahezu sämtliche Bestandteile der anthropologischen Schädelkunde – mit der *scala craniae* als grundlegender Figur – etabliert, die im darauffolgenden Jahrhundert in zahllosen Theorien und Vermessungen durchdekliniert, erweitert und variiert werden sollten: *Vermessung des Schädels, vergleichende Anatomie* und *ansteigende Anordnung der Arten*. Der weitere Bestandteil, mit dem die Epistemologie der Schädelkunde dann komplett ist, ist das *Außen-Innen-Paradigma*, das heißt, der Versuch, die »Innenseite des Geistes« auf der »Außenseite des Schädels«[64] zu repräsentieren bzw. abzulesen. Dieses Paradigma trat mit der Phrenologie von Franz Joseph Gall Ende des 18. Jahrhunderts in Wien auf den Plan. War die Idee, sichtbare Merkmale als Zeichen innerer Phänomene zu deuten, aus der Physiognomik bekannt, so fand mit der Phrenologie eine zweifache, signifikante Verschiebung statt: Das epistemische Objekt verschob sich vom Gesicht zur Kopfform als Außen- und Zeichenfläche des Gehirns und das Erkenntnismedium vom Auge zur tastenden Hand. Während Lavater, ein begeisterter Leser Pieter Campers, den Camperschen Gesichtswinkel für seine physiognomische Charakterkunde benutzte, indem er den Menschen ihre geistigen, seelischen oder moralischen Eigenschaften vom Profil, zu allererst von der Stirn ablesen zu können meinte,[65] beab-

63 White, *An Account of the Regular Gradation in Man* (1799).
64 Hagner, *Homo Cerebralis* (2000).
65 Lavater, *Physiognomische Fragmente* (1975–1978).

sichtigte Gall, das individuelle geistige Profil einer Person von der Oberflächenstruktur des Schädelknochens abzutasten. Hagner hat den Unterschied beider Deutungsmodelle im Gegensatz zwischen der »Ausspähkunst« Lavaters und »Galls Inspektionen« auf den Begriff gebracht.[66] Galls Phrenologie leitete eine Wende zur Hirnforschung *avant la lettre* ein, deren Gegenstand die Wissenschaftler sich über einen langen Zeitraum auf dem Umweg über den Schädel näherten. Gall entwickelte eine Art Kartographie geistiger Vermögen auf der Außenfläche der Hirnschale, mit der das darunterliegende Gehirn in einzelne Regionen eingeteilt wurde, die er als Sitz qualitativ unterschiedener Sinne (bzw. Organe) betrachtete, wie zum Beispiel: Scharfsinn, Dichtersinn, Tiefsinn, Religiosität u. ä. Dabei nahm er an, dass eine stärkere Ausprägung eines dieser Sinne bei einem Menschen sich als Auswölbung an der Oberfläche von dessen Kopf bemerkbar macht, mit jenen berühmt-berüchtigten Höckern, mit denen sich Gall auch viel Spott einhandelte. So etwa mit Hegels Polemik gegen Galls »Knorren an der Stirn«. Dessen Kritik in der *Phänomenologie des Geistes* richtete sich generell auf die Idee der »Schädelwissenschaft«, einen Knochen als »das Äußere des Geistes« zu betrachten, und mehr noch, einen Menschen mit diesem Knochen zu identifizieren: »Aber je schlechter der Gedanke ist, desto weniger fällt es zuweilen auf, worin bestimmt seine Schlechtigkeit liegt, und desto schwerer ist es, sie auseinanderzulegen.«[67]

Ungeachtet der aus heutiger Perspektive bizarr anmutenden Vorstellung einer unmittelbaren Entsprechung von innen und außen, von geistigem Vermögen und Schädeloberfläche, markiert Galls Phrenologie einen entscheidenden Schritt zur Etablierung des anthropologischen Schädelwissens. Mit ihr wurde der Schädel zum Stellvertreterobjekt für das Hirn; und die Form des Schädels wurde zum Indikator für die geistige Kapazität und/oder den Charakter seines Besitzers. Damit hat die Phrenologie der Moralisierung und Symbolisierung der Schädelform den Weg bereitet. An Campers auf Vermessung basierender ansteigender Linie, seiner vergleichenden Anatomie der Schädelgestalt und Galls Paradigma von innen und außen konnten die zahlreichen Wissenschaftler anschließen, die sich im 19. Jahrhundert dem Schädel als Forschungsgegenstand verschrieben haben, wie Emil Huschke, Carl Gustav Carus, Rudolf Virchow, um nur die bekanntesten zu nennen (> XI). Als Instrumentarium zur angeblich sicheren Identifizierung von Arten und individuellen Merkmalen trat die Schädelkunde sehr rasch einen Siegeszug auch auf dem Markt populärwissenschaftlicher Publikationen an: als Indizienparadigma[68] für eine Art zoologisch-anthropologischer Kriminalistik für jedermann. So wurde die Gallsche Organologie, die er in französischer Sprache verfasst hatte, in Deutschland[69] vor allem durch »freie Übersetzungen« verbreitet, etwa mit der Schrift *Neue Physiologie des Gehirns und Psychologie des menschlichen Geistes*, deren barocker Titel verspricht, neben den »Ursachen der geistigen Verschiedenheit der Menschen« auch die Ursachen

66 Hagner, *Geniale Gehirne* (2004), S. 57, 75. Zu Gall vgl. auch Krauss, Franz Galls Schädellehre (1989); Schneider, Die Lesbarkeit des Schädels (2002).

67 Hegel, Phänomenologie des Geistes (1970), S. 254, 256, 257. – Trotz dieser Kritik war Hegel selbst nicht gefeit dagegen, im »griechischen Profil« das Ideal von Schönheit zu sehen, wobei seine physiognomischen Ausführungen zu den drei Regionen des »menschlichen Angesicht« eine deutliche Nähe zu Lavater aufweisen. Hegel, Vorlesungen über die Ästhetik II (1970), S. 383–396.

68 Zum Indizienparadigma vgl. Ginzburg, *Spurensicherungen* (1988), S. 78–125.

69 Zur deutschen Rezeption von Gall vgl. Rose, Weimar als Ursprungsort der Verbreitung von Franz Gall (2005).

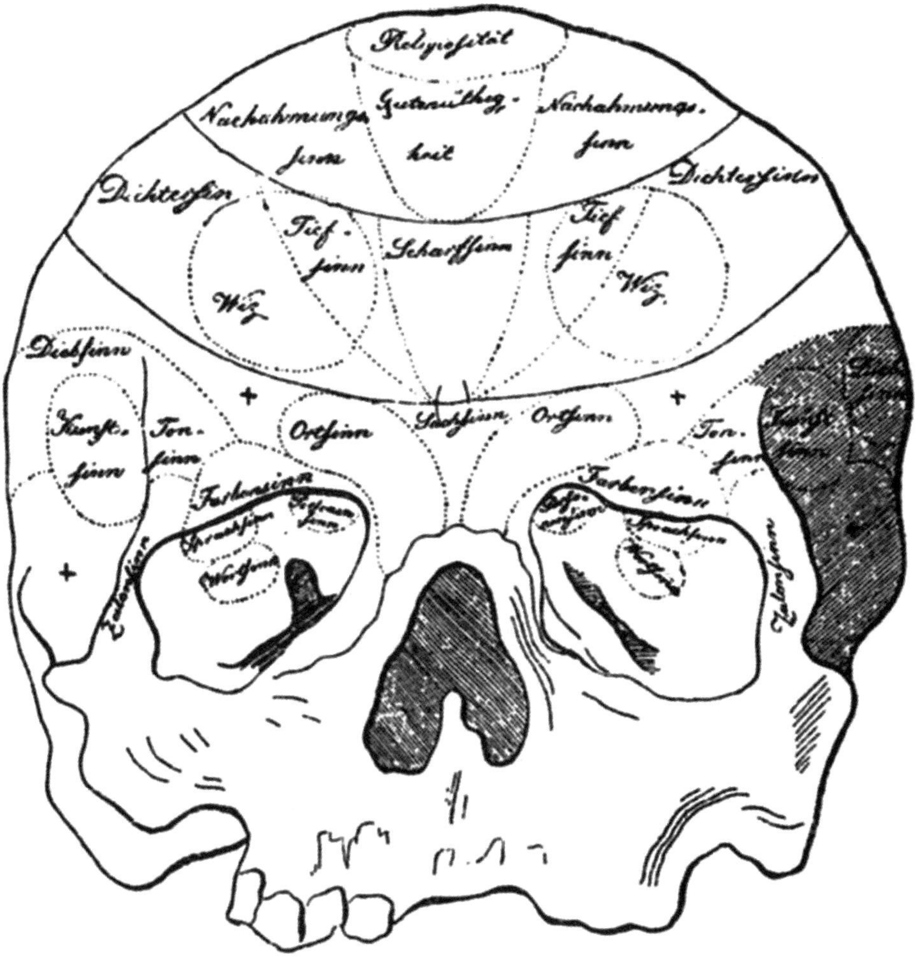

Abb. 14: Gall: Die 13 Sinne des Vorderschädels: Wortsinn, Sprachsinn, Tonsinn, Witz, Tiefsinn, Scharfsinn, Dichtersinn, Nachahmungssinn, Gutmütigkeit, Religiosität (1806).

nahezu aller möglichen Abweichungen vom Verbrecher über den Selbstmörder bis zur Onanie zu erklären, ferner die Mittel, verschiedene Tierarten zu erkennen, und dazu auch noch »Anekdoten und Nachrichten von berühmten Menschen aller Länder und Zeiten« zu liefern. Oder auch als *Vollständige Geisteskunde* mit einem ähnlich barocken Untertitel, der eine »auf Erfahrung gestützte Darstellung der geistigen und moralischen Fähigkeiten und ihrer körperlichen Bedingungen« verspricht und sich als »unentbehrliches Handbuch für Erzieher, Aerzte, Rechtsgelehrte, Gesetzgeber, Polizeibeamte, Geistliche, Künstler, Eltern und Geschäftsleute, die Menschenkenntniß nöthig haben« empfiehlt, offensichtlich mit Erfolg, denn 1833 wurde bereits die zweite, erweiterte Auflage dieser »freien Übersetzung der sechs Bände von Galls Organologie« verbreitet.[70]

70 Beide Titel Nürnberg 1833.

Neben solcher Popularisierung jener Variante der Schädelkunde, die als allgemeine Menschenkunde auftrat, verfolgten etliche Forscher während des 19. Jahrhunderts eine Verwissenschaftlichung der Schädelkunde mit Hilfe quantitativer Methoden und Vermessungstechniken,[71] während zugleich die hierarchisch klassifizierenden Deutungsmuster immer stärker die Gestalt einer »Anthropologie der Verachtung«[72] annahmen. Ins Zentrum des Interesses rückten dabei einerseits alle denkbaren Abweichungen von Norm oder Ideal des männlichen Europäers, jede Art von anatomischer Fehbildung oder Deformation und schließlich besonders die Extreme des Charakters in der Gestalt von Genie und Verbrecher[73] oder Kretin (> XI). Andererseits drang die Deutung der Persönlichkeit über Körper- und Kopfgestalt, der Konnex von *Körperbau und Charakter*[74], immer weiter in die soziale Kultur ein.

6. Die Symbolisierung des Schädels und des Körperbaus - Carl Gustav Carus

Die Konzeption einer umfassenden symbolischen Deutung der individuellen körperlichen Gestalt als Ausdruck des Charakters stammt von Carl Gustav Carus; auch in ihrem Zentrum steht die Kopfform. Zu Beginn des Abschnitts »Die Form des Schädels nach ihrer verschiedenen Bedeutung an und für sich« seines Buches *Symbolik der menschlichen Gestalt. Ein Handbuch zur Menschenkenntniß* (1853, erweiterte Fassung 1858) wird die Anziehungskraft deutlich formuliert, welche die Schädelkunde antreibt, dem unzugänglichen Gebilde sein Geheimnis zu entreißen:

> In keinem anderen Gebilde ist der Knochen selbst so sehr zum äußern Symbol des eingeschlossenen Organs geworden als am Schädel. Nur durch die dünne Decke der Kopfhaut verhüllt, liegt, mit Ausnahme ihrer Grundfläche, die ganze merkwürdig schöne Eiform dem Gesicht und der Betastung bloß, vielfältigste Andeutungen gewährend für das Geheimnis darin verborgenen Wirkens. [...] so ist der Schädel [...], noch Jahrhunderte nach dem Tode, ein wahrhaft symbolisches Zeichen von dem Geistesleben, welches einstmals unter seiner dünnen Decke sich geregt hat.[75]

Aus dem anthropologischen Symbol wird bei Carus aber das zentrale Objekt einer symbolischen Interpretation des gesamten Körperbaus.

Carus zählt zu jenen Universalgelehrten, die Naturforscher und Künstler in einer Person vereinigten, die aber im Zuge der Ausdifferenzierung der Disziplinen und deren Spezialisierung in der modernen Universität verschwunden sind.[76] Bekannt als Maler,

71 Theile, *Anthropometrie* (2005).
72 Palm, Mit dem Zauberstab der Analogie (2011).
73 So bilden Schädelgröße und -form etwa den Maßstab von Hans Kurellas *Naturgeschichte des Verbrechers* (1893). Vgl. dazu Herzog, Den Verbrecher erkennen (2000).
74 So der Titel von Ernst Kretschmers unheilvoll erfolgreicher Synthese von Physiognomik, Schädelkunde und der älteren Temperamentenlehre: Kretschmer, *Körperbau und Charakter* (1929).
75 Carus, *Symbolik der menschlichen Gestalt* (1938), S. 122. Es handelt sich um die vierte Auflage (unveränderte Manualdruckausgabe der zweiten vom Verfasser vielfach vermehrten Auflage aus dem Jahre 1858). Alle Seitenangaben im folgenden Text sind aus dieser Ausgabe.
76 Vgl. den zweibändigen Katalog zur Ausstellung in Berlin (2009) und zum Symposium in Dresden (2008): *Carl Gustav Carus. Natur und Idee,* Katalog. Berlin, München 2009; *Carl Gustav Carus. Wahrnehmung und Konstruktion,* Essays. Berlin, München 2009.

Wissenschaftler und Mediziner, der unter anderem mit Schriften zur Landschaftsmalerei und Zootomie, zur Physiologie und vergleichenden Anatomie, Psychologie und Geburtshilfe hervorgetreten ist, plädierte er für eine Erneuerung der Kunst aus dem Geiste der Wissenschaft. Seine craniologische Sammlung bewertete er in seinem Testament als eine seiner »wichtigsten Gegenstände«; er hätte sie gern mit seiner der Leipziger Universität vermachten zootomischen Sammlung unter dem Titel »Carus-Museum für vergleichende Anatomie und Kraniologie« vereinigt gesehen.[77] Seine Schädelsammlung, aus der er Abbildungen zu einem *Atlas*[78] (1843/45 und 1864) zusammenstellte, war ein Hybrid aus unterschiedlichsten Objekten. Nach 25 Sammlerjahren bestand sie aus 300 Objekten: u.a. 119 Schädel, 40 Gipsabgüssen von Schädeln, 68 Totenmasken und Gipsbüsten.[79]

Auf der Grundlage einer Konzeption des Schädels als Sitz eines dreiwertigen geistigen Vermögens hat Carus das Außen-Innen-Paradigma in eine umfassende, anatomisch detailliert ausformulierte Theorie zur symbolischen Interpretation der körperlichen Erscheinung überführt, die eine große Popularität erreicht hat. Sein Buch *Symbolik der menschlichen Gestalt. Ein Handbuch zur Menschenkenntniß* hat vielfache Auflagen erlebt und wird selbst heute noch immer wieder publiziert. Darin argumentiert Carus explizit als Physiognomiker und als Symboliker. Die Ausgangsthese des Buches ist, dass der Bau des Menschen als »das höchste Zeichen, als das eigenste Symbol« der Seele zu betrachten sei und dass das Bild des »inner seelischen Seins«, des Charakters, sich im Studium der Organisation, das ist die gesamte äußere Erscheinung, erschließt (S. 4). Damit ist sein Ansatz charakteristisch für das methodische Paradox, das dem physiognomischen Paradigma überhaupt innewohnt: Während der Grund im Innern des Körpers verortet wird – Carus spricht von der »Idee des Innern« (S. 9) – muss man »das verborgene Geistige« (S. 7) aus bestimmten Zügen des sichtbaren Körpers herauslesen. Carus Theorie tritt mit dem Anspruch einer »wissenschaftlichen Symbolik« auf, der die Kenntnisse der »Entwicklungsgeschichte, Morphologie und Physiologie über die Bedeutung jeglicher einzelner Bildung des Menschen« zu Grunde liegt und die ihre Schlüsse durch Vergleich und Vermessung zieht (S. 6). Mit der Vorstellung, dass diese Idee in der körperlichen Bildung symbolisiert wird, schließt Carus an den Bildungsbegriff von Blumenbach und das Konzept eines *vis formativus* der Epigenetik vom Ende des 18. Jahrhunderts an. Danach ist jedes Individuum als Ausbildung einer in seinem Keim angelegten Gestalt zu betrachten. Nach Carus ist jedes Individuum *ursprünglich besonders* (S. 13), eignet jedem Menschen eine »Grundidee«, die aus drei Aspekten besteht: seine »Konstitution«, unbewusster Ausdruck der ihm eigenen Idee, seine »geistige Anlage« als bewusste Begründung seiner Idee und sein »Temperament«, »worin Bewußtes und Unbewußtes sich überall durchdringen und verbunden offenbaren« (S. 11). Die Entwicklung eines Individuums ist in seinen Augen weniger Resultat seiner Biographie als seiner Anlagen, auch wenn diese sich unter bestimmten Umständen nicht voll entfalten können. Damit wird für ihn die Unterscheidung von *Pathognomik* und *Physiognomik* relevant, um »Zu-

77 Zit. nach Melzer, Schädel- und Abguss-Sammlung des Carl Gustav Carus (2009), S. 322. Tatsächlich ist die Sammlung in die *Staatliche Ethnographische Sammlung Sachsen* integriert und im *Museum für Völkerkunde Dresden* zu sehen.

78 Carus, *Atlas der Cranioskopie oder Abbildungen der Schaedel- und Antlitzformen* (1843/1845). Ders., *Neuer Atlas der Cranioscopie* (1864).

79 Melzer, Schädel- und Abguss-Sammlung des Carl Gustav Carus (2009), S. 317.

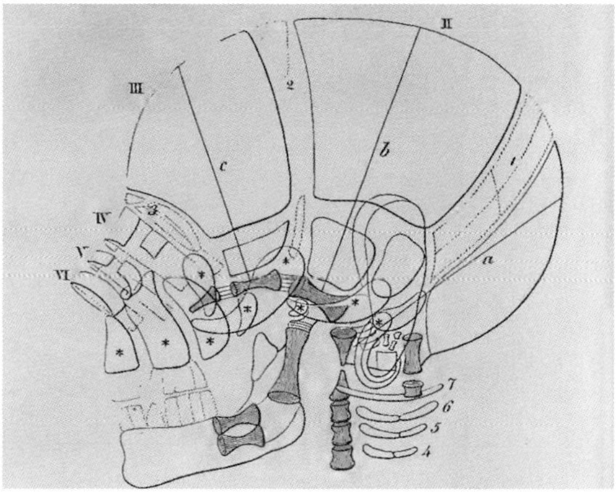

Abb. 15: Carus: Die drei Schädelwirbel.

fälliges und Momentanes« einer Person, den körperlichen Ausdruck von Krankheit und Lebensweise, von ihrem »Wesentlichen und Bleibenden« zu unterscheiden.

Im Anschluss an Lavaters Idee einer physiognomischen »Menschenkenntnis« und in Abgrenzung zur Gallschen Version einer phrenologischen Hirnkunde ging es Carus um eine wissenschaftliche Fundierung der *Cranioscopie*[80], wobei er seine entwicklungsgeschichtliche Perspektive in der Verbindung von vergleichender Anatomie und Craniometrie zu realisieren suchte und eine größere Exaktheit der Messmethoden einforderte. Wie schon Jean-Baptiste Lamarck, der in seiner gattungsgeschichtlich angelegten *Philosophie Zoologique* (1809) das Hirn als »organ accessoire« der Wirbelsäule bezeichnet,[81] leitet Carus den Schädel aus der entwicklungsgeschichtlichen Ausbildung und Teilung des Schädelwirbels ab. Daraus wird in der Schrift *Von den Ur-Theilungen des Knochen- und Schalengerüsts* (1828) das Konzept einer Einteilung des Schädels in drei große Schädelwirbel mit je unterschiedlichen Hirnmassen, wobei für Carus »jede Hirnmasse ursprünglich wieder einer Seite der Sinnesvorstellungen (Gehör, Gesicht, Geruch), als den Elementen für unsere geistige Entwicklung« entspricht. Ferner geht er davon aus, dass bei den »verschiedenen menschlichen Individualitäten eine oder die andere Seite mehr hervorstehen und ihr Überwiegen« äußerlich durch eine »höhere Ausbildung des ihr angehörigen Schädelwirbels« sichtbar wird.[82] Auf diese Weise wird für ihn an der äußeren Gestalt eines Menschen – über die je unterschiedlich starke Ausbildung der drei Schädelwirbel – dessen geistige Ausrichtung ablesbar. Womit Carus die physiognomische Idee der »Menschenkenntnis« gleichsam auf craniologische Grundlagen stellt. Sein wissenschaftlicher Beitrag zur Erkenntnis der für die Phylo- und Ontogenese wertvolle Einsicht in die Entwicklungsgeschichte des Schädels[83] wird allerdings durch die fixe Idee

80 Carus, *Grundzüge einer neuen und wissenschaftlich begründeten Cranioscopie* (1841).

81 Lamarck, *Philosophie zoologique* (1809), S. 223.

82 Carus, *Von den Ur-Theilungen des Knochen- und Schalengerüsts* (1928), S. 176f. Vgl. zu Carus »Wirbeltheorie des Schädels« bei Hagner, *Geniale Gehirne* (2004), S. 78ff. und Hagner, Präzision und Ästhetik (2009), S. 261–269.

83 Zu Carus wissenschaftsgeschichtlichen Beiträgen vgl. Hagner, *Homo Cerebralis* (1997), S. 89–118.

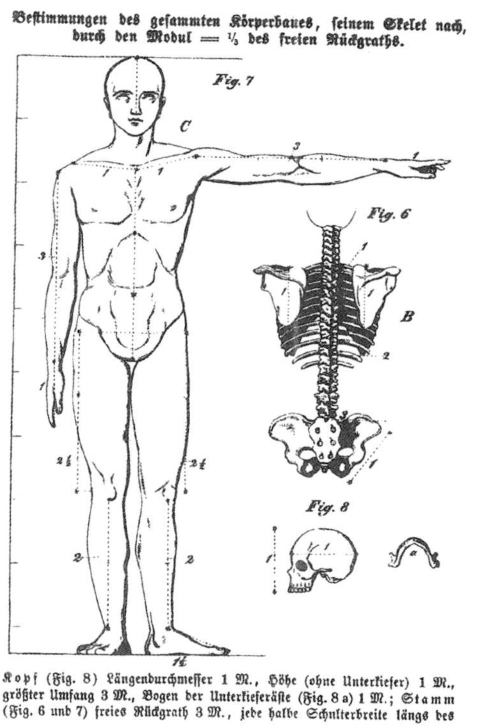

Abb. 16: Carus' ›Urmaß‹ des Rückgrats

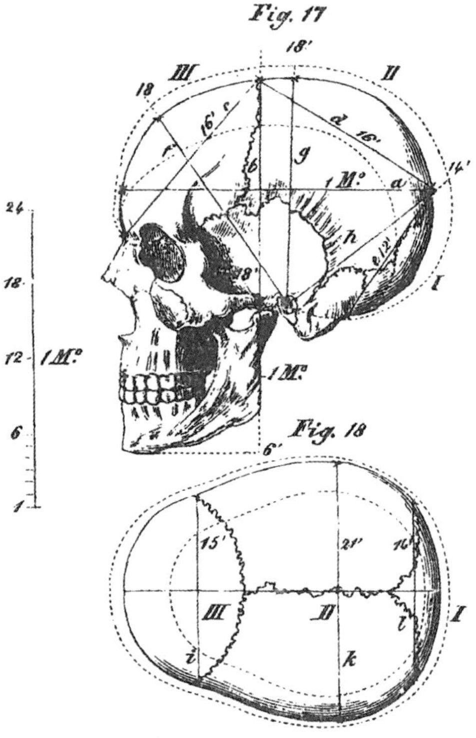

Abb. 17: Vermessung von Hemisphäre, Vierhügel und kleinem Hirn

einer physiognomischen Deutung der individuellen Schädelgestalt wieder in obskures Wissen umgebogen.

Den wissenschaftlichen Anspruch leitet Carus vor allem aus seiner auf Wirbel und Schädel fokussierten Anatomie ab, aus der er zwei Deutungsmaßstäbe entwickelt, einerseits die Projektion der Proportionslehre und des goldenen Schnittes (> X) auf das menschliche Skelett, um das Verhältnis zwischen »Stamm«, Gliedmaßen und Kopf als »Urmaß« bzw. »organisches Modul« der menschlichen Gestalt zu definieren (ein Drittel Länge des Rückgrats); andererseits die Einteilung des Schädels in die drei Wirbel, die mit verschiedenen geistigen Charakteren verknüpft werden: das Vorderhaupt, die großen Hemisphären, als »besonderes Organ des erkennenden, vergleichenden und urhteilenden Geisteslebens«; das Mittelhaupt, »die sogenannten Vierhügel« als Verbindung zum Gesichtssinn und als Sitz des Gemüts; das Hinterhaupt, »das sogenannte kleine Hirn«, als Verbindung zum Gehörsinn und »Region der Triebe« (S. 128–132). Die bei einem Individuum, der »Individualität einer Idee«, »besonders accentuirte Hirnabtheilung« wird dann als »Signatur der ihr ursprünglich zugetheilten Seelenrichtung« interpretiert (S. 134f.). An dieser Stelle kommt die Cranioskopie ins Spiel, um das »Verhältnis der drei Schädelwirbel in Breite, Länge und Höhe« zu ermitteln. Dabei nutzte Carus gern prominente Beispiele, wie etwa die Totenmaske von Luther oder den Schädel von Raffael und Schiller, um seine Thesen zu veröffentlichen.

Auch Carus' Schädel-zentrierte Symbolik der menschlichen Gestalt mündet in einer hierarchischen Anthropologie im Hinblick auf »Alter, Geschlecht und Volksstamm«. Dabei führt Carus aber ganz eigene Begriffe ein. Ähnlich wie in Herders *Philosophie der Geschichte zu Bildung der Menschheit* (1774) bilden geographische und klimatische Bedingungen den Hintergrund zur Unterscheidung von ›Völkern‹; anders aber als bei Herder wird daraus eine Rassenkunde der eigenen Art. Denn Carus führt für seine Einteilung von ›Volksstämmen‹ eine eigenwillige Metapher ein. Sie sind weder genealogisch als Stammbaum noch klassifikatorisch als Skala angeordnet, sondern vermittelt über die Tag-Nacht-Metapher positioniert, eingeteilt in: Tagvölker (Caucasier), Nachtvölker (Neger), Östliche Dämmerungsvölker (Mongolen und Malayen), Westliche Dämmerungsvölker (Amerikaner).[84] Während die einen also im ewigen Dunkel der Menschheitsgeschichte verbleiben, leben andere im ewigen Licht. Da diese Einteilung im Zusammenhang der Erörterung der Schädelgröße auftaucht, fügt sich Carus' Rassenkunde in den Mainstream der Schädelkunde des 19. Jahrhunderts.

7. Schädelwissen um 1900 – Cranioskopie und Craniometrie als Königsweg zum anthropologischen Rassenbegriff

Am Ende des 19. Jahrhunderts waren die »Plumpheiten des Schädelindex«[85] bis in die Medien der Allgemeinbildung vorgedrungen. Während in den Nachschlagewerken um 1800 das Lemma ›Rasse‹ noch nicht auftaucht, ist es ein Jahrhundert später ins Lexikon eingegangen. Symptomatisch für die Bedeutung des Schädelwissens ist die Tatsache, dass der hierarchische Rassenbegriff hier, vermittelt über die Cranioskopie und Craniometrie, in das *Nachschlagewerk des allgemeinen Wissens* eingeht. So bezieht sich der Artikel ›Rasse‹ in der sechsten, »gänzlich neubearbeiteten und ergänzten« Auflage von *Meyers Großem Konversationslexikon* (1907) noch ausschließlich auf den Rassebegriff der Tierzüchtung, indem er hier für Tierarten steht, die über gemeinsame vererbbare Merkmale, eine Rasse bilden, als Kategorie unterhalb der ›Art‹.[86] Das anthropologische Rassekonzept, das im 19. Jahrhundert seinen Siegeszug in vielen Fächern angetreten hatte, taucht stattdessen in einem vierseitigen Text unter dem Titel »Schädel des Menschen« auf, um den der Eintrag über den ›Schädel‹ ergänzt ist. Während der Artikel sich in seinem Haupttext auf eine detaillierte anatomische Beschreibung konzentriert, behandelt die Einlage die »anthropologische Forschung«.[87] Dieses Supplement fasst das kodifizierte Schädelwissen um 1900 zusammen; es liest sich wie eine verknappte Darstellung von dessen Grundlinien. Der Text unterteilt die am Schädel »zu beobachtenden Merkmale« in solche »beschreibender (Kranioskopie) und messender (Kraniometrie, bzw. Kephalometrie am Lebenden) Natur«. Unter die beschreibende Methode fallen dabei drei Merkmale: die »Bestimmungen des Geschlechtes« – hier ist gleich im ersten

84 Carus, *Die Symbolik der menschlichen Gestalt* (1953), S. 94. Dort findet sich eine tabellarische Übersicht dieser Volksstämme, die in die erweitere Ausgabe von 1858 nicht eingegangen ist, wohl aber die Kategorien.

85 Gould, *Der falsch vermessene Mensch* (1999), S. 153.

86 *Meyers Großes Konversations-Lexikon*, Bd. 16 (1907), S. 611.

87 Ebenda, I–IV, eingefügt in den Artikel »Schädel«, S. 666–668. Alle folgenden Zitate aus der vierseitigen Ergänzung.

Absatz von »niedern Völkerschaften« und »höchststehenden Rassen« die Rede – ferner die »Bestimmung des Alters« und »Formveränderungen« – hier wird als bedeutendste pathologische Veränderung die Verknöcherung einzelner Nähte genannt.

Aus dem Abschnitt über die »Beurteilung der allgemeinen Schädelform« wird die Logik des Überganges von der Schädel*beschreibung* zur Schädel*technik* sehr klar erkennbar, insofern die »Methode des Augenmaßes« und ihrer kodifizierten Blickwinkel in die Nennung verschiedener Hilfsmittel zur Projektion des Schädels auf das Papier mündet. Zunächst werden fünf verschiedene Normen (von lat. *norma* Winkelmaß) eingeführt, aus deren Blickwinkel der Umriss eines Schädels mit signifikanten Punkten bezeichnet wird, um seine Gestalt bestimmen zu können: die *Norma frontalis* (Vorderansicht), *occipitalis* (Hinteransicht, von *occiput* Hinterhaupt), *temporalis* (Profil, von *tempus* Schläfe), *basilaris* (Unteransicht) und *verticalis* (Draufsicht):

> Bei der Betrachtung von vorn achte man unter anderm besonders auf das Verhältnis von Hirn- zu Gesichtspartie, die Höhe und Breite der Stirn, die Ausladung der Wangenbeine und die Breite des Unterkiefers, von hinten auf die Form der Hinterhauptsregion und die Profillinie des Scheitels, von der Seite auf die Profilierung des Hirn- und des Gesichtsschädels, das Verhältnis beider zueinander sowie der einzelnen Teile des Gesichtes und auf die Profilierung der Hinterhauptsschuppe, von unten auf die Stellung des Hinterhauptsloches zur Schädelbasis und von oben auf das Verhältnis von Länge zur Breite des Schädeldaches, seine Form und den Grad des Sichtbarseins der Jochbogen.

In den genannten Gesichtspunkten, Höhe und Breite einzelner Teile und deren Verhältnis zueinander, kehren bekannte Kriterien aus den Proportionslehren der Kunstgeschichte (> X,3) wieder. Wenn es im Folgenden heißt, dass die »geometrischen Umrißformen« des Schädels Sergis »Einteilung des Menschengeschlechtes (Menschenrasse)« in 16 Varietäten zugrunde liegen,[88] dann wird hier einmal mehr deutlich, auf welche Weise der Maßstab der Schädelform die anthropologische Rassenkunde triggert. Der Abschnitt schließt mit der Nennung verschiedener Aufzeichnungsgeräte und -methoden (Sterograph, Profilometer, Orthoskop etc.), mit deren Hilfe der dreidimensionale Schädel auf eine zweidimensionale Fläche übertragen werden kann, um im Anschluss in einer für ein Lexikon des Allgemeinwissens erstaunlichen Detailliertheit alle Bestimmungspunkte (heute als *landmarks* bezeichnet) aufzuführen, die bei den fünf Normen jeweils zu beachten seien. Mit diesen anatomischen Beschreibungs-Punkten sind die Voraussetzungen für die morphometrische Methode der Craniometrie geschaffen.

Der letzte Teil des Supplements widmet sich der »Messenden Methode«. Hier werden sowohl Instrumente – wie Tasterzirkel, Schiebezirkel (zur Messung von Höhe und Breite) und Goniometer (zur Winkelmessung) – eingeführt als auch die Linien, entlang derer der knöcherne Schädel wie auch der Kopf eines lebenden Menschen vermessen wird. Seit sich das Fach auf dem »Weltkongreß der Anthropologen« in Frankfurt 1884 auf eine Hauptlinie geeinigt hatte, ist diese Linie als ›Frankfurter Horizontale‹ bekannt; sie verläuft vom unteren Augenrand zur Mitte der Ohröffnung. Es folgt ein Katalog von sieben *Indices* (Längenbreitenindex, Längenhöhenindex, Gesichtsindex, Jochbreitengesichtsindex, Augenhöhlenindex, Nasenindex, Gaumenindex), mit deren Hilfe verschiedene

88 Der Artikel bezieht sich auf den römischen Anthropologen Guiseppe Sergi, von dem kurz zuvor die Schrift *Die Variationen des menschlichen Schädels und die Klassifikation der Rassen* (Braunschweig 1904) erschienen war.

Schädelgestalten, in Form ihrer Winkelmaße, als Größen angeschrieben und derart für quantitative Methoden zubereitet werden können. Auf diese Weise wird die Beschreibung nach Augenmaß durch messbare Parameter ergänzt oder ersetzt – was der fixen Idee der zeitgenössischen Forschung entsprach, eine ›objektive‹, vom menschlichen Blick des Beobachters unabhängige Bestimmung von Norm und Abweichung zu etablieren.

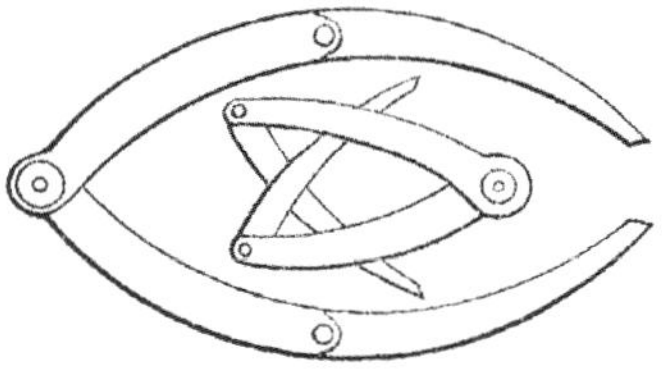

Abb. 18: Tasterzirkel

Die genannten Instrumente der Craniometrie gehören zum Repertoire jener graphischen Methode, die mit unzähligen Aufzeichnungsgeräten für unterschiedlichste psycho-physiologische Phänomene zum beherrschenden Paradigma der empirischen Forschung geworden war. Tatsächlich aber, so die Analyse von Hankins und Silvermans *Instruments und Imagination* (1995), sei es die Aufgabe der technischen Apparaturen, das externe Objekt so klar und eindeutig wie möglich anzuzeigen und »to ›black box‹ all the man-made structure inbetween«[89]. Weil in den Winkelmaßen der Indices die vielfältigen Zurichtungen des Kopfes zum epistemischen Objekt unsichtbar werden, deren prekäre Aspekte und methodischen Tücken (wie etwa die Isolierung des Schädels vom Körper, die Auswahl von Merkmalen) Gould in seiner Studie zum *falsch vermessenen Menschen* genau beschreibt,[90] handelt es sich bei der Idee objektiver Vermessung um ein Phantasma.[91] Selbstverständlich gab es auch damals schon Kritiker der Vermessung als Heilsweg der Anthropometrie, wobei die zeitgenössischen Gegner der Vermessung die Übung und Intuition des Arztes über die Apparaturen stellten. Denn, so beispielsweise Ernst Kretschmer, das »Bandmaß sieht nichts«, es komme stattdessen auf eine »vollkommen künstlerische, sichere Schulung unseres Auges« an.[92] Ähnliche Äußerungen waren damals zuhauf zu hören – gemäß der klassischen Entgegensetzung von Zahl und Intuition/Übung, von Technik und Kunst bzw. vom Arzt als Handwerker oder als Künstler (> X).

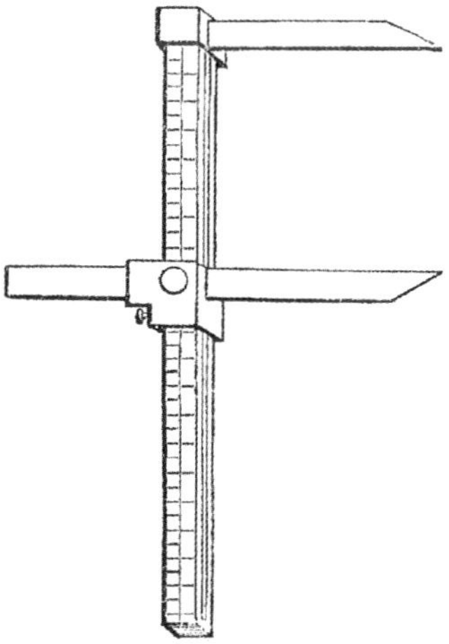

Abb. 19: Stangen- und Schiebezirkel

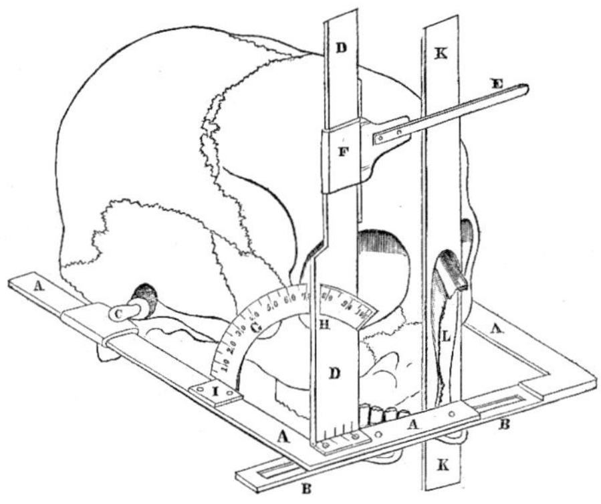

Abb. 20: Goniometer

Als weiteres Hilfsmittel wird in dem Lexikon-Text zum »Schädel des Menschen« der »Rankesche Bron-

89 Hankins/Silverman, *Instruments and the Imagination* (1995), S. 145.
90 Gould, *Der falsch vermessene Mensch* (1983).
91 Vgl. Weigel, *Grammatologie der Bilder* (2015), S. 46ff., 124ff.
92 Kretschmer, *Körperbau und Charakter* (1929), S. 7.

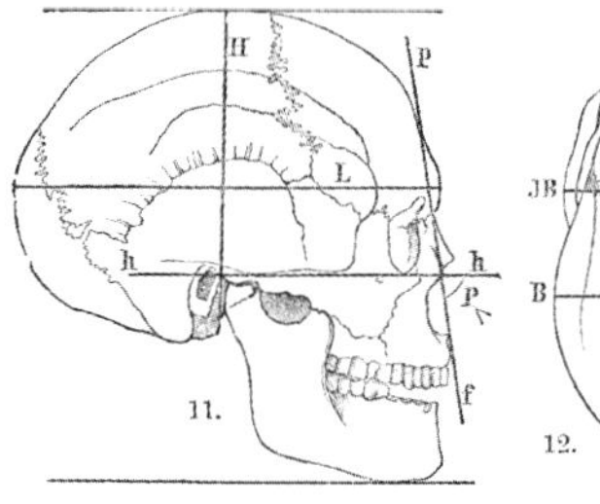

Abb. 21: Mesokephaler Schädel in der Seitenansicht und von oben gesehen

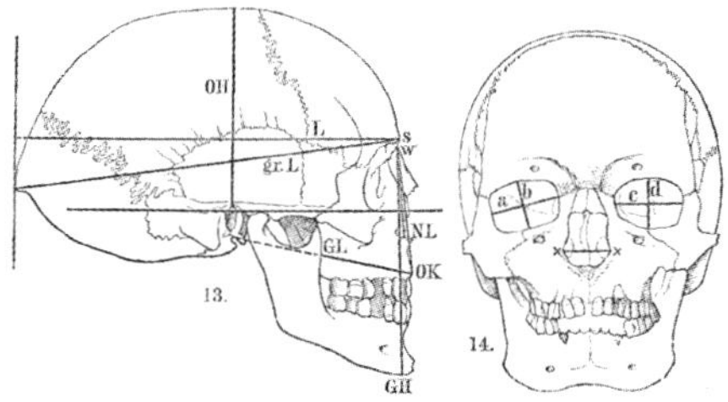

Abb. 22: Langschädel in der Seitenansicht und Vorderansicht

zenormalschädel« vorgestellt, der als Maßstab und Normgröße für die Messung des Schädelinhalts galt; das Volumen wird dabei in Kubikzentimetern angegeben, ein Verfahren, das der »Verlockung der Zahl«[93] besonders stark entgegenkam. In dem Artikel ist allerdings nicht von Volumen, sondern von ›Kapazität‹ die Rede, womit der »Schädelbinnenraum« ohne weitere Umstände als Indikator für das geistige Vermögen behandelt wird – und das eigentliche Interesse der Schädelobsession ins Spiel kommt: die Größe des Gehirns als Maßstab von Intelligenz, Charakter, Zivilisation und anderem mehr. In der Szene, in welcher der Schädelhohlraum – im Labor – mit Hilfe von Füllmaterial auf sein Volumen hin gemessen wird, verdichtet sich die Wissenschaft der Craniometrie, insofern die Hirnschale de facto nur das epistemische Stellvertreterobjekt für das nicht vorhandene Gehirn abgibt. Denn ähnlich wie die Kreuzfahrer bei der Ankunft an der christlichen Schädelstätte leer ausgehen mussten – denn das Grab ist bekanntlich leer – müssen die Forscher in der Schädelstätte der Craniometrie leer ausgehen. So könnte man Hegels Feststellung zum leeren Grab Christi – »Im Grabe sollte die Christenheit das Letzte ihrer Wahrheit nicht finden«[94] – abwandeln für die Anthropologie des 19. Jahrhunderts: Im Schädel wird die Anthropologie ihre Wahrheit nicht finden.

Aber in eben dieser Stellvertreterrolle des Schädels bildeten Cranioskopie und Craniometrie den Königsweg zum Theorem einer in der Figur der *scala craniae* verdichteten anthropologischen Stufenleiter, aus dem die Kriterien der wissenschaftlichen Rassenkunde und Psychopathologie hervorgegangen sind: *Das Vorurteil im Leibe*[95]. Darin nimmt die Schädel*form* eine Zentralstellung ein; an deren Erforschung wurden die methodischen Parameter der Normbildung und die Techniken und Geräte der Vermessung entwickelt. Diese Instrumentarien bilden die von den Wissenschaften bereitgestellte Legitimation sowohl für die Rassenkunde und für die vernichtende Rassenpolitik wie auch für die alltäglichen, ins kulturelle Unbewusste eingesickerten symbolischen physiognomischen Zuschreibungen und Vorurteilsbildungen, mit denen Menschen aufgrund ihrer körperlichen

93 Gould, *Der falsch vermessene Mensch* (1983), S. 73ff. Gould analysiert hier ausführlich die Schwierigkeiten der Versuchsanordnungen, die Messprobleme und Willkür der Datenerhebung wie die unwillkürlichen Manipulationen bei den Schlussfolgerungen.

94 Hegel, *Vorlesungen über die Philosophie der Geschichte* (1970), S. 471. Hegels Ausführungen zum grundlegenden Problem des Mangels, dass dem Christentum eingeschrieben ist, bildet den Hintergrund für meine bildtheoretischen Überlegungen zu Bildern aus Religion und Wissenschaft, vgl. Weigel, *Grammatologie der Bilder* (2015), S. 307-313.

95 So der sprechende Titel von Schmölders Monographie zur Physiognomik: Schmölders, *Vorurteil im Leibe* (1995).

Gestalt charakterlich abgewertet werden. Erst wenn die Brille der Physiognomik nicht mehr unseren Blick trübt, wenn das überholte Wissen der Schädelkunde abgearbeitet ist, indem die internalisierten Einordnungen einer Persönlichkeit aufgrund von Kopfform und Körpergestalt auf ihre Entstehungszusammenhänge hin reflektiert werden, ist es möglich zu den unbeantworteten Fragen vorzustoßen: Warum neigen wir dazu, vor entstellten oder deformierten Körpern zu erschrecken oder uns abzuwenden?

Abbildungen

Abb. 1: Facial width-to-high-ratio als Indikator von Aggression im Labor. Quelle: Justin M. Carré/ Cheryl M. McCormick/ Catherine J. Mondloch: »Facial Structure Is a Reliable Cue of Aggressive Behavior«, in: *Psychological Science* 20 (2009), S. 1194-1198, hier S. 1195.

Abb. 2: Schema des chirurgischen Eingriffs (Minotaurus Syndrom, 1993). Quelle: Paolo G. Morselli: »The Minotaur Syndrom: Plastic Surgery of the Facial Skeleton«, in: *Aesthetic Plastic Surgery* 19 (1993), S. 99-102, hier S. 101.

Abb. 3: Barthel Bruyn d. Ä., *Vanitas-Stilleben* (1524). Quelle: Rijksmuseum Kröller-Müller, Otterlo Niederlande, https://krollermuller.nl/en/barthel-bruyn-de-oude-vanitas.

Abb. 4: Franz Joseph Gall, *Die 13 Sinne des Hinter- und Vorderschädels* (1806). Quelle: Franz Joseph Gall, *Schädelkunde*, 1806.

Abb. 5: Albrecht Dürer, *Der heilige Hieronymos* (1521). Quelle: Postkarte, Lissabon, Museu Nacional de Arte Antiga.

Abb. 6: Gustav Eberlein, *Goethe bei Schillers Schädel* (1897). Quelle: Postkarte, Museum Weimar Klassik.

Abb. 7-9: Charles Le Brun, Physiognomische Studien: *Homme chameau, homme renard, homme chouette.* Quelle: Louvre, aus: Jean Clair (Ed.): *L'âme au corps. Arts et sciences 1793-1993*, Paris 1993.

Abb. 10-13: *Scala naturae* entlang des Camperschen Gesichtswinkels. Quelle: Peter Camper: *Abhandlung über den Unterschied der Gesichtszüge in Menschen verschiedener Gegenden und verschiedenen Alters*, übers. von S. Th. Soemmering, Berlin 1792, S. 17-18.

Abb. 14: Franz Joseph Gall, *Die 13 Sinne des Hinter- und Vorderschädels* (1806). Quelle: Franz Joseph Gall, *Schädelkunde*, 1806.

Abb. 15: Carus: Die drei Schädelwirbel. Quelle: Carl Gustav Carus: *Grundzüge einer neuen und wissenschaftliche begründeten Cranioscopie (Schädellehre)*, Stuttgart 1841, Tafel I.

Abb. 16: Carus' ›Urmaß‹ des Rückgrats. Quelle: Carl Gustav Carus: *Symbolik der menschlichen Gestalt. Ein Handbuch der Menschenkenntniß*, Dresden 1938, S. 59.

Abb. 17: Vermessung von Hemisphäre, Vierhügel und kleinem Hirn. Quelle: Carl Gustav Carus: *Symbolik der menschlichen Gestalt. Ein Handbuch der Menschenkenntniß*, Dresden 1938, S. 59.

Abb. 18-19: Tasterzirkel und Stangen- und Schiebezirkel. Quelle: Art. Schädel, in: *Meyers Großes Konversations-Lexikon*, Bd. 16 (1907), S. 666-668.

Abb. 20: Goniometer. Quelle: https://fineartamerica.com/featured/facial-goniometer-general-research-divisionnew-york-public-library.html

Abb. 21-22: Mesokephaler Schädel in der Seitenansicht und von oben gesehen und Langschädel in der Seitenansicht und Vorderansicht. Quelle: Art. Schädel, in: *Meyers Großes Konversations-Lexikon*, Bd. 16 (1907), S. 666-668.

VERHANDLUNGEN ÜBER AUFFÄLLIGE KÖPFE

VI.
Wunder machen Schule
Lesende Kinder im Umgang mit auffälliger Andersartigkeit

Birgit Griesecke

People see me
I'm a challenge
To your balance
(Natalie Merchant, *Wonder*)

1. Der Roman *Wunder* als Schulstoff

Dass der Jugendroman *Wunder* (2013), dessen Held ein zehnjähriger Junge ist, der nicht eine einfach-ideale Identifikationsfigur abgibt, sondern mit schwersten craniofazialen Deformationen auf die Welt gekommen ist, ein Junge, der sich auf der ersten Seite vorstellt mit: »Ich heiße übrigens August. Ich werde nicht beschreiben, wie ich aussehe. Was immer ihr euch vorstellt – es ist schlimmer«[1], dass diese Geschichte ein Bestseller werden konnte, millionenfach verkauft, enthusiastisch von den CS-Verbänden aufgenommen,[2] übersetzt in 36 Sprachen, und Grundlage einer Verfilmung, die bei Lionsgate mit großem Staraufgebot in Arbeit ist, ist vielleicht selbst ein Wunder – könnte man meinen. Vielleicht ist es aber nur dann ein Wunder, wenn wir davon ausgehen, dass es in der Welt, in der wir leben, keinen großen Bedarf gäbe, sich mithilfe von Fiktionen in Herausforderungen hineinzudenken, die aus eklatantem Andersaussehen, aus schockierender Auffälligkeit resultieren. Der Erfolg von *Wunder* zeigt jedoch, dass es dieses Bedürfnis offenbar in starkem Maße gibt und *Wunder* ihm auf beste Weise entsprochen hat. Besonders bemerkenswert ist, dass es nicht nur die erwachsenen Leser sind, die aus pädagogischen Gesichtspunkten, ethischer Reflexion und politischem Bewusstsein heraus *Wunder* für ein wertvolles Buch halten und der jungen Generation eigens anempfehlen müssten. Nein, es sind vor allem die jungen Leserinnen und Leser selbst, die das Buch in die Hand nehmen, nicht aufhören können zu lesen und es weiterreichen. Die Vergabe des Jugendjury-Preises beim Deutschen Jugendliteraturpreis an *Wunder* im Jahr 2014 ist der beste Ausdruck dafür.[3] Das eigentliche Wunder ist also wohl, dass hier ein höchst ungewöhnliches Thema eine Autorin gefunden hat, die sich ihm in jeder Hinsicht gewachsen gezeigt hat und dass es einen Verlag gegeben hat, der nicht gezögert hat, ein Manuskript zu publizieren, das nicht in die gängigen Rubriken passt.

1 Palacio, *Wunder* (2013), S. 10.
2 Vgl. etwa die Aktion der *Children's Craniofacial Association*: »I am Auggie Pullman« auf https://www.youtube.com/watch?v=mKDRo5DLTwQ.
3 http://www.djlp.jugendliteratur.org/preis_der_jugendjury-5/artikel-wunder-3887.html (30.10.2016).

Hintergrund

Die Idee zu ihrem Buch verdankt Raquel J. Palacio, die bis zu ihrem Debutroman *Wunder* als Illustratorin gearbeitet hat und in deren Leben craniofaziale Fehlbildungen bis dahin überhaupt keine Rolle gespielt hatten, einer zufälligen Begegnung in einer Eisdiele:

Mit ihren kleinen Kindern hatte sie an einem Platz neben einem Mädchen mit sehr auffälligen craniofazialen Deformationen gesessen (wahrscheinlich, wie sie hinterher rekonstruierte, das Collins-Treacher-Syndrom[4]). Als ihr damals sechsjähriger Sohn das Gesicht des Mädchens sah, schrie er in Furcht und Entsetzen laut auf. Palacio nahm ihre Kinder und floh aus der Eisdiele, einerseits um das Mädchen zu schützen, aber auch, wie sie selbst beschreibt, um der schwierigen Situation zu entgehen. Unmittelbar darauf machte Palacio sich große Vorwürfe: Warum hatte sie sich nicht zu dem Mädchen gedreht und ein Gespräch begonnen, so dass ihre Kinder hätten spüren können, dass es keinen Grund gibt, sich zu ängstigen? Sie ärgerte sich maßlos über sich selbst und darüber, dass sie den Moment verpasst hatte, ihren Kindern etwas sehr Wichtiges zu vermitteln: »And that got me thinking a lot about what it must be like ... to have to face a world every day that doesn't know how to face you back.«[5]

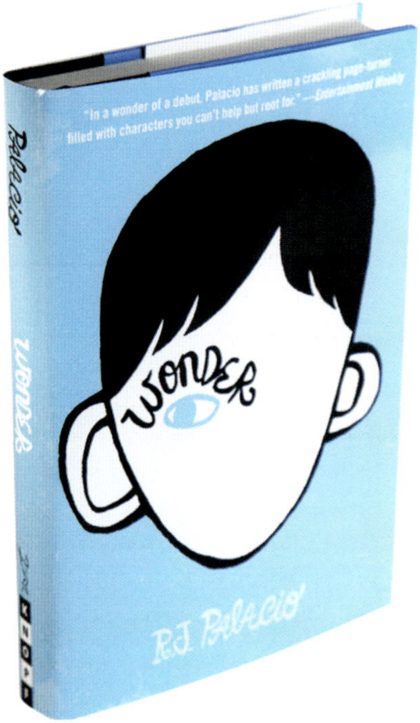

Abb. 1: Cover der Originalausgabe von *Wonder*.

Auf der Rückfahrt vom Café hörte sie im Autoradio den Song *Wonder* von Natalie Merchant – ein Lied, in

4 Das Syndrom ist nach dem englischen Chirurgen Edward Treacher Collins (1862–1932) benannt und bezeichnet eine erbliche Erkrankung, die zu Gesichtsfehlbildungen führt. Betroffen sind vor allem Ohren, Jochbein, Gaumenspalte, Augenlider, Kinn. Die Beschreibung des Protagonisten in den Augen seiner Schwester lautet: »Seine Augen befinden sich gut zwei Zentimeter unter der Stelle, wo sie in seinem Gesicht eigentlich hingehören, beinahe da, wo seine Wangen sein müssten. Sie ziehen sich in einem extremen Winkel nach unten, fast wie diagonale Schlitze, die ihn jemand ins Gesicht geschnitten hat, und das linke ist deutlich tiefer als das rechte. Sie treten hervor, weil seine Augenhöhlen zu flach sind, um sie ganz aufzunehmen. Die oberen Augenlider sind immer halb geschlossen, als würde er gleich einschlafen. Die unteren Lider hängen so tief, dass sie beinahe aussehen, als würden sie mit einem unsichtbaren Faden heruntergezogen: Man kann den roten Innenteil sehen, als wäre das innere fast nach außen gedreht. Er hat keine Augenbrauen oder Wimpern. Seine Nase ist überproportional groß für sein Gesicht und ziemlich fleischig. Sein Kopf ist an den Seiten, dort, wo die Ohren sein müssten, eingefallen, als wenn jemand eine riesige Kneifzange benutzt und den mittleren Teil seines Schädels eingedrückt hätte. Er hat keine Wangenknochen. Es verlaufen tiefe Falten zu beiden Seiten seiner Nase zu seinem Mund hinunter, und so sieht sein Gesicht aus, als wäre es aus Wachs. Manchmal glauben die Leute, es sei bei einem Feuer verbrannt worden: Seine Gesichtszüge sehen aus, als wären sie geschmolzen, wie die Tropfen, die an einer Kerze herunterrinnen.« (Palacio, *Wunder* (2013), S.111)

5 http://www.npr.org/2013/09/12/221005752/how-one-unkind-moment-gave-way-to-wonder (vom 14. September 2013; aufgerufen am 30.10.2016).

dem es um die wundersame Existenz von Menschen geht, die auf medizinisch spektakuläre Weise »anders« sind.[6] Dieser Koinzidenz verdankt sich der Titel des Jugendromans, an dem Palacio noch am selben Abend zu schreiben begann.

Handlung

August, 10 Jahre alt, lebt mit seinen Eltern, seiner vier Jahre älteren Schwester Olivia und der Hündin Daisy in New York. Er ist mit dem Treacher-Collins-Syndrom zur Welt gekommen, in das zudem auch das gleichfalls craniofazial beeinträchtigende Goldenhar-Syndrom hineinspielt sowie weitere Störungen, für die die Medizin noch nicht einmal einen Namen bereitstellt.

Nachdem er bereits 27 Operationen überstanden hat, die in funktionaler Hinsicht hilfreich waren, ohne dass sie die äußere Erscheinung entscheidend beeinflussen konnten, soll August nun zum ersten Mal in seinem Leben eine öffentliche Schule besuchen. Dieser Schritt wird sorgfältig vorbereitet, und dennoch wissen alle Beteiligten, dass es ein großes Wagnis, eine Herausforderung für alle Beteiligten werden wird und dass nicht absehbar ist, ob Augusts Schritt in einen von einer gewissen Normalität geprägten Alltag überhaupt gelingen kann.

Drei Paten werden ihm vom engagierten Schulleiter an die Seite gestellt: Julian, Jack und Charlotte. Während Julian, belastet auch durch die Skepsis seiner Eltern, sich seiner Aufgabe alles andere als gewachsen erweist und sich unter den Schülern besonders hervortut, die August drangsalieren und Stimmung gegen ihn machen, und Charlotte sich in einer sehr distanzierten Zone zwischen Zu- und Abwendung hält, wird Jack, wenn auch unter einer großen Belastungsprobe, zu einem echten Freund.

Die erste jedoch, die sich von Anfang an ebenso unaufgeregt wie vorbehaltlos hinter August stellt, ist Summer, ein Mädchen, mit dem er nicht den Unterricht teilt, das sich dennoch – als einzige – in der Mensa zu ihm setzt, dem »seltsamstaussehenden Jungen«, der ihr je begegnet ist, der aber eben »bloß ein Junge«[7] ist, neu an der Schule. Aber er ist es, der ihren Sinn für Humor teilt.

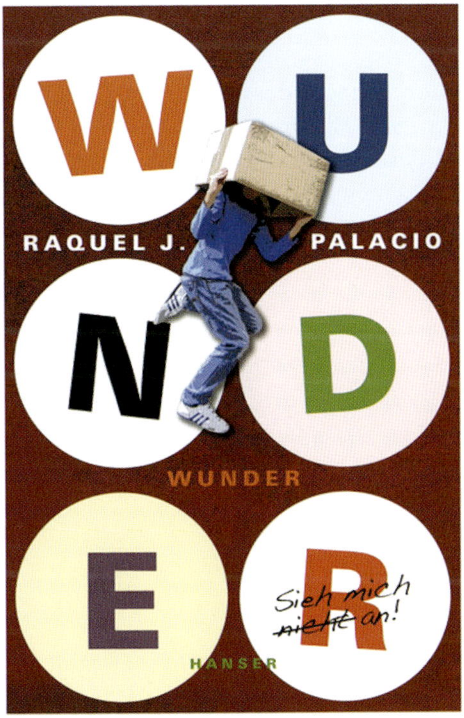

Abb. 2: Cover der deutschen Übersetzung.

6 Der Song ist online zu finden unter https://www.youtube.com/watch?v=BXtyQZLzg9M sowie https://www.youtube.com/watch?v=6zpYFAzhAZY.

7 Palacio, *Wunder* (2013), S. 148.

Als August dann am Ende des Schuljahres im Zuge einer Klassenreise von älteren Kindern einer anderen Schule angegriffen wird, sammeln sich neben Jack andere Mitschüler um August und machen damit den Anfang zu einer solidarischen und empathischen Wende, in der August tatsächlich in seiner Klasse und seiner Schule ankommt.

Zeitlich umfasst *Wunder* Augusts erstes Schuljahr auf der Beecher Prep Middle School, also nach deutscher Rechnung das fünfte Schuljahr. Erzählerisch setzt es auf einen Wechsel der Stimmen: Kapitel eins, drei und acht werden von August selbst erzählt, im zweiten Kapitel kommt Olivia, Augusts Schwester, zu Wort, in Kapitel drei Summer, im vierten Jack, im fünften Justin, Olivias Freund, der August während dieses Schuljahres kennenlernt, und im siebten Miranda, eine ehemalige Schulfreundin von Olivia, die mit August schon gespielt hat, als er noch ein Kleinkind war. Durch die Augen dieser Erzählenden erfahren wir sowohl vom Verlauf des Schuljahres aus unterschiedlichen Blickwinkeln als auch, mithilfe der Erinnerungen der erzählenden Personen, vieles aus Augusts ersten Lebensjahren, in denen eines immer und immer wiederkehrt: die Erfahrung des Angestarrtwerdens – aus den Augenwinkeln der Anderen.[8]

Sprache

Raquel J. Palacio hat ihren Jugendroman sehr lebensnah verfasst und eine Sprache gewählt, in der Leser und Leserinnen ab 10 Jahren[9] seelische Nöte, medizinische Problematiken und gesellschaftliche Dynamiken sehr gut verstehen können. Sie nimmt alltagssprachliche Wendungen auf, typische Interessen aus der Lebenswelt von Kindern in diesem Alter (wie etwa *Star Wars* und Pop-Songs), findet eindrucksvolle Metaphern, wie etwa die, dass die Augen der Anderen Kompassnadeln seien, für die er, August, der Nordpol sei.[10] Sie lotet in unabgegriffener Sprache, die der introspektiven Aufrichtigkeit verpflichtetet ist, soziale und psychische Prozesse aus und widersteht darin einer wohlmeinenden Vermittlung moralischer Imperative.

Auch durch die deutsche Übersetzung hindurch erkennen wir das Anliegen, überkommenen Redewendungen, Alltagsvokabular und Jugendsprache Bedeutungen abzugewinnen, die einen neuen Zug in Sprachspielen von, wie man sagen könnte, ›Andersgesichtigkeit‹ vollziehen. Tradierte Maximen, wie sie der Englischlehrer Mr. Brown in den Unterricht einführt, bahnen den Schülerinnen und Schülern einen Weg zum Selbstbedenken und Selbstverfassen solcher persönlichen Grundsätze. »Wenn du die Wahl hast, ob du Recht behalten oder freundlich sein sollst, wähle die Freundlichkeit« – Mr. Browns September-Maxime verdichtet sich zum Kürzel »Choose kind«, welches sich in der Rezeption des Buches nicht nur zu einem Slogan, sondern bereits zu einer sozialen Bewegung verselbstständigt hat.[11]

Der Kunstgriff des Perspektivenwechsels ist für Kinder in diesem Alter meist das erste Leseerlebnis dieser Art. Dies ist speziell in einem Kontext des Außenseitersein/Andersseins überaus instruktiv, allerdings nicht nur für Kinder, sondern auch für Erwachsene, die ja häufig allzu genau wissen, wie ›grausam Kinder sind‹, die überhaupt

8 Ebd., S. 67.
9 Empfohlen wird *Wunder* ab zwölf Jahren.
10 Palacio, *Wunder* (2013), S. 251.
11 Vgl. http://www.randomhouse.com/kids/choose-kind/pledge.php.

immer schnell bei der Hand sind mit klaren Vorstellungen davon, wie sich Dynamiken zwischen Kindern und Jugendlichen entwickeln werden. In den Selbsthilfe-Foren zu Craniosynostosen (CS) etwa fällt genau diese Wendung ›Kinder sind grausam‹ in schöner Regelmäßigkeit und wird dort nicht zur Disposition gestellt. Dabei wirft jeder einzelne der Satzbestandteile Fragen auf: Das Nomen ohne Artikel, einem sogenannten »Nullartikel«, das somit zur Kennzeichnung eines Drittels der Weltbevölkerung taugt, ebenso dessen Koppelung mit einem Attribut, das eine moralisch vernichtende Zuschreibung enthält und zugleich als Bestandteil einer Prädikation im anzeigenden Modus des Indikativ-Präsens-Aktiv fungiert: Eine Fragwürdigkeit im Gewand einer assertorischen, d. h. Gültigkeit beanspruchenden Aussage. Oder auch: eine Nullaussage. Besser noch: Ein Satz, den man nie wieder hören möchte.

2. Die Studie: Vokabulare von ›Andersgesichtigkeit‹

Eine Lesestudie bietet die große Chance zu erkunden, wie eine junge Leserschaft sich tatsächlich zu Augusts craniofazialen Deformationen stellt – und zu den unverbrämten Ansichten und Äußerungen seiner Familie, Freunde und Mitschüler. Denken und handeln die Kinder so, wie die Erwachsenen meinen, dass sie denken und handeln? Oder beruhen unsere entscheidungskonstitutiven Vorstellungen über ihr Denken und Handeln auf Unterstellungen, die wiederum auf eigenen Ängsten, blinden Flecken und Perspektivbeschränkungen basieren?

Der Rashomon-Effekt,[12] das Sich-Hineinversetzen in wechselnde Sichtweisen und Erfahrungsberichte, die mit Augusts Erscheinung zusammenhängen, ist somit ein Prinzip, das nicht nur auf der Ebene des Lesestoffs erkenntnisfördernd ist, sondern auch im Erkenntnisinteresse der Lesestudie liegt.

Wichtig ist, dass das literarische Gedankenexperiment, den zehnjährigen August als einen Träger des Collins-Treacher-Syndroms in sein erstes Jahr an einer öffentlichen Schule zu versetzen, von Palacio fest in der Lebenswelt der Kinder und Jugendlichen verankert wird und sich so sehr dem Durchspielen sehr realer Möglichkeiten verpflichtet, dass (dies kann ich vorwegnehmen) im Rahmen meiner Studie keine Stimme laut wurde, die gesagt hätte: Unvorstellbar, dass es so sein könnte.

Um den Schülerinnen und Schülern Gelegenheit zu geben, die Inhalte von *Wunder* auch kontrastiv herauszuarbeiten und so den Blick auf die Phänomene des Andersseins, des Aufälligseins in seinen verschiedenen Erscheinungsformen möglichst präzise erfassen zu können, haben sie neben je einem Exemplar von *Wunder* einen weiteren Jugendroman ausgehändigt bekommen: *Anders* von Andreas Steinhöfel,[13] der als Kontrastfolie in die Studie einbezogen wurde.

Dieses Buch handelt von einem etwa gleichaltrigen Jungen, Felix, dessen Kopf nach einem Unfall und nachfolgendem Koma nicht äußerlich, sondern innerlich auffällig ist, was sich in ungewöhnlichem Verhalten äußert: Nicht nur, dass er auf einmal ein Faible für die exakten Wissenschaften hat, die ihm zuvor fern gelegen haben, und dass er plötzlich über ein

12 Der Rashomon-Effekt ist benannt nach der Erzählung *Rashômon* von Akutagawa Ryûnosuke (1892–1927), in der ein Verbrechen aus mehreren Blickwinkeln geschildert wird.

13 Steinhöfel, *Anders* (2014).

ausgeprägtes synästhetisches Gespür verfügt, das sich so weit entwickelt, dass er um seine Mitmenschen eine farbige Aura wahrnimmt, die ihm, indem er sie sieht, erschnuppert und ertastet, Rückschlüsse auf deren Gemütslage und Krankheitsbilder erlaubt – Felix, der jetzt ›Anders‹ heißen will, tut es ihnen kund: offensiv, ohne jede Zurückhaltung. Seine Hellsichtigkeit, seine Zudringlichkeit schockt, nervt, irritiert seine Mitmenschen, verunsichert die Mitschüler, und so steht er kurz davor, von der Schule verwiesen zu werden.

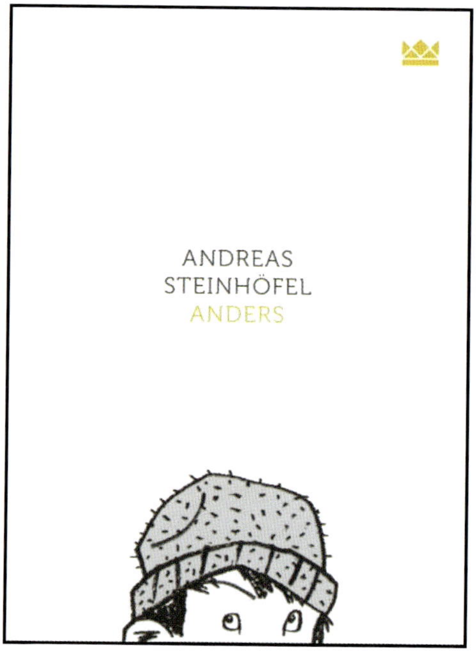

Abb. 3: Cover der Erstausgabe von *Anders*.

Der Gedächtnisverlust hinsichtlich des Geschehens vor dem Unfall bewirkt, dass er nicht weiß, was ihn mit Ben und Nisse verbindet, die ihm wohl nahegestanden haben. Nach und nach kommt ans Licht, dass es etwas mit einem Brand in einem Hühnerstall zu tun hat, der seinem ehemaligen Nachhilfelehrer gehört, auch, dass der eine Freund auf gleißend heller, der andere auf zunehmend dunkler Seite steht; und beide machen ihm Angst. Ein Sturz von einem Baum in die Flussaue bringt ihm sein Gedächtnis zurück und klärt das Geschehen vor dem Unfall auf. Anders nennt sich wieder Felix, aber die Freiheit, ein anderer zu werden, bleibt.

Dass mit *Wunder* und *Anders* in zwei aktuelle Jugendromanen innere und äußere Normalität bzw. Abweichung geradezu idealtypisch die Plätze tauschen und ansonsten Schauplätze und Konstellationen von großer Ähnlichkeit sind, ist für die Lesestudie eine besonders gute Fügung – lässt sich doch so das Augenmerk auf die Besonderheiten physischer Auffälligkeit an Kopf und Gesicht schärfen.

Wenn wir davon ausgehen wollen, dass gerade Literatur es vermag, problematische Sachzusammenhänge mit den ihr zur Verfügung stehenden Mitteln, zu denen Gedankenexperimente[14] genauso gehören wie eine Hellhörigkeit für die Sprache unseres Alltags und die Möglichkeiten, ihr neue Ausdrucksmöglichkeiten abzugewinnen, dann ist sie auch in wissenschaftlichen Zusammenhängen eine unverzichtbare Quelle. Mit der Idee einer Lesestudie in der Grundschule verbindet sich das Anliegen, aus einschlägigen fiktionalen Texten nicht nur als Quellen zu schöpfen, sondern daran ein propädeutisches Projekt zu knüpfen: Welche Einsichten können wir für unsere Frage nach den kulturellen Implikationen plastischer Chirurgie an Schädeln von Kindern gewinnen, wenn wir nicht nur lesen, was für Kinder und Jugendliche geschrieben wurde, sondern mit diesen Kindern und Jugendlichen in ein Gespräch über ihre Leseerlebnisse treten? Welche von uns unbedachten Punkte tauchen auf? Welche sprachlichen Mittel benutzen oder kreieren Kinder, um ihre Sicht auf die Dinge zu artikulieren? Welche Faktoren sind ihnen wich-

14 Vgl. Griesecke/Kogge, Was ist eigentlich ein Gedankenexperiment (2005), S. 41–72. Vgl. auch Weigel, Das Gedankenexperiment (2004), S. 183–205.

tig – und uns bislang gar nicht aufgefallen? Was spielt bei ihnen gar keine Rolle, obwohl es uns so wichtig erschien? Diese Art von Heuristik, ein solches Setting baut nicht auf quantitative Erhebungen, sondern auf qualitative Aspekte. Anders gesagt, es geht hier zunächst einmal nicht ums Zählen, Rechnen und Messen, sondern vor allem um eines: Fragen und Zuhören. Damit soll nicht gesagt sein, dass andere, stärker an die Modelle empirischer Sozialforschung angelehnte Forschungsdesigns nicht wertvolle Ergebnisse liefern könnten. Diese Schulstudie jedoch, in gewisser Weise eine Pilotstudie, ist ein Probelauf, der ein Feld sichtet und konzeptuell markiert, in dem hoffentlich weitere Forschung angesiedelt werden wird.

Vorgehen

Kooperationen mit Schulen brauchen Vorlauf. Der Deutschunterricht in einer sechsten Klasse steht an Berliner Grundschulen im Zeichen der Vorbereitung auf den Übergang in die weiterführenden Schulen, ist eng getaktet und lässt wenig Zeit für Experimente. Dennoch fand die Deutschlehrerin einer sechsten Klasse in Berlin-Prenzlauer Berg mit 17 Schülern einige Termine, an denen sich die Lesestudie in den Gesamtplan des Schulhalbjahres einbauen ließ. Die Absprache mit der Schulleitung gestaltete sich unproblematisch. Nachdem auch ein obligatorischer Elternbrief, der über die Details der Veranstaltung informierte, unterschrieben wieder eingesammelt worden war, habe ich in einer ersten Sitzung den Kindern über das Krankheitsbild der CS und verwandter Syndrome berichtet.

Die Kinder waren an der Problematik sehr interessiert und versuchten, das Phänomen der CS und der ungewöhnlichen Kopfformen in ihr Wissen von verschiedenen Krankheiten zu integrieren. Schnell kam die Frage auf, ob CS so etwas Ähnliches seien wie Trisomie 21, die ja auch mit augenscheinlich anders geformten Köpfen einhergeht, und ob es eine genetische Krankheit, eine Erbkrankheit sei. Hier wurde deutlich, wie sehr dieser Diskurs um genetische Dispositionen bereits in die Lebenswelt der Kinder eingedrungen ist, obwohl im Curriculum des Biologieunterrichts genetische Zusammenhänge noch gar nicht vorgesehen waren.

Die Frage, ob sie schon einmal Menschen mit stark verformten Köpfen begegnet seien, hat ein Drittel der Klasse bejaht; zumeist erfolgten jedoch Hinweise auf durch Unfall oder Verbrennen, möglicherweise Tumoroperationen veränderte Gesichtsformen. Speziell auf den Schädel bezogen berichteten zwei Schülerinnen davon, in der Kinderarztpraxis kleine Kinder mit einem Helm gesehen zu haben und auf ihre Frage, warum das Kind einen solchen Helm trage, die Mutter in dem einen Fall geantwortet habe, in den Helm müsse »der Kopf des Kindes hineinwachsen«; in dem anderen, dass der »Kopf des Kindes noch nicht fertig sei und geschützt werden« müsse.

Bewusst habe ich auf Bildmaterial zur Veranschaulichung von CS verzichtet und mich ganz auf Beschreibungen verlassen, um die Vorstellungswelt des Romans nicht zu unterbieten. Dessen Stärke besteht ja gerade darin, allein durch sprachliche Mittel die stärksten Eindrücke und Vorstellungen hervorzurufen.

Die beiden Bücher, *Wunder* und *Anders*, wurden eine Woche vor den Osterferien an die Kinder ausgeteilt;[15] so hatten sie bis zum nächsten Termin insgesamt knappe sechs

15 Dankenswerterweise finanziert von der Projektförderung *SchädelBasisWissen* durch die Volkswagenstiftung.

Wochen Zeit für die Lektüre. In einem Schreiben, das ich zusammen mit den Büchern ausgeteilt habe, habe ich die Kinder dazu ermuntert, »mit dem Stift in der Hand« zu lesen, anzustreichen, an den Rand zu schreiben und dergleichen – etwas, wovon sie bislang eher abgehalten wurden. Mit der Lektüre umfänglicher Bücher zu Unterrichtszwecken hatten die Kinder noch wenig Erfahrung.

Unsere nächsten Treffen standen im Zeichen der Diskussion der beiden Bücher, die ich angesichts der Zeitknappheit zielstrebig auf die Problematik der Besonderheit auffälliger Köpfe im Vergleich zu Auffälligkeiten anderer Art hinzuführen versucht habe, ohne eine grundsätzliche Offenheit des Gesprächs, in dem unerwartete Reaktionen der Kinder ja ausreichend Platz haben sollten, zu untergraben. Es erschien mir unverzichtbar, ein strukturierendes Element einzuführen. So habe ich einen Fragebogen mit sechs Punkten konzipiert und als Leitfaden in die Diskussion eingebracht. Anschließend haben die Schülerinnen und Schüler diesen Bogen mit nach Hause genommen, um ihn dort in Ruhe ausfüllen zu können. Nach einer guten Woche hatte ich alle Bögen bearbeitet zurück.

Auch den titelgebenden Song *Wonder* von Natalie Merchant haben wir, zusammen mit den vielen anderen Liedern aus ganz unterschiedlichen Genres der amerikanischen Musikkultur, die dem Buch als eine Art Soundtrack unterlegt sind, einbezogen – meinerseits verbunden mit der Hoffnung, dass mit diesem ebenso schrägen wie schönen Musikmix auch die besprochenen Inhalte nachhaltig im Ohr bleiben.

Konstellationen

Der erste Punkt des Fragebogens galt der Auffrischung und Aktivierung des Wissens über die Romanfiguren und Handlungen. Die Skizze, anhand derer die Kinder aufgefordert wurden, Pfeile dick, dünn, gestrichelt oder in verschiedenen Farben einzutragen, um die Beziehungen zwischen der jeweiligen Hauptfigur, also August bzw. Felix/Anders, darzustellen, nimmt das Bild auf, mit dem Augusts Schwester Olivia die Konstellation der Familie beschreibt, zu der ein Kind mit schwersten CS gehört:

> August ist die Sonne. Mom und Dad und ich sind Planeten, die die Sonne umkreisen. Der Rest unserer Familie und Freunde sind Asteroiden und Kometen, die um die Kometen herumschweben, die die Sonne umkreisen. Der einzige Himmelskörper, der August, die Sonne, nicht umkreist, ist Daisy, und das liegt nur daran, dass sich in ihren kleinen Hundeaugen Augusts Gesicht nicht besonders von dem Gesicht jedes andern Menschen unterscheidet. Für Daisy sehen unsere Gesichter alle gleich aus, so flach und bleich wie der Mond.[16]

Die Schülerinnen und Schüler haben herausgearbeitet, dass es zwischen den beiden Büchern, so unterschiedlich die Schicksale der beiden Hauptfiguren erscheinen mögen, viele Parallelen gibt: Beide gelten als »medizinisches Wunder«: August, weil sich so viele seltene Syndrome in ihm »zusammengemorpht«[17] haben, Felix weil er ohne jegliche Anzeichen dafür nach 263 Tagen aus dem Koma erwacht.

Beide sind große Fans der Welt von *Star Wars*, beide beginnen ein Schuljahr, ohne die Mitschüler zu kennen (August war noch nie an einer Schule; Felix' Amnesie hat jede Erinnerung an Schulfreunde ausgelöscht). Beide sind auffällig und müssen im (Schul-)

16 Palacio, *Wunder* (2013), S. 103.
17 Ebd., S. 161.

Alltag mit sich selbst und den Reaktionen ihrer Mitwelt klarkommen: der eine äußerlich, für jeden sofort sichtbar, durch seine Schädel- und Gesichtsfehlbildungen, der andere durch sein auffälliges, ebenso unterkühltes wie distanzloses Verhalten.

Davon abgesehen, dass August in New York lebt und Felix in dem Städtchen Bergwald an der Lahn, unterscheiden sich die Schicksale der beiden auch darin, dass August inmitten einer harmonischen Familie aufwächst und einen Hund hat, Felix' Eltern sich dagegen nicht (mehr) gut verstehen und ein Hund vorerst noch sein größter Wunsch ist; dass August einen Schuldirektor hat, der sein Erscheinen in der Klasse langfristig und sorgfältig vorbereitet, Felix einen, der voller Vorbehalte ist und davon ausgeht, dass der Junge sozial nicht tragbar und zu labil sei, um »regulär beschult«[18] zu werden. Dessen ungeachtet ist in der Wahrnehmung der Kinder der eine große, entscheidende Unterschied genau der, dass Augusts Auftauchen als unmittelbar schockierend wahrgenommen wird, Felix'/Anders' Erscheinung hingegen trotz seines verstörenden Verhaltens weit weniger herausfordernd auf sie wirkt.

Die Einschätzung der Kinder lässt sich auf das Phänomen beziehen, das Psychologen unter dem Titel »First Impression« untersuchen: In weniger als 100 Millisekunden, so die Forschung, seien Menschen in der Lage, ein Gegenüber nach den Parametern Attraktivität und Vertrauenswürdigkeit zu ›taxieren‹; und diese ersten Eindrücke würden sich stabilisieren. Angeboten wird eine evolutionsgeschichtliche Deutung: Eine schnelle Einordnung des Gegenübers in Rubriken von Freund oder Feind, mit entsprechenden Handlungsoptionen, sei in der Entwicklung der Menschheit notwendig gewesen.[19]

Die Frage ist, wie wir mit Gesichtern umgehen, die sich unseren Wahrnehmungsgewohnheiten entziehen. In einem subtilen Perspektivwechsel lässt Palacio August die ›first impressions‹ beschreiben, die er auslöst. Gerade lernt er die Leitung seiner zukünftigen Schule kennen.

> »Und das hier ist August«, sagte Mr. Pomann. Mom trat ein Stückchen zur Seite, damit ich zu ihr gehen konnte. Dann passierte das, was ich schon eine Million Mal erlebt hatte. Als ich zu ihr aufschaute, weiteten sich ihre Augen für den Bruchteil einer Sekunde. Es ging so schnell, dass es niemand anderem aufgefallen wäre, denn der Rest ihres Gesichts veränderte sich kein bisschen. Sie setzte ein besonders strahlendes Lächeln auf. »Was für eine Freude, dich kennenzulernen, August«, sagte sie und streckte mir ihre Hand entgegen.[20]

Nach einem freundlichen Gespräch entscheidet August für sich, dass er Mrs. Garcia mag – »zumindest, wenn sie nicht ihr strahlendes Lächeln aufsetzte«[21].

Ein Zeugnis von der anderen Seite derer her, die auf ein Gesicht blicken, das ihre Sehgewohnheiten außer Kraft setzt, finden wir ebenfalls in *Wunder*. Justin, der sich mit Olivia, Augusts Schwester befreundet hat, besucht sie zum ersten Mal in ihrem Zuhause:

> als ich olivias kleinen bruder zum ersten mal treffe, haut mich, das muss ich zugeben, die überraschung total um. das sollte natürlich nicht so sein. olivia hat mir von seinem ›syndrom‹ erzählt, hat mir sogar beschrieben, wie er aussieht. aber sie hat auch von den ganzen operationen erzählt, die er im lauf der jahre gehabt hat, also habe ich wohl angenommen,

18 Steinhöfel, *Anders* (2014), S.112.
19 Willis/Todorov, First Impressions (2014), S. 592–598.
20 Palacio, *Wunder* (2013), S. 26.
21 Ebd., S. 28.

> dass er inzwischen normaler aussieht. Wenn ein kind zum beispiel mit einer hasenscharte zur welt kommt und das dann operativ in ordnung gebracht wird, kann man manchmal außer einer kleinen narbe über der lippe gar nichts mehr davon erkennen. ich dachte wohl, ihr bruder hätte eben hier und da ein paar narben, aber nicht das. ich hatte definitiv nicht erwartet diesen kleinen jungen mit der baseball-kappe zu sehen, der mir jetzt gegenübersitzt. [...] ich will nur hoffen, dass ich meine überraschung verbergen kann. ich hoffe es echt. überraschung gehört aber zu den gefühlen, die schwer vorzutäuschen sind, egal ob man versucht, überrascht auszusehen, obwohl man's nicht ist, oder ob man versucht, nicht überrascht auszusehen, wenn man's ist. [...] sie erzählte mir bei unserem dritten date von august. ich glaube, sie benutzte den ausdruck ›kraniofaciale abnormalität‹, um sein gesicht zu beschreiben. Vielleicht war es auch ›kraniofaciale anomalie‹. Ich weiß allerdings, dass sie nicht das wort ›entstellt‹ benutzt hat, denn das hätte mir etwas gesagt.[22]

Stellen sich die Schülerinnen und Schüler der Berliner Grundschulklasse vor, wie sie August zum ersten Mal sehen würden? Ja. Sie alle sind überzeugt davon, dass sie erschrecken würden. Felix/Anders, denken sie, würde einen solchen Schrecken nicht erzeugen; seine Besonderheit ist eben nicht unmittelbar sichtbar.

Dennoch ist, im Vergleich zu Felix/Anders, August die Figur, die die Kinder besonders ins Herz schließen, auch wenn sie offen sagen, dass sie bestimmt etwas Zeit bräuchten, um auf ihn zuzugehen, wenn er ihnen auf einmal leibhaftig gegenüberstünde. Felix/Anders in seinem verstörenden Verhalten hingegen kommt ihnen nicht nahe, gerade weil er selbst jedem zu nahe tritt. Dies ist ein durchaus ambivalentes Ergebnis in Hinblick darauf, dass die Kinder kurz zuvor angegeben hatten, die Herausforderung durch August wäre die ungleich größere.

Vielleicht ist im Zusammenhang mit dem Konzept der »approachability« (Zugänglichkeit), die wir den Studien zufolge innerhalb von Millisekunden einem Gegenüber unterstellen (oder auch nicht), auch der Begriff der »Resilienz« bedenkenswert: Semantisch betrachtet ein Gegenspieler (denn zugrundeliegt das Wort *resilire,* zurückspringen, abprallen), bezeichnet das Konzept der Resilienz, wie es von der amerikanischen Psychologin Emmy Werner eingeführt wurde, die Fähigkeit, Krisen zu bewältigen und sie im Rückgriff auf persönliche und sozial vermittelte Ressourcen als Anlass für Entwicklungen zu nutzen.[23] Diese Krisenbewältigungskompetenz strahlt August aus, unter anderem durch seinen (schwarzen) Humor, der ihn schnell mit Summer verbindet. Und eine solche Fähigkeit kann durchaus anziehend wirken – auf den zweiten Blick.[24]

Die *Lieblingsstellen* der Kinder sind in den Romanen erwartungsgemäß jene, in denen entweder ihr Sinn für Komik angesprochen wird oder in denen sie an Momenten eminenter Tröstung für August teilhaben können, den sie empathisch begleiten, obwohl niemand an seine Stelle treten möchte.

Mehrfach genannt: Die furzende Hebamme, die während der Geburt von August keine guten Manieren an den Tag legt, direkt nach der Geburt aber ein gutes Herz offenbart,

22 Ebd., S. 225f.

23 Vgl. Werner, *Vulnerable but Invincible* (1982).

24 Das Buch richtet sich an eine Altersgruppe, die eher über zwölf Jahren liegt als darunter; schon allein sprachlich ist es leichter für die Kinder, zu August einen Zugang zu finden als zu Anders. Andreas Steinhöfel hat allerdings in der den Kinder sehr gut bekannten, äußerst erfolgreichen Trilogie um den ›hochbegabten‹ Oskar, der sich ohne seinen Motorradhelm nicht aus dem Haus bewegt und den ›tiefbegabten Rico‹, der über die meisten Dinge des Lebens etwas länger nachdenkt als andere, Außenseiter-Helden geschaffen, die ihr junges Publikum unmittelbar für sich eingenommen haben.

und jede Menge Courage, welche hingegen dem behandelnden Arzt, der angesichts des neugeborenen August in Ohnmacht fällt, offenbar abgeht (S. 13–15); das erste Gespräch zwischen August und Summer, die ihn in der Mensa aus seinem Alleinsein erlöst (S. 68–70); wie Jack dem Mitschüler Julian, der kräftig unterstützt von seinen Eltern gegen August hetzt, einen (Milch-)Zahn ausschlägt und wie Jack und August sich nach einem Verrat wieder versöhnen und echte Freunde werden (S. 197–204); Justins Idee, Julian und seinen Freunden, die Jack, weil er zu August hält, mobben, mit dem Geigenkasten, der danach aussieht, als ob man in ihm auch weniger harmlose Gegenstände transportieren könnte, zu drohen, für den Fall, dass sie Jack und August nicht in Ruhe ließen (S. 235–239); die Abschlussfeier, bei der August Standing Ovations bekommt.

Anders, in seiner kühleren Erzählweise, scheint nicht das Buch für Lieblingsstellen zu sein. Eine gibt es doch: Als Nisse, der *bad boy* der Geschichte, der finstere Geselle, nach der Brandstiftung »auf dem Gelände steht wie Lots Frau nach ihrem Blick auf Sodom« (S. 232) und die hinzugekommene Lehrerin ihn in den Arm nimmt und weinen lässt.

Die Stellen, die am wenigstens gemocht werden, beziehen sich in beiden Büchern selbstredend nicht auf die Qualität literarischer Darstellung, sondern ganz auf die Inhalte:

Als Augusts Hund Daisy stirbt (S. 266–268); als August, während der Klassenfahrt von älteren Kindern einer anderen Schule im Wald beschimpft, beleidigt und körperlich drangsaliert wird (S. 322–325).

In *Anders* sind die Stellen, die Unbehagen bereiten, die, als der Direktor versucht, Felix/Anders von der Schule zu bekommen (»Es haben sich Eltern gemeldet, die machen sich Gedanken. Der Junge verängstigt einige Mitschüler«, S.106–112) und vor allem die, als Anders, in der Absicht ihr zu zeigen, wo sie krank ist, auf seine Mitschülerin Samira zugeht, und sie anspricht:

> »Da ist überall schwarzes Zeug an dir dran. Wie Asche.« Samira sieht stirnrunzelnd an sich hinab. »Da ist kein Zeug.« »Nicht auf deinen Klamotten oder auf deiner Haut. Es ist da drin. Und es ist laut.« Anders streckt die Hand aus und legt sie Samira aufs Herz, und damit direkt auf die Brust. [...] Samira weicht erschreckt zurück. Dutzende von Schülerköpfen wenden sich ihnen zu.[25]

Eine Stelle zum Fremdschämen, zweifellos.

Civil Inattention

Palacio hat in ihren Roman eine Passage eingebaut, die ihre eigene, bereits erwähnte Erfahrung, in der Eisdiele einem Kind mit craniofazialen Fehlbildungen begegnet zu sein und sich nicht angemessen verhalten zu haben, verarbeitet: Es ist Jack, der sich an eine Szene erinnert, in der er August zum ersten Mal gesehen hat – lange bevor er ihn nun in der Schule wiedertrifft. Etwa fünf oder sechs Jahre sei er alt gewesen, erzählt er, als er mit seinem kleinen Bruder und der Babysitterin Veronika in einer Eisdiele saß. Als er sich umdrehte, schaute er genau in Augusts Gesicht und konnte nicht anders, als einen Laut von sich zu geben, »wie man's macht, wenn man einen Horrorfilm guckt und der Bösewicht aus dem Gebüsch springt«. Weil auch Jacks kleiner Bruder drauf und dran

25 Steinhöfel, *Anders* (2014), S. 174f.

ist, auf Augusts Gesicht zu reagieren, verlässt die Babysitterin mit den beiden Kindern abrupt den Eisladen und fängt auf der Straße an, sie auszuschimpfen:

> »Derartig zu starren!«
> »Das wollte ich nicht!«, sagte ich.
> [...]
> »Es war schlimm, wie wir uns eben verhalten haben«, sagte [Veronika]. »So aufzuspringen, als wenn wir gerad den Teufel gesehen hätte. Ich hatte Angst davor, was Jamie sagen würde, weißt du? Ich wollte nicht, dass er etwas sagt, was die Gefühle des kleinen Jungen verletzt hätte. aber es war sehr schlimm, dass wir so weggegangen sind. Die Mom von dem Jungen wusste genau, was los war.«
> »Aber wir haben es doch nicht böse gemeint«, sagte ich.
> »Jack, manchmal meint man etwas nicht böse und verletzt trotzdem jemanden. Verstehst du das?«[26]

Einhellig bewerten die Schüler das Verhalten der Babysitterin als ungerecht. Sicher, sie ist auch mit sich selbst unzufrieden, sagen sie, aber mit den Kindern in diesem Alter zu schimpfen, weil sie einen Kopf, der auf sie wie eine Halloween-Maske wirkt, anstarren, finden sie nicht in Ordnung. Jack und ihr Bruder können nichts dafür – sie haben es einfach noch nicht gelernt, nicht hinzuschauen, argumentieren sie.

Die Frage, die im Handout an sie gerichtet ist, nämlich die, wie sie selbst in einer ähnlichen Situation einem kleineren Kind erklären würden, warum es das seltsame Gesicht bitte nicht so anstarren solle, haben die Schülerinnen und Schüler auf eine nahezu gleichlautende Weise beantwortet: »Guck nicht so, denn das Kind fühlt sich dann nicht wohl«. »Stell Dir vor, Dich würde jemand so anstarren.« »Das Kind ist bestimmt unglücklich darüber, wie es aussieht, wenn Du es anschaust, ist es sicher noch unglücklicher.« »Wenn Du das Gesicht des Kindes so anstarrst, wird es traurig.«

Geht es hier um die Einweisung in das, was der amerikanische Soziologe Erving Goffman »civil inattention« genannt hat?[27] – ein Begriff, der versuchsweise ins Deutsche übertragen wurde mit »höflicher Gleichgültigkeit«? Das Verhalten, andere zu sehen, aber nicht wahrzunehmen, dieser subtile Kodex von Körperhaltung und Blickrichtung, den wir gelernt haben, vorzugsweise in urbanen Öffentlichkeiten an den Tag zu legen, um uns und andere vor Zudringlichkeiten, vor Peinlichkeiten zu schützen?

Für das Café wäre ›zivile Unaufmerksamkeit‹, *civil inattention,* sicherlich eine Lösung gewesen. Einen anderen Weg hat Palacio selbst in ihren Interviews aufgezeigt. Sie hätte mit dem Mädchen, dessen Gesicht durch das Treacher-Collins-Syndrom geprägt war, ein Gespräch anfangen und somit ihren Kindern bedeuten können, dass die Situation weder beängstigend noch auf andere Weise besorgniserregend sei. Eine solche Haltung impliziert Zuwendung ohne Zudringlichkeit. Ihr liegt daran, eine Balance zu finden zwischen der *aufmerksamen* Wahrnehmung des andersgesichtigen Gegenübers, ohne den Blick auf die Seltsamkeit der Züge zu fixieren. Sich in einem in seinen Proportionen unvertrauten Gesicht orientieren zu lernen, gleichzeitig über etwas in diesem Gesicht, das sich nach vorn drängt, hinwegzusehen, um ein Mienenspiel nach vertrauten Regeln darin erkennen zu können: Dieses Zusammenspiel von Aufmerksamkeit und Nicht-Aufmerksamkeit ist es, das Mitschülern, Lehrern und Eltern abverlangt wird. Und wie wir nicht zuletzt in

26 Palacio, *Wunder* (2013), S. 170ff.
27 Goffman, *Das Individuum im öffentlichen Austausch* (1982), S. 430.

Palacios Roman erkennen können, ist dies keinesfalls eine Aufgabe für hochspezialisierte Sozialpädagogen, sondern kann durchaus in Interaktion gelernt und weitervermittelt werden – und Erwachsene haben dabei nicht notwendig einen Vorsprung.

Im Angesicht von Andersgesichtigkeit: Wie sprechen?

Eine der ersten Formen sprachlicher Verletzung, die man kennenlernt, ist die Erfahrung, bei einem Schimpfnamen gerufen zu werden, schreibt Judith Butler in *Haß spricht* (1997).[28] Nicht nur mit schockierten Augen, die auf sein Gesicht gerichtet sind, und mit der Abkehr von Menschen in seiner Umgebung hat August Erfahrung, sondern auch mit Worten, die ihn verunglimpfen: Rattenjunge, Missgeburt, Monster, Ekelfresse, Eidechsengesicht, Mutant, Zombie.

Namen, die ihn zurückwerfen auf sein eigentümliches, disproportional verschobenes Gesicht und die ihn *verwunden*. Diese Analogie zum physischen Schmerz ist treffend, weil die Erfahrung uns zeigt, dass wir Schimpfwörter, rassistische Ausdrücke, üble Rede wahrnehmen wie einen körperlichen Angriff, tatsächlich empfinden wie »einen Schlag ins Gesicht«[29]. Denken wir an August, erinnert uns das daran, dass das Ins-Gesicht-Schlagen deshalb als eine besondere Form demütigender Gewalt gilt, weil sich in ihm das Gegenüber als seinesgleichen, gewissermaßen mit offenem Visier, zu erkennen gibt, und dass die sprachliche Verunglimpfung diesen Gewaltakt wiederholt und verdoppelt. Diese Analogie drängt sich uns aber auch auf, weil wir zur Beschreibung seelischer Verletzung so wenig spezifische Beschreibungen ausgebildet haben.[30] Nicht nur fehlt es uns hier an genuinen sprachlichen Mittel; auch wenn wir gehalten sind, nicht verletzende Bezeichnungen für ein Gesicht zu finden, das uns verstört, stellen wir überrascht fest, wie wenig Möglichkeiten bereitliegen. Ähnlich wie Günther Anders es einst für die körperliche Liebe beobachtet hat, ist das Feld zwischen medizinisch-fachlicher Terminologie einerseits und Vulgarismen andererseits schlecht bestellt.[31] Kein Wunder also, dass es den Kindern gar nicht leicht gefallen ist, der Aufforderung zu entsprechen, Bezeichnungen für Augusts Gesicht – so wie sie es sich vorstellen – zu finden.

Einige sind dem euphorischen Ton, der durch Palacio gesetzt wird, gefolgt und haben das Wort »Wundergesicht« notiert und »ein Gesicht von einem anderen Stern«, andere sind auf Umschreibungen mit den Attributen »besonders«, »anders« , »einmalig« , »außergewöhnlich« ausgewichen. Wiederum andere sind auf die Spur von Augusts Selbstbeschreibungen gegangen und haben »schlimmes Gesicht«, ein Gesicht »wie eine Maske«, ein *Star-Wars*-Gesicht vorgeschlagen. Letzteres ist im übrigen, ähnlich wie das Wort »Freak«, was auch gelistet wurde, von bemerkenswerter Ambiguität, wenn man bedenkt, wie schnell wir zur Beschreibung der *Star-Wars*-Gestalten den Begriff Monster zur Hand haben und wie groß gleichzeitig deren Fan-Gemeinde ist. Auch das Wort »entstellt« taucht in den Auflistungen der Schülerinnen und Schüler auf, allerdings mit einem Fragezeichen versehen, das eine Unsicherheit über den Status dieses noch halb geläufigen, halb schon außer Gebrauch geratenen Wortes verrät.

28 Butler, *Haß spricht* (1998), S. 9f. Vgl. auch Herrmann u. a., *Verletzende Worte* (2007).
29 Butler, *Haß spricht* (1998), S. 13 (Verweis auf Charles R. Lawrence III).
30 Ebd.
31 Anders, *Lieben gestern* (1986).

Hier gilt es, die oben zitierte Passage zu bedenken, in der Justin seine erste Begegnung mit August beschreibt. Olivia habe von ›craniofacialen Anomalien‹ gesprochen, von einem ›Syndrom‹ und von vielen Operationen, aber das Wort »entstellt« sei in ihrer Rede nicht gefallen, daran erinnere er sich genau, denn »dies hätte ihm etwas gesagt«. Aber Olivia steht, wie wir in ihrem Abschnitt lesen können, das Wort zu aktiven Verwendung schon allein deshalb nicht zur Verfügung, weil sie es nur aus schmähenden Zusammenhängen kennt. Es fällt dann, wenn über sie gesprochen wird: »›Olivia? Ja, die ist nett. Wusstest du, dass sie einen entstellten Bruder hat?‹ Ich habe dieses Wort immer gehasst, aber ich weiß, dass die Leute Auggie so beschreiben.« (S. 114)

Tatsächlich benutzt auch Jack dieses Wort in seinem Rückblick: Als seine Mutter ihm eröffnet, dass er einer von Augusts Paten sein solle, und er dies ablehnen möchte:

> »Er ist nicht bloß ein neuer Schüler, Mom«, antwortete ich. »Der ist total entstellt.«
> »So was sagt man nicht, Jack.«
> »Es stimmt, Mom.«[32]

»Entstellt« – ein klassisches Beispiel für ein zwischen Alltagssprache, Fachsprache, diffamierender Redeweise und politisch korrekter Sprache prekär eingespanntes Wort. So unverfänglich und diskret der Rückzug auf klinische Terminologie sein mag, so wenig greift er eben in lebensweltlichen Situationen. Die typischen Wortvorschläge, die aus der Bewegung der political correctness[33] erwachsen, um stigmatisierende Wörter wie »entstellt« zu ersetzen, durch ›anders‹, ›besonders‹, ›herausgefordert‹, sind ein notwendiger Schritt heraus aus potentiell verletzendem Sprachgebrauch. Sie haben aber den Nachteil, sich entweder schnell abzunutzen oder aber gar nicht erst im Geflecht unserer Selbstverständigungen zu verfangen.[34]

Dennoch gibt es keine Alternative zur ständigen Reflexion auf Dinge, die wir sagen und darauf, wie wir sie sagen. Das impliziert die Anerkenntnis einer genuinen Handlungsmacht der Sprache. Judith Butler hat gezeigt, dass es verfehlt ist zu meinen, wir müssten von einem basalen menschlichen Handlungsvermögen ausgehen, um daraus eine spezifische Handlungsmacht durch Sprache erst zu filtrieren;[35] sie plädiert, mit einem Wort von Toni Morrison, für eine in sich grundlegende Verbindung von Sprache und Handeln – »we do language«[36]:

> Wir tun Dinge mit der Sprache, rufen mit der Sprache Effekte hervor, und wir tun der Sprache Dinge an; doch zugleich ist Sprache selbst etwas, was wir tun. Sprache ist ein Name für unser Tun, d.h. zugleich, das »was« wir tun (der Name für die Handlung, die wir typischerweise vollziehen) und das, was wir bewirken; also die Handlung und ihre Folgen.[37]

Die Effekte von Schimpfnamen, von verletzender Rede, so Butler, betreffen die Selbstverortung des Adressaten, der Gefahr läuft, seiner Selbstkontrolle beraubt zu werden, denn »im Augenblick der verletzenden Anrede wird gerade die Fähigkeit gefährdet, die Situation des Sprechaktes abzugrenzen. [...] In diesem vernichtenden Augenblick wird

32 Palacio, *Wunder* (2013), S. 169.
33 Hughes, *Political Correctess* (2009).
34 Vgl. Slavoj Žižek: http://bigthink.com/think-tank/why-political-correctness-gets-in-its-own-way.
35 Butler, *Haß spricht* (1998).
36 Morrison, *The Nobel Lecture in Literature* (1993), S. 16.
37 Butler, *Haß spricht* (1998), S. 18.

gerade die Unbeständigkeit des eigenen ›Ortes‹ innerhalb der Gemeinschaft der Sprecher sichtbar. Anders gesagt: Man kann durch dieses Sprechen ›auf seinen Platz verwiesen‹ werden, der aber möglicherweise keiner ist.«[38]

Wenn wir innerhalb der Sprache gegen verletzende Rede anarbeiten, bedeutet dies dementsprechend vor allem eines: Kontexte herstellen und Sprechakte in ihren Begrenzungen sichtbar machen. Mit Adressaten über ihren Ort in der Gemeinschaft der Sprecher im Gespräch sein, von Selbstbeschreibungen dieser Orte sprachliche Möglichkeiten kennenlernen und das unabweisbare Erfordernis einer verständlichen und umsichtigen Benennung prekärer Sachverhalte und Phänomene der Wandelbarkeit und Lebendigkeit der Sprache anzuvertrauen – und nicht Schematismen, welcher Machart auch immer.

Gewöhnung. Inklusion. Heteronomie

Olivia, Augusts Schwester, gibt in dem Kapitel »August zu sehen« eine eindrucksvolle Beschreibung davon, dass sie, die mit ihm aufgewachsen ist, mehr über die Reaktionen der Menschen, die August ansehen, erstaunt war als über Augusts Aussehen. Aber dann, nachdem sie, etwa elfjährig, einen Monat lang bei ihrer Großmutter gelebt hatte (weil August eine große Operation durchzustehen hatte), passierte bei ihrer Rückkehr etwas Merkwürdiges, ein »Gestaltwechsel«:

> Ich erinnere mich noch genau daran, wie ich durch die Tür trat und August auf mich zugerannt kam, um mich zu begrüßen. In diesem Bruchteil einer Sekunde sah ich ihn nicht so, wie ich ihn immer gesehen hatte, sondern wie die anderen Menschen ihn sehen. Es war nur ein Blitz, ein winziger Moment ... aber es überraschte mich, weil ich ihn noch nie so gesehen hatte. Und ich hatte auch noch nie gefühlt, was ich in diesem Moment fühlte: Ein Gefühl, für das ich mich schon in dem Moment hasste, in dem ich es hatte. Aber als er mich von ganzem Herzen küsste, konnte ich nur den Speichel sehen, der ihm übers Kinn lief. Und plötzlich war ich wie all die anderen Leute, die ihn anstarrten oder wegschauten. Entsetzt. Angewidert. Verängstigt. Zum Glück dauerte es nur eine Sekunde: In dem Augenblick, da ich Augusts heiseres kleines Lachen hörte, war es vorbei. Alles war wieder so, wie es immer gewesen war. Aber es hatte sich eine Tür für mich geöffnet. Ein kleines Guckloch. Und auf der anderen Seite des Gucklochs gab es zwei Augusts: Den einen, den ich blind vor mir sah, und den, den die anderen Leute sahen.[39]

Diese feinfühlige Beschreibung zeigt, wie in die innerfamiliäre Selbstverständlichkeit ein Fremdblick einbrechen kann. Doch die Autorin Palacio geht hier einen Schritt weiter; sie hat sich dazu entschieden, auch zu erkunden, ob nicht umgekehrt der Fremdblick, besser gesagt, der erste Eindruck von außen, überwunden werden kann hin zu einer Selbstverständlichkeit, in der Entsetzen, Angst und Ekel dauerhaft verschwunden sind. Sie lässt ihre Leser August ein Jahr lang in seinem Experiment begleiten, zum ersten Mal in seinem Leben eine öffentliche Schule zu besuchen. Im Ablauf dieses Jahres gewöhnen sich einige Kinder sofort (Summer), manche dann eher schnell (Jack), manche eher langsam (Charlotte) und manche gar nicht (Julian) an August.

Summer ordnet sein Gesicht unter »seltsamst« ein, setzt sich zu ihm und findet in August jemanden, der ihre Art Humor teilt: »Also bin ich einfach zu ihm rübergegangen

38 Ebd., S. 12f.
39 Palacio, *Wunder* (2013), S. 108.

und hab mich zu ihm gesetzt. Nichts Besonderes. Ich wünschte, die Leute würden aufhören, so eine Katastrophe daraus zu machen. Er ist bloß ein Junge. Der seltsamstaussehende Junge, der mir je begegnet ist, ja. Aber bloß ein Junge« (S. 148).

Jack äußert sich zum Thema ›Gewöhnung‹ explizit:

> Also erst mal: Man gewöhnt sich an sein Gesicht. Die ersten paar Male denkt man noch: Whoa, daran werde ich mich niemals gewöhnen. Und dann, nach etwa einer Woche, ist es mehr so: Ach, ist gar nicht so schlimm.[40]

Julian hingegen schafft es nicht, Augusts Gesicht nicht als eine Provokation zu empfinden, und versucht, auch andere Kinder von der Gewöhnung abzuhalten. Von seinen Eltern wenig unterstützt – sie können in dem Versuch des Schuldirektors, August zu Beginn seiner Schulzeit drei Paten an die Seite zu stellen, nichts anderes als eine allzu schwere Bürde für die »jungen beeindruckbaren Gemüter« (S. 199) erkennen und versuchen tatsächlich, August aus dem Klassenfoto zu retuschieren –, bleiben ihm wenig Möglichkeiten, mit seinen Vorbehalten umzugehen, sie abzubauen; so kann er nicht aufhören, über August als eine »Missgeburt« zu sprechen (S. 191).

Ich habe die Schülerinnen und Schüler – selbstverständlich im Schutz der anonymisierten Befragung – dazu aufgefordert, in sich zu gehen und möglichst ehrlich einzuschätzen, wo sie sich in ihrem »Gewöhnungsverhalten« auf einer Skala von Summer bis Julian einordnen würden. Die meisten Kinder, dreizehn, haben ihr Kreuzchen in der Mitte gemacht – bei Jack, der sich nach anfänglichen Vorbehalten mit August befreundet. Zwei Kinder haben sich zwischen Jack und Julian eingeordnet und zwei zwischen Summer und Jack.

Vielleicht ist dies keine unrealistische Selbsteinschätzung. Gerade Jacks Selbstzeugnis dokumentiert sehr anschaulich einen Abbauprozess des Schreckens durch Gewöhnung, eine Entnaturalisierung des evolutionsbiologischen Abwehrverhaltens, könnte man sagen, wenn man die Forschungsansätze der First Impression-Studien in Anschlag bringen wollte.

Die Frage ist auch, ob dieser Gewöhnungsprozess sich beschleunigen würde, wenn die uns umgebende Realität eine wäre, in der wir mit mehr Menschen wie August tagtäglich in Berührung kämen. Darüber haben auch die Schüler in der Beantwortung auf die Frage spekuliert, ob sie denken, dass sie sich schneller und leichter an August gewöhnen würden, wenn in jeder Klasse ein Kind mit ähnlichen, äußerlich sichtbaren Problemen wäre. Die Skala verteilte sich jetzt wie folgt: Zwischen Summer und Jack: zwölf; wie Jack: vier; zwischen Jack und Julian: einer.

Mit aller gebotenen Rücksicht darauf, dass es sich hier nicht um eine repräsentative Untersuchung handelt, ließe sich daraus doch ein positiver Hinweis auf die Hoffnungen entnehmen, die mit den pädagogischen Programmen zur Inklusion verbunden sind. Wenn die Schüler sich vorstellen, dass mehrere »Kinder wie August« wären, würden sie, meinen sie, leichter damit klar kommen, weil man sie dann eben »fast normal« (so eine Schülerin) wären. Auf die Frage, was sie genau damit meint, antwortet die Schülerin: »Na, man sieht dann immer einen wie August, auch wenn der mal krank ist; auf der Treppe, im Schulhof auf der Aula oder auf dem Schulweg. Ganz normal eben, oder fast normal.«

40 Ebd., S. 176.

Als ›normal‹ wiederum gilt Befürwortern der Inklusion die Heterogenität, anders ausgedrückt: das Anerkennen und Wertschätzen von Diversität als Grundlage einer Pädagogik, die »allen hilft«, was nichts anderes meint, als dass von einer Abschaffung homogener Lerngruppen zugunsten des konstitutiven Einschlusses von Kindern mit Auffälligkeiten aller Art eine positive Rückwirkung nicht nur auf die dann wohnortnah und ›mitten im Leben‹ unterrichteten Kinder erwartet wird, sondern auch auf die Ausbildung sozialer und emotionaler Kompetenzen der nicht-auffälligen Schülerinnen und Schüler – mit gesamtgesellschaftlichen Auswirkungen. Was den einen als Königsweg in eine Gesellschaft gilt, die dauerhaft aus dem Spiel von Exklusion und Integration aussteigt und Perspektiven aufzeigt, von einer einseitig definierten, nicht gut beleumundeten und doch immer wieder affirmierten Leistungsgesellschaft abzurücken und sich den komplexeren Erfordernissen moderner Gesellschaften anzunähern, gilt den anderen als eine Ideologie, die die optimale Lernentwicklung aller Kinder bedroht. Beiderseits unbestritten ist, dass eine Inklusion, die ihren Namen verdient, nur mit einer angemessenen personellen Ausstattung der Schulen zu erreichen ist.

Das Entscheidende am Konzept der Inklusion, von Jean Piaget erstmals in die Diskussion gebracht, ist die damit verbundene Idee eines Bildungskonzepts, das es nicht nur auf die Ausbildung immer feinerer Differenzwahrnehmung abgesehen hat, sondern auch die Kompetenz ausbildet, mit Differenzen sozusagen höherschwellig umzugehen, was bedeuten würde zu lernen, auch markanten Abweichungen vom Gewohnten mit möglichst viel Toleranz und Gelassenheit zu begegnen. In Summers Worten:

> Wer hätte gedacht, dass die Tatsache, dass ich mittags mit August Pullman zusammensitze, so ein Riesenthema werden würde? Die Leute haben sich aufgeführt, als wäre es die merkwürdigste Sache der Welt. [...] Ich wünschte, die Leute würden aufhören so eine Katastrophe daraus zu machen.[41]

Interessant in diesem Zusammenhang sind die Meldungen der Schülerinnen und Schüler zur Frage, ob sie meinen, sich an einen Mitschüler wie Felix/Anders a) leichter, b) genauso leicht bzw. schwer oder c) schwerer gewöhnen könnten.

Die spontanen Rektionen waren, bis auf 2 Stimmen von 17 einhellig: Es wäre leichter. Eine Stimme meinte, es sei genauso schwer, die andere, es sei viel schwerer. Daraufhin befragt erklärte sie, Anders sei doch unheimlich, und an das Unheimlichsein könne man sich doch nicht gewöhnen, oder? Die Kinder verwickelten sich untereinander in eine Diskussion darüber und kamen dann mehrheitlich zu dem Schluss, das einer, von dem man nie wisse, ob er (oder sie) nicht gleich etwas irgendwie Bedrohliches oder mindestens höchst Seltsames von sich gebe, der (oder die) einen unversehens anfasse und nie so reagiere, wie man es erwartet, tatsächlich jede Gewöhnung außer Kraft setzt. »Der hält einen ja in Angst und Schrecken«, war ein Argument, mithilfe einer alten kolloquialen Wendung, die ein Kind mit Migrationshintergrund äußerte, lachend und erstaunt darüber, dass das, was es als eine feste Wortverbindung irgendwo aufgeschnappt hatte, auf einmal soviel Sinn zu machen schien.

41 Palacio, *Wunder* (2013), S. 149f. Vgl. in diesem Zusammenhang die Studie von Bauman, *Dialektik der Ordnung* (1992), S. 80f.

Maximen und Akronyme

In einer Zeit, in der Poesiealben nur noch eine nostalgische Nischenexistenz führen und selbst Kalendersprüche selten geworden sind, waren die Schülerinnen und Schüler auf Anhieb durch Sinnsprüche wenig zu begeistern, obwohl sie die September-Maxime des Englischlehrers Mr. Browne »Wenn du die Wahl hast, ob du recht behalten oder freundlich sein sollst, wähle die Freundlichkeit«[42]zumindest in der englischen Version »Choose kind« nicht schlecht fanden. In den USA ist »Choose kind« zu einer regelrechten Bewegung geworden; insbesondere die craniofazialen Verbände haben diese Wendung als ein Motto aufgenommen. Der Slogan scheint aber in der deutschen Fassung keinen vergleichbaren Appeal zu haben. Auf die Frage, wann und wo sie überhaupt je mit solchen Sätzen in Kontakt kommen, die Mr. Browne in *Wunder* ›Maximen‹ nennt, assoziierten die Kinder zunächst diejenigen Lehrer, die mit Sprüchen aufwarten wie »Ordnung ist das halbe Leben« und »Wer zu spät kommt, den bestraft das Leben«. Vielleicht stehen Maximen auch deshalb bei ihnen nicht so hoch im Kurs. Jedoch, überlegen sie, was wäre, wenn *Choose kind* auch für Lehrer gälte...

Auf meinen Hinweis, dass in den USA *Choose kind* ein Slogan geworden ist, der daran erinnert, mit Leuten wie August freundlich umzugehen, reagieren sie mit Verständnis und Zustimmung, aber nie würden sie selbst ein Wort wie freundlich/Freundlichkeit für eine solche Werbekampagne wählen. Nicht, weil sie selbst nicht freundlich wären oder sein wollten, erfahre ich von ihnen, aber das Wort ist ihnen nicht stark genug für das, worum es geht: »Man kann doch einfach freundlich sein und sich doch nicht kümmern«, lautet ein Beitrag in der Diskussion. Ein stärkeres Wort will ihnen nicht einfallen – außer ›cool‹ eben, das aber sowieso schon in aller Munde ist. Nein, freundlich und cool sei kein Gegensatz, aber wenn man wirklich freundlich ist, ist man eben cool (und will nicht ›freundlich‹ genannt werden). Zum Schluss erwärmen sie sich doch noch für das englische ›kind‹, nicht zuletzt, weil man es, in deutsch-englischer Lesart auch so verstehen kann: »Im Zweifelsfall für die Kinder.« Als wir im Zusammenhang mit Fragen der Verbreitung solcher Aktionen auf die neuen sozialen Medien kommen, fällt den Kindern, die nahezu alle bereits ein Smartphone nutzen, auf, dass hinter den Akronymen, mit denen sie ihre Nachrichten garnieren, oft eine Maxime steckt, das verbreiteste: ›Yolo‹ – You only live once. Keine fünf Sekunden braucht es dann, bis *Choose kind* in die Diktion der elektronischen Nachrichten übersetzt wird: Choki – mit Schokoladengeschmack – vielleicht wird ja noch etwas daraus.

Narrative Performanz und ihre Folgen

In den abschließenden beiden Punkten hatten die Kinder Gelegenheit, aus ihrer Leseerfahrung zu berichten und zu überlegen, ob und wie die Bücher *Wunder* und *Anders* in ihre Gedankenwelt eingegriffen haben. Die Kinder konzentrierten sich in ihren Notizen weitgehend auf *Wunder*, das sie, wie oben bereits erwähnt, ihrem Alter gemäß und dank seiner eingängigen Schreibweise zu diesem Zeitpunkt ihrer Lektüre offenkundig mehr in den Bann gezogen hat.

42 Eine Formulierung des US-amerikanischen Psychologen Wayne W. Dyer, vgl. Palacio, *Wunder* (2013), S. 377.

Bereits in der Diskussion äußerte ein Kind, dass es Romanhelden oft viel besser in Erinnerung behält als echte Menschen, die es treffe. Auch August komme ihm so vor, als könne er ihm jederzeit in den Straßen begegnen – dabei wisse es ja gar nicht, wie er wirklich aussehe...

Weitere Notizen auf den Fragebögen (in behutsam korrigierter Rechtschreibung):

»Wenn ich einen Geigenkasten sehe, denke ich immer daran, wie Justin damit August und Jack verteidigt. Der ist wie eine Eselbrücke.«
»Jeder mit dieser Krankheit hat ja ein anderes schlimmes Gesicht, oder? Wenn jetzt August in unsere Klasse kommt, ok. Aber wenn einer noch schrecklicher aussieht? Müssten wir schaffen. Weiß nicht.«
»Ich habe mal ein Buch über einen Leuchtturm gelesen und dann ganz oft von Leuchttürmen – geträumt. Ich möchte nicht vom Strudel in der Lahn träumen [in *Anders*].«
»Wenn alle Wunder lesen würden, gibt es nur ein paar wenige wie Julian, weil keiner auf der Seite der Bösen stehen will.«
»Man weiß jetzt mehr über verzerrte Gesichter. Warum sie so sind.«
»Ich verstehe jetzt besser, was mir meiner Freundin erzählt. In ihre Schule geht ein Kind mit komischem Kopf, weil die Mutter zu viel Alkohol getrunken hat.[[43]] Das Kind sei aber total nett und hat auch total viele Freunde. Jemand im Unterricht hilft der lernen. Das heißt Infusion oder so ähnlich schade, dass wir das bei uns nicht haben.«

In*k*lusion – aber es könnte ja sein, dass die programmatische Verpflichtung von Schule auf die Normalität von Heterogenität genau die In*f*usion ist, die unsere durch Homogenität normalisierten Institutionen brauchen.

3. Perspektiven: Was sich an und in Köpfen ändern kann

›Craniosynostosen‹ – ein Begriff aus der Sparte seltener Krankheiten, für die ein hochspezialisierter Bereich pädiatrischer Neurochirurgie und eine avancierte anwendungsbezogene Forschung zuständig ist – und dann eine Lektüre zum Thema, die in der Grundschule stattfindet. Größer könnte die Schere kaum sein. Aber in diesem Fall bezeichnet dies keinen Missstand, sondern das Gegenteil: Zum einen hat nur eine technisch hochentwickelte Chirurgie die Möglichkeit, durch, im besten Fall, minimalinvasive, in jedem Fall jedoch äußerst anspruchsvolle Operationen, auffällig geformte Kinderköpfe in weniger auffällige Maße zu bringen. Zum anderen werden in manchen Fällen auch trotz mehrfacher Operationen die betroffenen Kinder mit craniofazialen Auffälligkeiten durchs Leben gehen; andere Kinder werden gar nicht operiert und stehen vor der gleichen Herausforderung. Schon allein deshalb kann und darf das Thema der CS nicht auf den klinischen Zusammenhang beschränkt bleiben. Die Frage, welche Mittel Kinder und Erwachsene an der Hand haben, die unmittelbar Betroffenen genauso wie die, die nicht unmittelbar betroffen sind, angesichts von Deformationen an Schädel und Gesicht zu agieren und zu reagieren, dürfte ein wichtiger Ausweis für die Güte dessen sein, was man gemeinhin ›gesellschaftliches Klima‹ nennt.

43 Hier handelt es sich vermutlich um das Fetale Alkoholsyndrom (FAS), im Zuge dessen sich Gesichtsdeformationen ausprägen können.

Offensichtlich haben wir es hier mit einem jener komplexen Themen zu tun, deren Bearbeitung ohne Interdisziplinarität im wahrsten Sinne des Wortes nicht zu denken ist.[44]

Genau wie hinsichtlich der operativen Eingriffe gibt es auch hier den richtige Moment, den kairologischen Aspekt zu bedenken: Während er im medizinischen Bereich oft zwischen dem vierten und achten Monat angegeben wird, ließe sich im gesellschaftlichen Sinne möglicherweise sagen, dass es für eine Sensibilisierung nicht früh genug und nie zu spät sein kann.[45] Nicht wenige Eltern betroffener Kinder thematisieren Erfahrungen aus der Kita – oft positive. Aber gerade die Schuljahre zwischen dem Ende der Grundschulzeit und dem Übergang auf weiterführende Schulen, die geprägt sind vom zunehmenden Stellenwert der *peer groups*, vom Sichzurechtfindenmüssen in einer Welt, der der Ruf vorauseilt, dass sie Auffälligkeiten jeglicher Art mit Scham und Beschämung, mit Hänseleien, Ausschluss und Selbstausschluss ahndet, markieren eine zeitliche Strecke, in der die Auseinandersetzung mit Anderssein/Andersaussehen nicht nur emotional angezeigt, sondern auch kognitiv gut zu bewerkstelligen ist. Dass gerade ein gelungener Jugendroman der ideale Ansatzpunkt sein kann für eine solche Sensibilisierung, hat der Versuch mit *Wunder* im Unterricht gezeigt. Künstler und Pädagogen sind mithin nicht weniger als Chirurgen gefordert, »Köpfe zu ändern«, nicht den äußeren Maßen, sondern den inneren Maßstäben nach.

Dass der Verlag von *Wunder* inzwischen kostenloses Unterrichtsmaterial bereitstellt, dass es bereits eine günstige Taschenbuchausgabe gibt, dies sind schon einmal gute Voraussetzungen in diesem konkreten Fall. Bleibt zu hoffen, dass von möglichst vielen Lehrerinnen und Lehrern, von der Lehrkonferenz und den Schulleitern die Vermittlung auch solch ›zeitraubender‹ Stoffe zu den ›Essentials‹ gerechnet wird.

Ein schwerlich von der Hand zu weisender Einwand besagt, dass die schlimmsten Probleme für die betroffenen Kinder in der Pubertät auf sie warten. Sowohl August als auch Felix/Anders begegnen wir gerade noch davor. Scheut die Literatur davor zurück, im Coming of Age auch Träger von Turm-, Kahn-, Dreiecksschädeln, von Quer-, Schief- und Schrägköpfen zu positiven Protagonisten zu machen?

Die Antwort darauf ist der vierzehnjährige Arnold Spirit, geboren und aufgewachsen in einem Indianer-Reservat. Er hat 42 Zähne statt 32, er lispelt, ist auf dem einen Auge weit- und auf dem anderen kurzsichtig und ist »anfällig für Anfälle«[46], die seine »Schäden beschädigen«[47], d. h. die Schäden in seinem Gehirn, die wiederum verantwortlich sind für seinen riesigen Schädel, denn er kam mit »Wasser im Gehirn auf die Welt«[48], mit einem Hydrocephalus.

44 Repko, *Interdiciplinary Research* (2012).

45 Wie die Begebenheit zeigt, die kürzlich in den Medien für Aufsehen sorgte: Ein Kind, das die leibliche Mutter zur Adoption freigegeben hatte, wurde mit einer zuvor nicht festgestellten, leichten Ausprägung des Treacher Collins-Syndroms geboren, woraufhin die Adoptivmutter in spe laut schreiend das Krankenhaus verließ und nie wieder etwas von sich hören ließ. Die leibliche Mutter hat sich indessen ganz ihrem Kind zugewendet, möchte es unbedingt behalten und sammelt über Facebook Spenden für die anstehenden Operationen. Vgl. u. a. http://www.news.de/panorama/855641055/abigail-aus-florida-mit-treacher-collins-syndrom-schwerkrankes-baby-rettet-leben-seiner-mutter/1/ (30.10.2016).

46 Alexie, *Das absolut wahre Tagebuch eines Teilzeit-Indianers* (2011), S. 10.

47 Ebd., S. 10.

48 Ebd., S. 7.

> Mein Kopf war so groß, dass ihn kleine Indianerschädel wie Monde umkreisten. Bei manchen Kindern hatte ich den Spitznamen Orbit. Andere nannten mich einfach Globus. Wenn sie mich ärgern wollten, schnappten sie mich, drehten mich im Kreis, stupsten mir mit dem Zeigefinger auf den Kopf und sagten »Da will ich mal hinreisen«.[49]

Das absolut wahre Tagebuch eines Teilzeit-Indianers (2007) ist ein autobiographisch geprägtes Buch von Sherman Alexie. In einer kolloquialen, doch von tiefgründigem Witz geprägten Sprache, die nichts beschönigt und nichts verfinstert, schildert Alexie, wie Arnold, ausgerechnet Arnold, mit seinem überdimensionierten Kopf, seinen auseinanderstrebenden Augen und seiner andersfarbigen Haut, als erster seines Stammes, auf eine ›weiße‹ Highschool wechselt und dort sein Eingangsjahr durchlebt. Das Buch wurde mit dem *National Book Award for Young People's Literature* ausgezeichnet. Über eine Million verkaufter Exemplare bezeugen, dass sich Jugendliche sehr gern mitziehen lassen in die Umlaufbahnen eines Kopfes, der nach der Geburt erst einmal aufgesägt werden musste, um in ihm die überproduzierte Cerebrospinal-Flüssigkeit abzusaugen, und der, innen wie außen, nicht eben gute Chancen hatte – und der vor allem gelernt hat, sich selbst aus der Patsche zu helfen …

Sage keiner, die Lieblingsköpfe der Kinder und Jugendlichen müssten Normalmaß haben.

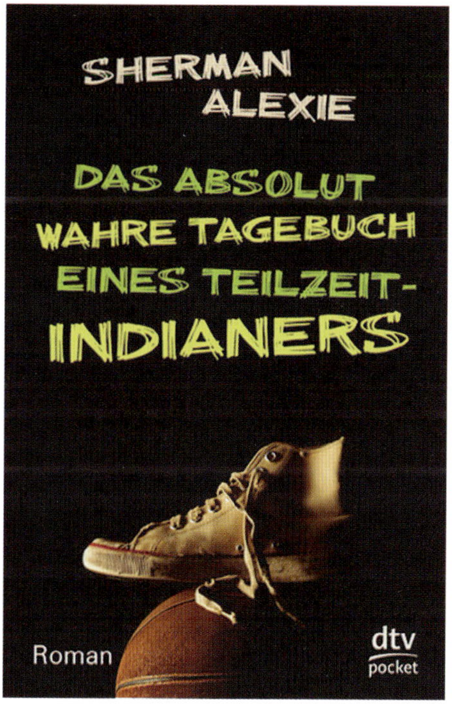

Abb. 4: Cover der deutschen Übersetzung von *The Absolutely True Diary of a Part-Time Indian*.

Abbildungen

Abb. 1: Cover der Originalausgabe von *Wonder*. Quelle: http://rjpalacio.com/book.html
Abb. 2: Cover der deutschen Übersetzung. Quelle: https://www.hanser-literaturverlage.de/buch/wunder/978-3-446-24175-6/
Abb. 3: Cover der Erstausgabe von *Anders*. Quelle: https://www.carlsen.de/epub/anders/58580
Abb. 4: Cover der deutschen Übersetzung von *The Absolutely True Diary of a Part-Time Indian*. Quelle: https://www.dtv.de/buch/sherman-alexie-das-absolut-wahre-tagebuch-eines-teilzeit-indianers-78259.pdf/

49 Ebd., S. 9.

<u>*Wunder* und *Anders* in der 6. Klasse einer Berliner Grundschule</u>

<u>Fahrplan durch die Diskussion</u>

1.) Ich stelle Euch kurz die Autoren der beiden Bücher, fasse die Bücher zusammen und wir erinnern uns gemeinsam an die wichtigsten Figuren und ihre Beziehungen in den beiden Büchern, *Wunder* und *Anders*.

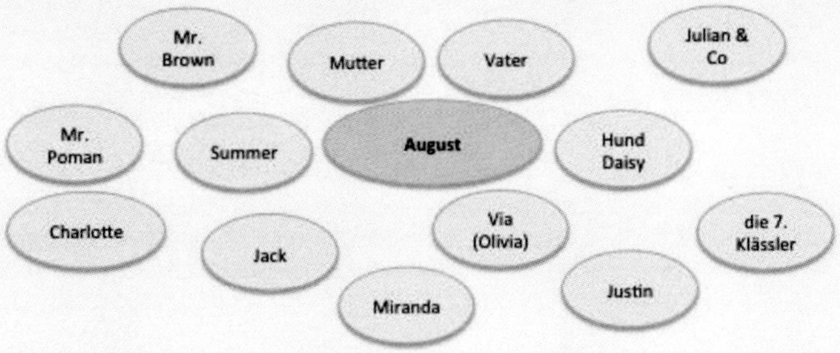

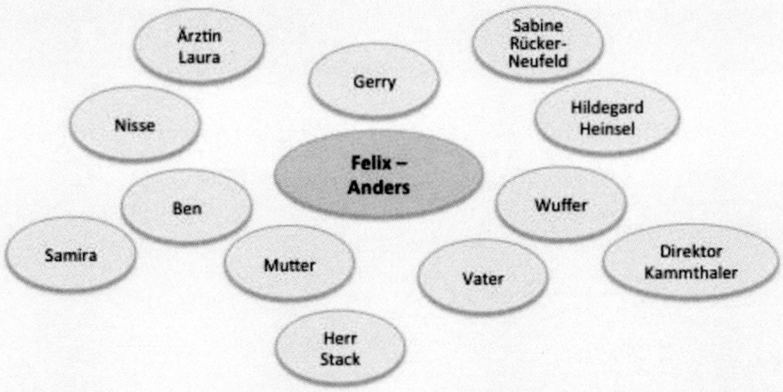

a) Was sind Eure Lieblingsstellen und welche haben Euch gar nicht gefallen?
b) Was sind Eure Lieblingsfiguren und welche mochtet Ihr gar nicht?

2.) Wir schauen uns das Zitat S. 170ff an:

Wie reagieren die Leute auf August und Anders ... und was denkt Ihr darüber?

Stellt euch vor, Ihr würdet mit einer kleinen Schwester oder einem kleinen Bruder einem Menschen wie August (oder auch Anders?) begegnen. Die kleine Schwester oder der kleine Bruder starrt August (oder Anders) an und Dir ist das unangenehm. Wie würdest Du dem Kind erklären, dass es bitte nicht so starren soll?

Notiert bitte Eure Antwort in Stichworten:

____

____

____

3.)

(a) In Wunder wird Augusts Aussehen mit verschiedenen Schimpfworten bezeichnet, z.B.:

Rattenjunge; Missgeburt; Monster; Ekelfresse; Eidechsengesicht; Mutant; Zombie

Wie würde man sein Aussehen anders beschreiben? Mach einen Versuch:

____

____

____

(b) Auch Felix/ Anders wird abfällig bezeichnet, z.B.

er habe „Matsche im Kopf", „eine Schraube locker", usw.

Wie würdet Ihr ihn besser beschreiben?

____

____

____

VII. Online-Wissen

Craniosynostosen in Diskussionsforen betroffener Eltern

Birgit Griesecke

1. Schädelnähte und Sprachkritik

Die Frage »Wie sprechen medizinische Laien über Craniosynostosen?« lässt sich umformulieren in die Frage »Wie sprechen wir über etwas, über das wir normalerweise nicht sprechen?« Oder, präziser: »Wie sprechen wir in ›gewöhnlicher Sprache‹ über etwas, über das wir normalerweise nicht sprechen?« Besser noch: »Wie sprechen wir in ›gewöhnlicher Sprache‹ über etwas, über das wir normalerweise nicht sprechen, weil es uns üblicherweise keinen Anlass gibt?«

Schädelnähte sollten bei der Geburt offen sein und sich im Laufe des ersten Lebensjahres unmerklich schließen – ein Zeitraum, an den uns in unserer persönlichen Biographie eine aktive Erinnerung fehlt. Auch in späteren Etappen unseres Lebens beraten wir uns über die Form unseres Kopfes allenfalls bei der Wahl einer neuen Frisur oder dem Kauf eines Fahrradhelms. So sind wir in der nicht-medizinischen Kommunikation über Craniosynostosen (CS) gefordert, überhaupt erst nach sprachlichen Möglichkeiten zu suchen, die etwas beschreiben können, was heute an Kindern vor ihrem Spracherwerb diagnostiziert wird. Denn deren Köpfe sind es, über die geredet wird: In der Kommunikation zwischen den Eltern dieser Kinder und jenen Ärzten, die frühkindliche CS diagnostizieren und behandeln, aber auch zwischen den Eltern untereinander, die sich in Internetforen über das Krankheitsbild ihrer betroffenen Kinder austauschen und zudem Wege suchen, die schwierige Situation, in die sie als Sorgeberechtigte geraten – operieren oder nicht operieren? – zu erfassen. Dass uns im multilateralen Hin und Her einer netzbasierten Selbsthilfegruppe, dort also, wo weder grammatikalisch noch politisch korrekter Sprachgebrauch im Vordergrund steht, eine Betrachtung der sprachlichen Prozesse helfen kann, die Struktur der Problematik, in die CS-Patienten und ihre Angehörige geraten, besser zu verstehen und zu adressieren, ist die Vorannahme der folgenden Untersuchung, die eine erste Sichtung und Kritik unternimmt.

Kritik? Ist dies nicht eine unangemessene Kategorie für eine Untersuchung des gewöhnlichen Sprachgebrauchs hinsichtlich ungewöhnlicher Phänomene? Ja – wenn wir darunter eine Belehrung verstehen würden. Nein – wenn wir darunter verstehen, mit dem Werkzeugkasten einer pragmatisch orientierten Sprachforschung bestimmte Auffälligkeiten ins Licht zu rücken und in Hinblick auf semantische Tiefenwirkung und kulturelle Kontexte zu befragen. Da die CS-Foren nicht zu den Foren gehören, in denen man sich aufgrund bestimmter Interessenlagen oder Neigungen zusammenfindet, sondern infolge einer schicksalshaften Laune der Natur, die jede oder jeden, unabhängig von Bildung, Statuts, Vorlieben, Hobbys und Weltanschauungen, treffen kann, gibt es hinsichtlich des

Stils der Textbeiträge eine große Variationsbreite – eine Variationsbreite, die durch den Umstand potenziert wird, dass auch jede CS so individuell ist wie das betroffene Kind. In den folgenden Ausführungen wird es nicht darum gehen, diese Vielfalt zu reduzieren, sondern kommunikative Muster aufzuspüren, auszuleuchten und mit weiteren Diskursfeldern aus den Sprach-, Kultur- und Sozialwissenschaften zu verknüpfen.

2. Ins Netz gehen

CS, besonders in syndromalen Ausprägungen, gehören zu den ›Seltenen Erkrankungen‹.[1] Die nicht-syndromalen CS treten zwar nicht so selten auf, dass sie unter die diesbezügliche Richtlinie der Europäischen Union fallen würden, jedoch mit etwa 1:1000 Neugeborenen immerhin so selten, dass nicht jede kinderärztliche Nahversorgung auf alle an dieser Diagnose hängenden Fragen eingerichtet ist, sondern Gespräche und eventuelle Operationen mit Kliniken der größeren Universitätsstädte vereinbart werden müssen, die möglicherweise Hunderte von Kilometern vom Wohnort der betroffenen Familien entfernt liegen. Der Weg ins Internet, ohnehin immer häufiger von Patientinnen und Patienten gewählt, um auf eigene Faust zu recherchieren[2] oder in den Austausch jener Foren zu treten, in denen medizinische Laien sich hinsichtlich bestimmter Krankheitsbilder gegenseitig beraten und unterstützen, liegt hier also besonders nah. Denn via Internet lässt es sich direkt in Kontakt treten mit anderen Betroffenen, die möglicherweise schon einige Schritte auf dem Weg, der nun vor den »Newbies«, den Neuen im Forum, liegt, vorangegangen sind, und von deren Erfahrungen man unter Umständen profitieren kann.

Aber auch dort, wo eine Universitätsklinik gleich um die Ecke liegt, ist die Netzrecherche oft ein Schritt, der direkt an die klinischen Beratungsgespräche anschließt. In der begrenzten Zeit, die den behandelnden Ärztinnen und Ärzten zur Verfügung steht, lässt sich selbst mit bestem Willen nicht immer jeder Zweifel ausräumen, nicht alle Verzweiflung thematisieren, nicht die ohnehin oft erst im Nachhinein auftauchende Frageflut beantworten. Und der nächste Termin ist möglicherweise erst in ein paar Tagen oder Wochen anberaumt. Angesichts dieser Situation, bestimmt von der Hoffnung auf Austausch von Erfahrungen und Informationen und nicht zuletzt auch auf emotionale Unterstützung, ist der Suchauftrag ›Craniosynostose‹ schnell in die Maske einer Suchmaschine getippt und innerhalb weniger Klicks ist man in einem Forum mit betroffenen Eltern deutschlandweit, europaweit, weltweit zusammengerückt.

1 https://www.bundesgesundheitsministerium.de/themen/praevention/gesundheitsgefahren/seltene-erkrankungen.html (27.10.2016): »Seltene Erkrankungen: In der Europäischen Union gilt eine Erkrankung als selten, wenn nicht mehr als 5 von 10.000 Menschen in der EU von ihr betroffen sind. Allein in Deutschland leben Schätzungen zufolge etwa vier Millionen Menschen mit einer der weltweit bis zu 8.000 unterschiedlichen Seltenen Erkrankung (SE), in der gesamten EU geht man von 30 Millionen Menschen aus.« Vgl. dazu den Eintrag »Kraniofaziale Fehlbildungen« des Verbundes Face in der Broschüre *Verbundforschung für Seltene Erkrankungen. Gemeinsam zu Diagnose und Therapie*, herausgegeben von der Geschäftsstelle der Forschungsverbünde für seltene Erkrankungen, Kinderklinik und Kinderpoliklinik im Dr. von Haunerschen Kindespital, S. 12–13. – Eine syndromale Ausprägung, das Apert-Syndrom beispielsweise, hat eine Prävalenz von 1–9 : 100 000.

2 Vgl. dazu die Ergebnisse einer Umfrage der Bertelsmann Stiftung in Zusammenarbeit mit der Barmer Ersatzkasse im November und Dezember 2015: https://www.bertelsmann-stiftung.de/fileadmin/files/BSt/Publikationen/GrauePublikationen/GeMo-NL_2016-2_VV.pdf (27.10.2016).

Foren, in denen betroffene Laien sich zu medizinischen Fragen austauschen, sind weitverbreitet. Vom harmlosen Schnupfen über Migräne bis hin zu schwerwiegenden Erkrankungen erhofft man sich in themenbezogenen Foren, in Chats oder Newsgroups[3] wertvolle Hinweise auf alternative Heilmethoden zu erhalten, Adressen von für gut befundenen Spezialisten und die Möglichkeit, sich den eigenen Kummer ›von der Seele zu reden‹. In der Skala, die die Schwere der thematisierten Krankheiten anbelangt, befinden sich die Einträge zu nicht-syndromalen CS ungefähr in der Mitte: Einerseits handelt es sich um eine Diagnose, die rein medizinisch betrachtet, einen operativen Eingriff selten zwingend notwendig erscheinen lässt und nicht lebensbedrohlich ist. Andererseits, wenn dennoch aufgrund der sozialpsychologischen Indikation ein operativer Eingriff durchgeführt wird, ist dies eine schwerwiegende, mit mehrstündiger Narkose und der Gabe von Bluttransfusionen verbundene Operation an einem Säugling oder Kleinkind, die wohl erwogen sein will – zumal die Entscheidung zu operieren von den Eltern stellvertretend für ein Kind getroffen werden muss, das sich später zu eben dieser Entscheidung äußern und verhalten wird. Spätestens an diesem Punkt ist eine sehr spezifische Dramatik gegeben, die sich in Wortlaut und Aufbau der Kommunikation im Internet spiegeln wird – dies ist die Annahme der vorliegenden Untersuchung.

3. Im Netz schreiben

Die Selbstverständlichkeit, mit der im Zusammenhang medizinische Problemen/Diagnosen das Internet befragt wird und zahlreiche Diskussionsstränge unter medizinischen Laien generiert werden, steht im Gegensatz zum Ausmaß der Reflexion jener Dynamiken, die sich aus der computervermittelten Kommunikation (CvK; oder computer-mediated communication, kurz CMC)[4], ergeben, auch wenn seit Längerem an deren Erforschung gearbeitet wird.[5]

Bevor ich im folgenden hinsichtlich der ›Cranio-Foren‹, wie sie hier verkürzt genannt werden sollen, einzelne Aspekte der Kommunikation im Netz näher beleuchten werde, möchte ich bereits an dieser Stelle einige allgemeinere Gesichtspunkte festhalten, die vor allem in Zusammenhang stehen mit der für die Online-Foren typischen Verschränkung zweier Bedürfnisse: Der Suche nach Informationsaustausch/Wissenserwerb und der Hoffnung auf emotionalen Beistand.

Die Zuversicht, in einem Laien-Forum Wissen und Information über möglicherweise recht komplexe medizinische Zusammenhänge zu erlangen, wird von den medizinischen Experten oft beargwöhnt und kritisiert. Man fürchtet die Kolportage unterkomplexer, möglicherweise falscher Einschätzungen, die sich nur mühsam revidieren lassen und den

3 Internetforen, auch Webforen, Diskussionsforen, Computerforen, Online-Foren oder Bulletin Boards, stellen im weltweiten Verbund von Rechnernetzwerken virtuelle Orte für Kommunikation und Dokumentation bereit. Wie Nicola Döring in Kap. 2 ihrer Studie *Sozialpsychologie des Internet* ausführt, verfahren die Foren asynchron, »das heißt ein Beitrag wird nicht unmittelbar und sofort, sondern zeitversetzt beantwortet.« (Döring, *Sozialpsychologie des Internet* (2003)). In Online-Chats dagegen verläuft die elektronische Kommunikation in Echtzeit.

4 Vgl. Döring, *Sozialpsychologie des Internet* (2003), S. 38f. und S. 128.

5 Wegweisend sind hier die bereits erwähnte Studie von Nicola Döring sowie: Batinic, *Internet für Psychologen* (2000) und Waldschmidt u. a., *Das Wissen der Leute* (2009).

Behandlungsprozess unnötig erschweren. Aber nicht nur die medizinischen Experten, sondern auch die Laien selbst wissen recht gut, dass die Informationen aus stundenlangen Netzrecherchen nicht nur Rückhalt geben, sondern extrem verunsichern können – bis hin zur »Cyberchondrie«, vulgo »Morbus Google«.[6] Zuweilen gelten Foren als »Quasselbude für Hypochonder«, man ironisiert »Dr. Web« und verballhornt die Suche im Netz als »Klick-Dich-Krank«.

Während cyberchondrische Aspekte in der Diskussion der Cranio-Foren aus naheliegenden Gründen vernachlässigbar sind,[7] ist Verunsicherung durchaus ein Thema. Jedoch nicht zuerst und auch nicht vordringlich jene, die aus der Vielfalt widersprüchlicher Informationen während der Recherche im Netz resultiert, sondern die, die sich im Zusammenhang mit den Untersuchungen des Kindes bereits ergeben haben. Denn häufig gibt es eine Reihe widersprüchlicher Diagnosen, nicht selten Fehldiagnosen, bis schließlich in einer spezialisierten Abteilung einer großen Klinik eine verlässliche Diagnose gestellt wird. Aus dieser Diagnose ergeben sich nun jedoch wiederum einer Reihe unterschiedlicher Einschätzungen dessen, was aus ihr folgen sollte. Einfach abwarten? Einen Helm anpassen lassen? In eine Operation einwilligen? Und wenn ja, wann? Genau hier beginnt in den Foren das Hin und Her von Meinungen und Bewertungen von Klinik und Klinik-Personal. Da es nur wenige Kliniken gibt, in denen CS diagnostiziert und behandelt werden, ist die Anzahl der häufig genannten Adressen sehr übersichtlich: Schnell werden Städtenamen und die damit unterschiedlichen Behandlungskonzepte ausgetauscht. In X, so heißt es, sei man eher verhalten mit dem Votum für eine Operation und dort warte man gern ab, bis die Kinder das erste Lebensjahr vollendet haben, in Y dagegen setze man darauf, schon einige Monate eher zu operieren.

- Vor 2 Tagen hatten wir den Termin in [X] und wir wurden super beraten und uns wurden Bilder gezeigt, vor der OP, nach der OP usw. Allerdings hat uns weniger gefallen das die in [X], dass die erst mit 1 Jahr (was die empfehlen) operieren, das ist uns einfach zulange hin und unser Sohn kriegt da auch viel zu viel mit als mit 6 oder 7 Monaten.... Und auch alle anderen Kliniken [...] empfehlen es mit 6 Monaten zu operieren lassen!.[8]
- [X] ist wohl auch die Klinik, die der OP am kritischsten gegenübersteht und am wenigsten daran operiert (weniger als die Hälfte der dort vorgestellten Kinder werden operiert).
- [X] sind prinzipiell eher gegen OP eingestellt. Also in allen Fällen wo man könnte oder nicht könnte und alle anderen Kliniken dazu raten lieber zu operieren raten die einem eben nicht. Damit liegen sie auch nicht falsch, sondern wägen die Risiken und Nutzen eben anders als die übrigen Kliniken. In [X] sitzen ebenfalls sehr kompetente Leute die ihr Fach verstehen. Schließlich sind die Köpfe mit einer Operation auch nicht »endgültig« gut gemacht sondern wachsen und verändern sich noch in den kommenden Jahren, mitunter noch sehr stark. Im Vergleich zu Langzeitergebnissen steht [X] nicht schlecht da. Wer sich Meinungen von [X] und woanders einholt muß das allerdings wissen.

Soll man auf einen frühen Termin hinarbeiten, an dem – wie vermutet wird – die Kinder noch nicht so viel mitbekommen? Soll man lieber noch einige Zeit abwarten, bis das Kind sich weiter kräftigt? Soll man am Ende doch auf eine Operation ganz verzichten,

6 Vgl. die Studie von Ryen White und Eric Horvitz, Cyberchondria (2009).

7 In einem einzigen Forum habe ich einen Gesprächsfaden gefunden, der auf eher diffusen Besorgnissen hinsichtlich der Kopfform eines Kindes beruht.

8 Zur Zitation: Beitragende werden in Dialogen als a, b, c usw. gelistet; Namen durch X ersetzt; Link-Zeichen (zu Werbung in den Foren) bleiben erhalten.

wie jene Eltern es getan haben, die berichten, wie gut sich der Kopf ihres Kindes in akzeptable Maße hineingewachsen habe, allzumal inzwischen bedeckt von Haaren?

- Ich habe die empfehlung [nach X] zu gehen von einer bekannten, deren tochter auch eine sagitalnahts. hat und NICHT operiert wurde. die tochter ging mit meinem sohn in eine kindergartengruppe. anfangs wusste ich nichts davon; es ist mir nicht aufgefallen, dass der kopf etwas anders aussieht als sonst. die haare haben alles gut kaschiert.
- im übrigen haben wir unsere tochter NICHT operieren lassen und sind sehr glücklich mit dieser entscheidung.
- das erscheinungsbild hat sich auch schon sehr verbessert und die ausprägung wurde von mittel auf mild heruntergestuft.

Eltern, in deren Postings sich Unentschiedenheit spiegelt, wird vorgeschlagen, doch einmal in dieser oder jener Klinik vorstellig zu werden (Kontaktdaten werden gleich mitgeliefert) oder bestimmte Anlaufstellen eher zu meiden.

- Ruf einfach mal Fr. Dr. XY an, wirklich ganz toll!!! [Telefonnummer wird genannt]. Sie wird euch dann einladen und in Ruhe mit euch schnacken...

Typisch für die Cranio-Foren ist, dass die Fäden (Threads) – in der Regel nach der Diagnose und nicht vor der Diagnose beginnen, womit die Beschreibung diffuser Symptome sowie das notorische *»ich würde das abklären lassen«* – (»abklären lassen« ist eine jener Wendungen, die direkt aus der ärztlichen Diktion in die Foren-Kommunikation hinein gespiegelt werden) – zumeist entfällt. Die ersten Beiträge verbinden zumeist die Übermittlung der ärztlichen Diagnosen mit einer Beschreibung des jeweiligen Kinderkopfes in eigenen Worten:

- Er hatte eine sehr spitze Stirn, dies sah man besonders gut wenn man von oben auf seinen Kopf guckte.. Eingefallene Schläfenbereiche und die Augenpartie sah auch irgendwie anders aus. Nicht entstellt oder so, einfach nur anders...

Nun sind die Möglichkeiten für einen direkten Austausch von Informationen zu Behandlungsfragen eröffnet. Der gestaltet sich so rege, dass sich aus der Summe der Threads geradezu ein informeller Guide deutschsprachiger Zentren der CS-Behandlung ableiten ließe.

Aber nicht nur die institutionellen, auch die lebensweltlichen Aspekte – Links zu Selbsthilfegruppen, die verschiedenen Möglichkeiten sozialer Hilfsangebote, die Vorbereitungen zum Klinikaufenthalt, organisatorische Fragen, bis hin zu der Notwendigkeit von Wickelbodys, die nicht über den Kopf gezogen werden müssen – dies alles, verteilt sich über die für Selbsthilfe-Gruppen im Netz typische ›Zwitter-Funktion‹ sowohl in die Binnen-Kommunikation der Gruppe, als auch in eine breite anonyme Öffentlichkeit hinein.[9] Damit besteht grundsätzlich die Möglichkeit der Erschließung eines sehr großen, eines sehr effektiven, sowohl zügig aktualisierbaren als auch gut archivierbaren Wissenspools,[10] in den immer mehr Teilnehmerinnen und Teilnehmer sich einloggen und ihre Erfahrungen und Kenntnisse einspeisen können. Durch die Intensität der Kommunikation zwischen einzelnen Teilnehmerinnen, im Rahmen derer sehr persönliche Angelegenheiten

9 Döring, *Sozialpsychologie des Internet* (2003), S. 519f.
10 Ebd., S. 105.

zur Sprache kommen, besteht jedoch die Gefahr, dass gerade die öffentliche Dimension des Austausches in Vergessenheit gerät.

Emotionale Aspekte

Enorm wichtige Aspekte des Austauschs in Laien-Foren sind emotionale Entlastung und emotionaler Zuspruch. Meist begonnen in einer Situation kurz nach der Verkündung einer CS-Diagnose, wird das multilaterale Gespräch in einer Gruppe von Betroffenen gesucht, in der man mit Solidarität, auf Ermutigung, auf Zuwendung rechnen darf. Hier muss nichts lange erklärt werden, denn man darf davon ausgehen, dass die Situation, in der man steckt und nicht weiter weiß, den Forenteilnehmerinnen in ihren wesentlichen Strukturen vertraut ist. Man wird verstanden. Man spendet sich Trost. Man kann seine Verzweiflung dort artikulieren, wo auf ein tiefgreifendes, erfahrungsgesättigtes Verständnis unter Umständen sogar eher zu rechnen ist als im Freundes- und Bekanntenkreis.

- Ich würde momentan einfach lieber mit betroffenen Eltern »reden« als mit meinem Umfeld, weil sich keiner reinversetzen kann wie das ist eine solche Entscheidung über das eigene Kind zu fällen.

Auch Betroffene, deren schlimmste Zeit bereits hinter ihnen liegt, verbleiben oft noch eine Zeitlang in den Foren, um anderen die Hilfe und Unterstützung zu geben, die ihnen selbst vormals weitergeholfen hat. Auch dies hat therapeutische Wirkungen:

- Es tut gut mit »Gleichgesinnten« zu reden, und sollte euch ein solches Schicksal widerfahren, bitte scheut euch nicht mir zu schreiben, ich freue mich wenn ich euch Fragen beantworten kann, vll bestehende Zweifel aus dem Weg räumen kann oder gar Ängste nehmen kann oder wenn ich einfach nur Zuhören darf!

Nicht selten brechen Gesprächsfäden im Forum ab, wenn Telefonnummern oder PN (Privatnachrichten) getauscht werden, um das Gespräch in Zeiten größerer Bedrängnis noch direkter und intensiver werden zu lassen als es der zeitversetzte Modus des Forums zulässt. Emoticons (Smileys) und Inflektive (nach Art der Comicsprache) werden in dieser Absicht massiv eingesetzt und verbinden sich, besonders in den älteren Foren (um das Jahr 2010), mit den geposteten Babyfotos zu einer emotional dicht aufgeladenen Atmosphäre, die nur sehr selten in einen Sog von Gereiztheit oder schlechter Stimmung gerät. Und offenbar ist die Thematik der CS viel zu speziell, als dass sie so genannte Trolle anlocken würde, jene Provokateure, die öfter einmal in Newsgroups und Foren unterwegs sind, um dort vorsätzlich die Stimmung zu vergiften und den Austausch zu stören.[11]

Weltanschauung

Neben gezieltem Informationsaustausch und emotionalem Zuspruch bietet der Rahmen der Foren grundsätzlich die Möglichkeit, weltanschauliche Haltungen, neu gewonnene Einstellungen, ethische Überzeugungen zu artikulieren. Dies betrifft etwa Entscheidun-

11 Vgl. Döring, *Sozialpsychologie des Internet* (2003), S. 386.

gen für oder gegen Operationen von CS ebenso wie damit verbundene, jedoch über den unmittelbar medizinischen Zusammenhang hinausweisende Themen wie etwa die Frage, welche Bedeutung Schönheit und Ebenmaß im Leben haben, ob die fachliche Autorität von Ärzten angezweifelt werden darf oder sollte, ob eine Patientin mit syndromaler CS später selbst einmal Kinder bekommen solle oder nicht. In diese Diskussionen wiederum gehen in unterschiedlichen Ausmaßen auch Popularisierungen medizinischen Wissens ein.

So entzündet sich in einem Forum beispielsweise eine heftige Debatte an dem Beitrag einer Mutter, deren Tochter eine starke (nicht operierte) Schädelasymmetrie aufweist, zudem einen Herzfehler und die nun auf die Testergebnisse der genetischen Untersuchung wartet:

a. »Die Ärzte vermuten ja auch ein Syndrom, aber welches genau, kann man wohl nicht so eindeutig sagen, ohne die Testergebnisse. Soll nix schlimmes sein, aber könnt halt sein, das sie selber keine Kinder haben darf etc.«

b. »Wieso sollte sie später keine Kinder bekommen dürfen ???

c. Meine Tochter hat einen Gendefekt, den sie zu 50 % weiter vererben wird, aber selbstverständlich darf sie mal eigene Kinder haben!!! Wer sollte ihr das verbieten???«
Manche genetische Erkrankungen seien zwar noch einigermaßen kontrollierbar bei einem Erkrankten, aber bei seinem Nachkommen würden diese Dinge unweigerlich zu massiven Einschränkungen bis hin zum Tode führen. Niemand verbietet ihr ein Kind, aber manche Menschen können einfach keine Kinder bekommen (ja, es gibt solche Syndrome) oder SOLLTEN es möglichst nicht. Einfach um sich den Schmerz zu ersparen. Was willst du andauernd schwanger werden, wenn du eine 100%ige Chance hast, dass dein Kind die Geburt nicht überlebt? Oder was willst du mit einer Schwangerschaft, wenn du die selber nicht überlebst? Es gibt Erkrankungen die derart schwerwiegend sind, dass man eine Schwangerschaft als Frau nicht überlebt. Und da wäre es eben schon wichtig zu wissen, ob es so ist. Dann kann man im Falle einer Schwangerschaft das Kind abtreiben um das Leben der Mutter zu retten.
Also... nicht einfach nur denken, dass es einfach mal so grundlos verboten wird. Dem ist definitiv nicht so. Es gibt schon triftige Gründe um sozusagen ein Schwangerschaftsverbot auszusprechen.

b. Du meinst, ich würde »einfach nur denken, dass es einfach mal so grundlos verboten wird«????? Dann lies Dir bitte noch mal genau diesen Satz durch, den [XY] geschrieben hat, und auf den ich geantwortet habe:
»Soll nix schlimmes sein, aber könnt halt sein, das sie selber später keine Kinder haben darf etc.«
Spricht dieser Satz dafür, dass der Verdacht besteht, dass es sich um ein Syndrom handelt, bei dem das Leben einer Schwangeren oder eines ungeborenen Kindes in Gefahr wäre??? Dann wäre es ja wohl definitiv »was Schlimmes«. Ich habe genug Erfahrung mit Genetikern, um zu wissen, dass eine Genetikerin niemals einen lebensbedrohlichen Gendefekt als »nichts Schlimmes« bezeichnen würde!!!
Ich weiß sehr wohl, dass es solche Krankheiten gibt, da brauchst Du mich nicht belehren, aber das passt einfach nicht in diese Diskussion, wenn wir von einem möglichen Syndrom reden, dass laut Genetikerin »nichts schlimmes« ist!

c. Es wird doch noch untersucht, was es ist. Und etwas schlimmes ist etwas akut lebensbedrohliches für die Person und nicht eine Gefahr für ihren (eventuell in 15 Jahren vorhandenen) Kinderwunsch. Man kann sehr gut auch ohne Kinder leben. Und das ein Kind in dem Alter noch nicht schwanger ist, setze ich einfach mal voraus.
Ein Gendefekt ist IMMER was schlimmes. Wenn du es so willst. Aber etwas schlimmes in Augen von Ärzten ist ein akuter Zustand und nicht irgendetwas in weiter Ferne.

Unsere Humangenetikerin hat uns z. B. von weiteren Kindern abgeraten. NEIN, sie hat es nicht verboten. Aber es soll durchaus Leute geben, die nicht unbedingt den Wunsch haben, das defekte Gen (und das Leid was sie in ihrem bisherigen Leben deswegen hatten) an ein Kind weiterzugeben. Und in diesem Zusammenhang ist es sehr wohl wichtig zu wissen was es genau ist und ob es besser ist keine Kinder zu bekommen, bzw. wie es genau mit der Vererbung und der Wahrscheinlichkeit aussieht. Eine 50%ige Wahrscheinlichkeit einen gendefekt weiterzugeben ist sehr hoch. Nur mal zum Vergleich - ich habe durch meine Epi eine 3–6 mal so hohe Wahrscheinlichkeit ein Kind mit Behinderung zu bekommen, wie eine gesunde Frau. Ich war 4 mal schwanger. Ich hatte 2 Fehlgeburten. Und meine beiden Kinder sind schwerstbehindert.

b. Tja, ich scheine das etwas anders zu sehen als Du. Wie hättest Du es denn gefunden, wenn jemand auf Grund Deiner Epilepsie Dir »verboten« hätte, Kinder zu bekommen??? Immerhin wusstest Du ja vorher, dass durch die Medikamente die Kinder geschädigt werden können. Hättest Du - Deiner Argumentation zufolge - da nicht auch lieber auf eigene Kinder verzichten sollen???
Da meine Tochter eine 50%ige Wahrscheinlichkeit hat, ihren Defekt weiter zu vererben, finde ich es gut, dass sie (wenn die Gesetzeslage die nächste Jahrzehnte so bleibt) im Falle einer künstlichen Befruchtung die Embryonen aussuchen lassen könnte, die von dem Defekt nicht betroffen sind. Sie wird dann gesunde Kinder bekommen können mit wesentlich geringerem Risiko auf einen Defekt. Ihr nur wegen ihres Gendefektes zu verbieten, allgemein Kinder zu bekommen, erinnert mich ans Dritte Reich.
Und nein, nicht jeder Gendefekt ist schlimm. Man nimmt das vielleicht als Außenstehender so wahr (Stichwort selektive Wahrnehmung), aber manche Syndrome sind in ihrer Ausprägung so milde, dass die Betroffenen ihr Leben lang nicht ahnen, dass sie eines haben. Oft kommt es erst bei den Nachkommen heraus, wenn die Ausprägung stärker ist. Aber ich denke, wir beide kommen in der Hinsicht nicht auf einen Nenner. Also beende ich die Diskussion an dieser Stelle.

Insgesamt ist ein solch hitziger Austausch untypisch für die Foren; ja, es ist auffällig, wie wenig kontrovers, wie behutsam, wie wenig auf disputable Gesichtspunkte hin geöffnet die Kommunikation ist. Der Austausch gerät über das geteilte Schicksal schnell in eine möglichst konfliktarme, eine betont harmonische Zone des gegenseitigen Trostes und wohlmeinender Unterstützung. Wer hier auf die Dynamik eines Versammlungsortes setzt, wo ein meinungsstarker Austausch etwa zu der Frage stattfinden könnte, welchen Status die Operation habe, welche Rolle die eigenen Ängste in der Entscheidung für das Kind einnehmen, wie die Gesellschaft »schiefe Köpfe« behandelt, er wäre hier an die falschen Webadressen geraten.

Privatsphäre/Intimität

Gerade Erkrankungen sind ein Teil des individuellen Schicksals, dessen ›Veröffentlichung‹ sehr unterschiedlich gehandhabt wird. Es gibt den Impuls, dies möglichst mit sich allein auszumachen genauso, wie es die Flucht nach vorn des Offen-darüber-Sprechens gibt, die jedweden Spekulationen der Mitwelt den Wind aus den Segeln nimmt und Hilfe von außen möglich macht. Und es gibt viele mögliche Abstufungen zwischen absoluter Geheimhaltung und einer schrankenlosen Offenbarung im Internet: Mitteilungen im engsten Familien- und Freundeskreis, eine Face-to-face-Selbsthilfegruppe oder eine Verlautbarung im Netz unter einem Akronym oder einem Chiffre oder einem Avatar. Immer handelt es sich hier um eine Gratwanderung zwischen Privatsphäre und öffentlicher Verbreitung.

Im Falle frühkindlicher CS ist die Frage nach Öffentlichkeit und Privatheit, ja Intimität, deshalb so brisant, weil die medizinische Diagnose zumeist nicht die Person betrifft, die Fragen oder Nachrichten postet, in der Regel die Mutter, sondern das eigene Kind, zumeist noch ein Säugling. In seinem Interesse wird geredet, geschrieben, gehandelt – so zumindest der Anspruch. Dass hier ein Feld von einiger Reichweite eröffnet ist, liegt auf der Hand. Zwar werden selten volle Namen angegeben, in denen man die tatsächlichen Vor- und Familiennamen vermuten kann, aber dem medizinischen Wortlaut der Diagnosen werden auch unter Chiffres und Nicknames sehr häufig Fotos der betroffenen Babys beigefügt. Die Steigerung sind dann Operationsdokumentationen: ebenfalls mit Fotos und YouTube-Filmchen. Wir finden die Kinder dort in Windeln, schlafend, zwischen Schläuchen und Schnullern, mit geschwollenen Augen und verbundenen Köpfen. Und immer wieder: die berühmten Vorher-/Nachher-Ansichten, aufgenommen aus verschiedenen Perspektiven: Dokumentationen der operativen Zäsur, die, ausgespart, das dramatische Zentrum ist, um das sich alles dreht.

In Zeiten von Facebook, Instagram, und WhatsApp ist die Verbreitung von Fotos allgegenwärtig geworden, und dennoch drängt sich inmitten dieser Gewöhnung an eine Flut privater Fotos die Frage auf, wie die betroffenen Kinder im Heranwachsen diese erleben werden – wenn sie sich einmal mit diesen Postings konfrontiert sehen werden/würden. Die psychologischen, auch die juristischen Folgen einer solchen Darbietung von Kindern vor, während und nach einer CS-Behandlung sind noch kaum bedacht worden.[12] Man kann davon ausgehen, dass keiner der Postenden ein unlauteres Interesse verfolgt; ganz im Gegenteil ist davon auszugehen, dass mit der Veröffentlichung dieser Fotos anderen Eltern Mut gemacht werden soll: Seht her, unser T., unsere L. haben alles bestens überstanden. Denn, wie es das Foto hier beweist, nach ein paar Tagen ist der Verband ab, die Schläuche sind entfernt und schon strahlt das Kind wieder in die Kamera – mit einer schönen Stirn.

Dennoch bleibt festzuhalten, dass die Veröffentlichung von Fotos der eigenen Kinder im Netz, zumal als Beispiel von Krankheits-Symptomen, d.h. mit Auffälligkeiten, die vor den Augen der Mitwelt zu minimieren gerade das Anliegen ist, ein höchst problematisches Vorgehen ist. Dass lange Gedächtnis des Netzes – man denke nur an den Deja News Research Service (der 2011 von Google übernommen wurde) – sorgt dafür, dass eines Tages vermutlich die heranwachsenden Kinder mit diesen Bildern ihrer frühen Kindheit konfrontiert sein werden – und wer möchte voraussagen, dass sie davon allein positiv berührt sein werden?[13]

Vor Kurzem hat Caroline Fetscher die Zurschaustellungen von Kindern im Internet, häufig solchen, in denen Kindern ›lustige‹ Missgeschicke passieren, kritisiert und die Verbreitung solcher Fotos und Filmchen über das Netz als eine Form des Kindesmissbrauchs

12 Im September 2016 sorgten Berichte von einer achtzehnjährigen Österreicherin für Aufsehen, die eine Klage gegen ihre Eltern anstrengte, die zahlreiche Babyfotos ihrer Tochter ins Netz gestellt und nicht entfernt hatten, obwohl sie sie dazu aufgefordert hatte. Vgl. http://www.faz.net/aktuell/feuilleton/medien/verklagt-eine-frau-ihre-eltern-wg-facebook-fotos-14438512.html (27.10.2016).

13 Dass in den aktuellen Foren-Beiträgen eine stärkere Zurückhaltung im Posten von Bildern zu beobachten ist, mag bereits der Effekt einer breiten Diskussion um Datenschutz sein, die jüngst im Zuge der Übernahme des Nachrichtendienstes WhatsApp durch Facebook angestoßen wurde, flankiert durch zahlreiche Berichte darüber, dass unbedacht versandte Bilder und Nachrichten nicht nur Freunde und Gleichgesinnte, sondern eine viel breitere Öffentlichkeit erreichen, als einem lieb sein kann.

bezeichnet.[14] »David after Dentist«, ein YouTube-Filmchen, das einen siebenjährigen Jungen zeigt, der auf dem Rücksitz eines Autos von seinem Vater dabei gefilmt wird, wie er sich langsam aus der Narkose arbeitet, lallt, sich anhand seiner eigenen Finger wieder orientiert, zusammenknickt, wiederaufrichtet und sich schließlich übergibt, wurde über 130 Millionen Mal im Netz aufgerufen, ohne dass er auch nur ein einziges Mal verantwortlich seine Zustimmung zu dieser Präsentation hätte geben können.

Die Frage nach einem Schutz der Personen umfasst in dem hier erörterten Zusammenhang jedoch nicht nur den Kreis von Patienten und direkt Betroffenen, sondern auch den der Ärzte, deren Realnamen in den Beiträgen regelmäßig auftauchen und mit Bewertungen versehen werden. Wir kennen inzwischen solche Bewertungen nicht nur von Büchern, Filmen, Elektrogeräten und Restaurants, sondern auch von Lehrern und Ärzten – Berufsgruppen, die auch immer wieder einmal versucht haben, sich dagegen zur Wehr setzen, obwohl bislang juristisch dahingehend entschieden wurde, dass eine Bewertung der beruflichen Tätigkeit von Lehrern und Ärzten der Sozialsphäre angehöre, die grundsätzlich nicht den gleichen Schutz wie die Privatsphäre genieße.[15] Abgesehen einmal von den verschiedenen Manipulationsmöglichkeiten sowohl durch die Bewertenden als auch durch die Bewerteten bleibt schon ohnedies das Unbehagen, dass ein solches, innerhalb der Betroffenen zirkulierendes Bewertungssystem schnell in eine Schieflage geraten und dann die Persönlichkeitsrechte und Berufsehre der behandelnden Mediziner durchaus betreffen kann. Im Falle der CS etwa gibt es so wenige spezialisierte Behandlungszentren, dass allein die Nennung des Ortes schon Rückschlüsse auf die behandelnden Ärzte zulässt. Und oft geschieht die Bewertung ohnehin ganz offen, mit Titel, Namen, Ort. Solche Äußerungen sind ohne verbindliche Kriterien, dafür ganz aus der Gemütslage der Beurteilenden heraus, wodurch ein schwer fassbares Gemisch aus Meinung, Information und Interesse entsteht. Es bräuchte eine eigene Erhebung, um die Konsequenzen der ärztlichen Bewertungen in diesem Zusammenhang genauer zu erkunden. Hier kann auf die Problematik lediglich hingewiesen werden.

Nicht zuletzt wendet sich die Thematik der Diskretion konsequent auf die eigene Forschungsperspektive zurück. Schon seit geraumer Zeit nutzen nicht nur Journalisten, sondern auch Soziologen, Psychologen und Medien- und Kulturwissenschaftler Foren, Chats und Mailinglisten als Quellen. Wo sonst lässt sich so unverstellt, so reichhaltig und vielfältig Einblick in die Diskursivierung, in die Versprachlichung und öffentliche Verhandlung eines Themas erlangen, das zu bearbeiten man sich entschlossen hat? Alles, was man braucht, ist ein Internet-Anschluss und ein internetfähiges Gerät. Dennoch, die vermeintlich paradiesische Materiallage birgt einige vertrackte, da nicht offen zutage liegende und in sich neuartige Probleme: Einerseits ist davon auszugehen, dass alle, die einen Beitrag posten, sich im Klaren darüber sein müssten, dass dieser nicht nur von den unmittelbaren Kommunikationspartnern im Forum gelesen werden kann, sondern von jedem, der die passende Web-Adresse eingibt – einer unabsehbaren Zahl von Leuten mit den unterschiedlichsten Motiven. Andererseits ist durchaus anzunehmen, dass bei

14 Vgl. Fetscher, Das Zurschaustellen der eigenen Kinder (2015).

15 Vgl. http://www.vzhh.de/gesundheit/30680/lehrer-duerfen-im-internet-bewertet-werden-und-aerzte.aspx (1.11.2016) sowie http://www.zeit.de/online/2009/26/bgh-bewertungsportale-spickmich (1.11.2016). Diesen Grundsatz darüber, dass das öffentliche Interesse über den Persönlichkeitsschutz des Einzelnen siegt, hat der Bundesgerichtshof 2009 in seinem Grundsatzurteil zum Lehrerbewertungsportal Spickmich.de aufgestellt.

nicht wenigen Forenteilnehmerinnen im Eifer des schnellen und intensiven Austausches genau dieses Bewusstsein auf der Strecke bleibt.

Personen, die selbst nicht schreiben, sondern nur lesen, werden im Netzjargon als »Lurker« bezeichnet, eine Ableitung des englischen Verb ›to lurk‹: lauern, schleichen – die negativen Konnotationen sind nicht unbeabsichtigt. Wissenschaftler und Journalisten gehen, wenn sie die Kommunikation in einem Forum/Mailinglist o. ä. als Material der Recherche ansehen, noch einen Schritt weiter: Sie reden nicht nur nicht mit, sondern sie schreiben auch noch darüber – und zwar an anderer Stelle. Ist das legitim? Ist das ethisch verantwortbar?

Diese Fragen adressiert Nicola Döring in ihren instruktiven und wohlrecherchierten Beiträgen zur computervermittelten Kommunikation, insbesondere in ihrer Studie *Sozialpsychologie des Internets*.[16] In dem Kapitel »Online-Forschung«, aufgerufen hier sowohl als »Erforschung der Online-Nutzung (»thematischer Fokus«) als auch als Forschung mit Hilfe von Online-Diensten (»methodischer Fokus«) (S. 238), wird herausgearbeitet, dass über die forschungsethischen Implikationen wenig Konsens besteht: Stehen die Forentexte der Wissenschaft tatsächlich frei zur Verfügung, oder bedarf eine Zitation der ausdrücklichen Einwilligung? Während Vertreter einer »öffentlichkeitskonsequenten« Fraktion darauf pochen, dass die Beteiligung an öffentlicher Netzkommunikation ein »implizites Einverständnis zu einer Weiterverwendung der Texte (etwa Zitierung im journalistischen Bereich oder Auswertung im wissenschaftlichen Bereich)« berge, denn »schließlich habe man sich netzöffentlich verlautbart« (S. 238),[17] teilen, wie in der Studie von Döring deutlich wird, viele Netznutzer und Nutzergemeinschaften diese Sicht auf die Dinge nicht und halten mit dem Argument dagegen, dass sich der Austausch in Foren, Chats u. ä. zumeist interpersonal bzw. intergruppal entfalte »und nicht beliebig und ungefragt im Journalismus und in der Wissenschaft rekontextualisiert werden sollte« (S. 238). Döring gibt im Anschluss daran zu bedenken, »dass tatsächlich die prinzipielle Zugänglichkeit von Online-Dokumenten [...] nicht gleichzusetzen ist mit ihrer intentionalen Publikation in einer größeren Öffentlichkeit als dem Kreis der aktuell Beteiligten« (S. 238).[18] Dabei müsse man insbesondere berücksichtigen, so Döring, dass »gerade die für die Online-Kommunikation nicht untypische Enthemmung [...] sowie die mediale Distanz zwischen Forschenden und Erforschten für eine besondere Vulnerabilität der unwissentlichen Untersuchungsteilnehmer sorgt« (S. 238).

Da es verbindliche forschungsethische Richtlinien bislang nicht gebe, sei man aufgerufen, »forschungsethische Überlegungen im Zusammenhang mit Online-Studien ausführlich zu explizieren« und sein eigenes Vorgehen zum Stand der Reflexion ins Verhältnis zu setzen (S. 234 und S. 542).

16 Döring, *Sozialpsychologie des Internet* (2003), S. 242.
17 Nicola Döring verweist an dieser Stelle auf die Forschungsergebnisse von Susan Herring.
18 Nicola Döring verweist an dieser Stelle auf die Forschungsergebnisse von M. Barkardjieva und A. Feenberg.

Partizipation und Anonymität

In den meisten Fällen der deutschsprachigen CS-Foren, zum Teil schon einige Jahre alt, ist es schwerlich möglich, sich als partizipierende Forscherin zu erkennen zu geben und ein autorisiertes Zitieren zu erbitten. Selbst wenn dies möglich wäre, ist nicht davon auszugehen, dass die Offenheit des Einander-Austauschens, des Schreibens › wie einem der Schnabel eben gewachsen ist‹, davon nicht berührt werden würde. Im Gegenteil. Möchte man über die kulturelle Selbstverständigung inmitten unserer lebensweltlichen Zusammenhänge hinsichtlich verformter (Kinder-)Köpfe etwas lernen und den Raum der Konnotationen, Erinnerungen, Befürchtungen, Selbst- und Fremdwahrnehmungen ausloten, der mit der Diagnose CS eröffnet wird, dann sind offene Bekundungen dieses forscherischen Interesses sicherlich kontraproduktiv.

Noch vertrackter wird die Sache dadurch, dass im Rahmen der vorliegenden Erörterung auch der Weg, Äußerungen nur verfremdet, leicht umformuliert, in die Publikation der Forschungsergebnisse eingehen zu lassen, eben deshalb nicht zur Verfügung steht, weil es ja nicht um eine Erkundung von sozialen Strukturen oder Erhebungen zur Medienkompetenz o. ä. geht, sondern gerade um den genauen Wortlaut, um die Frage etwa, wie bestimmte Redewendungen und Sprechakte die Entscheidungsprozesse begleiten (oder beeinflussen).

Ich habe mich dafür entschieden, der pragmatischen Empfehlung zu folgen, konsequent zu anonymisieren und Zitate ohne Namen als Belegstellen anzuführen.

Die Zitate sind folgenden Foren bzw. Betreibern entnommen: www.babyforum.de; www.urbia.de; www.rehakids.de; www.parents.at; www.babycenter.de; www.mammacommunity.de; www.apert-syndrom.de; www.forum.gofeminin.de; www.rund-ums-baby.de; www.mamiweb.de; www.kindergaudi.de. Mit Ausnahme der im April 1994 gegründeten *Elterninitiative Apert-Syndrom und verwandte Fehlbildungen e. V.*, die das Ziel verfolgt, in Zusammenhang mit craniofazialen Fehlbildungen auftretende Problemen unter einem Dach zu behandeln, sind alle anderen von mir gesichteten Foren Plattformen, die sich durch Werbeplätze finanzieren, inzwischen jedoch zumeist von ausgebildeten Programmierern, Mediengestaltern und Fachinformatikern betreut werden.

4. Die Sprache der Foren

Obgleich mit dem Thema der CS ein sehr spezifischer Diskussionszusammenhang besteht, gilt für den Sprachgebrauch in den mit dieser Diagnose befassten Foren zunächst das, was an Auffälligkeiten von ›Netzsprache‹, ›Cyberspeech‹ oder ›Websprech‹ weithin beobachtet wird:

Konzeptuelle Mündlichkeit

Zum Ersten all dies, was die linguistische Forschung ›konzeptionelle Mündlichkeit‹ nennt: das absichtliche Verschriftlichen mündlicher Rede. Dazu gehören umgangssprachliche Formulierungen wie »Tach« statt »Guten Tag«, Assimilierungen wie »gehn« statt »gehen« und »nich« statt »nicht«[19]. Diese Hybridisierung von Schriftlichkeit und Mündlichkeit,

19 Schmid, Sprache im Internet (o. J:) und dies., Welche Sprache (2009). Vgl. auch: Androutsopoulos, Moments of sharing (2014).

auch mit dem Terminus der Oraliteralität belegt,[20] schafft Nähe und Unmittelbarkeit – eine Unmittelbarkeit, die im Grunde im eklatanten Gegensatz zu der Tatsache steht, dass mit zunächst Fremden über weite Distanzen hinweg sehr persönliche Angelegenheiten besprochen werden.

Ein zusätzliches Mittel, Nähe, Unmittelbarkeit und Lockerheit zu evozieren, sind Emoticons, die offenbar insgesamt in themenzentrierten Foren weniger verbreitet sind als in themenoffenen.[21] Für die CS-Foren jedoch trifft dies nicht zu. Auch hier werden Smileys, animiert und nicht-animiert, und weitere Zeichen, die sich zu expressiven bildhaften Gestalten zusammenfügen, allseits eingesetzt. Gleiches gilt für den netztypischen Gebrauch ›freier Verbstämme‹, der Inflektive. Diese Verben ohne Flektionsendungen – lach statt: ich lache; schluck statt: ich schlucke[22] – werden in den CS-Foren insbesondere für Ausdrücke des Mitgefühls, der Sympathie und des Trostes eingesetzt: Knuddeldich – knuddeldichzurück; »Malmutmachwill« oder eine virtuelle Umarmung: *drück*.

Phraseme

Mit der Niederschrift der Sprache des Alltags geht es einher, dass die Kommunikation im Netzt stark durchsetzt ist von hoch gebräuchlichen Redewendungen, von Phrasemen, wie die Sprachwissenschaft sie nennt, also Wendungen wie: »Da kann man nichts machen«; »Da müssen wir durch«; »So sind Kinder eben…«; »Bei dieser Entscheidung kann dir keiner helfen«.[23]

Oft markiert der Einsatz solcher Sätze genau die Stellen im Diskurs, an denen Erwägungen, offene Fragen, Notstände der Entscheidungen in eine Sprache der Selbstverständlichkeit umgelenkt werden. Das ist für unsere Fragestellung insofern besonders interessant, da wir die Situation, die eine CS-Diagnose mit der Option einer Operation herstellt, aus der Sicht der betroffenen Eltern verstehen lernen wollen. Auch geben uns die Ad-hoc-Eintragungen zum Krankheitsbild der CS in den Foren einiges über die (verschwiegene) kulturelle Semantik von Kopfformen und Kopfformveränderungen zu erkennen. Wann und wie über die psychosozialen Folgen einer bestimmten Kopfform und bestimmten Kopfformveränderungen gesprochen ist, welche Sprache da überhaupt zur Verfügung zu stehen scheint – dies kann uns einiges sagen über Selbstverständlichkeiten und Selbstverständigungen hinsichtlich der Gestalt von Köpfen und deren Variationstoleranzen, kurz: über Bilder vom Kopf in unseren Köpfen.

Wir können mit den Soziologen Peter L. Berger und Thomas Luckmann das Alltagswissen, das in dem Handlungsdruck der Eltern, deren Kinder eine CS-Diagnose bekommen

20 Schmid, Sprache im Internet (o. J.).
21 Ebd.
22 Ebd.
23 Christine Palm gelten Phraseme als »das mentale Lexikon« einer jeden Sprache und Kultur, vgl. Palm, *Phraseologie* (1995). – Unter dem Oberbegriff ›Phrasem‹ lassen sich nach Gertrud Grésciano »Wortbildungen, Kollokationen, Idiome, Funktionsverbgefüge, Nominationsstereotype und Sprichwörter angesichts formaler und inhaltlicher Merkmale zusammenzufassen, aber auch […] differenzieren« (Grésciano, Phraseme in medizinischen Texten (2007), S. 516). – *Phraseopragmatik* und *Phraseodynamik*, zwei Forschungsrichtungen untersuchen Phraseme als Schauplatz von kreativen Modifikationen in Alltagssprache, Fachsprache und Literatur, vgl. Coulmas, *Routine im* Gespräch (1981); Földes, *Phraseologie disziplinär und interdisziplinär* (2009); Dobos, Sprechakttheorie und Phraseologismen (2009).

haben, wirksam wird und in den Foren-Beiträgen zum Ausdruck kommt, durchaus als ein Wissen auffassen, das mit Typisierungen und Habitualisierungen, mit Lebensweisheiten, Narrativen und Deutungsmustern durchsetzt ist, mit dem Individuen sich vergesellschaften und das eine tendenziell systemstabilisierende, eine »normalisierende« Funktion hat.[24] Dass auch das »Wissen der Leute« unberechenbare – widerständige – Wendungen nehmen kann, ist in dieser Konzeption allerdings zu wenig mitgedacht, worauf bereits Anne Waldschmidt hingewiesen hat.[25]

Eine in dieser Hinsicht sehr bemerkenswerte Stelle in einem Cranio-Forum ist etwa die, an der eine Beitragende das von ihrer ›Vorrednerin‹ in Sprachspiel gebrachte Phrasem »aber die Ärzte haben uns keine Wahl gelassen« nicht gelten lassen will:

- Welcher Arzt hat denn über euren Kopf und euer Personensorgerecht hinweg eine medizinische Behandlung entschieden? Sollte das einer gemacht haben – das darf er nicht. Es ist eure Entscheidung was gemacht wird, man darf euch das nur nahelegen.

Wenig später im Verlauf des Threads meldet sich a nochmals zu Wort und beginnt mit einem Zitat von b.

Zitat von b:
- Und ab da hatten wir quasi keine Wahl mehr. Schweren Herzens habe ich dann einen OP-Termin fixiert, !
- ich les das immer wieder… wir hatten keine Wahl, es mußte gemacht werden, die Ärzte sagten es muß operiert werden, wir mußten die Entscheidung ob »OP oder nicht?« nicht treffen…
  Ich habe das Gefühl, daß sich einige dessen gar nicht bewußt sind:
  Ob ein Kind operiert wird entscheiden immer noch die Eltern!
  kein Arzt -dies nur in einem lebensbedrohlichen Moment.
  Die Entscheidung fällt jeder… nur fällt sie dem einen leichter weil die Notwendigkeit nur logisch erscheint und anderen eben nicht weils nicht so ganz klar ist was richtig sein könnte.
  lge a. (die das halt mal erwähnen wollte, eine gute Möglichkeit auch die 20 beiträge abzuarbeiten)

Die Beitragende a protestiert gegen die Redewendung von der Wahllosigkeit nicht, indem sie darin eine phrasematische Bequemlichkeit, eine Verdrängung tatsächlicher Wahlmöglichkeiten detektiert, oder anders gesagt: die Neigung, eine belastende Wahlmöglichkeit unter der Hand an eine Autorität abzugeben, wodurch eine schwierige Wahl in Schicksalshaftigkeit und Alternativlosigkeit uminterpretiert werden kann, sondern indem sie ihre Vorrednerin beim Wort nimmt und darlegt, dass, hätten sich die Ärzte tatsächlich außerhalb einer akuten Notlage so verhalten, sie sich justiziabel über das Sorgerecht der Eltern hinweggesetzt hätten (ein nicht sehr wahrscheinliches Verhalten).

Dass allerdings die Eltern, wenn Ärzte und Ärztinnen sich korrekt verhalten, vor einer extremen, in ihrer existentiellen Dimension nur schwer tragbaren Entscheidung stehen – dies soll damit nicht geringgeredet werden. Tatsächlich stehen die beschriebenen rhetorischen Mittel, wie bewusst oder unbewusst auch immer, im Dienst von

24 Vgl. Berger/Luckmann, *Die gesellschaftliche Konstruktion der Wirklichkeit* (1987).
25 Vgl. Waldschmidt u. a., Das Wissen der Leute (2010).

Entlastungsstrategien, die den Ausweg aus einer als dilemmatisch empfundenen Entscheidungssituation weisen sollen:

- Ich habe halt ziemliche Angst vor der OP und bin hin- und hergerissen. Natürlich will ich nicht, dass sie später gehänselt wird, auf der anderen Seite habe ich halt auch Angst, dass irgendwas schief geht (kann natürlich bei jeder OP passieren, aber gerade, weil es halt medizinisch nicht notwendig ist).
- Wir haben uns inzwischen entschieden, [X] auf jeden Fall operieren zu lassen. Die Entscheidung war hart und manchmal habe ich Momente, in denen ich es doch am liebsten alles abblasen würde... wenn ich ihn so anschaue und er laut lacht und quiekt und ich daran denken muss, was noch alles auf ihn zukommt. Ich weiß manchmal gar nicht, wie wir das alles durchstehen sollen... fand ja die KISS Therapie schon furchtbar und das ist ja noch nichts im Vergleich mit der Op...
- in der zeit als wir noch nicht so recht wussten, wie wir uns entscheiden sollen, habe ich zwei dinge fast täglich getan – geweint und gebetet. ich habe gebetet, der HERR möge mir eine antwort, ein zeichen, geben.

Tatsächlich ist, gerade in Hinblick auf das Zusammenspiel von konzeptueller Mündlichkeit und konventioneller Rede, das Feld der Foren als eines anzusehen, das uns unterhalb der Kulturkampfebene um die deutsche Sprache ausgezeichnet helfen kann, Einblicke in die sprachliche Bearbeitung von CS unter betroffenen Laien zu erlangen. In diesem Zusammenhang ist es vollkommen unerheblich, ob man in der Netzsprache eher ein Dokument des Niedergangs der Schriftkultur sieht und der Entsinnlichung (»Kanalreduktionsthese«[26]) oder in den dortigen sprachlichen Prozessen eine kreative Umformung, eine Erweiterung und imaginative Aufladung sprachlicher Spielräume ausmacht.[27] Allein der Umstand, dass in den Foren in unverstellter Mündlichkeit geschrieben wird, ohne den Bias, den die Anwesenheit eines Ethnographen, eines Sozialmediziners, eines Journalisten oder Medizinethikers in Interviews, Mitschnitten von Gesprächen etc. hineinbringen würde, macht die Online-Kommunikation zu einem wertvollen Forschungsgegenstand – mit allen dadurch aufgeworfenen Problemen.

Im Anschluss an diese Sammlung von allgemeineren Gesichtspunkten der Kommunikation in Foren, die auch für die Cranio-Foren von Belang sind, möchte ich nun einen für die CS-Problematik typischen Gesprächsfaden skizzieren:

5. Die Struktur eines typischen Gesprächsfadens (Thread)

Nicht anders als im Alltagsgespräch beginnen, entwickeln und beschließen (sich) Gespräche oft entlang bestimmter phraseologischer Markierungen. Tatsächlich prägen die Konventionen mündlicher Rede des Alltags das Feld der Foren so stark, dass sich die Struktur eines exemplarischen Threads anhand typischer Wendungen nahezu von selbst ergibt.

26 Döring, *Sozialpsychologie des Internet* (2003), S. 149f.
27 Ebd.

»Hallo, wir sind neu hier ..... und ganz verzweifelt...«

Ein Merkmal des Einstiegs in ein Forum ist oft die unmittelbare zeitliche Nähe zur Diagnose-Stellung. Fast könnte man sagen, der Einstieg ins Forum ist eine Form der Bearbeitung des Schocks, der Traurigkeit, der Unsicherheit und Hilflosigkeit, die mit einer solchen Diagnose einhergeht. Beratungsgespräche, zumindest eines, hat es in der Regel bereits gegeben. Jedoch, es sind Fragen offengeblieben, und nun geht es darum, die Dimension des in der Klinik Mitgeteilten zu begreifen. Verzweiflung ist das Signum des Eintritts in die Foren, wie die folgenden Beispiele zeigen:

- Hallo liebe x. Heute erhielt ich die gleiche Diagnose bei meiner 11 Monate jungen Tochter. Kannst du mir bitte helfen. Wie ist es bei euch gelaufen? Alles was du schreibst, trifft auch auf uns zu, daher bitte ich dich mir kurz zu schildern wie es deinem,Kind geht (psychisch, physisch)? bitte bitte bitte schreib zurück. Bin am durchdrehen ☹ lg y.
- Hallo zusammen...
  War grad auf der suche nach erfahrungsberichten über die kranisynostose op da bin ich hier gelandet. mein kleiner hat auch eine fontanelle kranisynostose, bei ihm hat man es gleich bei der u1 untersuchung entdeckt. Das problem bei ihm ist das sich die zwei seitlichen nähte auch immer mehr schließen und die fontanelle schon richtig zu ist. Er hat auch wenn man von oben sein kopf betrachtet einen dreieckigen kopf. Unsere Op ist am xx.xx.xxxx und meine angst steigt immer mehr daher habe ich immer mehr den drang erfahrungsberichte zu lesen. Oder mit anderen eltern zu kontaktieren... um meine große angst zu mindern.
- Gibt es noch weitere Eltern mit dieser Diagnose ?
  Kommen gerade von der cranio Sprechstunde und sind zutiefst traurig.
- Ist noch jemand hier? Bin verzweifelt. Heute wurde die gleiche Diagnose bei meiner Tochter gestellt.
- Hallo Zusammen,
  Puh, bin beim googeln auf dieses Forum und euren Thread gestoßen und hab mich ein bisschen eingelesen...
  Kurz zu mir: Ich bin aus Stuttgart und seit Ende September stolze Mama einer kleinen Tochter. Sie ist nun fünf Wochen alt und gestern hat meine Nachsorge-Hebamme den Satz fallen lassen, dass ihr Hinterkopf nicht wächst und schmal geblieben ist und dass sie die Vermutung hat, die Sagitalnaht ist bereits verknöchert. Auch hat sie wohl eine kleine große Fontanelle.
  BAAAAM und jetzt sitze ich hier und könnte immer direkt anfangen zu heulen, wenn ich meine Maus sehe...
- Hallo XX
  Bei unserem Sohn ist auch die Sagitalnat betroffen. die Vorstellung in Heidelberg hatten wir auch und haben im Januar op Termin. wir haben Riesen Angst, viele Fragen. es vergeht kein Tag an dem ich nicht weinen muss. bei dem Gedanke an das was noch bevor steht dreht sich mir der Magen um. dabei muss man doch stark sein.

Typischerweise trifft man als Neuankömmling im Forum auf Eltern, fast ausnahmslos Mütter, soweit dies in den Chiffren abzulesen ist, die ebenfalls in der Akutphase der CS-Diagnose und ihrer anstehenden Entscheidungsproblematik, der Ängste und Befürchtungen rund um die Operationen sind, und auch solche, die nach der selbst durchlebten Operation an ihrem Kind noch eine Weile in dem Forum verbleiben, um anderen Betroffenen hilfreich sein zu können, nicht zuletzt auch, um ihre eigenen Erlebnisse, Zweifel und Ängste aufarbeiten zu können.[28] Möglicherweise stehen zudem auch ihnen noch

28 Vgl. Augustin, *BlogLife* (2015).

weitere Operationen bevor. Die Zeit der unmittelbaren Involviertheit ist so schnell nicht vorbei. Bisweilen kommt es zu bemerkenswerten Gesten der Solidarität: Eine Mutter, die mit ihrem Kind die schwere Zeit der Operation bereits durchgestanden hat, bietet, in Erinnerung daran, wie einsam sie sich gefühlt hat, anderen Müttern, die mit ihrem Kind zu einer Operation nach [Y] würden anreisen müssen, nach wenigen Postings im Forum Besuch und Unterstützung im Krankenhaus an. Diese Frauen haben sich wohlgemerkt noch nie realiter gesehen, nicht telefoniert, nicht über eine lange Frist hinweg von Angesicht zu Angesicht eine starke freundschaftliche Bindung aufgebaut, sondern bilden im Rahmen weniger Klicks über die »weak ties« eines weitgehend anonymen Forums eine Beziehung von jener Qualität aus, die zu spontaner und unter Umständen äußerst wirkungsvoller Hilfeleistung befähigt.

- Es tut gut mit »Gleichgesinnten« zu reden, und sollte euch ein solches Schicksal widerfahren, bitte scheut euch nicht mir zu schreiben, ich freue mich wenn ich euch Fragen beantworten kann, vll bestehende Zweifel aus dem Weg räumen kann oder gar Ängste nehmen kann oder wenn ich einfach nur Zuhören darf!
- Sollte hier jemals irgendwer in [Y] operieren lassen, wir würden euch besuchen kommen!!!
- @b: Wie süß ist dein Angebot, andere ggf in [Y] zu besuchen!!!!

Offenkundig ist, dass Unterstützung die Losung der Cranio-Foren ist. Dort treibt man sich nicht jahrelang schweigend auf einer Seite herum, um sich eines Tages als Betroffene/Betroffener zu outen. Der Eintritt ins Forum ist spontan, situativ und ad hoc. Nur in einem Falle habe ich einen Hinweis darauf entdeckt, dass eine betroffene Mutter bereits einige Wochen die Foren-Threads verfolgte, bevor sie sich selbst zu Wort meldete.

- Hallo,
  ich verfolge die Unterhaltung hier nun schon eine Weile – genauer gesagt, seit bei unserem Knopf vor 5 Wochen das erste Mal der Verdacht auf eine Frontalnahtsynostose ausgesprochen wurde.
  Mir ist schon direkt nach der Geburt aufgefallen, dass X‹ Köpfchen »anders« aussieht. Aber sowohl wir, als auch Hebammen und Ärzte haben es auf die lange, schwierige Geburt geschoben (Sternengucker, Geburtsstillstand nach 28 Stunden Wehen und anschließendem KS) – er war einfach generell »krumm und schief«.
  Bei der U3 mit knapp 5 Wochen wurde der Arzt dann stutzig. Der Kopf war zwar nicht mehr langgezogen und krumm, aber die Stirn eben sehr schmal und darüber die »Delle« die sich seit der Geburt nicht ein bisschen gegeben hat. Da hieß es zum ersten Mal, dass es sein könnte, dass sich Nähte frühzeitig verschlossen haben.
  Für mich ist gleich eine Welt zusammen gebrochen, hab direkt das Schlimmste befürchtet und mich zuhause sofort an den Rechner gesetzt. Man findet ja leider nicht allzu viel im Netz, aber der Thread hier hat mir geholfen, das Gefühl loszuwerden, dass mein Kind schwer krank ist (ist er ja auch nicht...).

In Zusammenhang bzw. direkten Anschluss an die Beschreibung der Verzweiflung und Seelennot erfolgt in der Regel die Diagnose: Sagittalnahtsynostose, Lambdanahtsynostose, Koronarnahtsynostose, Skaphozephalus, Trigonozephalus – eine der Alltagssprache enthobene und daran kaum assimilierbare Nomenklatur wird mehr oder minder versiert hin- und hergeschoben. Zwar lassen sich die ›Craniosynostosen‹ in ›vorzeitig verschlossene Schädelnähte‹ übersetzen, aber damit ist noch kein vertrauter semantischer Raum eröffnet, der leicht bespielt werden könnte. Die Köpfe der Kinder werden als »ausgeprägt«, »anders«, »schief«, »asymmetrisch« , »abgeflacht«, »spitz« und »prägnant«

beschrieben, aber dass dafür in je spezifischer Weise die vorgeburtlich geschlossenen Nähte des Schädels verantwortlich sind – dies bleiben schwierig auszusprechende, nicht leicht zu schreibende, nicht leicht zu begreifende Wörter und Sachverhalte, in die man sich erst einmal einfinden muss. Und davor schiebt sich bei den Neuankömmlingen im Forum die größte Sorge: Wie wird mein Kind die schwere Operation überstehen – wenn es denn soweit kommt? Darauf gibt es »Malmutmachwill«-Antworten:

- Man sollte die kleine Hilflosigkeit der Kinder nicht unterschätzen. Schon von Anfang an sind sie stark. Sehr viel stärker, als wir es uns vorstellen können.
- Ihr habt Recht, dass Kinder zum Glück so viel stärker sind alswir es uns vorstellen können – ein sehr tröstender Gedanke!
- Und was ich vor allem nie gedacht hätte ist, dass genau das zutrifft, was einem alle vorher sagen: ›Die Kleinen stecken das sehr gut weg! Für die Eltern und vor allem Mamis ist es meist viel schlimmer!‹ ES STIMMT!!!

»Das ist am Kopf – man malt sich alles mögliche aus«

Vorzeitig verschlossene Schädelnähte bewirken auffällige Proportionen des Schädels, welche wiederum die Gesichtszüge mitprägen: craniofaziale Fehlbildungen. Es geht um den Kopf, und der Kopf ist, wenn nicht eine Fläche, so doch eine Form für Projektionen eines erheblichen Teils jener Wünsche, die wir gemeinhin mit einer gesunden, einer ›normalen‹ Entwicklung verbinden: Zum Ersten birgt er in sich das Gehirn als Garant einer guten motorischen und kognitiven Entwicklung, die wiederum einige Weichen im Lebensweg stellen wird. Zum Zweiten ist der Kopf Träger des Gesichts, dieser exponierten Fläche mitmenschlicher Begegnung, in dem sich individuelle physische Züge und mimischer Ausdruck ausprägen: Es gilt als »Indikator für Emotionen – und auch für Persönlichkeitsmerkmale«[29].

Wenn nun der Kopf eines Neugeborenen, eines Säuglings, in auffälliger Weise von dem abweicht, was unsere Sehgewohnheiten als ›normal‹ ausweisen, dann nimmt es nicht Wunder, dass eine ganze Kette von Ängsten und Befürchtungen angestoßen wird, die sich aus dieser besonderen Stellung des Kopfes in der Gestalt des Menschen ergeben. Selbst für nicht spezialisierte Mediziner ist es offenbar gar nicht so leicht, eine craniofaziale Fehlbildung zu diagnostizieren – ist doch, im Vergleich zur Erwachsenengestalt, der kindliche Schädel im Verhältnis zum Körper deutlich größer, sozusagen überdimensioniert. Eine schwierige Geburt kann vorübergehende Verformungen mit sich gebracht haben. Die bevorzugte Liegeseite eines Babys, das in Rückenlage schläft, bevor es selbst in der Lage ist, sich zu drehen, kann den Kopf massiv abflachen. Und außerdem neigen wir dazu, etwaige Auffälligkeiten und Besonderheiten in diese Prozessualität, in dieses *Kindchenschema* einzurechnen und sogar besonders liebzuhaben. Hier einige signifikante Textstellen:

- Jedenfalls sollte ich mich auf Anraten der Kinderärzte in unserem KH (wenn unsere Maus etwa ein halbes Jahr alt ist) bei der medizinischen Genetik erkundigen. Sie hatte von Anfang an ein leicht asymetrisches Gesicht und auf der rechten Seite war die Stirn leicht »eingedrückt«. Für uns war sie immer unser »kleiner Pirat« oder unser »Räuberli«.

29 Weigel, *Grammatologie der Bilder* (2015), S. 70.

Wir haben uns an ihren »Blick« gewöhnt und auch Außenstehende haben nichts gesagt. Doch wir stellten nun fest, dass ihr Gesicht seit der Geburt schiefer wurde. [...]

- (Mutter eines nicht operierten Kindes) komme ich gleich zur beantwortung deiner fragen:
- meine tochter ist jetzt knapp 3 jahre alt [...] ihre kopfform hat sich im laufe der zeit immer weiter verbessert. wer es nicht weiß, beachtet es nicht wirklich. ich bin zumindest noch nie auf ihre kopfform angesprochen worden. die »naht« auf ihrer stirn gehört zu ihr wie ihre roten haare. jemand sagte zu mir, sie sei ein richtig hübsches mädchen. dann kann es ja nicht so schlimm sein, oder? man selber sieht sein kind mit einer solchen diagnose sowieso viel kritischer.[...] ach ja, um nochmal auf die kopfform einzugehen. Ihre FNS wurde anfangs als mittlere ausprägung eingestuft (da war sie ca. 3 monate). bis zu ihrem 6. lebensmonat hatte sich das bild schon gebessert, allerdings haben wir da auch schon mit der helmtherapie begonnen. als sie ein jahr war, wurde die FNS definitiv als mild herabgestuft.
- ihre stirn ist halt nicht so schön breit und flach sondern etwas schmaler und in der mitte ganz leicht spitz zulaufend mit einem dickeren wulst in der mitte. dieser verläuft vom haaransatz bis zur nasenwurzel. der hinterkopf ist, wie man das gewohnt ist, rund gewachsen. sie hat eher einen kleinen kopf, entwickelt sich aber normal. wenn man nach ihrem temprament und wesen gehen würde, dann wäre ihr kopf mind. doppelt so dick.
- (Mutter eines nicht operierten Kindes) X hat sich normal entwickelt, sein anfangs doch sehr länglicher Kopf ist zwar immer noch nicht rund, aber er hat eine schöne Form – Es ist halt X und anders will ich ihn gar nicht haben.

Wenn nun jedoch sichergestellt ist, dass es sich *nicht* um vorübergehende Formauffälligkeiten handelt, dann ist ein mit den ersten ärztlichen Beratungsgesprächen verbundenes Wort, das sogleich verfängt, das des ›Hirndrucks‹. Man hat Angst, dass durch den vorzeitigen Verschluss einer oder mehrerer Schädelnähte das Gehirn nicht genug Platz hat zu wachsen. Dem äußerlich sichtbaren Formproblem wird ein Problem im Inneren des Kopfes, in der Entwicklung des Gehirns, zugeordnet. Es klingt danach, dass eine festverschlossene Knochenplatte die Herausbildung von Intelligenz unterdrückt. Dies ist, inmitten eines komplizierten medizinischen Sachverhalts, ein leicht zu vermittelnder, ja, ein unmittelbar einsichtiger Gedanke – auch wenn es tatsächlich, zumindest bei ›einfachen‹ bzw. ›isolierten‹ Synostosen sehr selten zu Hirndruck kommt.[30] Dennoch wirkt dieser Gedanke, diese Potentialität, bei Eltern schwer, und es besteht die Neigung, Hirndruck möglichst bereits im Vorhinein zu vermeiden, auch wenn eine frühe CS-Operation überhaupt nicht ausschließt, dass es in der weiteren Entwicklung dennoch zu einem erhöhten Druck auf das Gehirn kommen wird.

Neben dem medizinischen Szenario des Gehirndrucks, möglichen Beeinträchtigen des Sehnervs usw. sind es die Auffälligkeiten der Kopfform, die auf das Wachstum des Kindes hochgerechnet und prospektiv an gesellschaftliche Dynamiken und psychosoziale Gefüge angelegt werden. Wird das Kind nicht fortwährend gehänselt werden? Wird es aufgrund einer Kopfverformung mit Unterstellungen mangelnder Intelligenz zu kämpfen haben? Mit Ablehnungen in der Schule? Wird es einen Partner/eine Partnerin finden, der oder die sich nicht schrecken lässt von einer auf den ersten Blick eindrücklichen Verformung des Kopfes? Diese Vorstellungen von ›allem Möglichen‹, was am Kopf ist und am Kopf sein kann, beinhalten selbstredend auch die Risiken einer Operation: Narkose, Bluttransfusionen, wobei diese, zumal angesichts der Vielzahl unproblematisch

30 Schweitzer/Collmann, Kraniosynostosen (2010), S. 507–508.

verlaufender Operationen, schnell randständig werden und selten direkt angesprochen und erörtert werden.

- Ich muß gar nicht daran denken, dass man an meiner Kleinen herumschnippeln muss, und schon gar nicht an ihrem Kopf! Auf der anderen Sete wären die Folgen viel schlimmer, wenn man nichts unternehmen würde und ihr Gehirn u.U. in seinem Wachstum beeinträchtigt wäre.
- Dass etwas schief gehen könnte habe ich eigentlich komplett versucht auszublenden, mein Kind war stark und kräftig, ich wusste alles geht gut und daran habe ich versucht festzuhalten...

Aber was, wenn die Operation glücklich überstanden sein wird und das Kind nicht mehr die Gesichtszüge tragen würde, an die man sich in der ersten intensiven Zeit des Zusammenseins gewöhnt hat, die man liebgewonnen hat, vielleicht gerade in ihrer eigenwilligen Disproportion?

Bilder von »kosmetischen« Operationen, die, obgleich sie unter dem Titel der »ästhetischen« oder der »Schönheitschirurgie« laufen und zu grotesken, ja schockierenden Ergebnissen führen können (selbst, wenn sie angeblich gelungen sind), sind weit verbreitet, und obwohl jedem klar sein dürfte, dass dies, was die Motivlage angeht, nicht das Feld ist, in dem wir uns beim Thema CS bewegen, so drängen sich manchen Eltern allein durch das operative Setting solche Befürchtungen auf: Ihr Kind soll ja normal oder zumindest normaler aussehen – aber doch seine Individualität dabei keinesfalls verlieren. Die Vorstellung, das eigene Kind unter Umständen nicht wiederzuerkennen, kann alptraumhafte Züge annehmen:

- Hinzukommt, dass ich wahnsinnige Angst davor habe, dass er danach einfach nicht mehr er selbst ist... dass die optische und eventuelle psychische Veränderung zu groß ist... Angst vor der Narbe (klingt vllt blöd...) und vor dem Umgang mit ihm danach...
- Aber letztendlich denke ich dann doch, dass es das Beste für ihn ist..
- Was mir etwas Angst macht ist die Aussage von X, dass [mein Kind] nachher »ein anderer« war... Meine kleine ist so gut drauf und lieb, lächelt ganz viel und ist zutraulich... Ich hab echt Schiss ihr Angst zu machen etc... Auch ist es bestimmt schrecklich, wenn man sein eigenes Kind nicht mehr erkennt??? gerade die frontalsynostose greift ja ins Gesichts-Bild ein...

Es gibt jene Eltern, die schon kurze Zeit nach Operation froh posten, dass ihr »kleiner Spatz« schon wieder »ganz der Alte« sei, wenn es auch noch kleine Unsicherheiten gibt:

- Es gefällt mir, daß er keine »fremde« Stirn hat, sondern es ist immer noch seine eigene. Die alte Stirn mit dem Hörnchen und seine Katzenaugen fehlen uns allerdings. Es ist aber noch nicht alles abgeschwollen, wir hoffen also, daß sein schelmischer Blick wiederkommt.

Und es gibt jene Eltern, die offen darüber sprechen, dass die Operation eine klare Zäsur gebildet hat:

Veränderungen hatten wir extrem!

- Hab damals ein lachendes und quietschendes Baby den Ärzten übergeben, er hatte nie Probleme mit Fremden.. Und danach hatte ich ein ängstliches und verstörtes, trauriges Baby, wenn ich daran denke könnt ich echt weinen! es hat sehr lange gedauert bis er sein Lachen wieder gefunden hat, Fremde mag er nach wie vor nicht und Ärzte auch nicht..

Am Kopf ist er auch ein wenig »scheu«, aber es wird.. Die OP ist ein Jahr her und wir bereuen es gar nicht, war aber schwer! In der Entwicklung hatte er auch zurückstecken müssen, er hat sich nicht mehr gedreht, lag quasi nur noch rum und gesabbelt hat er auch nicht mehr..

- Ganz ehrlich, ich habe nie wieder das Kind zurück bekommen welches ich abgegeben hatte.. Früher hat er gestrahlt, sich über JEDEN gefreut und war einfach nur »everybodys darling«.. Nun ist er ängstlicher, weint bei Fremden, Ärzte gehen gar nicht.. Das Lachen kehrte nur langsam zurück, er hat es wieder gefunden aber nicht so wie früher, anders..

Ein weiterer Aspekt in der Vorstellung davon, was die Operation am Kopf ihres Kindes bedeuten mag, verdichtet sich in einer Vokabel, die offenbar zuweilen im Rahmen der Beratungsgespräche respektive »Aufklärungsgespräche« fällt, die die Basis der Einwilligung in die Operation darstellen: Die dem (veralteten) Fachjargon entstammende Wendung »den Kopf sprengen« wird von diesen Gesprächen in die Netzkommunikation hineingetragen. Eigentlich geht es um die »Sprengung« der Schädelnähte, aber toto pro pars verfängt diese Vokabel als ein Wort von höchster Anstößigkeit im Zusammenhang mit der Operation eines Kinderschädels und bedient die Vorstellungskraft dessen, was da am Kopf geschehen soll, um ihn besser, d. h. unauffälliger zu gestalten, auf höchst ungute Weise. Ist doch eine ›Sprengung‹ das Sinnbild von Zerstörung; eine Wiederherstellung, eine Wiederzusammenfügung gehört dagegen nicht zum semantischen Feld dieses Wortes.[31]

- ... hatte mein Arzt den Bericht endlich in den Händen. Darin stand dann, dass (wie schon bekannt) gesundheitlich nichts auffälliges erkennbar wäre. Gehirn hat genug Platz zum Wachsen. Von da an stand für uns fest, keine OP und auch unser Hausarzt hielt fest zu uns. Wir sind dann aber noch mal in die Kinderklinik; wegen der Nachuntersuchung, diesmal wurde nur Ultraschall gemacht, gleiches Ergebnis, im Kopf alles oK, genug Platz für das Gehirn. Trotzdem waren die OP-Papiere schon vollständig ausgefüllt, wir brauchten nur noch unterschreiben und unser Sohn wäre operiert worden. Kopf sprengen nennt man sowas, hört sich richtig klasse an, oder.

Welche Mutter, welcher Vater möchte ein Schriftstück quittieren, eine Einwilligung geben für ein solches medizinisches Verfahren? Eine operative Resektion der Schädelnähte, das klingt auch nicht schön, aber zumindest würde das Vorstellungsvermögen nervenschonend in ungleich engeren Grenzen gehalten. Würden Ärzte Foren lesen, hier könnten sie die Wirkungen der Wahl ihrer Worte – im Negativen wie im Positiven – besichtigen und in ihre Gesprächskonzeption rückwirken lassen.

»Das heißt, momentan wäre es eine kosmetische Operation«

»Kosmetische Operation« – dies ist der Terminus, auf den Ärzte im Gespräch mit den Eltern offenbar immer wieder zurückgreifen, um zu markieren, dass eine medizinische Indikation nicht unmittelbar gegeben ist. Er fungiert gewissermaßen als Gegenbegriff. Das Unbehagen, das die Bezeichnung »kosmetische Operation« oder auch gern die »rein kosmetische Operation« unter allen Akteuren bereitet, verweist allerdings darauf, dass

31 Verfahren der »neurochirurgischen Nahtsprengung« beziehen sich auf eine inzwischen veraltete Operationstechnik, bei der die verschlossene Naht geöffnet, d. h. herausgeschnitten wird (Auskunft von Johannes Haberl).

zwischen einem medizinisch geratenen und einem kosmetischen Eingriff, der ein ästhetisches Surplus suggeriert, noch ein weites, ein fein zu differenzierendes und begrifflich erst noch auszulotendes Feld liegt.

Dass offenbar sowohl von Ärzten als auch von Laien schnell eine direkte Linie von der »kosmetischen Operation« zur »Schönheitsoperation« gezogen wird, in »spaßhafter«, an Verfahren des schwarzen Humors erinnernder Manier, gehört zu der semantischen Problematik rund um das Wort ›Kosmetik‹ im Zusammenhang mit den CS-Operationen.

- Dic Untersuchungen haben ergeben, dass das Gehirn sehr viel Platz zum Wachsen hatte und von gesundheitlicher Seite aus kein Anlass zu einer OP gegeben war. Ich habe allerdings das Gefühl gehabt, dass der Professor im KH gerne operiert hätte. Er sagte nämlich, dass das eine Schönheits-OP sei, allerdings von der Krankenkasse bezahlt würde.
- Lustig gemeinte Sätze von den Nachbarn wie: ›Oh, Baby's erste Schönheits-OP...!‹ haben uns doch wieder stark ins Trudeln gebracht, immerhin halsen wir unserer kleinen Maus eine große OP auf, ohne zu wissen, ob es für sie medizinisch wirklich notwendig werden würde...

Wir sind hier an einer für die CS-Problematik entscheidenden Stelle angelangt, die in den Foren in sehr ähnlichen Wendungen umkreist wird, ohne dass sich eine grundsätzliche Diskussion daraus ergeben würde. Warum ist dies nicht der Fall? Ein beträchtliches Unbehagen ist spürbar, doch sehen wir kaum Ansätze, es sich näher vor Augen führen zu wollen. Ist es die sprachlich und gedanklich eingefahrene Dichotomie zwischen medizinischer Pflicht und kosmetischer Kür, die es so schwer macht, eine alternative, für die Sachlage schwer ausgeprägter CS angemessene Konzeption ins Spiel zu bringen? Und wie könnte die überhaupt aussehen?

Ließe sich etwa argumentieren, dass die Begründung und innere Rechtfertigung für die Einwilligung in eine solche Operation an Kleinkindern und deren Durchführung eben keine ästhetische Optimierungskunst unter dem gesellschaftlichen Gebot größtmöglicher Attraktivität ist, sondern ein vorbeugender Eingriff angesichts einer sich vermutlich stetig steigernden Auffälligkeit von Kopf und Gesicht, welche wiederum die soziale Integration und seelische Gesundheit der betroffenen Kinder, Heranwachsenden und Erwachsenen gefährden, wir es also kurz gesagt mit einer psychosozialen Indikation zu tun haben? Dass es hier nicht um lange Nasen, Schlupflider oder ein fliehendes Kinn geht, sondern, wenn die CS schwer ausgeprägt ist, um Auffälligkeiten, die die Mitmenschen in der ersten Begegnung schockieren, erschrecken können? Auch wenn hierüber schon mindestens intuitiv Einigkeit besteht, bleibt der Sprachgebrauch angesichts dessen, was hier verhandelt wird, auf einer vielleicht zu geläufigen Schiene: »Hänselei«, diese Vokabel, die in den Foren mit Abstand das häufigste Wort ist, das gewählt wird, um die befürchteten Reaktionen der Mitwelt zu beschreiben, ist sicherlich kein falsches Wort in diesem Zusammenhang, und doch ist Hänselei etwas, dass letztendlich aus vielen anderen Gründen dennoch auf das Kind zukommen mag; ja, etwas, mit dem ein jedes Kind potentiell aus sehr unterschiedlichen Gründen zu immer rechnen hat und was zudem die Entscheidung zu einer mehr oder minder prophylaktischen Operation immer noch nicht konsequent genug aus der Ecke jener Frivolität herausholt, die einer physiologisch nicht notwendigen Operation nun einmal anhaftet. Aber geht es hinsichtlich der CS, die sich sehr massiv auszuprägen drohen, nicht um etwas Weitreichenderes? Nämlich darum, einem Kind nicht zumuten zu müssen, der Schrecken eines anderen zu sein? Und gerade weil hier nicht Schönheit und Ebenmaß die Messlatte abgeben, sondern eine möglichst weitgehende Anpassung an eine Variationen dessen, was wir an Kopfformen und Gesichtszügen wahrzunehmen gewohnt und in der Blitzgeschwindigkeit einer ersten Begegnung in dieses Spektrum einzuordnen bereit sind, ist der Begriff der Kosmetik für solche Operationen eher unangebracht. Zu verhindern, dass Schrecken und Schock das Erste sind, das ein Kind im sozialen Raum seiner eigenen Erscheinung zurechnet, wäre weit mehr und auch qualitativ etwas anderes als eine bloße Prophylaxe gegen Hänselei.

Als eigenartig kann man es auffassen, dass es in den Foren so oft die anderen (nicht betroffenen) Kinder sind, denen explizit oder implizit der potentielle soziale Ausschluss eines Kindes mit deutlich sichtbaren Fehlgestaltungen von Schädel und Gesicht angelastet wird:

- Wir haben uns für eine OP entschieden, da das Gehirn ja auch Platz zum wachsen bracht und dann, weil wir nicht wollen, dass sie im KIGA und später dann in der Schule gehänselt wird bzgl. ihrer Kopfform (falls das Gehirn trotz der Verwachsung Platz zum wachsen hätte). Dies riet uns auch der Doc im KH. Kinder werden gerade immer gemeiner.
- Da Kinder echt fies sein können bin ich froh dass ich meinem Kind das »anders aussehen« ersparen konnte.
- Ich hatte ja auch keine Ahnung welche »Ausmaße« es annehmen könnte – und die Ärztin machte uns schon deutlich das er dann später für heutige Zeit »entstellt« ausschauen könnte, bzw. frei den Hänseleien ausgesetzt sein würde und das wollten wir einfach nicht…
- Die Angst vor diesem »Hirndruck« der entstehen könnte, war ja auch noch da! Wir haben uns seinetwegen dafür entschieden…, für ein hoffentlich normales Leben in dieser grausamen Welt…

Ohne in Abrede stellen zu wollen, dass auch Kinder sich sehr hervortun können in erfindungsreichem Mobbing, im fiesen ›Dissen‹, scheint es doch bei Licht besehen wenig lebensnah, Grausamkeit in Peergroups vorzugsweise in der Kinderwelt zu verorten, die nun einmal von der Erwachsenenwelt geprägt mit Vorbilden ausgestattet wird. Haben wir es hier nicht vielmehr mit einem jener Phraseme zu tun, die tatsächlich gerade dort eingesetzt werden, wo die Entscheidung zu einer Operation gute Gründe erfordert? Eine ontogenetische Abrückung (»Kinder«) vom eigenen Lebensalter und/oder eine Überantwortung an eine gleich mundane Dimension (»die Welt«) entlastet jedenfalls davon, die eigene Involviertheit, die eigenen Haltungen und Überzeugungen auf den Prüfstand zu bringen. Wenn eben Kinder so grausam sind oder die Welt es ist, dann ist es halt so. Dann kann man eben nichts machen. Dann bleibt keine andere Wahl, als diesem Befund zu entsprechen. Phraseme schaffen Evidenzen, die entscheidungsentlastend sind bzw. die Gründe für die anstehende Entscheidung in der naheliegendsten Denkabzweigung finden lassen. Damit einher geht eine Stabilisierung, eine Perpetuierung von Denkgewohnheiten, die offenbar auch im Austausch many-to-many den Weg in die Diskursivierung immer wieder verpassen. Manchmal gerät ein Zug auf diesen eingefahrenen Denkgleisen so schnell in Fahrt, dass man kaum noch hinterherkommt:

- Schon bevor wir es definitiv wussten war uns klar wir würden operieren lassen… Auch wenn es medizinisch nicht zwingend erforderlich gewesen wäre und nur aus kosmetischen ↗ Gründen gemacht wird, wurde uns dazu geraten. Tims Kopf war schon recht ausgeprägt und wir wollten ihm weiteres fürs spätere Leben ersparen! Außerdem steht zu viel im Netz was passieren könnte wenn es wirklich zu Druck im Gehirn kommt weil im Wachstum nicht genug Platz vorhanden ist. Nein nein nein, das wollten wir nicht riskieren…

Einer Operation, zu der sich die Eltern schon vor der genauen Diagnose (und dementsprechend vor der Prognose über die mutmaßlichen Wachstumsrichtungen des Kopfes) entscheiden, haftet etwas Panisches an – als könne es nicht schnell genug gehen, den richtigen Weg zu beschreiten – eine Richtigkeit, die im Ausschluss von Risiken liegt, welche möglicherweise gar nicht gegeben sind. Die Krankheit selbst, ihre möglichen Ausprägungen treten nur noch indirekt auf (»es«/»weiteres«) genau wie jene Personen, die den Rat aussprechen, auch dann zu operieren, wenn es nur aus »kosmetischen« Gründen sei, in einer entpersonalisierten Passivkonstruktion verschwinden. Die Wissensquelle des Netzes dagegen wird ausdrücklich aufgerufen und zu einer entscheidenden Instanz befördert, die einfach »zu viel« (Beängstigendes) zu wissen gibt – für den Fall, dass es tatsächlich zu Hirndruck käme. In dem »zu viel« steckt zweifellos ein resignierender Bezug auf das eigene Verarbeitungsvermögen aller nur möglichen medizinischen Eventualitäten – und damit wiederum die oben bereits erwähnte cyperchondrische Dynamik, die aber hier nicht kritisch gewendet wird, sondern, in implizierter Anerkenntnis einer irrealen Aufstockungslogik, hingenommen und durch eine dieser entsprechenden Selbstpositionierung dreifach bekräftigt wird: »Nein nein nein, das wollten wir nicht riskieren...«. Der Weg in die Alternativlosigkeit führt über den kaum benannten Ort der Ängste, die, bevor sie sich noch artikulieren können, bereits in die schnelle Entschiedenheit des Handelns umgelenkt werden: »wir würden operieren lassen«.

Auch wenn nicht immer so temporeich, so steht doch in den meisten Fällen die Entscheidung zu operieren offenbar bereits nach dem ersten Beratungsgespräch in der Klinik wenn nicht felsenfest, so doch jedenfalls als die wahrscheinlichste Option im Raum.

Ein zögerliches Verhalten des Arztes irritiert und stößt zuweilen die Suche nach alternativen Kliniken an:

- Der Oberarzt meinte halt auch, dass man sich dem Kind gegenüber später rechtfertigen muss, warum es diese riesige Narbe auf dem Kopf hat. – Wenn man nichts macht, kann einem das Kind das später natürlich auch vorwerfen ☺.

Auch wenn davon auszugehen ist, dass die letztliche Entscheidung für oder gegen eine Operation jeweils auf der Basis einer präzisen Diagnose und Prognose fallen wird, komme ich in Anbetracht aller gesichteten Foren zu der Einschätzung, dass insgesamt die Logik des Eingreifens mehr Vertrauen weckt als die Logik des Abwartens. Eltern, die sich gegen eine Operation entscheiden oder bereits entschieden haben, sind in den Foren weniger zahlreich vertreten und ihre diesbezügliche Zurückhaltung löst kaum positive Reaktionen aus. Jedoch habe ich auf keiner Seite einen Hinweis darauf gefunden, dass sich Eltern, die schnell einer Operation zuneigen, sich davon etwas anderes erhoffen würden als eine Angleichung an »normale« Köpfe. Schönheitsideale oder gar Sonderwünsche, was Stirn und Schläfen angeht, werden hier nicht formuliert.

- Wir haben allerdings klar gesagt, dass nur soviel wie unbedingt nötig gemacht werden soll, er muss nicht als Brad Pitt aus dem OP kommen. Hauptsache, es geht ihm danach gut.

»Unsere Maus wird operiert«

Die Operationen sind die gefühlsintensivsten Erlebnisse, deren Zeugnisse meist ex post in das Forum eingespeist werden. Selten wortkarg, oft detailliert, zuweilen Reality-TV-artig inszeniert. Durchsetzt von Emoticons, die das Weinen und Zittern illustrieren, immer wieder in erzählerisches Präsens einer szenischen Unmittelbarkeit wechselnd. In einem Fall wurde das Forum mit einem Familien-Blog verlinkt, in dem die Tage rund um die Operation in Wort und Bild detailliert dokumentiert wurden, von »Dienstag, xx.yy.zzzz; Wir haben uns von allen Omis und Opis verabschiedet« bis zu dem Foto, auf dem das Kind »genau zwei Wochen nach der OP wieder ganz der Alte« ist.

Ein Kind, das operiert wird, tritt in der Netzkommunikation fast immer unter einem Kosenamen auf. Die besondere Verletzlichkeit eines sehr kleinen Kindes, die enge Bindung der Eltern an dieses Kind, zu dessen Wohl sie handeln wollen und eine schwere Entscheidung von existenzieller Dimension getroffen haben, dies alles verdichtet sich, nahezu apellativ, in dem Kosenamen, der meist nicht von spezieller, sondern von geläufiger Natur ist: »mein kleiner Mann« oder »der kleine Mann«, »der kleine Held«, »mein kleiner Schatz«, »meine Maus«, »unser Zwergl«. Seltener werden ›verkleinerte‹ Realnamen wie »Jonny« und »Lenchen« genannt. Der schwere Gang ins Krankenhaus ist in den Foren mit Diminutiva und Hypokoristika der Schutzbedürftigkeit und liebevollen Zuwendung semantisiert. *»Hoffentlich bekomme ich mein Mäuschen heil wieder...«.*

Im Nachhinein, wenn alles gut gegangen ist, erfolgt der Redefluss (der Mütter). Dann, in der Erleichterung, will die durchgestandene Angst beschrieben werden. Kann sie überhaupt beschrieben werden? Auch geübte Literaten tun sich hinreichend schwer damit, existentielle Ängste, schwere Seelenlage, Verzweiflung und Not der Ungewissheit in Worte zu fassen, die einen Leser unmittelbar anrühren. Kein Wunder also, dass wir in dieser oraliteralen Verfasstheit der Beschreibung der Operationsphase aus der Sicht der Eltern immer wieder auf Phraseme stoßen, die uns der Alltag für diese schwierige Aufgabe zur Verfügung stellt: *»Ich möchte das nie wieder erleben.« »Das war der schwerste Tag in meinem Leben«. »Ich habe so geweint«.* Und tatsächlich braucht es, zumal im Kreise der selbst Betroffenen nicht viel mehr, um sich die Tragweite der Situation vor Augen halten zu können und mitzufühlen. Die, denen dies bevorsteht, können Mut schöpfen aus dem Umstand, dass diese Situation auch in ihrer Lebensgeschichte vorübergehen wird und die Chancen bestens stehen, das »alles gut« werden wird. Die, die es ebenfalls bereits hinter sich haben, haben die Möglichkeit, ihre Ängste anhand dieser Schilderung selbst noch einmal durchzuarbeiten. Überhaupt scheint diese therapeutische Dimension der springende Punkt zu sein: Nicht jede einzelne Information über die freundliche Schwester, den hilfreichen Pfleger, den netten Arzt (fast ausschließlich positive Erfahrungen!), nicht jede Reproduktion des klinischen Vokabulars, wird von den Beteiligten im Forum dringlichst erwartet – nein, es ist das Von-der-Seele-Reden/-Schreiben, wieder und wieder, das eine so hilfreiche Funktion in der Bearbeitung schwieriger Erlebnisse und Erfahrungen erfüllt. Das Forum – ein bevorzugter Ort für die ›Selbstsorge‹ unserer Tage.[32]

In diesem Licht wollen wir auch die Fotos und Filme verstehen, die Eltern von ihren Kindern zeigen und mit jenen hochpersönlichen Unterschriften versehen, wie sie einst für familiäre Fotoalben reserviert waren. Jedoch gelten auch und gerade für diese Operations-Dokumentationen alle unter Punkt 2. angeführten Bedenken.

32 Vgl. auch hier wieder die Studie von Elisabeth Augustin, in der das Schreiben im Netz ausdrücklich an Michel Foucaults Konzept der ›Selbstsorge‹ geknüpft wird, vgl. Augustin, *BlogLife* (2015).

Ich habe, obwohl es Berichte von schwierigen Umständen und Ergebnissen der Operation (etwa ein Sehnerv, der in Mitleidenschaft gezogen wurde, oder ein Kind, das sich im Aufwachen und Schreien mehrfach an seiner Zunge verschluckte und wiederbeatmet werden musste) nicht einen einzigen Beitrag in den Foren gefunden, in dem die Operation bereut wurde.

- Jedoch kann ich sagen, dass wir es nicht einen Tag bereut haben, ich möchte es kein 2. mal durchmachen müssen - aber ich weiß es war richtig, es war gut so und ja, JA wir würden diesen Weg wieder gehen wenn es sein muss..!

Vielleicht ist es tatsächlich so, vielleicht gehört aber auch der Gedanke, eine möglicherweise falsche Entscheidung getroffen zu haben, zu jenen Kümmernissen (korrespondierend mit den Ängsten im Verlauf der Entscheidungsfindung), die kaum zu denken, zu ertragen, und schon gar nicht öffentlich zu artikulieren und zu beschreiben sind.

»Die Stirn ist schön geworden«

Nach in der Regel wenigen Tagen ist die Aufregung rund um die Operation durchstanden, und die Not weicht der Erleichterung: Das Wichtigste ist, dass das Kind alles gut überstanden hat, es gesund nach Hause kommt und die Familie ihren alltäglichen Rhythmus wiederfindet. Erst in zweiter Linie finden sich Äußerungen zur Bewertung der chirurgischen Leistung. Und auch hier dominiert in den Foren die Zufriedenheit. Wenn die Schwellungen erst einmal zurückgegangen sind, die Kleinen die Augen wieder zu öffnen in der Lage sind, können auch die Eltern so etwas sagen wie:

- Er hat jetzt einen wunderschönen Kopf und man sieht nichts mehr davon. Seine Narbe geht von Ohr zu Ohr, praktisch wie ein Haarreifen. Aber wenn er die Haare etwas länger trägt, sieht man sie überhaupt nicht.
- Es hat sich alles gelohnt, jede noch so bittere Träne war es wert! Ich frag mich immer wie er wohl hätte aussehen können. Übrig geblieben ist nur diese Narbe, eine sehr große Narbe, aber die stört wirklich gar nicht! Wir sind einfach nur glücklich!
- Wir sind auch mit der »neuen« Stirn total zufrieden.
- X hat sich prächtig entwickelt und alles was noch übrig geblieben ist, ist eine kleine grosse Narbe auf seinem Kopf! Ihm geht es gut, er sieht gut aus und yeay, wir sind glücklich!!!
- Die Stirn ist schön geworden. Sie ist nicht ganz symmetrisch geworden, aber das stört mich nicht, 100% symmetrisch wäre für mich unnatürlich. Er hat immer noch eine stärkere Wölbung auf der rechten Seite und seine falten über den Augenbrauen oder sich über die Form der verbliebenen Narbe austauschen.

Da aber die Auffälligkeit in der Regel ja noch gar nicht so groß gewesen ist, gibt es auch keine euphorischen Reaktionen - eher wird auch sprachlich alles im moderaten Modus der Erleichterung verhandelt - man ist froh, dass nun die Weichen für eine normale oder jedenfalls weitgehend unauffällige Entwicklung des Kopfes richtig gestellt worden sind.

In dieser Phase der Erleichterung kommen dann, über die ersten Nachsorgetermine hinweg, die aktuellen Threads oft an ihr natürliches Ende.

6. Zusammenfassung und Diskussion

Die Diskussionen in den Online-Foren zum Thema CS teilen viele Merkmale mit anderen Foren zu medizinischen Themen: Unmittelbarkeit der Sprache (Emoticons, Inflektive), kontrastiv eingesetzt zu hochspezialisierten Diagnosen, die entweder sprachlich gänzlich unbearbeitet weitergegeben oder leicht ›eingedeutscht‹ kolportiert werden; phraseologisches Räsonnement in Form von elliptischen Redewendungen und Impersonalisierungen (»*Man tut dem Kind ja keinen Gefallen...*«) in Zusammenhang mit Abwägungen von Entscheidungen; freimütig verlinktes Bild- und Fotomaterial. Abschließend sollen drei zentrale Aspekte noch einmal hervorgehoben und mit Ausblicken verknüpft werden.

Selbstverständigungen

Typisch für die Cranio-Foren ist, dass die »Fäden« (Threads) verhältnismäßig kurz und kompakt sind, dass sie sich in einem Zeitraum von der Diagnosestellung über die Phase der Operation selbst bis hin zur ersten Nachsorge erstrecken. Einige Beitragende, in der Regel die Mütter der betroffenen Kinder, verbleiben noch eine Zeitlang im Forum, reden bzw. schreiben sich die Anspannung von der Seele und beraten die Neuankömmlinge im Forum. Der in älteren Foren (2008ff.) sehr rege Austausch von Fotos der betroffenen Kinder verlagert sich in den aktuelleren Foren (seit 2014) zunehmend in den Raum der Privatnachrichten, was auf ein insgesamt gestiegenes Bewusstsein hinsichtlich einer ungewollten Weiterverbreitung schließen lässt.

Bezeichnend ist weiterhin, dass immer wieder neu angesetzt wird, immer wieder ähnliche Krankengeschichten mit immer wieder ähnlichen Verläufen erzählt, ähnliche Fragen gestellt und ähnliche Antworten gegeben werden. Versuche, die Fäden nach Fragen zu systematisieren, um für alle Beteiligten den Nutzen zu optimieren, haben sich nicht durchgesetzt und verfehlen offenbar den therapeutischen Effekt des Erzählen, Zuhörens, Erinnerns und Tröstens, um derentwillen Foren zumindest auch aufgesucht werden. Anders als im Falle chronischer Krankheiten oder diffuser Symptomlagen ist ein hoher Anteil an ständigen Usern nicht zu finden – die von Internetforschern beschriebene typische Gruppendynamik des Forming/Storming/Performing[33] ist hier in eher kurzen Intervallen zu besichtigen – obwohl CS die Patienten ein Leben lang begleiten werden: geringstenfalls als eine Narbe, schlimmstenfalls in Form einer Reihe von Operationen und eventuell eben als auch dann noch deutlich erkennbare Fehlbildungen von Kopfform und Gesichtszügen. Möglicherweise liegt dies vor allen Dingen daran, dass nicht die körperlich Betroffenen selbst sich zu Wort melden, sondern es ihre Eltern sind, die in die Kommunikation eintreten. Pragmatisches Weiterreichen von Informationen, Adressen, Klinikempfehlungen stehen im Vordergrund und – möglicherweise sogar an erster Stelle – das Geben und Nehmen von emotionalem Beistand angesichts einer Situation, die zu vermitteln selbst im Familien-, Freundes- und Bekanntenkreis nicht unbedingt leicht sein dürfte. Dies könnte sich ändern, wenn die operierten Kinder das Erwachsenenalter erreichen werden und sich mit ihrer Krankengeschichte auseinandersetzen wollen, die

33 Vgl. Döring, *Sozialpsychologie des Internet* (2003), S. 413.

zu einem großen Teil ihrer Erinnerung entzogen ist. Es gibt erste Hinweise auf solche Einstiege ins Netz.[34]

- 31 Jahre her ☺
  Hallo zusammen,
  ich wurde 1982 [...] an der Fontanelle operiert. Aus Erzählungen von meinen Eltern weiß ich, dass es damals lange gedauert hat, bis die Diagnose feststand. Meine Eltern haben sehr viele Ärzte deswegen aufgesucht und sich dann schließlich für die Operation entschieden. Nur beim Friseur werde ich drauf angesprochen, aber ich denke, dass es mit der Technologie jetzt kaum noch welche geben dürfte. Ich hoffe ich kann einigen Mamas Mut beruhigen ☺.

»Mamas Mut beruhigen« – welcher Lapsus, grammatisch, technisch, oder ›freudsch‹, hier auch immer passiert ist: Es gibt wohl kaum eine Wortverbindung, die treffender und anrührender nicht nur Anliegen und Aufgabe der Cranio-Foren, sondern auch Eigenschaften fusioniert, die es braucht, solche schwierigen Situationen durchzustehen. Nicht mehr und nicht weniger als: ruhigen Mut.

Zuspruch und Widerspruch

Augenfällig ist weiterhin, dass der Austausch über die Foren wenig Tendenz zur Diskursivierung zeigt. Das Diskursivierungspotenzial, das etwa in der Frage der Entscheidung liegt ›Operation ja oder nein?‹ bleibt bis auf wenige Ausnahmen inaktiv. Das Für und Wider wird im Netz kaum ausgetragen. Eher wird die Situation lediglich als schwierig beschrieben, und in den allermeisten Fällen steht die Entscheidung zur Operation schnell fest (*»lieber eine Narbe erklären als einen deformierten Kopf«*), und es geht einzig darum, die belastende Zeit rund um die Operation durchzustehen. Dazu passt, dass im Austausch über Nachteile und Vorteile der auf CS spezialisierten Kliniken diejenigen Häuser und Ärzte, die eher fürs Abwarten plädieren (und in denen am wenigsten der insgesamt vorstellig gewordenen kleinen Patienten operiert werden, noch dazu eher später als früher) kritischer und misstrauischer begutachtet werden. Die meisten Einträge in den Foren tendieren in Richtung der Vorzüge eines möglichst schnellen Eingreifens.

Diejenigen Eltern, die sich gegen eine Operation entschieden haben, steuern allerdings am ehesten das bei, was man als das Ergebnis eher grundsätzlicher Erwägungen und einer jedenfalls nicht Mainstream-affinen Haltung beschreiben könnte, um die sich, im positiven Sinne, streiten ließe – was aber so gut wie nie geschieht.

- mir haben andere babys bei unserer entscheidung geholfen.
  schaut euch bewußt andere babyköpfe an. ihr werdet selten eine formvollendete und perfekte kopfform finden.
  UND schaut bewußt nach männern mit glatze.
  du wirst bestimmt den ein oder anderen entdecken, der einen wulst längs über den schädel laufen hat. viele von ihnen wissen noch nicht einmal dass sie eine »fehlbildung« haben
- Seit X auf der Welt ist, schaue ich mir die Köpfe der Leute genauer an und ab und zu sieht man auch mal jemanden, der auch eine nicht operierte Nahtsynostose haben könnte. Früher habe ich nie darauf geachtet, ob ein Kopf jetzt ungewöhnlich lang oder so ist.

34 Während der letzten Arbeiten an diesem Band erschien das Buch *Beyond the Grip of Craniosynostosis* (2015) von Kase D. Johnstun – der autobiographischer Text eines 1975 geborenen CS-Patienten.

Insgesamt scheint der Respekt vor den Entscheidungen anderer, eine Zurückhaltung mit eigenen Überzeugungen angesichts der für die meisten User persönlich angstbeladenen und schwierigen Situation, eine Richtlinie des Austausches zu sein, an die sich die meisten Forenbesucher halten.

- Aaaaber egal wie, ihr habt die richtige Entscheidung getroffen, wie wir auch, und das ist die mit der wir uns alle einfach gut fühlen!

Semantische Leerstellen

Auffällig ist weiterhin, dass in den Beschreibungen der Kinderköpfe, die die postenden Eltern austauschen, die Wahl der Wörter sehr moderat, andeutend, zurückgenommen ist. Die Stirn ist *»spitz«* oder sie *»wächst nach vorne«*, das Gesicht ist *»asymmetrisch«* oder *»etwas schief«* ; der ganze Kopf ist *»schon sehr ausgeprägt«* oder *»sehr hoch«*. Leser der Cranio-Foren, die keine Bilder von CS im Kopf haben, würden vermutlich ein Missverhältnis zwischen der häufigen Entscheidung zu einer schwerwiegenden Operation und dem geschilderten Aussehen des Kindes ausmachen, dem *»Hänseleien«* erspart werden sollen. Eine natürliche, eine in jeder Hinsicht vollkommen angemessene Scheu hält Eltern davor zurück, gegebene und zu erwartende Kopfdeformationen und die Reaktionen darauf so zu beschreiben, dass sich die Entscheidung, ein in der Regel organisch vollkommen gesundes Kind operieren zu lassen, plausibilisieren würde. Und tatsächlich ist es ja in den allermeisten Fällen der nicht-syndromalen CS so, dass die Auffälligkeiten des Kopfes nicht so eklatant sind, dass sie in der Wahrnehmung der Laien nicht als etwas angesehen werden könnten, das sich wohl ›verwachsen‹ oder ›auswachsen‹ könnte. Die Ambiguität dieser alltagssprachlichen Wendungen deckt allerdings auch die Fälle ab, in denen sich die bei sehr kleinen Kindern mäßig auffälligen Verformungen mit jedem Wachstumsschub steigern. Der Grund, ein Kind operieren zu lassen, liegt somit vor allem in der Hochrechnung eines weiterhin fehlgehenden Wachstums, das überaus auffällige Formen erwarten lässt, die den Kindern, den Heranwachsenden und Erwachsenen das Leben erschweren werden.

- ...manchmal frage ich mich ob es das richtige war, bereuen tu ich es aber nicht – wie hätte er denn heute ausgesehen!? FURCHTBAR!

Dass in diesem Zusammenhang die Kategorie der Hänselei zu schwach und die des sozialen Ausschlusses zu unspezifisch ist, mögen die Postenden vielleicht selbst spüren. Und auch wenn die Beitragenden mit schwierigen Vokabeln wie denen der CS und der Sagittalnaht schnell umzugehen gelernt haben, zeigen die Foren, dass die sprachlichen Möglichkeiten, in der die Andersartigkeit von Köpfen sich beschreiben ließe, nicht einfach bereit liegen. Wie lässt sich der Schrecken, der uns überfallen kann, wenn wir unvorbereitet der massiven Disproportion eines Kopfes oder einer eigenartigen Verschobenheit fazialer Züge gewahr werden, beschreiben? Die Foren sind lebendiger Ausdruck für den Wunsch, einem Kind das Lebensschicksal zu ersparen, in einer Weise auffällig zu sein, die Menschen nicht lediglich zu rüden und verletzenden Bemerkungen verleiten könnte, sondern dazu angetan ist, sie zu erschrecken, ihnen unheimlich zu sein. Aber die Sprache, in die dieses Anliegen gefasst wird, liest sich oft nicht anders, als ginge es um eine schiefe Nase, um vorstehende Zähne oder ein Brandmal – um die Korrektur eines

Nur-nicht-ganz-Optimalen. Damit rückt man unfreiwillig und geradezu widersinnig in die Nähe einer optimierenden »Schönheitschirurgie«, die den Eltern tatsächlich fernliegt. Lässt sich so der Eintrag einer Mutter verstehen, die diesbezüglich am weitesten gegangen ist – indem sie nämlich auf die furchterregende Gestalt eines Quasimodo anspielt:

- Ansonsten würde sich das Gehirn zur gesunden Seite hin Platz machen und unsere Maus sieht später einmal aus, wie (es klingt hart) der »Glöckner von Notre Dame«

Oder auch der Kommentar einer anderen Mutter zur Fotos von Kindern mit schwersten CS (»Kleeblattschädel«) im Internet:

- »SCHRECKLASSNACH – gleich wieder alles zu gemacht«

Wir haben es hier mit einer immerfort umkreisten, letztlich jedoch sprachlich weißen Stelle zu tun, die gleichwohl in der Kommunikation stillschweigend vorausgesetzt wird, da sich hier der Kern der Problematik: der Schrecken des Erschreckens verdichtet – sofern es nicht der sehr viel leichter objektivierbare und aufrufbare Hirndruck ist, der sich als medizinische Tatsache gern vor alle andere Erwägungen schiebt.

Es wäre vermessen, eine weniger verhaltene Sprache einzufordern, den Eltern eine rückhaltlosere Schilderung dessen abzuverlangen, warum sie in der Regel ein Nicht-Eingreifen letztlich mehr fürchten als eine schwerwiegende Kopfoperation an ihrem Säugling – obwohl es dem einen oder der anderen vielleicht leichter ums Herz wäre, wenn sie die Abgrenzung zur Schönheitsoperation und zur ›Kosmetik‹ nicht nur intuitiv fühlten, sondern ihre Entscheidung in einem auch begrifflich gut ausgeloteten Feld treffen könnten.

Epistemologisch könnte uns ein Autor wie Georges Canguilhem weiterhelfen, das Besondere einer Formabweichung des Kopfes zu verstehen und auch unsere unmittelbaren Reaktionen darauf zu begreifen: Die markante Abweichung gewohnter Formen, eine einzige »spontane Übertretung der Gewohnheiten des Lebens«[35], genügt, so Canguilhem, uns fundamental zu ängstigen. Das Leben gewöhnt uns an eine hohe Stabilität in der verlässlichen Weitergabe der Form und wir neigen dazu, »aus der Gewohnheit ein Gesetz« (S. 311) zu machen. Wenn wir einer »Unfertigkeit oder Verzerrung bei der Herausbildung der Form« (S. 312) gewahr werden, weise dieses Gesetz der »spezifischen Wiederholung, der morphologischen Regelmäßigkeit oder der erfolgreichen Strukturierung einen Wert zu, der umso größer ist, als er nun in seiner Kontingenz erscheint« (S. 311). Genau darauf, so Canguilhem, reagieren wir mit einer »radikalen Furcht« (S. 309).

Lebensweltlich und alltagssprachlich kann uns ein Buch wie Raquel J. Palacios *Wunder*,[36] insofern es schwere craniofaziale Fehlbildungen am Kopf eines Kindes in immer neuen Anläufen beschreibt und mit der Alltagssprache verwebt, den Zugang zu einer ebenso offenen wie sensiblen Sprache über dieses Thema ebnen und auch einer radikalen Furcht durchaus entgegentreten. Dieser Jugendroman ist ein Welterfolg, mehr als eine Million Exemplare wurden verkauft. Er hat etliche Preise gewonnen und ist in viele Sprachen übersetzt worden. Irgendwann wird er auch in den Cranio-Foren auftauchen und man darf gespannt darauf sein, welche Wirkung er dort entfalten wird.

35 Canguilhem, Die Monstrosität und das Monströse (2009), S. 313.

36 Vgl. Palacio, *Wunder* (2013). Vgl. dazu den Beitrag in diesem Band: Birgit Griesecke: Wunder machen Schule – Lesende Kinder im Umgang mit auffälliger Andersartigkeit.

KINDER ALS PATIENTEN

VIII.
Eine persönliche Erfahrung
Ôe Kenzaburôs autobiographischer Roman

Birgit Griesecke

1. Mit Literatur forschen

Was hat ein japanischer Roman im *SchädelBasisWissen* zu suchen? Was hat eine mehrere Jahrzehnte alte, innerhalb eines fremden Kontextes entstandene Fiktion der kulturwissenschaftlichen Erörterung eines medizinischen Sachverhalts zu bieten? Diese Fragen, naheliegend und berechtigt, sind weniger leicht zu beantworten, als man denken könnte. Es reicht nämlich nicht zu sagen: *Eine persönliche Erfahrung* des japanischen Autors Ôe Kenzaburô liefert uns ein frühes Zeugnis für den Themenkomplex ›Chirurgie am kindlichen Schädel‹. Denn das Wort ›Zeugnis‹ lässt offen, wie genau und was genau eigentlich bezeugt wird und warum dies weiterreichen sollte als andere, nicht fiktionale Texte – eine Dokumentation etwa oder ein Protokoll – die wir viel eher als geeignete Zeugnisse anzusehen gewohnt sind. All dies ist *Eine persönliche Erfahrung* nicht. Wenngleich der autobiographische Hintergrund einen Realitätsfaden einwebt, es ist und bleibt ein Roman.

Die Grundannahme dieses Beitrages ist, dass Literatur, in welchem Genre auch immer, grundsätzlich mit dem Potential ausgestattet ist, selbst Wissen zu generieren und genuine Forschungsbeiträge zu leisten, und zwar genau dort, wo herkömmliche wissenschaftliche Zugänge an ihre Grenzen geraten.[1] Mit ihrem Repertoire an narrativen, an verfremdenden, vielstimmigen und gedankenexperimentellen Mitteln kann Literatur Wege bahnen zu Erkenntnissen, denen wir anders kaum hätten nahekommen können.[2] Sie hilft uns durch ihre poetische Spracharbeit, die nicht auf Terminologien zielt, sondern auf die Auslotung dessen, was sich so oder anders und was sich überhaupt sagen lässt, einen disziplinär ungebundenen Denkraum zu erkunden und unsere anerkannten Deutungsspektren zu erweitern. Es ist dieses Erkenntnispotential, dieses Zusammenspiel der ihr eigenen Mittel und Freiheiten, die die Literatur tatsächlich, so Sigrid Weigel, zu einer »Kulturwissenschaft *avant la lettre*«[3] macht.

Wenn wir nun im Rahmen einer interdisziplinären Kulturwissenschaft ›mit Literatur forschen‹, so bedeutet dies dementsprechend nicht, dass wir das in literarischer Arbeit generierte Wissen erst ›hoffähig‹ machen müssten. Nein, ›mit Literatur forschen‹ bedeutet, ihr Wissen anzuschließen an die verschiedenen Diskurse, die durch den in Frage stehenden Gegenstand – in unserem Falle ist es ›der Schädel‹ – hindurchlaufen. Als Spezialistin für Denken und Arbeiten in und an Übergängen, »zwischen literarischen

1 Vgl. dazu Lewis/Rodgers, The Fiction of Development (2008).
2 Vgl. auch Ricoeur, The Role of Fiction in Shaping Reality (1979).
3 Weigel, *Literatur als Voraussetzung der Kulturgeschichte* (2014), S. 12; vgl. auch Weigel, *Heine und Freud* (2010).

Szenarien und theoretischen Reflexionen«[4], liegt der Kulturwissenschaft diese Aufgabe nahe. Anders gesagt, zeichnet die Literatur, erfahrungsnah und exemplarisch, allein für ihren Fall, ihren je gewählten Gegenstand verantwortlich, die Kulturwissenschaft hingegen für den diskursiven Raum, in dem dieser Fall situiert ist.

Tatsächlich sind wir es gewohnt, die Sache eher anders anzusehen: Legion sind die Untersuchungen, die ermitteln, wo sich Literaten in der Wissenschaft bedient haben, um ihre ›Fiktionen‹ um ›Faktisches‹ anzureichern. Ebenfalls gern und viel erkundet sind literarische Strategien in wissenschaftlichen Darstellungsweisen. Allein das große Forschungsinteresse am Zusammenspiel von Literatur und Wissenschaft kann als Hinweis gelten, dass die beiden ohne einander im Grunde nicht gut auskommen – auch wenn die Anleihen der Literatur bei der Wissenschaft immer noch in besserem Ruf stehen als der umgekehrte Fall. Doch aus der epistemologischen Unwucht hilft letztlich nur die Anerkenntnis, dass Wissen sich auf sehr unterschiedlichen Wegen und mit unterschiedlichen Mitteln generieren lässt und sich als Maßstab allein dieser anbietet: Hilft der jeweilige wissenschaftliche, hilft der jeweilige literarische Einsatz, einen Sachverhalt, ein Phänomen, das wir noch nicht verstanden haben, besser zu begreifen? Geben sie uns etwas zu sehen, neu zu sehen, wofür eine Begrifflichkeit noch nicht bereitliegt?

Die Möglichkeit, zwei in sich forscherisch angelegte Weisen der Welterschließung miteinander ganz ausdrücklich zu verweben, birgt somit die Hoffnung oder das Versprechen einer Synergie: gegenseitige Förderung, gemeinsamer Nutzen. Insofern sollte die Frage nicht lauten: Was hat ein Roman in wissenschaftlichen Diskursen zu suchen, wenn nicht als ihr schierer Gegenstand, sondern: Was wären die wissenschaftlichen Diskurse ohne die Suchbewegungen der Literatur?

2. Verzweiflung und Heilung

»Hikari wurde mit einer Deformation seines Schädels geboren. In einem sehr realen Sinne ließe sich sagen, dass er zum zweiten Mal auf die Welt kam, als er eine Operation durchstanden hatte, in der diese Fehlbildung behandelt wurde«, schreibt der japanische Autor Ôe Kenzaburô in seinem Buch *Kaifuku suru kazoku* (wörtl.: »Eine Familie in Genesung«). Dieses Buch, gut zwanzig Jahre nach Erscheinen des japanischen Originals 2014 endlich auch auf Deutsch publiziert,[5] zeichnet die Entwicklung der Familie Ôe nach, in die nach Hikari noch zwei weitere Kinder hineingeboren wurden.

Damals, 1963, als die besagte Operation stattfand, wenige Tage nach Hikaris Geburt, war allein das Überleben des Eingriffs äußerst fraglich. Die Idee, dass eine Familie um dieses erste Kind herumwachsen und einen Teil ihrer Identität aus dem Umgang mit Hikari beziehen würde, lag keineswegs nahe; ebenso wenig, dass sein Vater Ôe Kenzaburô, der zu jener Zeit bereits ein beachteter, aber keineswegs international berühmter Schriftsteller war, die Erfahrungen dieser erster Tage mit seinem Kind, das erschreckende Anzeichen eines hoch gefährdeten Lebewesens aufwies, auf eine Weise literarisch verarbeiten würde, die Leser auf der ganzen Welt bewegen würde;[6] dass er gar eines Tages bei einem

4 Weigel, *Literatur als Voraussetzung der Kulturgeschichte*, S. 11.
5 Ôe, *Licht scheint auf mein Dach* (2014).
6 Für *Kojinteki na keiken* (*Eine persönliche Erfahrung*) erhielt Ôe 1964 den renommierten Shinchōsha-Literaturpreis.

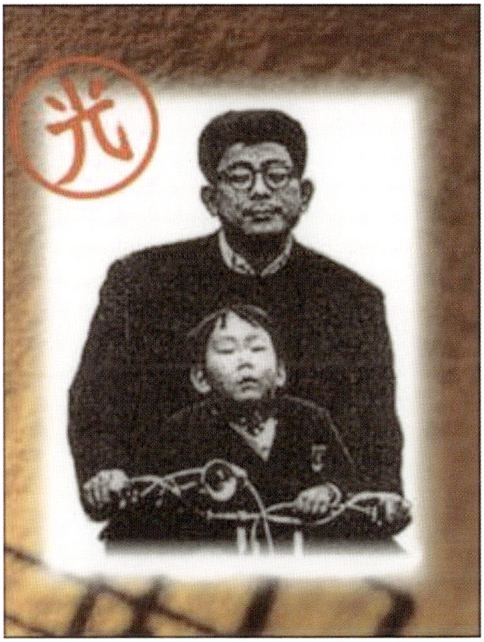

Abb. 1: Ôe Kenzaburô mit seinem Sohn Hikari Mitte der 1960 Jahre.

Kostüm-und Bühnenausstatter nicht nur für sich, sondern auch für seinen Sohn einen Frack ausleihen würde, um Seite an Seite mit ihm in angemessener Kleidung in Stockholm den Literaturnobelpreis entgegenzunehmen; und dass der zumeist schweigende Hikari nach dem Tod ebenjenes Arztes, der ihn operierte, ihm das Leben rettete und damit die Weichen stellte für eine sehr eigenwillige physische und geistige Entwicklung, ein Requiem komponieren würde, in dem eine emotionale Bindung zum Ausdruck kommt, für die ihm die Worte fehlen – dies alles hätte in jenen schweren Tagen wohl noch nicht einmal als Zukunftsmusik gegolten. Damals gab es wenig mehr als den Schock nach einer unauffälligen Schwangerschaft, die Fremdheit des kleinen Wesens mit einer massiven, zudem lebensbedrohenden Fehlbildung des Schädels und die Qual, eine Entscheidung von existenziellen, jedoch noch nicht begriffenen Ausmaßen treffen zu müssen.

Diese Gefühlslage hat Ôe Kenzaburô in seinem autobiographisch geprägten Roman *Kojinteki na keiken* (dt. *Eine persönliche Erfahrung*), der bereits ein Jahr nach Hikaris Geburt erschien, schonungslos ausgelotet. Schonungslos im Sinne von: sich selbst nicht schonend, angehend sowohl gegen *common sense* und Zeitgeist als auch gegen die Verlockungen der Verdrängung. Ausgelotet im Sinne von: die Tiefe der Verzweiflung zulassend, Gefühle von Ekel, Scham, Schmerz neu semantisierend, die moralische Abgründigkeit in der eigenen Person durchmessend, sprachliche Zumutungen zwischen den Polen von Sinn und Widersinn hin- und hertreibend. Nicht zuletzt deshalb ist der Text auch heute, mehr als fünfzig Jahre nach Hikaris Geburt, relevant. Denn auch wenn sich hinsichtlich der klinischen Versorgung, der medizinischen Sprache und der Möglichkeiten betroffener Eltern etliches geändert haben mag, so hat doch der Roman an Bedeutung und Aktualität deshalb kaum etwas eingebüßt, weil es eben auch heute Fälle gibt, in denen Eltern nach der Geburt damit konfrontiert sind, dass ihr Kind Anomalien aufweist und daraufhin in eine emotionale Berg- und Talfahrt geraten. Gerade Craniosynostosen (CS) werden zumeist mehr oder minder kurz nach der Geburt festgestellt. Und auch wenn es die rasante Entwicklung der Pränataldiagnostik mit sich bringt, dass sich Diagnosen von Fehlbildungen oftmals in die Phase der Frühschwangerschaft vorverlegen und sich somit auch die Entscheidungsbedrängnis, ein mutmaßlich mit Fehlbildungen zur Welt kommendes Kind anzunehmen oder nicht,[7] in die Zeit vor der Geburt des Kindes verlagert, bleiben die Grundstrukturen der Problematik erhalten. In Ôe Hikaris Fall, einer Gehirnhernie (eine Enzephalozele; einfach gesagt, ein fehlender Verschluss des Gehirns während der embryonalen Entwicklung, der nach außen hin den Eindruck einer riesigen Beule, eines »doppelten Kopfes« macht), ist die äußerlich sichtbare Deformierung unmittelbar manifest. Im Falle von CS, wie sie uns in diesem Band beschäftigen, besteht die Gefahr, dass sich die Deformierungen mit den Lebensmonaten und -jahren des betroffenen Kindes steigern. Im Zusammenhang mit der Frage ›operieren oder nicht operieren?‹ spielen prognostisch-virtuelle Berechnungen darüber, wie sehr eine CS die Schädel- und Gesichtsform prägen wird oder ob sie sich möglicherweise ohne eine Operation ›verwachsen‹ oder ›auswachsen‹ könnte, eine entscheidende Rolle. Vieles also ist anders gewichtet in diesen Fällen, und doch sind die Ingredienzen dieser Problemlage oft sehr ähnlich wie die in dem Roman *Eine persönliche Erfahrung* behandelten – weshalb es sich in meinen Augen durchaus lohnt, dieses Zeugnis einer Bedrängnis zum Gegenstand einer symptomatologischen Lektüre zu machen. Auch wenn der biographische Hintergrund den Stoff für die Ausmaße dieser tiefgreifender Selbstreflexion abgibt, so gilt es zu berücksichtigen, dass die Biographien von Ôe Kenzaburô und seinem Sohn Hikari nicht identisch sind mit denen der Protagonisten Bird und Kikuhiko in *Eine persönliche Erfahrung*. Deren Geschichte ist von den Freiheiten, Möglichkeiten und Mitteln literarischer Arbeit geprägt.

Sie beginnt in der Abenddämmerung eines sommerlichen Tages in den frühen 1960er Jahren. Die Frau eines jungen College-Lehrers, der sich aufgrund seines vogelartigen Äußeren den Spitznamen Bird eingefangen hat, liegt in den Wehen. Bird vertreibt sich die Wartezeit mit dem Kauf einiger Straßenkarten Afrikas, seinem Sehnsuchtsort, der durch die Familiengründung gerade in noch größere Ferne rückt. In ziellos-verlorener Stimmung verwickelt er sich in alptraumhafte, ihm körperlich und seelisch zusetzende Begegnungen mit Menschen am Rande der Gesellschaft, einem Transvestiten und einer jugendlichen Schlägerbande. Kurz nachdem er sich in seine Wohnung gerettet hat, ereilt ihn ein Anruf aus der Klinik: Er möge sofort kommen, sein gerade geborenes Kind weise eine Anomalie auf.

In der Klinik gerät Bird an Ärzte, die der Geburt eines Kindes mit einer seltenen und hoch auffälligen Schädeldeformation offenkundig nicht gewachsen sind: Sie brechen in Lachen aus, sie mutmaßen über das Dahinvegetieren dieses Geschöpfes, das sie als »Ding« bezeichnen, und über die forscherischen Gewinne einer Autopsie. Während der Mutter des Neugeborenen mitgeteilt wurde, das Kind sei mit einem Organleiden in eine Spezialklinik verlegt worden, ist Bird damit konfrontiert, Entscheidungen über Wohl und Wehe des Kindes zu treffen, d. h. einer Operation mit ungewissem Ausgang zuzustimmen oder sich auf eine auf den Tod hinzielende Unterernährung des Babys einzulassen.

Im Zuge sich wiederholender Bezeugungen, wie erschreckend das Kind anzusehen sei, wählt der Arzt das Bild eines Doppelkopfadlers aus der heraldischen Tradition der österreichisch-ungarischen Doppelmonarchie. Bird selbst denkt, als er das Kind zum ersten Mal sieht,

7 Vgl. dazu Griesecke, ›Then you know‹. Sprachspiele der Pränataldiagnostik (2014).

den langgezogenen Schädel mit blutiger Verbandwatte bedeckt, an den in einer Schlacht des Ersten Weltkrieges verwundeten französischen Dichter Guillaume Apollinaire und gerät in tiefe Bestürzung darüber, dass sein Kind wie ein Kriegsverwundeter zur Welt gekommen ist. Ohne jegliche familiäre oder sonstige institutionelle Unterstützung flüchtet sich Bird zu seiner Studienfreundin Himiko und begibt sich mit ihr, die sich nach dem Selbstmord ihres Mannes vom Tageslicht abschottet, über pluralistische Universen nachsinnt und des nachts sexuellen Ausschweifungen hingibt, in einen Zusammenschluss von rauschhaft-surrealen Gesprächen und Akten.

Die alkoholischen Exzesse kosten Bird seinen Job als Lehrer einer Präparandenschule. Er betrügt und belügt seine Frau, die in der Klinik noch immer im Unklaren gelassen wird über den Zustand des Kindes. Immer mehr bedrängt ihn das Bild eines Sohnes, das er nur noch das »Monster-Baby« (*akambo no kaibutsu*) nennt. Nicht, dass es stürbe, sondern dass es überleben und ihm und seiner Frau zur lebenslangen Fessel werden könnte, treibt ihn nun in die Verzweiflung. Schließlich plant er gemeinsam mit Himiko, die entsprechende Kontakte besitzt, den Tod des Kindes in einer Abtreibungsklinik, um danach gemeinsam nach Afrika aufzubrechen. Bird holt sein Kind aus der Klinik, wo man inzwischen eine lebensrettende Operation für möglich und geraten hält, und liefert es einem Arzt aus, der sein Sterben auf eine nicht näher thematisierte Weise voranbringen soll. Als Bird und Himiko anschließend die Bar eines Freundes aus früheren Tagen aufsuchen, um sich dort systematisch zu betrinken, wächst im Schatten der Trunkenheit ein profunder Selbstekel. Er erbricht den Whiskey, realisiert sein Davonlaufen vor der Verantwortung und holt das Kind aus der Abtreibungsklinik zurück, um es in die Gehirnchirurgie einzuliefern. Dort wird es erfolgreich operiert; die Beule wird entfernt. Da tatsächlich keine Gehirnsubstanz nach außen gedrungen war, stellt sich der Fall insgesamt harmloser dar als befürchtet. Dennoch ist vollkommen ungewiss, wie sich das Kind fortan entwickeln wird. Diese Ungewissheit transformiert sich für Bird in die Entscheidung, für dieses Kind zu sorgen und die Fluchtinstinkte hinter sich zu lassen. Nach den Wochen des Ringens mit sich selbst ist Bird so sehr ein anderer geworden, dass der Spitzname nicht mehr zu ihm passen will; dafür hat endlich sein Kind einen Namen: Kikuhiko.

Man kann Ôe Kenzaburôs autobiographisch geprägten Roman als ein spätes *Coming of age* lesen: Obwohl bereits in seinen Zwanzigern zieht es den Protagonisten Bird mehr in seine wilde studentische Lebensform und auf den afrikanischen Kontinent als in die Rolle eines Kindsvaters und Familiengründers, an deren Schwelle er gleichwohl gerade steht. Durch die Geburt seines kranken Sohnes und die daran anschließende selbstzerstörerische Phase der Flucht in alkoholische und sexuelle Exzesse, während derer er mit der Herausforderung ringt, ein Leben mit einem mutmaßlich schwer gezeichneten Kind anzunehmen, wird er, endlich, ›erwachsen‹.

Man kann diesen Roman auch als Beitrag zu einer politisch geprägten Protest-Literatur lesen, die von der Frage bewegt wird, was es heißt, im Japan der frühen 1960er Jahren ein Kind zu bekommen, das ›Anomalien aufweist‹, sich dann in jeder Hinsicht für dieses Kind zu entscheiden und einem von Verdrängung und Ignoranz geprägten Zeitgeist die Stirn zu bieten – in einem Nachkriegs-Japan, das sich weder als Täter zu den medizinischen Experimenten und Vivisektionen der Einheit 731 in der Mandschurei umfassend bekannt hat, noch einen Weg herausgefunden hat aus der innerjapanischen Stigmatisierung der Opfer der amerikanischen Atombombenabwürfe auf Hiroshima und Nagasaki (*hibakusha*).[8]

8 Vgl. Nakamura/Matsuo, *The Light – Portraits of the Hibakusha* (2010); Nakazawa, *Hadashi no Gen* (1973), dt. unter dem Titel *Barfuß durch Hiroshima* (2005).

Man kann diesen Roman aber auch so lesen: als ein Zeugnis darüber, wie zugleich mit beispielloser Ehrlichkeit, mit einer authentischen Moralität und einem unbedingten Willen, Verzweiflung in eine unabgegriffene Sprache zu bringen, ein Thema bearbeitet wird, das eigentlich in der Zone des Beschwiegenen, des Verdrängten zu Hause ist; als eine Geschichte der Verzweiflung darüber, dass ein Mensch von heute auf morgen mit der Notwendigkeit innerer Positionierungen und weitreichender Entscheidungen konfrontiert ist, auf die er so unvorbereitet ist, wie er es nur sein kann; als ein Zeugnis darüber, wie ein Mensch in Bedrängnis seine eigene Sprache finden muss – durch die klinisch verbrämte Sprache der Ärzteschaft, durch die gutturalen Abwehrbekundungen seiner Schwiegermutter und die eloquenten philosophischen Erwägungen einer Freundin und Geliebten aus Studententagen hindurch; als ein Beleg dafür, wie sich letztlich seine eigene Haltung durch alle offen oder verdeckt thematisierten Möglichkeiten hindurch herausbildet. Der Roman lässt sich auf diesem Wege begreifen als ein schwer errungenes ›moralisches Angebot‹. So individuell errungen wie die Erfahrung, die es ermöglicht hat – und dennoch von überindividueller Bedeutung.

Von überindividueller Bedeutung, aber auch von spezifischem Interesse für die Zusammenhänge, die aus Schädeldeformationen und Schädeloperationen, zumal frühkindlichen, resultieren. Schock, Entscheidungsnot, Abwehr und Annahme von Rat, Angst vor Stigmatisierung, Umgang mit Alltagsweisheiten, sich Rechenschaft ablegen müssen über die eigenen Motive, in eine Operation einzuwilligen, sie abzulehnen: Diese Krisen zu durchleben und vor sich zu bringen in der zumeist neu erfahrenen Verantwortung für ein Kind – dies sind wiederkehrende Themen auch in den Diskussionen rund um das Krankheitsbild der CS.

3. Gewaltsame Bilder und radikale Furcht

Wenn wir einen Pfad durch den Roman legen wollen hinsichtlich der markantesten Sprachspiele, die die ersten Tage des mit einer Gehirnhernie geborenen Kindes begleiten, dann lässt sich folgendes zusammenstellen:

1) Die Bezeichnung des Neugeborenen als *genbutsu*: Ding/Ware (im Sinne von ›Naturalie‹) durch einen Arzt in der Klinik
2) Die Bezeichnung des Neugeborenen als »Monster« (*kaibutsu*) oder »Monster-Baby« (*akambo no kaibutsu*) durch Bird
3) Die Bezeichnung des Aussehen des Säuglings als ein »Doppel(köpfiger) Adler« (*sôtô shû (washi)*) durch den Arzt
4) Der von Bird gezogene Vergleich des Kopfes seines neugeborenen Kindes mit dem verbundenen Schädel des französischen Poeten Apollinaire nach dessen Verletzung im Ersten Weltkrieg.

Auffällig in dieser Reihe ›Ding-Monster-Doppelkopfadler-Kriegsverwundeter‹ die sich über gerade einmal zwölf Seiten hinweg im ersten Drittel des Buches entwickelt,[9] ist ihre responsive Struktur:[10] Der Vater, Bird, antwortet mit seinen Gedanken und Bezeichnungen

9 Vgl. Ôe, *Eine persönliche Erfahrung* (1991) , S. 30–42.
10 Vgl. Waldenfels, *Antwortregister* (1994).

jeweils auf die sprachlichen Einsätze des Arztes: Das Wort ›Monster‹ taucht auf in der Erklärung, die Bird dafür sucht, dass ein Arzt ein Lebewesen, dem er gerade zur Welt verholfen hat, als ein ›Ding‹ bezeichnet und in verlegenes Kichern verfällt. Auf seine Mutmaßung, dass es der Schrecken über ein monsterhaftes Wesen sein muss, der diesen Arzt in ein unangemessenes Lachen und Reden treibt, und die bange Frage, wie dieses Kind denn aussieht, antwortet der Arzt mit einem Bild aus militärischen Kontexten: Es erinnere an einen Doppelkopfadler, sagt er, und spielt damit auf ein gleichnamiges Stück Militärmusik in österreichisch-ungarischer Tradition an.[11] Als dann Bird sein Kind zum ersten Mal sieht - der ›doppelte‹ Kopf ist mit einem Verband umwickelt, taucht in ihm das Bild des in einer Schlacht an der Schläfe schwer verletzten Apollinaire auf: Verschiebung eines bis in die Bedrohlichkeit sich steigernden Emblems militärischer Macht hin zu den Konsequenzen eines solchen kriegerischen Potentials. Dieses merkwürdige Zusammenspiel von aufeinander bezogenen und dennoch auseinanderlaufenden Assoziationen ruft das Bild zweier einander ablenkender Echolote zur Ausmessung von Schockzuständen auf, die zwar durch dasselbe Ereignis ausgelöst sind, sich jedoch in zwei verschiedenen Personen unterschiedlich ausprägen.

Hier wollen wir nun die vier Punkte der responsiven Reihung näher betrachten:

1. Ding/Naturalie

Nachdem Bird von der Klinik benachrichtigt wurde, sitzt er, gemeinsam mit seiner Schwiegermutter, im Sprechzimmer des Chefarztes, der sich zunächst eine Pfeife angezündet hat:

> Endlich legte der Klinikchef aber doch die Pfeife von den feuchten dicken Lippen zurück in die zur Schüssel geformte Handfläche, und indem er mit einem Male Birds Blick erwiderte, sagte er mit einer für diesen Ort unverhältnismäßig lauten Stimme: »Wollen Sie sich das Ding erst einmal ansehen?«
> »Ist es denn tot?« fragte Bird stammelnd.
> Der Chefarzt hatte zunächst eine mißtrauische Miene aufgesetzt: Wie konnte Bird so etwas annehmen? Gleich darauf aber löschte er diese durch ein unbestimmtes Lächeln aus: »Durchaus nicht. Zur Zeit jedenfalls schreit es tüchtig, und seine Körperbewegungen sind kräftig.«

Und gleich noch einmal, durch die unartikulierten Laute der Verzweiflung hindurch, die seine Schwiegermutter von sich gibt,

> »Nun, wollen sie das Ding sehen?«
> [...] »Nein, erklären Sie mir es bitte, bevor ich es sehe«, sagte Bird, noch immer Abwehr in den Maschen seines Herzens gegenüber dem vom Arzt gebrauchten Wort vom ›Ding‹, aber mit einer zunehmend erschreckten Stimme.[12]

Was bringt einen Arzt dazu, von einem Kind mit einer massiven Fehlbildung als ›Ding‹ zu sprechen? Ist es, wie Bird im Folgenden, als der Chefarzt noch dazu in ein kindisch kicherndes Lachen ausbricht, mutmaßt, Ausdruck von Verlegenheit und Schande, die ein angesehener Gynäkologe empfinden mag, wenn er (an dieser Stelle hat Bird sein Kind noch nicht gesehen) »zwischen den Beinen der Frau eines Fremden ein einfach nicht zu beschreibendes Monster hervorgeholt« (S. 32) hat?

11 Josef Wagner (1856-1908), *Unterm Doppeladler*, op. 159 (1893).
12 Ôe, *Eine persönliche Erfahrung* (1991), S. 31.

Mit welcher Erklärung auch immer, die Unangemessenheit der Bezeichnung eines Neugeborenen als ein Ding liegt auf der Hand. Bird, mit »Abwehr in den Maschen seines Herzens gegenüber dem vom Arzt gebrauchten Wort vom ›Ding‹« (S. 31) gerät in den Sog des Schreckens, den diese Redeweise verbreitet. Es ist eine Redeweise, die direkt durchbricht in jenen ideologischen Rahmen, der auch Worte wie etwa das eines »lebensunwertem Leben« zulässt: Lingua Tertii Imperii.[13] Tatsächlich ist sie noch mehr als das; sie eilt voraus: Das Kind ist durch die Bezeichnung ›Ding‹ bereits totgesagt, und noch dazu liefert sie für alle ärztlichen Handlungen in Zusammenhang mit diesem Lebewesen, dem die Lebendigkeit gerade aberkannt wird, paradoxal geführte Legitimierungen: Ein Ding kann nicht getötet werden – es kann noch nicht einmal sterben. So ist die unmittelbare Reaktion von Bird zu verstehen: »Ist es denn tot?« Der Chefarzt hatte zunächst eine misstrauische Miene aufgesetzt: Wie konnte Bird so etwas annehmen? Gleich darauf aber löscht er diese durch ein unbestimmtes Lächeln aus: »Durchaus nicht. Zur Zeit jedenfalls schreit es tüchtig, und seine Körperbewegungen sind kräftig.« (S. 31)

Diese Äußerung, die seine vormalige Wortwahl ein weiteres Mal konterkariert, birgt nicht den leisesten Anflug von Zurücknahme, im Gegenteil, sie bringt den Arzt nicht davon ab, abermals zu fragen: »Nun, wollen Sie das Ding sehen?« (S. 31)

Bird, der zunächst mehr Erklärungen haben möchte, etwa die, ob eine halbwegs normale Entwicklung denn auszuschließen sei, wird bedeutet, dass, selbst wenn es gelänge, das hervorgequollene Gehirn zurückzupressen, »man schon von Glück sagen könne […], käme dadurch auch nur ein menschliches Wesen von pflanzenhafter Funktion zustande« (S. 33). Auch Birds Frage, ob das Kind nicht unter Qualen leide, wird auf diesem Weg abgewiesen: »Dieses Baby wird, nehme ich an, weder das Sehvermögen haben noch den Gehör- und Geruchssinn, und bestimmt sind auch die schmerzempfindenden Nervenpartien außer Funktion. […] Ein Wesen wie eine Pflanze! Nun, sind Sie etwa der Ansicht, eine Pflanze empfindet Qualen?« (S. 40) Die Ärzte, kopfschüttelnd über den medizinischen Unverstand, den sie in Gestalt dieses jungen Vaters vor sich haben (einen, der von Normalität spricht, wo sie allenfalls eine pflanzenhafte Daseinsform prognostizieren), sind wenig gewillt, ihn in die Komplexität eines Krankheitsbildes, das ihnen selbst kaum ersichtlich sein dürfte, einzuweihen, beeilen sich jedoch, Bird eine existenzielle Entscheidung zu überantworten, nicht ohne wiederum gleichzeitig versteckte Hinweise auf Handlungsoptionen zu geben, die offen zu artikulieren sich für Ärzte von Stand nicht ziemt:

> »Nun, was wollen Sie tun ?«
> […]
> »Falls Sie es wünschen […], kann ich Sie an die Universität N. weiterempfehlen«
> […]
> »Natürlich können Sie eine Operation verweigern, verstehen Sie?«[14]

Sie sind es, die Bird in den Zwiespalt zwischen ›müssen‹ und ›können‹ hineinreden, indem sie ihn drängen, einerseits mit seinem Kind ein Fachkrankenhaus aufzusuchen, was mit hoher Wahrscheinlichkeit eine Operation zur Folge haben wird, von der sie mutmaßen, sie werde an der »pflanzenhaften Existenz« nichts ändern, und andererseits

13 Klemperer, *LTI. Notizbuch eines Philologen* (1996).
14 Ôe, *Eine persönliche Erfahrung* (1991), S. 34f.

eine unheimliche Handlungsoption mitliefern, im Gewand dessen, was heute ›Patientenaufklärung‹ genannt wird.

So ist es von innerer Konsequenz, dass sich, auch wenn die Art des erwarteten Sterbens des Kindes in die Zone des Indirekten, des Angedeuteten gehört, auf dem Weg in die Klinik in den Äußerungen des mitfahrenden Arztes, durch eine Höflichkeitsfloskel weniger kaschiert als betont, eine Antizipation der Möglichkeiten Bahn bricht, die sich nach dem Tod für die medizinische Forschung ergeben würden :

> Wissen Sie, ich bin zwar Gynäkologe, aber daß ich auf ein Neugeborenes stoßen durfte, das mit einer Gehirnhernie behaftet ist, bedeutet für mich einen unerwarteten Glücksfall, und ich hoffe sehr, daß man mich zur Autopsie zulassen wird. Sie werden doch wohl einer Autopsie zustimmen, oder? Mag sein, Sie sind unangenehm berührt davon, daß ich in der gegenwärtigen Phase so rückhaltlos auch darüber rede; ist es denn aber nicht so, daß erst das sogenannte Akkumulieren den medizinischen Fortschritt unterstützt? Wer weiß, ob nicht die Autopsie Ihres Kindes uns die Möglichkeit eröffnet, das nächste Kind mit Gehirnhernie zu retten! Und davon abgesehen, ich will Ihnen ganz offen sagen: Es wäre für das Kind selbst, und auch für Sie und Ihre Frau, das beste, es stürbe rasch. Es gibt zwar Leute, die bei solchen Kindern einen seltsamen Optimismus entwickeln; ich hingegen meine, in einem solchen Falle ist das Glück umso größer, je früher der Tod eintritt.[15]

Die Mutmaßungen über den forscherischen Gewinn einer Autopsie - den einzig positiven Aspekt, der sich augenscheinlich von medizinischer Seite her mit dem Leben dieses Kindes verbindet - bilden somit den logischen Abschluss dieser Gesprächseinheit.

Seit der Klinikchef das Wort ›Ding‹ in den Mund genommen hat, ist, trotz der anfänglichen »Abwehr in den Maschen seines Herzens« (S. 31) gegenüber dieser Bezeichnung, in Birds innerer Haltung, die über das Schicksal des Kindes entscheiden wird, eine Abwärtsspirale in Gang gesetzt worden, die tatsächlich gegenläufig ist zu der Entwicklung des Kindes, das nicht nur überlebt, sondern kräftiger wird und in dem Fachkrankenhaus, in das es weitergereicht wurde, die Ärzte- und Schwesternschaft eher auf seiner Seite zu haben scheint - und seinen Vater gegen sich.[16] Tatsächlich werden im Verlauf des Romans wieder und wieder die Seiten derer, die dem Kind wohlwollen und derer, die seine Existenz als Bedrohung empfinden, getauscht. Sind es unmittelbar nach der Geburt die Ärzte, die sich dem Leben des Kindes gegenüber verächtlich geben, während Bird noch von dem Impuls gesteuert wird, etwas zu tun für sein Kind, wendet sich das Blatt, als das Neugeborene im Fachkrankenhaus eintrifft und die Ärzte und Schwestern sich dort auf die Seite des Lebens stellen, während nun Bird nichts mehr herbeisehnt, als dass der Tod des Kindes ihn aus seiner Not erlöst. Schon erkundigt er sich nach den Formalitäten eines Begräbnisses - abermals ein Echo auf die Rede von der Autopsie - während ihm die Verwaltungsbeamtin im Krankenhaus nahelegt, dem Kind doch erst einmal einen Namen zu geben. Nachhaltig jedoch ist auch diese Wendung nicht, denn recht schnell lässt sich der zuständige Arzt dazu bringen, selbst vorzuschlagen, das Kind auf eine lebensbedrohende Diät zu setzen. Fortan fürchtet Bird

15 Ôe, *Eine persönliche Erfahrung* (1991), S. 40.

16 Ôe Kenzaburô gibt in einem Interview mit Herlinde Koelbl an, dass er sich in dem Augenblick, als das Wort ›Ding‹ fiel, für sein Kind entschieden hat; später habe er überlegt, dass es auch anders hätte kommen können, und dies sei der Anstoß zu dem Roman gewesen. Vgl. Koelbl, Ohne den Schmerz hätte ich nicht geschrieben (2010). Vgl. auch Ôe, Ich habe einen Traum (2006).

den Anruf aus der Klinik, der ihm den Tod des Kindes melden wird, in gleichem Maße wie er ihn herbeisehnt. Im weiteren Verlauf übernimmt dann ein anderer Arzt, von Bird und Himiko initiiert, ausdrücklich die Aufgabe, das Kind um sein Leben zu bringen. In kurzer zeitlicher Überschneidung sind Vater und medizinische Akteure vereint gegen ein Überleben des Kindes, bis abermals die Karten neu gemischt werden und Bird sich nun entschieden auf die Seite der Rettung seines Kindes stellt und es in die Hände von Ärzten legt, denen dies zuzutrauen ist.

»Totgesagte leben länger« – diese Redewendung, die die Erfahrung, dass eine dem Sterben vorauseilende Haltung durch die Zähigkeit der Lebensprozesse oftmals eines Besseren belehrt wird, kondensiert, ja, die in gewisser Weise sogar zu implizieren scheint, dass die Anmaßung eines sprachlichen Vorgriffs hinsichtlich jener organischen Prozesse, die ihrer ganz und gar eigenen Logik gehorchen, beschämend auf den zurückfällt, der in der Totsagung eine, um es mit einem Wort von Stefan Zweig zu sagen, »Ungeduld des Herzens« offenbart hat, in diese Redewendung ließe sich jener Handlungsstrang des Romans verdichten, in dem es letztlich um nichts anderes geht als darum, ein totgesagtes Kind gegen alle Selbstläufigkeit eines solchen Redens und Handelns dem Leben zurückzugewinnen.

2. Die Bezeichnung des Neugeborenen als »Monster« und »Monster-Baby« durch Bird

Während die folgenschwere Bezeichnung als »Ding« in den Äußerungen des Arztes auftaucht, entsteht die Rede vom »Monster« oder »Monster-Baby«, die sich durch den Roman ziehen wird, in Birds Gedankenstrom während der Eröffnungen des Arztes, genauer gesagt in dem Versuch, sich die Bezeichnung seines Babys als »Ding« begreiflich zu machen: Es muss schon ein Monster sein, das so starke Reaktionen hervorruft, meint Bird: »Ein Monster etwa mit einem Katzenkopf und einem Schwellbauch wie ein Luftballon?« (S. 32)

Dieses Wort, ›Monster‹, ist gedacht, bevor Bird einen Blick auf sein Kind hat werfen können. Dennoch erhält es sich in Birds Gedanken und Reden über die Situation, in die er geraten ist, auch nachdem er das Baby gesehen hat; ja, es rückt an die Stelle eines bislang vorenthaltenen Namens. Dieser semantische Vorgriff, der anfangs lediglich ein Echo auf die Betonung des Arztes ist, wie erschreckend der Anblick des Kindes sei, entpuppt sich im Folgenden als eine Kategorie, die den Weg zur Entscheidung gegen die lebensrettende Operation und die Übergabe an einen »Abtreibungsarzt« ebnet. Das Monster-Baby, so Bird, wird ihn und seine Frau in einem Dasein ohne Freiheiten fesseln, sie umklammern bis an ihr Ende (S. 114). Schließlich ist es nicht mehr ganz klar, ob das Kind selbst oder die Folgen, die sich aus seiner Geburt ergeben, ›monsterhaft‹ sind.

Das Baby mit der erschreckenden Schädeldeformation ist gewissermaßen der Höhepunkt einer Reihe von Begegnungen mit seltsamen Gestalten, die bereits auf ersten Seite des Romans beginnt, als Bird in der Afrikakarte, ausgelegt im Schaukasten einer Buchhandlung, aus der geodätischen Erfassung des Kontinents einen Schädel heraussieht:

> Der afrikanische Kontinent selbst glich in seinen Umrissen dem Schädel eines vorgebeugt dastehenden Mannes. Mit melancholischem Blick sah dieser Großköpfige nach Australien hinab, auf das Land der Koalas und der Schnabeltiere und der Kängurus. Ein kleines Afrika in der unteren Ecke der Landkarte, auf dem die verschiedenen Bevölkerungsdichten angegeben

> waren, ähnelte dem bereits in Fäulnis übergehenden Kopf eines Toten; ein weiteres kleines Afrika mit den Verkehrsverbindungen erinnerte an einen geschundenen Kopf, dem man die Haut abgezogen hat und die Blutgefäße nun völlig offen daliegen.[17]

Diese vexierbildartige Vision ist der Auftakt zu weiteren seltsamen Konfrontationen, die Bird, dessen Frau zu diesem Zeitpunkt in den Wehen liegt, vorzubereiten scheinen auf den Anblick seines neugeborenen Kindes das in seiner Umgebung Schrecken und Gelächter auslöst: Zunächst der divenhaft hergerichtete Transvestit, der Bird Avancen macht, dann einc Jugendgang in billigen Drachenmuster-Hemden an Spielautomaten, die mittelalterlichen Folterwerkzeugen nachgeformt sind und die seine offenkundige Schwäche mit einem brutalen Angriff beantwortet. Eine Geisterbahnfahrt, ein ums andere Mal schwankend zwischen Lächerlichkeit und Unheimlichkeit, die allerdings immer wieder der vertrauten Welt kompatibel gemacht werden kann. Der geschundene Schädel im Glaskasten: eine Afrika-Karte. Die aufdringlich-seltsame Gestalt auf der Straße: ein junger Mann mit empfindlicher Seele. Die sich nähernden Schemen in der Dämmerung: eine halbseidene Truppe von gewaltbereiten Teenagern. Und dann: ein Kind mit doppeltem Kopf. Hier ist, wie es scheint, kein beruhigender Aspektwechsel mehr möglich; möglich scheint einzig ein brutales Wort für eine brutale Wirklichkeit: »Ein Monster, was denn aber für ein Monster [...]? Und die Dornen, die sich um dieses Wort Monster rankten, drangen tief in seine Brusthöhle ein und verwundeten ihn.« (S. 32)

Allein dieses Wort in Zusammenhang mit einem Neugeborenen zu denken, ist, wie der Roman vorführt, eine Selbstverletzung. Es schlägt eine Wunde, und Bird wird wieder und wieder den Finger in diese Wunde legen - bis der Schrecken des Anblicks seines Kindes dem Schrecken des Selbstbildes weicht, und dieses Wort nicht mehr verfängt. Dennoch führt es uns, direkt und präzis, in eine wichtige Frage im Feld craniofazialer Fehlbildungen: Warum wird Abweichung in Gestalt und Verhalten in vielen Fällen, so auffällig sie auch sein mögen, nicht mit dem semantischen Feld »Monster« belegt, in bestimmten Fällen, gerade wenn Schädel und Gesicht betroffen sind, aber schon? Wir scheinen es hier offenbar mit einer speziellen Form der Abwehr, des Schreckens zu tun zu haben.

Der französische Wissenschaftsphilosoph Georges Canguilhem beschreibt in seinem Aufsatz *Die Monstrosität und das Monströse* aus dem Jahr 1962 diese Phänomene als solche, die uns die

> Stabilität, an die uns das Leben gewöhnt hat - nur gewöhnt, und doch haben wir aus der Gewohnheit ein Gesetz gemacht -, als prekär offenbart, weist es der spezifischen Wiederholung, der morphologischen Regelmäßigkeit oder der erfolgreichen Strukturierung einen Wert zu, der umso größer ist, als er nun in seiner Kontingenz erscheint. Die Monstrosität und nicht der Tod ist der vitale Gegen-Wert. Der Tod beschreibt die ständige und bedingungslose Bedrohung des Organismus durch seinen Zerfall, die Beschränkung durch das Außen, die Negation des Lebendigen durch das Nicht-Lebendige. Die Monstrosität hingegen ist die zufällige und bedingte Gefahr der Unfertigkeit oder Verzerrung bei der Herausbildung der Form, sie ist Beschränkung durch das Innere...[18]

17 Ôe, *Eine persönliche Erfahrung* (1991), S. 5f.

18 Canguilhem, Die Monstrosität und das Monströse (2009), S. 311f. Vgl. auch meinen Beitrag »Wunder machen Schule« in diesem Band.

Es ist demnach die Sicherheit des mehr oder weniger morphologisch Regelmäßigen, des mehr oder weniger morphologisch Vertrauten (in die eine gewisse Tolerierung von Abweichungen eingebaut ist), in der wir uns in steter Selbstvergewisserung bewegen. Wird das Regelmäßige, das Vertraute ausgesetzt – wenn eine Stirn wie ein Turm sich aufbaut, wenn sich die Augen auf die Höhe der Nase befinden, wenn ein zweiter Kopf dort zu wachsen scheint, wo wir die deutlichen Begrenzungen eines Schädels zu sehen gewohnt sind – dann bedroht dies offenbar unser Vertrauen in die Gesetze des Leben – insbesondere in den ersten Sekunden eines unvorbereiteten Anblicks. Die markante Abweichung gewohnter Formen, eine einzige »spontane Übertretung der Gewohnheiten des Lebens«, genügt, so Canguilhem, damit uns eine »radikale Furcht« (S. 309) überfällt: »Furcht mag sein«, schreibt er weiter, »doch warum radikal? Weil wir Lebewesen sind, reale Effekte der Gesetze des Lebens. Ein Fehlschlag des Lebens betrifft uns zweifach, denn einerseits könnte uns selbst ein solcher Fehlschlag heimsuchen, andererseits könnte er durch uns verursacht werden.« (S. 309)

Die Abweichung der Form ist daher in Canguilhems Sichtweise noch radikaler als ein Memento mori – es ist ein Weckruf, der uns an die Launenhaftigkeit und Eigengesetzlichkeit der Natur erinnert, gegen die wir uns nicht versichern können und die zum allergrößten Teil unserem Verständnis und auch unserem Zugriff entzogen ist.

»Wären wir reine Vernunft«, meint Canguilhem, »reine intellektuelle Maschinen zum Feststellen, Berechnen und Berichterstatten, also regungslos und gleichgültig gegenüber den Anlässen und Gelegenheiten unseres Denkens, dann wäre das Monster einfach etwas anderes, eine andere als die wahrscheinliche Ordnung« – jedoch: Das Auftauchen einer massiven Abweichung der Form, auf den ersten Blick wahrnehmbar, fungiert als ein Senkblei in die Dimension der Verletzlichkeit einer Ordnung der Erscheinung, an die wir uns gewöhnt haben: »Das Leben kann sich seiner weniger sicher sein, als man gedacht hatte« (S. 312). Bird ist, als er von der Klinik nach Hause kommt, nackt unter der Dusche steht, auf sich selbst zurückgeworfen, buchstabiert sich dieses Gefühl so aus: »Unvollkommener Menschenleib, so voller Gefahren, so leicht zerbrechlich, was für ein Gegenstand der Scham.«[19]

Dennoch gilt es nochmals nachzuhaken: Warum legt eine überaus auffällige Pigmentstörung, wie sie etwa das an der Krankheit Vitiligo leidende amerikanische Model Cantell Brown-Young hat, warum legt die Gesichtsform eines Kindes mit Down-Syndrom, warum legt eine Vielzahl auffälliger körperlicher Abweichungen die Kategorie des ›Monsterhaften‹ so viel weniger nahe? Ist es, weil sie die Balance vertrauter Züge weniger beeinträchtigen als eine massive Verschiebung der Schädelknochen, die ja sämtliche Züge in einer Weise mitbetrifft und verzerrt, die unseren Wahrnehmungsgewohnheiten zuwiderläuft und die Welt aus den Fugen geraten lässt? In schweren Fällen craniofazialer Fehlbildungen kann die Suche nach einem vertrauten Mienenspiel, das uns kommunikative Orientierungspunkte bietet, ins Leere laufen. Reaktionen spontaner Abwehr und existentiellen Schreckens können die Folge sein.[20] Vielleicht ist es diese Erfahrung, die den tiefsten Grund dafür bildet, dass Eltern bereit sind, ihre Kinder mit craniofazialen Fehlbildungen operieren zu lassen, obwohl es schwere Operationen an einem zumeist

19 Ôe, *Eine persönliche Erfahrung* (1991), S. 37.

20 Vgl. dazu die Erlebnisse und Erfahrungen, die August, der Protagonist von *Wunder*, schildert und anstößt, vgl. dazu den Beitrag »Wunder machen Schule« in diesem Band.

organisch gesunden Kind sind? Weil es sich, in schwerer Ausprägung, eben nicht um eine bloße Beeinträchtigung ebenmäßiger Form handelt, die, wie gemutmaßt wird, mit Hänseleien belegt werden wird, sondern weil man seinem Kind nicht zumuten möchte, der Schrecken anderer zu sein und diese potentielle Bürde so viel schwerer wiegen mag als das Risiko einer mehrstündigen Operation. Was wiederum deutlich machen würde, wie grundlegend verfehlt in diesem Zusammenhang die Rede von einer ›Schönheitsoperation auf Krankenkassenkosten‹ ist.[21]

3. Doppeladler

Der nächste Schritt in der semantischen Erfassung der Gestalt des Neugeborenen in *Eine persönliche Erfahrung* erfolgt auf Birds direkte Frage hin: »Man erschreckt, sagen Sie, aber wie sieht es denn aus?« Der Klinikchef antwortet mit einer eigenartigen Analogie: »Sie meinen äußerlich betrachtet? Man möchte glauben, es hätte zwei Köpfe. Es gibt da ja so ein Stück von Josef Wagner ›Unterm Doppelkopfadler‹. Wirklich entsetzlich.« (S. 32) Ein Wappentier dient jetzt der Beschreibung des Neugeborenen, dem bislang die Bezeichnungen ›Ding‹ und ›Monster‹ angehängt wurden. Ob eine heraldische Figur eine Wendung zum Besseren markiert, sei dahingestellt; immerhin bietet sie dem Leser zwischen den Zeilen eine ornithologische Generationskette an. Birds Sohn: ein (Doppel-) Adler. Unüberhörbar indes ist der Bezug zur militärischen Tradition. Schließlich ist der Doppeladler vor allem eines: das Signum einer Doppelmacht; im Viervierteltakt.

Vergegenwärtigen wir uns, dass Anfang der 1960er Jahre die Schrecken des Krieges, in den Japan als Täter und Opfer verwickelt war, nahe sind: Zum einen die medizinischen Experimente der Einheit 731 in der Mandschurei, namentlich die an Kriegsgefangenen durchgeführten Vivisektionen.[22] Zum anderen der Abwurf zweier Atombomben auf Hiroshima und Nagasaki, die noch viele Jahre später die Geburt von Kindern mit auffallenden Fehlbildungen verursachte und zu Stigmatisierungen dieser Opfer nuklearer Strahlung führte. So stark ist diese Ausschlussbewegung, dass Bird, als er seiner Studienfreundin gegenüber davon spricht, mit seinem Kind habe es einen »Zwischenfall« gegeben – eine Vokabel übrigens, die in der Geschichtsschreibung von japanischer Seite euphemisierend für den Überfall auf die Mandschurei benutzt wird – und Himiko mutmaßt, ob die Krankheit des Kindes »nicht eine Folge des nuklear verseuchten Regens ist« (S. 64), diesen Gedanken vehement verneint:

> Bird versuchte, sein Kind, das aussah, als ob es zwei Köpfe hätte, mit irgendwo wiedergegebenen Fotos solcher Babys zu vergleichen, die aufgrund einer Strahlenschädigung mißgestaltet geboren worden waren. Indessen, mit anderen Menschen darüber zu reden, daß sein Kind mißgestaltet war – nein, das ging nicht an; es war dies Birds persönliches Unglück, ein Unglück, das ihn mit dem Gefühl ganz persönlicher heißer Scham in der Kehle würgte und über das nur er allein wieder und wieder zu grübeln hatte. Ihm schien, dies konnte unmöglich ein Problem sein, das er mit all den anderen Menschen auf dem Erdball teilte, das die Menschen insgesamt betraf.[23]

21 Vgl. dazu in diesem Band den Beitrag »Online-Wissen – Craniosynostosen in Diskussionsforen betroffener Eltern«.
22 Vgl. Tsuneishi, Die von der japanischen Armee durchgeführten Menschenversuche (2009).
23 Ôe, *Eine persönliche Erfahrung* (1991), S. 64.

In der Abwehr einer möglichen Betroffenheit durch dic Spätfolgen der über Japan abgeworfenen Atombomben, die Bird dazu bringt, die – titelgebende – persönliche Dimension dieses Schicksals herauszustellen und anzunehmen, kann das Bild des Doppelkopf-Adlers, das der Arzt ins Spiel gebracht hat, der Verdrängung gute Dienste leisten: Nicht der noch nahe Krieg mit all seinen unbearbeiteten Folgen ist es, der eine Rolle spielt, nein, es ein in jeder Hinsicht fernliegendes militärisches Emblem, das aufgerufen wird, um Schockierendes auf eine Weise zu bebildern, die Abstand schafft.
Es ist, wenn man an dieser Stelle den biographischen Hintergrund hervortreten lassen möchte, von einer bemerkenswerten Ironie, dass Ôe Hikari einmal eine Musik komponieren wird, die von militärischen Anklängen eines Doppelkopf-Marsches so weit wie nur möglich entfernt ist; sie ist in gewissem Sinne das Gegenteil davon.[24]

4. Apollinaire

Das nächste Bild, das aufgerufen wird und mit dem Bird auf die heraldische Assoziation des Arztes antwortet, ist das des französischen Dichters Guillaume Apollinaire – nicht irgendein Bild, sondern jenes berühmte Foto, das ihn 1916, nach seiner Verwundung im Ersten Weltkrieg, mit verbundenem Schädel zeigt. »Mein Sohn, dachte Bird, hat den Kopf mit Binden umwickelt wie der in der Schlacht verwundete Apollinaire. Auf einem düsteren und einsamen Kriegsschauplatz, den ich nicht kenne, wurde er am Kopf verwundet, und mit einem Verband umwickelt wie Apollinaire, schreit er seinen tonlosen Schrei…« (S. 41) Während sich Apollinaires Verletzung sachlich und geographisch ohne Weiteres zuordnen lässt – ein Schützengraben im französisch-deutschen Grenzgebiet, ein Granatsplitter, der die Schläfe trifft – rührt der Kopfverband des Säuglings von einer Laune der Natur her, deren Wirken sich unserer Einsicht und unserer Kontrolle entzieht und in ihrer Unverfügbarkeit bedrohliche Züge annehmen kann – in den frühen 1960er Jahren möglicherweise noch stärker als heute, wo die pränatale Diagnostik weit mehr Einblicke in Entwicklungsprozesse auch vor der Geburt gewährt, und dennoch: Auch diese Technik und all ihre daran anschließenden Entscheidungen ändern ja nichts an der grundsätzlichen Entzogenheit der Lebensprozesse in ihrer, wie es der soeben zitierte Canguilhem formuliert hat, zumeist beständigen, jedoch alles andere als verbürgten »Herausbildung der Form«.

Das Bild eines Kriegsversehrten, dessen Schicksal zu beklagen ist, lenkt die Kette jener anderen Zuschreibungen – Ding, Monster, Wappentier – in eine vertrautere Semantik um, und einen Moment lang löst es tatsächlich die Schockstarre, in der sich Bird seit den Eröffnungen des Klinikchefs befindet:

> Auf einmal begannen Bird die Tränen zu rinnen. Den Kopf mit Binden umwickelt wie Apollinaire: Dieses Bild vereinfachte plötzlich Birds Gefühle und gab ihnen eine Richtung. Er spürte, sein haltlos sentimentales Ich wurde entschuldigt, wurde gerechtfertigt, ja er schmeckte etwas Süßes in seinen Tränen. Mein Sohn ist angekommen mit einem Verband um Kopf wie Apollinaire, verwundet auf einem düsteren und einsamen Schlachtfeld, das ich nicht kenne. Ich werde meinen Sohn begraben müssen wie einen Gefallenen. Noch immer liefen Bird die Tränen.[25]

24 Vgl. *The Music of Hikari Oe*: https://www.youtube.com/watch?v=sed73hdy_n4 (9.11.2016).
25 Ôe, *Eine persönliche Erfahrung* (1991), S. 42.

Die Lösung des Schocks in Traurigkeit und vorweggenommene Totenklage – ein weiteres Echo der Totsagung durch das Klinikpersonal – ist nicht von Dauer: Apollinaire, dem jene künstlerische Bewegung, die Traumhaftes, Absurdes und Phantastisches in die Prozesse der Erfahrungs- und Erkenntnisbildung integriert hat, ihren Namen ›Surrealismus‹ verdankt, fungiert hier als eine Art Türwächter an der Pforte zu einer Erfahrungswelt, in der die Realitäten dieser Welt überstiegen werden, alle herkömmlichen moralischen Überzeugungen ausgesetzt oder ins Gegenteil verkehrt werden können, in der Wahnträume, Fieberschübe, Flashbacks aus dem Gebiet des Vergessenen und Verdrängten sich verschwistern mit Visionen drohenden Unheils, wo Begehren und Trunkenheit, Scham und Schmerz den Grundton angeben werden.

Bird wird in diesen verstörenden Raum eintreten, an seiner Seite Himiko, die ihm, sich an ihre Examensarbeit erinnernd, schon bald einen Vers des Mystikers William Blake einflüstert, aus den *Proverbs of Hell*: »Sooner murder an infant in it's cradle than nurse unacted desires« (»Besser ist's ein Kind in der Wiege zu töten, als noch nicht sich regende Wünsche zu nähren«; S. 68)[26] und dessen Ungeheuerlichkeit wiederum Anstoß zu einem Gespräch gibt, in dem das Verhältnis von ›Schrecken erfahren‹ und ›Schrecken verbreiten‹, von Aktivität und Passivität des Fürchterlichen gewissermaßen, erwogen wird – dies angesichts der Reproduktion einer bildnerischen Arbeit Blakes, die in Himikos Wohnung hängt und ganz dazu angetan ist, die Kette furchterregender Gestalten zu verlängern:

> Die Hauptfigur aber war ein riesiges Wesen, das über [einen Trauerzug] hinweg mit ausgebreiteten Armen wie im Sprung den Platz überquerte. War das ein Mensch? Der schöne muskulöse Körper war über und über mit Schuppen bewachsen. Die Augen waren erfüllt von einer unheildrohenden, fanatisch schmerzlichen Bitternis, und der so tief eingefallene Mund, daß auch die Nase in ihn hineingezogen war, ließ an einen Riesensalamander denken. Oder war das ein Dämon? Ein Gott?[27]

Verzerrung der Form, die Frage danach, was sie uns nahelegt, wohin sie uns führt, im Denken, Reden, Handeln. Bird ist am zweiten Tag nach der Geburt seines Sohnes in eine Zone eingetreten, in dem die Auslotung dieser Fragen mit der somnambulen Befragung von Tabus einhergeht.

4. Schonungslos, hoffnungsvoll, geduldig: Ethische Erwägungen

Schonungslosigkeit ist das Signum des Romans *Eine persönliche Erfahrung*. Immer wieder stoßen wir, in Beschreibungen und Rezensionen, auf dieses Attribut. Was genau kann damit gemeint sein, einen Roman, speziell diesen, als schonungslos zu bezeichnen? Bleiben wir auf der Ebene der fiktionalen Gestaltung, so kann damit gemeint sein, dass eine Sprache gewählt wurde, die die Dinge, um die es geht, nicht verschleiert, nicht über sie hinwegredet in gebräuchlichen, geschmeidigen Wendungen, sondern sie aus ihren gesellschaftlichen und semantischen Verstellungen und Verdeckungen herauslöst, um sie gedanklich und sprachlich kompromisslos zu durchdringen und auf schmerzhaft

26 Blake, The Marriage of Heaven and Hell (1996), S. 225.
27 Ôe, *Eine persönliche Erfahrung* (1991), S. 69.

deutliche Weise zu erkennen zu geben. Der Autor schont sich nicht, schont auch seine Leser nicht und nicht die Gegenstände seines Schreibens. Echte Schonungslosigkeit, so sieht es aus, ist nur in triadischer Konstellation zu haben.

Wenn Ôe Kenzaburô die Kliniksprache der frühen 1960ger Jahre laut werden lässt, in einem rauen ethischen Niemandsland, biologistisch, nah an Euthanasie, ignorant und eben durch und durch schonungslos den Betroffenen gegenüber, dann thematisiert er diese Schonungslosigkeit als Gegenstand seines Schreibens selbst auf schonungslose Weise; und zwar nicht, indem er sie lediglich ungeschminkt abbilden würde, sondern indem er sie darbietet und sie sich gleichzeitig verfangen lässt in der Gedankenwelt seiner Protagonisten: Die Rohheit dieses Diskurses, seine Vereinfachungen, seine Verfälschungen, seine Verführungen, sich hinter sprachlichen Setzungen auch gedanklich und emotional zu verstecken, zeigt sich etwa, wenn von »einer bloß pflanzliche Existenz« die Rede ist: eine ad-hoc-Diagnose auf der Basis kompletten Nicht-Wissens; oder von einer »vielversprechenden Autopsie« – im Angesicht des um sein Leben ringenden Kindes.

Bird arbeitet diese und andere Zumutungen durch. Zunächst nimmt er sie mit auf seine Flucht in die alkoholischen und sexuellen Exzesse, zieht sie mit sich durch Ekel, Schock, Scham und Schmerz, hin bis zu jenem Punkt, an dem diese Sprache nicht mehr schlichtweg brutal ist, sondern ihre verbrecherischen Züge offenbart: Wo sie nicht mehr nur pauschal abgelehnt werden kann, sondern durch die am eigenen Leibe erfahrene Korrumpierbarkeit hindurch evident wird, warum, mit welchen Gründen und Konsequenzen sie zurückzuweisen ist und was geschehen kann, wenn diese Zurückweisung ausbleibt.

Wenn man erfahren möchte, woher der Forschungsbedarf zur Arzt-Patienten-Kommunikation seine wesentlichen Impulse bezogen hat, darf in diesem Roman, der sicherlich japanische Spezifika aufweist, aber damit keineswegs partikularistisch abgetan werden kann, entscheidende Hinweise erwarten – nicht nur in Birds Gesprächen mit Klinikpersonal, sondern etwa auch in einer kämpferischen Diskussion zwischen einem Vater, dessen Kind ohne Leber geboren wurde und dem behandelnden Arzt, der mühsam seine Arroganz und Autorität zu behaupten trachtet. Bird wird unfreiwillig Zeuge dieser Auseinandersetzung:

> »Wie es dazu kommen kann, weiß man nicht. Es ist ein Zufall, verstehen Sie. Aber die Tatsache bleibt nun einmal: Ihr Baby hat keine Leber. Der Stuhl ist weiß. Ist völlig weiß, nicht wahr? Haben Sie jemals sonst ein Baby gesehen, das einen solchen Stuhl hat?« erwiderte der Arzt überheblich, indem er versuchte, die Herausforderung des kleinen Mannes mit einem leicht geführten Stoß abzuwehren.
> »Aber Küken machen weißen Mist, das kann man sehen, das stimmt doch, Herr Doktor, oder wie? Dabei haben Hühner im allgemeinen eine Leber; ich weiß das vom Hühner-Schaschlik. Und trotzdem machen Küken regelmäßig weißen Mist. Das ist doch ein klarer Fall, Herr Doktor.«
> »Es geht hier nicht um Küken, es geht um ein kleines Menschenkind.«
> »Aber Herr Doktor, ist denn ein Baby mit einem Weißstuhl wirklich so ungewöhnlich?«
> »Reden sie doch nicht von ›Weißstuhl‹, das verwirrt ja nur!« unterbrach ihn der Arzt entrüstet. »Wir kennen den Begriff ›Grünstuhl‹, aber ›Weißstuhl‹... Sie können doch nicht einfach irgendwelche beliebigen Begriffe verwenden. Und dann alles durcheinanderbringen.«
> »Nun gut, reden wir also von einem weißen Stuhl. Wenn einer keine Leber hat, hat er einen weißen Stuhl. Soviel habe ich begriffen. Muß denn aber damit schon gesagt sein, daß alle Babys mit weißem Stuhl keine Leber haben?«
> »Das habe ich Ihnen aber nun wirklich schon oft genug erklärt«, erhob der Arzt wütend seine Stimme, so daß es sich wie ein Hilfeschrei anhörte. Er hätte den kleinen Mann verspotten

> wollen, aber sein langes und kräftiges Gesicht mit der dicken Harald-Lloyd- Brille war fassungslos erstarrt, und seine Lippen bebten.
> »Entschuldigen Sie, Herr Doktor, ich möchte es gern noch einmal hören«, sagte der kleine Mann ruhig und sanft, in einem höflichen Tonfall. »Daß er keine Leber haben soll, ist weder für meinen Sohn noch für mich ein Grund zum Lachen. Schließlich ist dieser Umstand wichtig. Habe ich nicht recht, Herr Doktor?«
> Endlich gab der Arzt nach; er hieß den kleinen Mann neben sich auf den Stuhl setzen, zog das Krankenblatt heraus und begann seine Erklärung.[28]

Kurze Zeit später begegnet Bird dem Mann wieder auf den Fluren des Krankenhauses, und es entwickelt sich ein kurzes Gespräch, in dessen Verlauf deutlich wird, was der Motor jener Hartnäckigkeit, der Streitbereitschaft und der argumentativen Verwicklungskunst ist, und auch, dass ihm Birds diesbezügliche Zurückhaltung aufgefallen ist:

> »Wissen Sie, daß Sie nicht mit denen gestritten haben, das war falsch. Sie hätten streiten müssen, einen Fight anfangen müssen«, sagte der kleine Mann. »Ja, einen Fight, mit den Leuten im Krankenhaus muß man fighten. Vor allem mit den Ärzten. Wenn man mit denen nicht streitet... Na, ich habe heute tüchtig gestritten. Sie haben es sicher gehört, wie?«[29]

Bird, hilflos und verloren in dieser Art des Gesprächs, flüchtet sich in eine höfliche Floskel:

> »Wird denn Ihr Kind bis zum Herbst wiederhergestellt sein?«
> »Wiederhergestellt? Was reden Sie da! Mein Sohn hat ja keine Leber! Ich kämpfe eben nur; ich nehme mir die zweitausend Angestellten dieses großen Krankenhauses zum Gegner und fighte. Das ist alles!« antwortete der kleine Mann mit einem so eigentümlichen Ausdruck des Schmerzes, der Würde des Schwächeren, daß Bird betroffen war.[30]

Die Figur des kleinen Mannes, der sich mit allem, was er aufbieten kann, gegen eine übermächtige Institution auflehnt, um mindestens nicht vorschnell aufzugeben, hält Bird einen Spiegel vor: Du hast nicht gekämpft. Während der streitbare Mann seinem todgeweihten Kind noch wenigstens das Engagement der Ärzte abverlangt, seinen Alltagssinn und auch seine Nachforschungen (es gibt künstliche Darmausgänge, warum soll es nicht eine künstliche Leber geben, meint er, S. 118) einsetzt, um sein Kind länger im Leben zu halten, um ein Zeichen zu setzen, dass das Kind einen Vater hat, an dem keine ärztliche Arroganz vorbeikommt, ist Bird innerlich und äußerlich auf dem Rückzug und verliert sich mit vagen Halbsätzen im Dickicht einer selbstbewussten ärztlichen Diktion. Aber zu diesem Zeitpunkt kann er noch nicht einmal das matte Spiegelbild seiner selbst in der Rede seines Gegenübers erkennen. Einstweilen sieht er nur die anrührende Würde eines David, der gegen Goliath angetreten ist, ohne dabei einen Bezug zu seinen eigenen Handlungen herzustellen oder gar die Konsequenz zu ziehen, sich gegen die brutale Sprache der Ärzte aufzulehnen.

Die ›Schonungslosigkeit‹ des klinischen Diskurses, die wir durch ein respektvolles, ehrliches, umsichtiges Gespräch ersetzt sehen wollen, ist ein negativer Begriff; wer hätte denn mehr Anspruch auf Schonung als jemand, den eine bittere Diagnose trifft? Nicht Tünche, nicht Ausflüchte, aber Rücksicht und Berücksichtigung: Darauf zielen alle Bemühungen, die Kommunikation zwischen Ärzten und Patienten zu verbessern.

28 Ôe, *Eine persönliche Erfahrung* (1991), S. 122 f.
29 Ebd., S. 118.
30 Ebd., S. 119.

Schonungslosigkeit dort, wo sie waltet, schonungslos zu offenbaren, erscheint uns in der Regel als ein notwendiger und in sich wertvoller Einsatz. ›Schonungslos der Schonungslosigkeit gegenüber‹ folgt derselben Logik wie die Losung ›Intolerant der Intoleranz gegenüber‹. Aber damit ist die Sache, wie bereits angedeutet, noch nicht ausgestanden, zumindest nicht, was die literarischen Möglichkeiten zur Vertiefung dieser Problematik angeht. Dinge auf möglichst brutale Weise zu beschreiben, mit drastischen Formulierungen zu schockieren, Katastrophe auf Katastrophe zu schichten, dieses Verfahren mag das Wort ›schonungslos‹ nahelegen und ist doch weniger und etwas ganz anderes als etwa das, was Ôe Kenzaburôs Roman zu einem schonungslosen im umfänglichsten und besten Sinne macht:

Es ist dies nämlich die letztlich unabdingbare Aufhebung der Schonung unserer selbst angesichts einer existenziellen Herausforderung. Denn Schonung ist nicht die Kategorie, die weiterhilft, wenn Entscheidungen dieser Tragweite anstehen, zumal wenn sie nicht allein die eigene Person betreffen, sondern Menschen, die einem anvertraut sind. Unbenommen davon ist der Anspruch auf Trost, Unterstützung und Selbstsorge. Jedoch geht es letztlich um nicht mehr und nicht weniger als um eine radikale Selbstbefragung im Lichte der *conditio humana*, um Fragen, die besprochen, aber nicht mehr delegiert werden können. Durch diese schonungslose Zone zu gehen, mitten durch Wut, Scham, Ekel, Schmerz, Verzweiflung, konstituiert das, was Ôe *Eine persönliche Erfahrung* nennt.

Es war Hannah Arendt, die die Aufmerksamkeit darauf gelenkt hat, was geschehen kann, wenn ein Mensch nicht in der Lage und nicht willens ist, sich zwischen dem Rückgang auf phrasenhafte Wendungen und vorgefertigte Satzmuster selbstverantwortliche Denk- und Handlungsräume zu schaffen. Aus den Gesprächsprotokollen hat sie Eichmanns Unfähigkeit zu denken und seinen absoluten Mangel an Vorstellungskraft herausgehört und präzise analysiert.[31] Und auch wenn an dieser Stelle ausdrücklich keine schlichte Klammer gelegt werden soll um die Szenarien in Ôes Roman und die Verbrechen des Nazi-Regimes, so gilt es doch festzuhalten, dass angesichts einer existenziellen Herausforderung der Mangel an Bereitschaft, gegen die glatten Schienen, die Fachsprache wie Allerweltssprache bereitstellen, anzudenken, sie zu durchdenken, in ergebnisoffener Selbstbefragung und Perspektivwechseln, einem folgenschweren Verzicht auf ethische Selbstverständigung und selbstverantwortliches Handeln gleichkommt.

In diesem Zusammenhang möchte ich auf zwei aktuelle, dabei sehr unterschiedliche Zeugnisse aufmerksam machen:

Am 26.10.2015 berichtete die *Frankfurter Allgemeine Zeitung* unter dem Titel »›Schrecklich, so etwas zu denken‹. Die Mutter eines behinderten Kindes verklagt ihre Ärzte – weil diese sie über den wahren Zustand des ungeborenen Kindes falsch informiert hätten«[32] über eine Mutter, deren zweites Kind mit einer unheilbaren Form der Gelenksteife (AMC) zur Welt gekommen ist. Es habe Hinweise auf Klumpfüße gegeben, nicht jedoch auf ein umfassendes Krankheitsbild eines schwer behinderten Kindes, weder in der Feindiagnostik noch in der Nabelschnurblutentnahme. Dennoch befürchtet die Mutter die Geburt eines über das, wie ein Arzt ihr bedeutet, »kosmetische Problem« der Klumpfüße hinaus behinderten Kindes, sieht darin ein gesellschaftliches Stigma – »sie kann nicht sagen warum, was sich da bei ihr eingenistet hat, aber so ist es« – wünscht

31 Arendt, *Eichmann in Jerusalem* (1986), S. 76–84.
32 von Wrangel, ›Schrecklich, so etwas zu denken‹ (2015).

sich sein Sterben bereits in der Schwangerschaft. Als es auf der Welt ist und sich ihr Verdacht bestätigt, beginnt für sie eine Zeit der Überforderung; das behinderte Kind gibt sie in eine Pflegeeinrichtung, ein weiteres Kind wird geboren.

Die Pflegerinnen kümmern sich gut um den Jungen, die Mutter nehmen die Besuche bei ihm mit. »Wenn er jetzt stürbe«, denkt sie, »und wir könnten mit seinen Organen sechs bis acht andere Kinder retten. Schrecklich, so etwas zu denken.«

Dieser Satz ist die Titelzeile des Beitrags von Cornelia von Wrangel geworden und spielt hier wie im Text, unkommentiert, unerläutert, seine Ambivalenz aus; eine Ambivalenz, die sich allerdings auch ausbuchstabieren lässt: »Schrecklich, so etwas zu denken« – das kann die Beschreibung eines schmerzlichen Denkerlebnisses sein: Ich habe es als schrecklich erfahren, so etwas (dass, wenn mein schwer behindertes Kind stürbe, es mit seinen Organen sechs bis acht andere Kinder retten könnte) zu denken – eine Art denkerische Selbstverletzung; wie auch die, sein Kind als ein »Monster« aufzufassen. Es kann sich aber auch um eine verkürzte, ethische Stellungnahme handeln: Legen wir die Überzeugungen zugrunde, an denen sich die Gesellschaft, in der ich lebe, orientiert, nämlich dass die Würde eines behinderten Menschen so wenig antastbar ist wie die eines nicht-behinderten, dann sind Gedanken und juridische Schritte, die vom Wunsch motiviert werden, dieses behinderte Kind wäre nicht auf die Welt gekommen oder dass sein Tod ein Glücksfall wäre für Kinder, die auf eine Organspende warten, eine Verletzung allgemeiner Moralauffassungen: ›schrecklich‹ eben.

Beiden Interpretationen ist gemeinsam: Sie bleiben stecken. Viel zu früh bleiben sie stecken und verwandeln somit die Beschreibung eines Denkinhalts, der Gegenstand eines gedanklichen und emotionalen Prozesses werden sollte, in ein Faktum, dessen offenkundige Problematik in ebendiesem Sprechakt in ein Statement umgemünzt wird, welches wiederum in der Selbstbezichtigung eher auf Trost und Lob für die mutig-authentische Offenbarung der eigenen Gedanken angelegt ist als auf kritisch-negative Reaktionen. Wer würde sich aufschwingen wollen, aus der Offenheit einer Frau, die ein schweres Schicksal zu tragen hat, einen moralischen Strick zu drehen? Dennoch kann ein »Schrecklich, so etwas zu denken« in diesem Zusammenhang kein Endpunkt einer Gefühlslage, eines Denkens und Vorstellens sein. Ja, man kann es zuspitzen und sagen: Hier einen Endpunkt zu setzen, wäre das Letzte, was einer Herausforderung dieser Größenordnung auf Dauer angemessen sein kann.

Tatsächlich ließe sich dieser Satz ja auch als eine Aufforderung verstehen, nach den Gründen für die Abwehr zu fragen, nach den Möglichkeiten der Integration des Schocks in die Perspektiven des eigenen Lebens, und, wenn dies nicht möglich ist, mit einer Behandlung der Frage, inwieweit eine Klage nach dem Muster der »wrongful birth«/»Kind-als-Schaden-Prozesse«[33] überhaupt Entlastung bedeuten kann – wenn so offensichtlich wie in diesem Fall sogar die allgemeine Sprachregel, dass nicht die Geburt des behinderten Kindes den Schaden ausmacht, sondern der durch diese Geburt anfallende Unterhaltsaufwand, hinfällig ist.

Fabien Toulmé, ein französischer Bauingenieur und Comic-Zeichner, hat in der autobiographischen Graphic Novel *Dich hatte ich mir anders vorgestellt* seinen Schock über eine trotz gegenteiliger pränataler Untersuchungsergebnisse mit Trisomie 21 geborene

33 Vgl. dazu Riedel, *Kind als Schaden* (2012).

Tochter, seine monatelange Abwehr, seinen Zorn, sein Hadern, seine langsamen Hinwendungen zur Tochter in Bild und Wort festgehalten.[34] In einfachen Bildern, in einfachen Worten. Entscheidend ist, dass es sich um einen aktiven Prozess der Auseinandersetzung mit den eigenen und fremden Gefühlen, mit der eigenen Biographie, mit den gesellschaftlichen Reaktionen auf ein Kind handelt, das die Normen einer landläufigen Normalität nicht erfüllt. Genau wie in Ôe Kenzaburô *Eine persönliche Erfahrung* wird hier das Schreckliche der eigenen Gedanken nicht ausgestellt, sondern zum Motor einer radikalen Auseinandersetzung mit der eigenen Person, die angesichts der Aufgaben, die ihr gestellt sind, unaufschiebbar ist.

Im Zusammenhang mit einfachen CS haben wir es in der Regel nicht mit Entscheidungen zu tun, in denen eine Operation im Zeichen der Lebensrettung oder Lebenserhaltung notwendig ist. Eher besteht die besondere Dramatik darin, dass ein Kind, dessen Organe in keiner Weise beeinträchtigt sind, dennoch eine schwerwiegende Schädel-Operation erfahren soll, da seine äußere Erscheinung mit einer Bürde belegt ist, die für das Kind zu mildern oder ganz zu nehmen, das medizinische Angebot an die Eltern ist. Eine schwierige Aufgabe auch dies. Und auch dies eine Sache, die auf die Grundfeste unserer Haltung dem Leben gegenüber geht. Die Gründe für oder gegen eine Operation zu erörtern, zu erwägen, hat etwas von dem Verfahren der Selbstbefragung, die man ›mit sich selbst zu Gericht sitzen‹ nennt: nicht unberaten, nicht ungetröstet, nicht ohne Schonung, was die persönliche Lebensumstände und Kräfte angeht, aber dennoch: schonungslos, was die Versuchung angeht, sich in Ausflüchte und allgemeine Redensarten zu flüchten, Dinge nicht nach bestem Wissen und Gewissen in ihren möglichen Konsequenzen zu bedenken, sich nicht hinter vermeintlichen Autoritäten und Institutionen zu verstecken und die eigene Verantwortung abzugeben.

Es wäre vollkommen verfehlt, eine solche Schonungslosigkeit mit moralischem Rigorismus in Verbindung zu bringen, denn sie verlässt sich nicht auf gegebene Prinzipien, sondern bezeichnet Wege und Irrwege, auf denen die Richtung des eigenen Denkens und Handelns immer neu zu erwägen sind und wo gerade nicht auf vorhandene Sicherheiten gebaut werden kann. Man muss sie selbst erdenken und erfühlen – mit offenem Ergebnis, naturgemäß.

Dass im Falle von *Eine persönliche Erfahrung* von Seiten der Literaturkritik das gute Ende des Romans beklagt wird[35] (was in gleicher Weise für Toulmés Graphic Novel gelten würde), halte ich für nicht mehr als eine schlichte Konvention. Sicherlich, dass ausgerechnet der Schwiegervater, der für Bird nach der Offenbarung seiner Bedrängnis durch die Geburt eines äußerlich erschreckenden Kindes mit einer schweren Erkrankung des Gehirns nicht mehr übrig hat als eine Flasche Whiskey, ihm nun den Ritterschlag zum Erwachsengewordensein erteilt – dies ist sicherlich verzichtbar, aber dass das Kind die Operation überlebt, dass es, endlich, einen Namen bekommt, dass es Hoffnung gibt auf ein gemeinsames Leben, das muss keineswegs einem lieblichen Harmonismus geschuldet sein, zumal eine reale Biographie für diese Entwicklung Pate gestanden hat und eine Abkehr von dieser guten Entwicklung sich vor diesem Hintergrund wohl dem Vorwurf eines zynischen, auf die Literaturkritik hin angelegten Kalküls hätte gefallen lassen müs-

34 Toulmé, *Dich hatte ich mir anders vorgestellt* (2014).

35 Vgl. dazu etwa Nora Bierichs Eintrag zu Ôe Kenzaburôs Roman in *Kindlers Literatur Lexikon*, vgl. Bierich, Ôe Kenzaburô (2009).

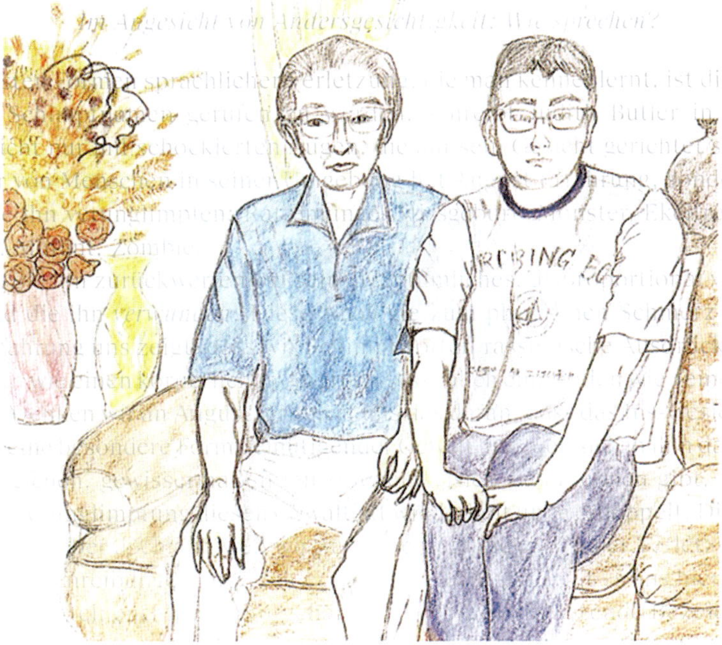

Dr. Moriyasu und Hikari

Abb. 2: Ôe Hikari mit seinem Arzt, dem Neurochirurgen Moriyasu Nobuo, wie Hikaris Mutter, Ôe Yukari, sie gezeichnet hat.

sen. Wozu auch? Wäre der Roman ›schonungsloser‹ gewesen, wenn das Kind gestorben, die Ehe zerrüttet, Bird endgültig dem Alkohol verfallen wäre? Nein, die Dimension der Schonungslosigkeit, um die es hier geht, ist durch derlei Katastrophen nicht zu überbieten. Denn sowenig sie mit moralischem Rigorismus und Katastrophismus ursächlich zu schaffen hat, sowenig ist sie auch dem Gedanken verpflichtet, dass Hoffnungslosigkeit die tiefste, ›schonungsloseste‹, Wahrheit menschlicher Existenz ist. Die Dimension zwischen den Polen von Unglück und einer Kraft, die »weiter reicht als unser Unglück«, wie Ingeborg Bachmann es einmal formuliert hat,[36] ist sein Thema.[37] Dementsprechend wagt es der Roman, Zutrauen und gutem Willen das letzte Wort zu lassen.

Um seiner ihm von außen attestierten Gereiftheit ansichtig zu werden, sucht Bird in den Pupillen seines Kindes sein eigenes Gesicht:

36 Bachmann, Die Wahrheit ist dem Menschen zumutbar (1981), S. 77.

37 Darauf hat bereits der amerikanische Literaturkritiker Henry Miller hingewiesen, der auf dem Buchrücken der englischen Ausgabe zitiert wird: »Though thoroughly Japanese, Oe, in the range of hope and despair he covers, seems to me to have in him a touch of Dostoevsky.«

> Der Spiegel dieser Augen war von einem klaren und tiefen Dunkelgrau, und wirklich tauchte Bird aus ihm herauf, so winzig freilich, daß er sein neues verändertes Gesicht nicht zu erkennen vermochte. Sobald wir zu Hause sind, werde ich sofort in den Spiegel schauen, dachte Bird. Gleich danach wollte er, nahm er sich vor, in dem Wörterbuch, das ihm der inzwischen in sein Heimatland auf der Balkanhalbinsel zurückversetzte [Seminarleiter] Deltschew geschenkt und auf der Titelseite mit dem Wort für ›Hoffnung‹ gewidmet hatte, als erste Vokabel das Wort für ›Geduld‹ nachschlagen.[38]

Auch im ›wirklichen Leben‹ fängt mit einem solchen Ende, der Entlassung des Kindes aus der Klinik, eine von Geduld und Hoffnung geprägte Zeit an: Hikari, Ôe Kenzaburôs Sohn, wird autistische Züge und epileptische Anfälle entwickeln, kaum sprechen, eine Behindertenwerkstatt besuchen. Mit drei Jahren wird er anfangen, Beethoven und Chopin zu unterscheiden, später wird er die Stücke vieler verschiedener Komponisten ihren jeweiligen Registernummern mühelos zuordnen können und beginnen, eigene Stücke zu komponieren. Als der Neurochirurg Dr. Moriyasu, der Hikari als Neugeborenes operierte, starb, komponierte Hikari das Stück *Requiem für M.*

»Wir waren tief erschüttert«, schreibt Ôe in seinen Erinnerungen, »denn die Musik ist erfüllt von einer klaren luziden Trauer. Ich habe das Gefühl, durch Hikaris Musik tief in sein Herz zu gelangen. [...] Es gab etwas, was Hikari ohne die Musik niemals zum Ausdruck hätte bringen und was ich und meine Frau und seine Geschwister ohne diese Musik niemals hätten begreifen können.«[39]

Abbildungen

Abb. 1: Ôe Kenzaburô mit seinem Sohn Hikari Mitte der 1960 Jahre. Das Bild stammt aus der japanischen Zeitung Asahi Shinbun und findet Verwendung in der Cover-Gestaltung des Buches *The Music of Light* von Lindsey Cameron (1998) sowie in verschiedensten Ausgaben des Romans *Eine persönliche Erfahrung*.

Abb. 2: Ôe Hikari mit seinem Arzt, dem Neurochirurgen Moriyasu Nobuo, wie Hikaris Mutter, Ôe Yukari sie gezeichnet hat. Quelle: Ôe, *Licht scheint auf mein Dach* (2014), Abbildungsteil, ohne Seitenangabe.

38 Ôe, *Eine persönliche Erfahrung* (1991), S. 240.
39 Ôe, *Licht scheint auf mein Dach* (2014), S. 11. Vgl. auch Cameron, *The Music of Light* (1998).

IX.
Bausteine einer anderen Klinik
Modelle und Entwürfe, aus der Praxis entwickelt

Hannes Haberl

›Kinder sind keine kleinen Erwachsenen‹ – dieser Slogan wird gerne Vorträgen und Veröffentlichungen vorangestellt, die sich mit kinderspezifischen Themen befassen. Er soll sensibilisieren für die physiologischen Unterschiede zwischen – kleinen – Kindern und Erwachsenen. Diese Unterschiede betreffen die Atmung, den Sauerstoffverbrauch, den Stoffwechsel, die Immunabwehr und die Allergieneigung sowie die Kognition. Sie sind wichtig, denn Erwachsene vergessen oft, wie dramatisch sich eine geringfügige Schwellung in einer kleinen Atemröhre auswirken, wie gefährlich also schon ein Schnupfen für ein kleines Kind sein kann. Sie vergessen gerne, wie gering die Sauerstoffreserven eines kindlichen Atemsystems sind, wie schnell Kinder also ersticken bzw. bei Atemnot in den gefürchteten Tauchreflex, einen oft tödlichen Atemstillstand, verfallen. Sie denken nicht daran, wie häufig Neugier, hoch entwickelte motorische Fähigkeiten und das stark oral gesteuerte Verhalten bei noch unausgereiften Schutzreflexen zu Vergiftungen und Erstickung an eingeatmeten und verschluckten Substanzen führen können – Kinderkliniken führen in diesem Zusammenhang in Deutschland jährlich über 2000 Bronchoskopien durch. Kinder sind aufgrund ihrer altersspezifischen neurophysiologischen Entwicklungsstadien besonderen Gefährdungssituationen ausgesetzt, und es ist sinnvoll, dies in Erinnerung zu rufen.

Jenseits der rein physiologischen Betrachtung sind Kinder aber sehr spannende Persönlichkeiten; sie sind mindestens so sehr kleine Erwachsene, wie Erwachsene große Kinder bleiben. Nur in der Überschneidung dieser Perspektiven, einer geteilten Ebene des Denkens und Empfindens, ist echte Kommunikation möglich; und bei aller Toleranz, die Kinder denjenigen Erwachsenen entgegenbringen, die die gemeinsame Sprache bereits verlernt haben – es wird zwischen ihnen zu keiner vom Kind wirklich als ernsthaft wahrgenommenen Kommunikation kommen. Die bekannten, oberflächlichen Hilfskonstruktionen von Belohnung und Bestrafung müssen dann ernsthafte Auseinandersetzung und tiefere Übereinstimmung ersetzen.

All diese Probleme verschärfen sich in der Behandlung von Familien mit Kindern, die mit einer schweren Fehlbildung geboren werden. Mängel der Kommunikation, bedingt und verstärkt durch eine starre und überbürokratisierte Infrastruktur, werden hier besonders spürbar. Diese Familien sind extremen psychologischen Herausforderungen ausgesetzt, die nach innen mit dem hohen, oft alle anderen Familienmitglieder benachteiligenden Betreuungsaufwand zu tun haben, den ein Kind mit einem Handicap erfordert, nach außen mit den unvermeidlichen Zurücksetzungen, die dieses Kind auf seinem Lebensweg in der Gesellschaft erleiden wird. Obwohl viele Fehlbildungen auf Spontanmutationen in der Embryonalentwicklung zurückgehen, sind immer auch latente oder offen ausgesprochene Schuldgefühle im Raum, einem Kind die Last einer genetisch bedingten Anomalie aufgebürdet zu haben.

Die Familien müssen im Gespräch mit einem psychologisch nicht speziell ausgebildeten und deshalb für viele Gesprächs- und Bedeutungsebenen nicht unbedingt sensibilisierten Chirurgen schwerwiegende Entscheidungen treffen. Der Chirurg wird in der Entscheidungssituation über eine Operation und noch viel stärker in den späteren Nachuntersuchungsterminen mit allen latenten Hoffnungen und den folgenden Enttäuschungen konfrontiert, die Eltern in den Ablauf der Behandlung projizieren, sobald sie realisieren, dass ein angeborenes Defizit operativ nur korrigiert, aber nicht ungeschehen gemacht werden kann.

Hinzu kommen die mangelhaften baulichen Voraussetzungen und die insuffiziente Infrastruktur der meisten Krankenhäuser, die überwiegend nicht auf die Bedürfnisse dieser Familien abgestimmt sind. Ein ganzes chirurgisches Berufsleben lang musste ich mich für die Umstände entschuldigen unter denen Eltern mit ihren Kindern in existentiellen Situationen zurechtkommen müssen; für kleine, schlecht eingerichtete Zimmer, fehlende Rückzugsmöglichkeiten, Stress durch Lärm und Unruhe, abweisende organisatorische Hürden, den Umgangston vieler überlasteter und schlecht trainierter Mitarbeiter – kurzum für die fehlende Empathie einer Einrichtung, die sich doch die Sorge um diese Patienten zum Inhalt gemacht hat.

Im Folgenden werden an einigen Fallbeispielen Ansätze und Alternativen für eine andere Art des Umgangs mit dem Kind als Patienten diskutiert: (1) das Betreten des Krankenzimmers als Beispiel aus der alltäglichen Ausbildung von Assistenzärzten, (2) der Modellversuch einer Reorganisation der ambulanten Arzt-Patienten-Situation mittels einer neuen Möblierung und Gestaltung des Raumes, (3) die Idee für eine alternative Klinikarchitektur in der Form einer Schnecke als bauliche Grundlage kindgerechter Therapie und (4) das Projekt einer Eisenbahnanlage als spielerisches Mittel für die Kommunikation mit den Wünschen und Ängsten der Patienten einer Kinderklinik.

1. Vom Betreten eines Krankenzimmers

Die erste Lektion für Nachwuchs-Kinderneurochirurgen in meinem Ausbildungskanon ist das Betreten eines Krankenzimmers in einer Kinderklinik. Es birgt auf der Kommunikationsebene bereits ein hohes Risiko. Ein Kind in einem Gitterbett mit einer Mutter auf der daneben stehenden Liege zieht unsichtbare Grenzen seiner persönlichen Sphäre durch den Raum. Grenzen, die mit seiner bisherigen Lebenserfahrung, aber auch mit seinem Zustand, der Größe des Raumes und der Anordnung der Betten zusammenhängen. Hier versagen oft bereits die baulichen Voraussetzungen, die den notwendigen Abstand zwischen Tür und Kinderbett nicht zulassen. Es gilt für den Neuankömmling, diese Grenzen zu erkennen, zu respektieren und nur auf Aufforderung zu übertreten. Das erfordert Zeit; die Zeit, an der Tür stehen zu bleiben, mit einer Geste oder einem Wort Kontakt aufzunehmen und dem Kind die Gelegenheit zu geben, sich für die bevorstehende Begegnung zu positionieren: Diese Reaktion kann in der schnellen Flucht zur Mutter bestehen, aber auch in der Erwiderung der Kontaktaufnahme durch eine Geste oder ein Lächeln. Dann und nur dann ist eine komplikationsfreie Annäherung möglich. Andernfalls muss abgewartet werden, bis das Kind eine für sein Empfinden sicherere Position eingenommen hat. Wenn das Kind bereits am Körper der Mutter getragen wird und dennoch ängstlich reagiert, müssen die Aufmerksamkeit und der Blick betont vom

Kind gewendet und zur Unterhaltung zwischen den Erwachsenen hingelenkt werden. Wenn das Kind nach kurzer Zeit bemerkt, dass es nicht im Mittelpunkt der Begegnung steht, sich vielleicht sogar ignoriert fühlt, beruhigt und entspannt es sich schnell. Es entwickelt vielleicht sogar selbst Initiative, um wieder bemerkt zu werden. Dieses ›Angebot‹ kann dann angenommen werden und als Gesprächseinstieg dienen.

Viel zu wenig wird über die Rolle der räumlichen Voraussetzungen für gute Medizin von den Ausübenden selbst nachgedacht. Es geht hier um viel mehr als die atmosphärische, repräsentative oder an allgemeinen funktionellen Richtlinien ausgerichtete Gestaltung, es geht um die präzise Definition und die Übersetzung medizinischer Ansprüche in die Gestaltung von Baukörper und Einrichtung. Dies ist ein völlig anderer Anspruch an die Architektur als er gemeinhin formuliert wird: Der Baukörper und die Einrichtung eines Raumes avancieren vom Gefäß für funktionelle Abläufe zu aktiven und unterstützenden materiellen Voraussetzungen einer Haltung gegenüber den Patienten, zur Plattform der in vielen Behandlungsphasen alles entscheidenden Kommunikation zwischen Patient und Arzt.

2. Modellprojekt Ambulanz

Ein gutes Beispiel für die inhaltlichen Bezüge von Material und Funktion ist das Modellprojekt Ambulanz in der pädiatrischen Neurochirurgie der Universitätsklinik Bonn.[1] Die Möglichkeit zur umfassenden Ausschöpfung von Informationen über das Befinden eines Kindes, das durch einen Angehörigen oder eine Familie dem Arzt ambulant vorgestellt wird, wird wesentlich von den Rahmenbedingungen der Kommunikation bestimmt: Nur ein möglichst ruhiges und entspanntes Kind erlaubt ein konzentriertes Gespräch oder eine ausführliche körperliche Untersuchung. Die genaue Analyse des konventionellen Besuchsablaufes hinsichtlich situativ angelegter Störfaktoren stand deshalb am Anfang des Modellprojektes ›Ambulanz‹:

In der Regel werden Eltern in den Ambulanzraum begleitet, der Arzt nimmt hinter dem Schreibtisch Platz, die Eltern und das Kind setzen sich auf bereitgestellte Stühle und parken den Kinderwagen oder Rollstuhl zwischen sich. Dann folgt ein Gespräch, in dem der Arzt die Anamnese oder den Verlauf aufnimmt, mitgebrachte medizinische Unterlagen durchsieht und von beiden Seiten Fragen gestellt oder beantwortet werden. Das Kind beobachtet zunächst die Situation und beruhigt sich langsam, weil sich die Aufmerksamkeit der Beteiligten an ihm vorbei auf das Gespräch konzentriert. Plötzlich, oft bereits gegen Ende des Besuches, ändert sich die Situation schlagartig: Alle stehen auf, das Kind wird auf eine handelsübliche, meist an der Wand stehende Ambulanzliege gelegt und ausgezogen. Aus einer ruhigen Gesprächsatmosphäre heraus entsteht plötzlich Bewegung, Unruhe, das Kind wird schutzlos exponiert und der bisher ruhige und auf Distanz hinter dem Schreibtisch positionierte Arzt nähert sich ungefragt und schnell. Für viele Kinder ist die Ambulanzliege ohnehin ein Warnsignal, vielleicht wurde dort schon Blut abgenommen, eine Injektion durchgeführt, eine Wunde versorgt. Alle Beteiligten müssen zudem aus Sicherheitsgründen eng um die mindestens 80 cm hohe schmale Liegefläche stehen, damit das Kind nicht herabstürzt. Das Ergebnis dieser

1 Sektion pädiatrische Neurochirurgie, Universitätsklinikum Bonn, Sigmund-Freud-Straße 25, 53127 Bonn.

unvermeidbaren Unruhe ist sehr häufig ein schreiendes, eingeschüchtertes und völlig unkooperatives Kind. Eine genaue neurologische Untersuchung ist kaum durchführbar, es muss eine Pause eingelegt werden, es entsteht zeitlicher Druck, die Qualität der Untersuchung leidet. Völlig unmöglich ist in dieser Situation die sehr wertvolle Beobachtung des ungestörten Kindes.

Auf der Grundlage dieser Beobachtung wurden sowohl die Einrichtung des Raumes als auch der Ablauf der Untersuchung neu konzipiert. Ziel der Umstellung war die Herstellung aller situativen Voraussetzungen für einen für beide Seiten befriedigenden und möglichst effektiven Ablauf einer Konsultation im unveränderten zeitlichen Rahmen von etwa 30 Minuten.

In Kooperation mit einem bekannten süddeutschen Designbüro, das die Herausforderung annahm, alle Entwürfe streng an den diskutierten funktionellen, situativen und kommunikativen Anforderungen auszurichten und auf den neu durchdachten Besuchsablauf abzustimmen, wurde eine neue Einrichtung konzipiert. An die Stelle der konventionellen, etwa 80 cm hohen Ambulanzliege trat eine sehr viel größere, aber deutlich niedrigere Liege mit einer gepolsterten Fläche, die eher an eine Spielwiese erinnert und zudem zentral im Raum aufgestellt wird. Im ansonsten leeren Raum stehen lediglich einige der Untersuchungsfläche stilistisch angepasste mobile Sitzhocker für die Angehörigen. Ein kleines fahrbares Tischchen trägt das Laptop des Arztes, über das zwei an einer Seitenwand und der Decke installierte Projektoren gesteuert werden. Das

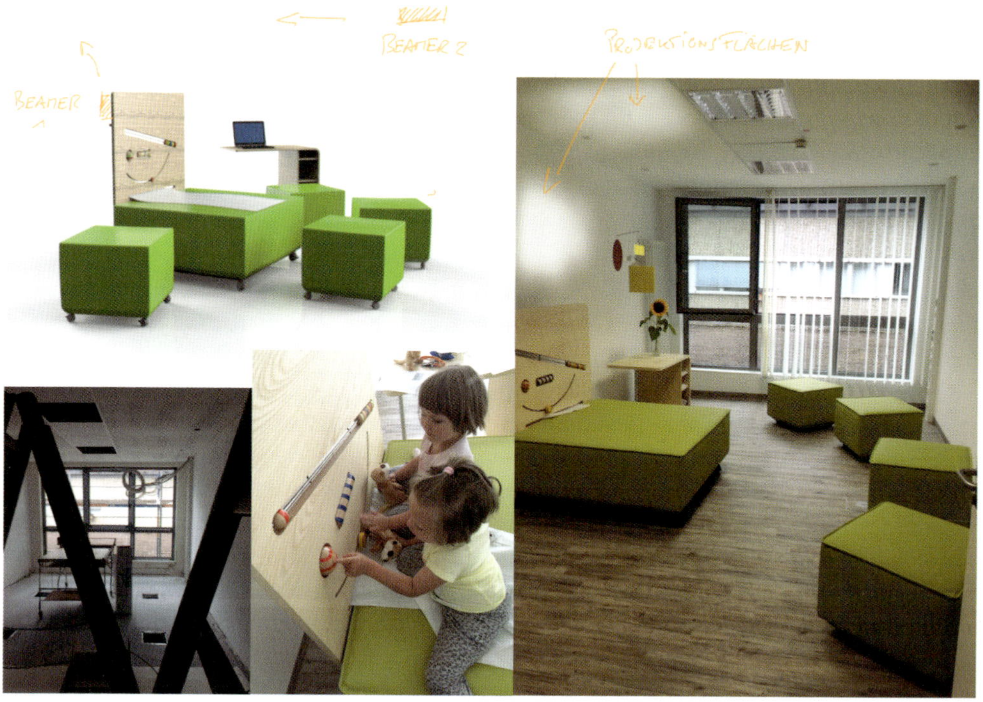

Abb. 1: Beruhigter multimedialer Untersuchungsraum. Im Gegenuhrzeigersinn: Planung, Bauphase, Patientinnen in Aktion, Übersicht.

Deckenlicht kann gedimmt werden. Steckdosen und Internetanschlüsse stehen in plan abgedeckten Bodenluken mehrfach im Raum zur Verfügung, so sind unterschiedliche Anordnungen der Einrichtung im Raum möglich ohne Rollstuhlfahrer durch Bodenkabel zu stören. Die Steuerung der Beamer im Raum wird kabellos gestreamt.

Die Mutter oder Begleitperson und der Arzt nehmen auf beiden Seiten der Spielfläche Platz und sind damit im Blick des Kindes nur noch halb so groß. Das Kind wird sich auf der großen Fläche dazwischen selbst seine Position suchen, die Angehörigen sitzen im Abstand auf den Hockern. Keiner der Anwesenden muss im weiteren Verlauf seine Position im Raum verändern. Während das Gespräch beginnt, kann sich das Kind langsam an die Situation gewöhnen und seinen Bewegungsradius auf der Spielfläche wie auch die Nähe zur Begleitperson selbst bestimmen. Über die Deckenprojektion, die über der Untersuchungsliege angebracht ist, kann während des Gesprächs ein kleiner altersgemäßer Film eingespielt werden, falls sich das Kind nicht für das bereitgestellte Spielzeug interessiert. Per Wandprojektion können radiologische oder andere Befunde für die Eltern demonstriert werden. Der Raum kommt aufgrund der projektionsfreundlichen weißen Wände ohne installierte Bildschirme aus.

Bereits aus der Beobachtung des während des Gespräches ungestörten Kindes im Umgang mit Spielzeug oder in der Erkundung der Spielfläche können Informationen über Motorik, Entwicklungsstatus und Kognition gewonnen werden. Mit dem Einverständnis der Eltern wird die Situation per Video festgehalten, um Details nach der Untersuchung genauer zu analysieren oder den aktuellen Stand später zum Vergleich mit Nachuntersuchungen heranziehen zu können.

Für die eigentliche körperliche Untersuchung kann die Mutter das Kind gegen Ende des Gespräches langsam und spielerisch ausziehen; ansonsten muss keine Person ihre Position im Raum wechseln; das Kind muss sich nicht als entmündigtes Objekt eines nun plötzlich herantretenden und die Untersuchung übernehmenden Arztes empfinden. Mit der gleichen Intention wird für Kinder, die älter als zwei Jahre sind, an der Decke ein Zeichentrickfilm eingespielt, der die Untersuchungssituation spiegelt. Allerdings liegt auf der an die Decke projizierten Liege eine Zeichentrickfigur, die das Kind animiert, bestimmte Bewegungen zu erwidern. Falls diese Art Korrespondenz gelingt, kann sehr viel Information aus der spielerisch imitierenden Aktion des Kindes ohne manuelles Eingreifen des Arztes gewonnen werden.

Die ersten Erfahrungen mit diesem neuen System sind für alle Seiten sehr positiv. Schon der erste Eindruck beim Betreten des Raumes überzeugt die Eltern davon, dass hier für sie ein sehr viel angenehmeres Ambiente geschaffen wurde. Für den Arzt wird durch die Möglichkeit der Beobachtung der spontanen Aktivität des Kindes eine neue Untersuchungsqualität gewonnen. Zudem führt die Verzahnung bzw. Verschmelzung von Gesprächssituation und Untersuchungssituation zu einem Gewinn an Ruhe *und* Zeit, zwei Faktoren, die sich im üblichen Ablauf regelhaft ausschließen. Es entstehen keine zusätzlichen Kosten, denn die beschriebenen Einrichtungselemente erfordern weder einen größeren Raum noch teure Installationen; der Fertigungspreis übersteigt nicht die Kosten einer völlig konventionellen Standardeinrichtung eines Ambulanzraumes.

Eine Auswertung des fachlichen Mehrwertes des neuen Settings steht noch aus; im Gegensatz zur konventionellen ambulanten Behandlungssituation ist aber mit der zusätzlichen Videodokumentation der Grundstein für eine Objektivierung des neurologischen Befundes gelegt.

3. Die Schnecke – Entwurf einer anderen Klinik

Die Entwicklung der oben beschriebenen Anforderungen für einen in kommunikativer und damit auch medizinischer Hinsicht fruchtbaren ambulanten Besuch kann auch auf den größeren Maßstab einer vollständigen Klinik übertragen werden. Die für eine Realisierung so entscheidende Kostenneutralität kann in fast allen Details durch ausgereifte und dadurch häufig materiell minimalisierte konzeptionelle Lösungen hergestellt werden. Im Folgenden soll ein solcher Entwurf vorgestellt werden.

›Die Schnecke‹ ist der Konzeptvorschlag für eine Klinik für die chirurgische und rehabilitative Behandlung von Kindern mit Fehlbildungen. Dieses Konzept ist aus einer Fusion der Perspektiven Betroffener und Behandelnder heraus formuliert und soll zeigen, wie mit einfachen Mitteln und einer organisatorischen Restrukturierung die Basis für eine beidseits befriedigende stationäre Behandlungssituation geschaffen werden kann.

Der Baukörper und seine Einrichtung

Krankenhäuser sind – ähnlich einem Flughafen – mit hohen emotionalen Erwartungen verbundene Transitzonen. Als Projektionsflächen großer, oft angstverbundener Erwartungen sollten sie in ihrer Außenwirkung Vertrauen wecken bzw. Zuversicht und Professionalität ausstrahlen. Wie jede gute Projektionsfläche sollten sie deshalb einfach und klar strukturiert sein.

Im Inneren muss der Baukörper als eine variable Plattform für die individuelle Betreuung aller Patienten gestaltet sein.

Ausgangspunkt des Planes ist die an ein Schneckenhaus erinnernde, spiralförmig aufgebaute Grundstruktur.

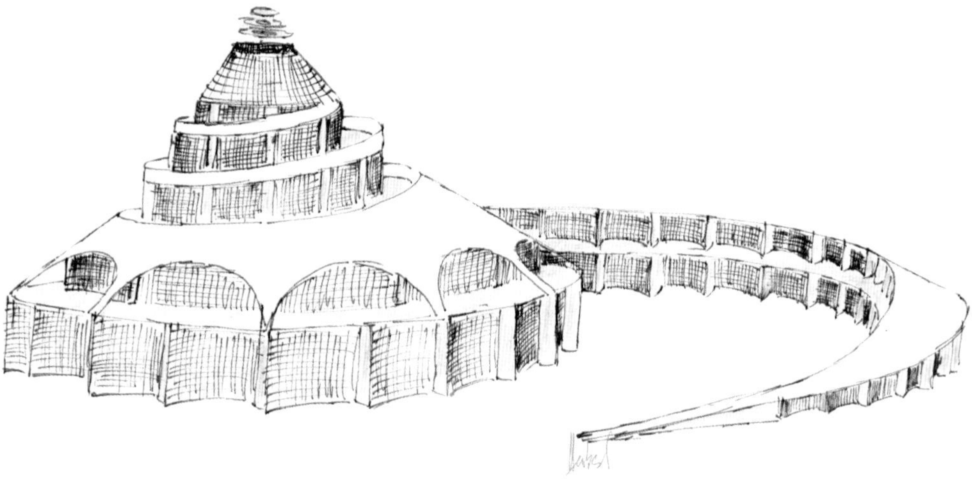

Abb. 2: »Seashell« – Muschelhaus-Klinik.

Sie bietet die einfachste denkbare barrierefreie Orientierung, denn auf einem einzigen Weg und ohne jede Abzweigung oder Treppe kann jeder Punkt der architektonischen Struktur erreicht werden. Das Schneckenhaus symbolisiert gleichzeitig den Genesungsverlauf als eine Bewegung vom reizabgeschotteten Innersten über eine kontinuierliche Erweiterung und die Zunahme äußerer Einflüsse bis hin zum Übertritt in die Außenwelt. Auch die Außenanlage, die durch das so geformte Gebäude geschaffen wird, unterscheidet ein ›Innen‹ und ein ›Außen‹: einen durch die konvergent zulaufenden, ansteigenden Spiralflügel konkav umgrenzten Hof und eine konvexe schutzgebende Außenfassade. Patienten mit körperlichen Einschränkungen, die sich im Freien noch nicht so sicher fühlen, können sich im geschützten Hof aufhalten, der sich kontinuierlich erweitert und wie der Baukörper selbst einen fließenden Übergang in die freie Außenzone bildet.

Architektonisch kann in vielen Bereichen mit hochästhetischen aber preisgünstigen Materialien, wie z. B. Schwerlastböden und Beton gearbeitet werden, um auch hier das Prinzip der maximalen Wirkung bei minimalem, aber durchdachtem Aufwand anzuwenden. Um die zentralen Untersuchungs- und Behandlungseinheiten sind in die Peripherie auslaufend Krankenzimmer ohne feste Einrichtung und Bestimmung angeordnet, die für jeden Patienten bzw. jede Familie bedarfsgerecht mit mobilem Inventar eingerichtet werden können. Dazu gehören – auch – fahrbare Badewannen, die bei Wunsch freistehend und damit behindertengerecht vor die Panoramafenster geschoben und an im Boden versenkte Zu- und Abläufe angeschlossen werden.

Bei flächendeckender Ausstattung mit einfachen Projektoren kann auf Wegweiser, Hinweisschilder und Bildschirminstallationen komplett verzichtet werden, tagesaktuelle Informationen können sofort überall verfügbar gemacht werden. Die Dachkonstruktion eignet sich für die Gewinnung von Sonnenenergie.

Ein weiteres wichtiges Gestaltungselement besteht aus mobilen Szenerien, die der Imaginations- und Gedankenwelt von Kindern entgegenkommen. Die Krankenzimmer enthalten vor Belegung weder Mobiliar noch Dekoration. Vom Kind wird ein Thema gewählt, wie z. B. Meer, Berge, Fliegen, Wüste, Urwald, Sterne, etc. Zu diesen Themen stehen entsprechend durchkomponierte Schaukästen (mit einer Abmessung von etwa 160 x 100 x 10 cm) zur Verfügung; das gewählte Exemplar wird im Krankenzimmer für die Dauer des Aufenthaltes aufgehängt. Und das gewählte Thema wird das Kind durch den Aufenthalt als Motiv begleiten und bei vielen kleinen Gelegenheiten wie z. B. der Traum-Auswahl bei der Narkoseeinleitung,[2] der Dekoration des Essens oder in Filmprogrammen wieder auftauchen. Der Genesungsverlauf wird so kontinuierlich mit positiven Bildern und Vorstellungen unterstützt. Auch bei späteren Kontakten wird das Motiv auf Briefpapier bzw. bei der Korrespondenz per E-Mail verwendet.

2 Kindliche Patienten können in der eigentlich sehr aufregenden Phase kurz vor einer Operation, in der sie inmitten fremder Personen und blinkender Apparate einschlafen sollen, sehr gut zur Ruhe kommen und konzentriert werden, indem der Anästhesist an ihre Phantasie appelliert und sie – zu ihrer Überraschung – bittet, sich ein Traumthema auszuwählen. Er suggeriert ihnen, dass man alle gewünschten Themen in flüssiger Form zur Hand hätte und zum Einschlafen verabreichen könne…

Organisation

Die Organisation dieses Krankenhauses bricht ebenfalls mit konventionellen Ansätzen, bei denen aufgrund des chronischen Personalmangels qualifizierte Pflegekräfte den größten Teil des Tages mit organisatorischen Aufgaben und Botengängen verbringen: Ganz besonders in der Betreuung von Kindern können sehr viel systematischer Tätigkeiten im Servicebereich an ehrenamtlich tätige oder weniger qualifizierte Hilfskräfte vergeben werden. Begleitungen, Auskunft, phantasievoll kostümierte Fabelwesen, die einfach nur über die Gänge des Hauses flanieren und dabei sofort eingreifen können, wenn ein Kind Angst hat oder weint oder wenn eine Familie doch die Orientierung verloren hat, sind stark unterschätzte, die Atmosphäre prägende Details einer kindgerechten Einrichtung.

Eine Lobby dient als Empfang, als Café und Informationszentrum für externe Gäste sowie als Rezeption für Hausgäste. Neuankömmlinge werden von einem Mitarbeiter des Empfangs durch das Haus geführt und mit den wichtigsten Einrichtungen, mit Restaurants, Internetzugängen und Rückzugsmöglichkeiten in Meditationsräumen sowie dem physiotherapeutischen Serviceangeboten für Begleitpersonen und Eltern vertraut gemacht. Ein erster Gesprächstermin versammelt die wichtigsten Ärzte, Therapeuten und Techniker sowie Servicekräfte um den Patienten. Der Therapieplan wird festgelegt, Diätvorschriften und Schmerzbehandlung sowie physiotherapeutische Besonderheiten werden festgehalten. Die zuständigen Mitarbeiter für die einzelnen Behandlungsmodule und ein Therapie-Partnertier stellen sich vor. Anders als in den bekannten Ansätzen des behandlungsbegleitenden Einsatzes trainierter Therapietiere wird dem Patienten hier schon vor oder zu Beginn der Behandlung ein Partnertier vorgestellt, für das er für die Dauer seines Aufenthaltes, so die Aufgabenstellung, die Verantwortung und Versorgung übernehmen muss. Das Tier wird während der Operation auf ihn warten, ihn anschließend besuchen und dann vom Patienten, soweit es sein Zustand zulässt, gepflegt und betreut werden. Selbstverständlich hat jedes Tier im Hintergrund eine feste professionelle Bezugsperson, der die ›eigentliche‹ Versorgung obliegt und die alle Aktivitäten des Patienten unterstützen und jederzeit passend ergänzen kann. Für den therapeutischen Effekt ist es aber wichtig, dass aus der Perspektive des Patienten seinem Kontakt mit dem Tier eine Notwendigkeit bzw. Bedeutung zukommt. Die Übernahme von Verantwortung lenkt effektiv von der Konzentration auf eigene Einschränkungen ab und motiviert zur raschen Mobilisierung nach einer Operation. Die Tiere sind sanft, auf Instinktsicherheit in ihren Reaktionen geprüft, aber nicht abgerichtet. Sie kommunizieren natürlich, spontan und sensibel und stimulieren die Kinder zu körperlicher Aktivität. Die Einbindung von Tieren spielt in der Betreuung mental oder körperlich gehandicapter Kinder eine ganz besondere Rolle. Die Fremdartigkeit des Bewegungsablaufes und der Reaktionsweise eines Tieres schützen vor einem unbewussten Vergleich und der daraus resultierenden latenten Frustration, die bei der Arbeit mit einem gesunden, gut trainierten Therapeuten unwillkürlich mitschwingt.

Schließlich wird im Eingangsgespräch auch die heimatliche Nachbehandlung besprochen, um den Transfer rechtzeitig zu organisieren.

Für eine adäquate personelle Besetzung und das erforderliche Training im Servicebereich einschließlich der ehrenamtlichen Helfer wird die Kooperation mit einer Hotelfachschule oder einem ausbildenden höherklassigen Hotel gesucht. Auf Anfrage sind von einer führenden Hotelkette sofort kostenlose Trainingseinheiten für Krankenschwestern und Servicekräfte angeboten worden.

Die operative Behandlung

Die Operationsvorbereitung erfolgt in einem separaten Narkose-›Traum‹-Eingangsbereich. Bei gedämpftem Licht und leiser Musik bleiben Mutter und Kind zusammen, bis der Schlaf eintritt. Begleitpersonen können, wenn sie wollen, auch nach Beginn des Eingriffes in einem Wartebereich bleiben und werden regelmäßig aus dem Operationssaal über den Fortgang der Operation informiert. Sie können sich alternativ mit einem hauseigenen Mobiltelefon informieren lassen und die Zeit für einen Spaziergang nutzen.

Im Narkose-›Traum‹-Ausgangsbereich wird eine intensivmedizinisch ausgerüstete Überwachung bis zur Verlegung in das eigene Zimmer durchgeführt. Auch hier ist die Präsenz der Eltern erwünscht, entsprechende Liegestühle stehen bereit.

Die Rehabilitation beginnt am Operationstag – das Partnertier lässt mit einer kleinen Stofftiervariante im intensivmedizinischen Bereich grüßen und ausrichten, dass es bereits auf den Patienten wartet. Angepasst an den Schweregrad der Erkrankung beginnen leichte Übungen im Bett, nach abgeschlossener Wundheilung auch im warmen Wasser. Baldmöglichst erfolgt die erste Begegnung mit dem Partnertier, im Freien, im Zimmer oder in der beheizten Tierschule.

Die Eltern fungieren als Co-Therapeuten und werden aktiv eingebunden. Sie haben, außer im Sterilbereich, unbegrenzten Zugang zum Kind. Sie sind eingeladen, die Therapiestunden zu begleiten, sich dabei schulen zu lassen und Anregungen und neue Ideen mit nach Hause zu nehmen. Umgekehrt ist unter Würdigung ihrer Belastung für sie in der physiotherapeutischen Abteilung ein Entspannungsprogramm vorgesehen. Heiße Steine auf dem Rücken, eine Massage, ein Saunagang, eine Gymnastikstunde etc.

Für auswärtige bzw. internationale Gäste organisiert das Frontdesk kleine Ausflüge oder den Transfer zu kulturellen Veranstaltungen. In der Abwesenheit der Begleitpersonen kleiner Patienten stehen wiederum ehrenamtliche Vorleser oder Spielbegleiter zur Verfügung. 24-Stunden-Service gilt für den Meditationsraum, die Bibliothek und die Restauration. Es kann jederzeit und auch für Gäste Essen bestellt werden.

Nach Entlassung wird der Kontakt aufrecht erhalten. Zusätzlich zu den Nachuntersuchungen ist jeder Patient Mitglied im Alumni-Club und wird – bei Wunsch – über die weitere Entwicklung des Zentrums, über regelmäßige Treffen und über besondere gesundheitliche Angebote auf dem Laufenden gehalten. Jederzeit ist die Tür für einen Besuch und eine Tasse Kaffee sowie ein Stück Kuchen offen.

Die medizinische Betreuung erfolgt auf höchstem Niveau. Operateure und internistisch arbeitenden Ärzte und Therapeuten sind neben ihrer fachärztlichen Weiterbildung Mitglieder einer innerbetrieblichen Akademie, die sich um alle Aspekte der körperlichen und mentalen Fitness kümmert und eine gewisse Kontrollfunktion übernimmt. In Zusammenarbeit mit einem sportpsychologischen Institut werden Trainingseinheiten angeboten, die sich individuell der Gestaltung körperlicher Erholungsroutinen, der Ernährung und individuellen Strategien im Umgang mit Störfaktoren, Zeitdruck und unerwarteten Problemen annehmen. Die Einhaltung von Pausen bei langen Eingriffen ist Pflicht. Die Akademie pflegt einen konstruktiven Umgang mit Fehlern, indem diese im Rahmen von Morbidity & Mortality Konferenzen analysiert werden.

Dieses Klinikkonzept dürfte mit den gleichen, bei durchdachter Materialwahl und Verzicht auf überflüssige Details sogar geringeren ökonomischen Ressourcen realisierbar sein als ein klassisches Krankenhaus. Eine entscheidende Rolle spielt dabei die konsequente Personalstruktur, die Verlagerung von mehr Verantwortung in den Servicebereich und die Einbindung ehrenamtlicher Helfer. Der besondere Charakter des Hauses sorgt für einen hohen Identifikationsgrad der Mitarbeiter und hält die Personalfluktuation niedrig. Eine sorgfältig gestaltete Umgebung reduziert nicht nur Schmerzen, Medikamentenbedarf und Infektionsquote, sie senkt auch den Stress bei Patienten und Mitarbeitern.

4. Die schwäbische Eisenbahn – ein Beispiel für Kommunikationspflege in bestehenden Einrichtungen

Im Foyer der Kinderklinik der Universität Ulm steht eine ganz besondere Modelleisenbahnanlage, die ihre Entstehung einigen Zufällen verdankt. Sie hat heute eine wichtige und aktive Funktion in der Kommunikation zwischen Patienten, Angehörigen und Mitarbeitern der Klinik. Bei meinem Antritt einer neuen Position als Kinderneurochirurg der Universität Ulm war das noch nicht so. Ich stieß auf einen kleinen Schienenkreis auf der Empore im Foyer der Kinderklinik mit einem überwiegend stillstehenden, defekten Zug. Eine zaghaft begonnene Ausstattung mit einem Tunnel und einem Bahnhof aus Pappe aus der kunsttherapeutischen Werkstatt war offensichtlich wieder eingestellt worden. Mein erster, leichtsinnig angebotener Rettungsversuch scheiterte an mangelndem technischem Wissen. Auch die Modelleisenbahnvereine der Umgebung sahen sich aus logistischen Gründen nicht in der Lage, die Minianlage ehrenamtlich zu betreuen. Mittlerweile war die Kinderklinik auf mein Interesse und die Diskussionen und Aktivitäten aufmerksam geworden, so dass ich mich als neues Mitglied der Klinik plötzlich im Zugzwang sah, aktiv zu werden und für eine Instandsetzung zu sorgen. Die Formulierung eines Antrags an die Klinikleitung zur Reaktivierung einer Modelleisenbahnanlage erforderte eine konzeptionelle Untermauerung, deren Erarbeitung mir selbst nach und nach klar machte, welche Chance sich hier bot: Aus der Perspektive betroffener Kinder gibt es Parallelen zwischen einer Reise mit der Eisenbahn und einem Klinikaufenthalt. Da ist die Aufregung oder Angst vor dem Beginn einer Reise, die Notwendigkeit, sich an einen Plan (Fahrplan / Therapieplan) zu halten, die Notwendigkeit, sich einem Experten (Arzt / Lokomotivführer) anzuvertrauen, das bange Gefühl, sich auf die einwandfreie Funktion von Technologie verlassen zu müssen (Zug, Gleise, Weichen / MRT, Bestrahlungsgeräte, Operationsmikroskope), die Hoffnung, dass die Mühen der Reise belohnt werden (Urlaub / Heilung). Die Konzeption der Anlage musste also den emotionalen Weg der Kinder durch die Klinik, ihre Ängste und Hoffnungen in irgendeiner Form aufnehmen oder spiegeln.

Eine direkte visuelle Umsetzung erschien schwierig. Ein erster Versuch, einzelne Botschaften der vielen Länder, deren Kinder in dieser Klinik behandelt wurden, für eine Spende von plakativen Miniaturszenen, ›Traumszenen‹ mit Wiedererkennungswert aus der Heimat der Kinder (Wüste mit Oase und Beduinenlager / Alm mit Bergwiese und Kuh / Prärie mit Cowboy und Indianer / Meer mit Leuchtturm und Insel etc.) zu gewinnen, scheiterten an der Trägheit der angesprochenen Institutionen.

Dieses Scheitern war wiederum Anlass, dem Konzept die entscheidende Wendung zu geben und die gesamte Klinik in die Gestaltung einzubinden. Mittlerweile stand ausreichend Geld aus einem Spendenfond zur Verfügung, womit es möglich wurde, für die Umsetzung professionelle Unterstützung zu suchen. Die Resonanz war überwältigend. Ein führender Modelleisenbahnhersteller aus der Region stellte eine auf drei Etagen laufende Eisenbahnanlage mit mehreren Zügen zur Verfügung. Die Bühnenbildnerin des Ulmer Stadttheaters koordinierte die farbliche Gestaltung und die Präsentation der mittlerweile im Detail geplanten szenischen Darstellungen auf 16 kleinen drehbaren Miniaturbühnen. Eine örtliche Schreinerei spendete und montierte die nach den Vorgaben farblich abgestimmten Bodenplatten auf der Empore. Die Elektriker des Hauses montierten in ihrer Freizeit eine umfangreiche Lichtanlage aus 180 Glühbirnen und mehreren Scheinwerfern inklusive der Verschaltung nach einem parallel entstehenden Regieplan. Die Toningenieure eines regionalen Senders produzierten einen siebenminütigen Soundtrack, der die zweistündliche Fahrt aller Züge begleiten sollte.

Für die thematische Gestaltung erhielten alle Stationen der Klinik den Auftrag, sich selbst in einer typischen Szene auf einer 60 cm großen Plattform mit vorgegebener Figurengröße darzustellen. In einem regelmäßigen Austausch von Fotos über Rundmails steigerten sich die spontan gegründeten Arbeitsgruppen gegenseitig zu ausgefeilten Szenerien: batteriebetriebene OP-Leuchten, absurde Befunde auf leuchtenden Röntgenbildschirmen, chaotische IT-Szenen in überquellenden Kabelschränken, Gipsorgien, Isolierkabinen für immunsupprimierte Kinder und eine multikulturelle Massenprozession ins Aufnahmebüro. Alle Szenen wurden in Großaufnahmen fotografiert und sind nun in einer Dauerausstellung mit Begleittexten zur – eigentlichen, ernsthaften – Funktion der jeweiligen Station für alle Krankenhausbewohner und -besucher in einem der umlaufenden Galeriegänge zugänglich.

Die entstandene Topographie entstellter Krankenhausszenen, die von der Eisenbahn durchquert wird, sollte aber von den Kindern nicht nur angeschaut werden. Mit ihren Ängsten und Wünschen sollten sie mit auf die Reise genommen werden. Zu diesem Zweck werden auf allen Stationen klarsichtige Acrylkugeln von acht cm Durchmesser vorgehalten, in die die Kinder Botschaften mit ihren Sorgen und Hoffnungen einschließen können. Über ein Drahtseil gleiten diese Wunschkugeln, versehen mit einer kleinen Vogelfeder, von einer Galerie zur Empore mit der Gleisanlage und werden täglich in die Wagons der Züge eingeladen: Die Eisenbahn nimmt die Sorgen der Kinder mit. Sobald die Wagons alle gefüllt sind, werden die Kugeln ungeöffnet über der Anlage aufgehängt; auf diese Weise entstehen wachsende ›clouds‹ aus gefüllten Acrylkugeln, eine Art materialisierter emotionaler Energie der Kinder. Alle zwei Stunden startet die Vorstellung mit einem lauten Lokomotivenpfiff. Die Züge setzen sich unter musikalischer Begleitung der Reihe nach in Bewegung, die Lichter gehen etagenweise an. Am strahlenden Höhepunkt bleiben alle Züge plötzlich stehen, das Licht erlischt, die Musik setzt kurz aus. Die Szenerie wird in blaues Licht getaucht und unter den sanften Klängen eines Glockenspiels fangen alle Bühnen an sich zu drehen – das Krankenhaus erwacht für die letzte Minute zu einem geheimnisvollen, magischen Leben. Die Vorstellung endet mit einem Glockenschlag des Ulmer Münsters.

Die Anlage repräsentiert sichtbar und dauerhaft die Bereitschaft der Klinik und der Region, sich für ihre Kinder zu engagieren. Darüber hinaus erbrachten die Einweihung der Anlage durch den Oberbürgermeister der Stadt in der Uniform eines Bahnhofsvorstandes, die Fernsehübertragung mit dem ersten Kind, das seine Wunschkugel zur Eisenbahn sandte, und die verschiedenen Presseberichte auch einen Prestigegewinn für die Klinik.

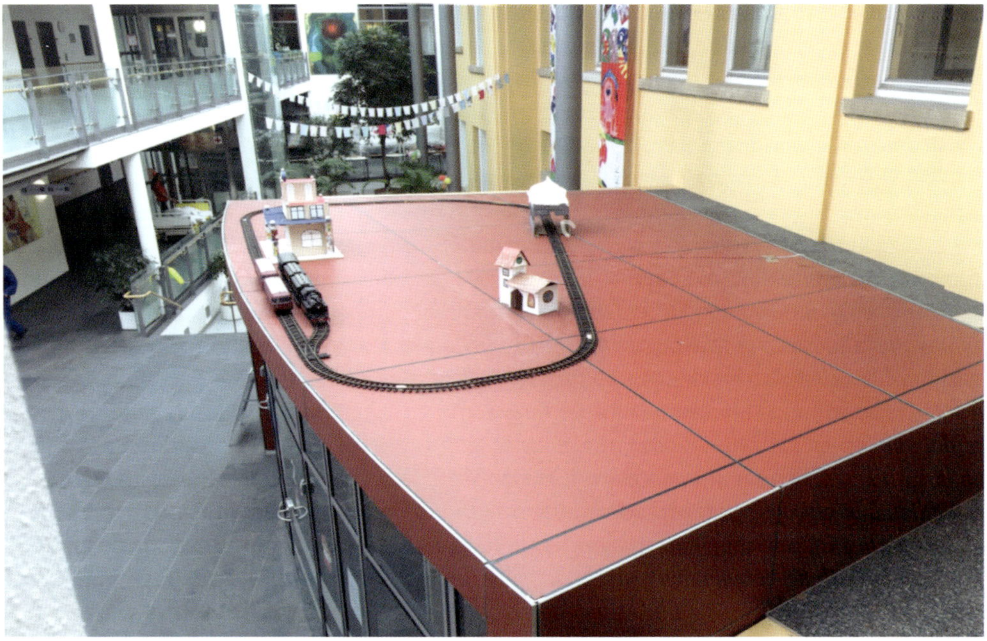

Abb. 3: Ausgangssituation mit stillgelegter Modelleisenbahn im Klinikfoyer.

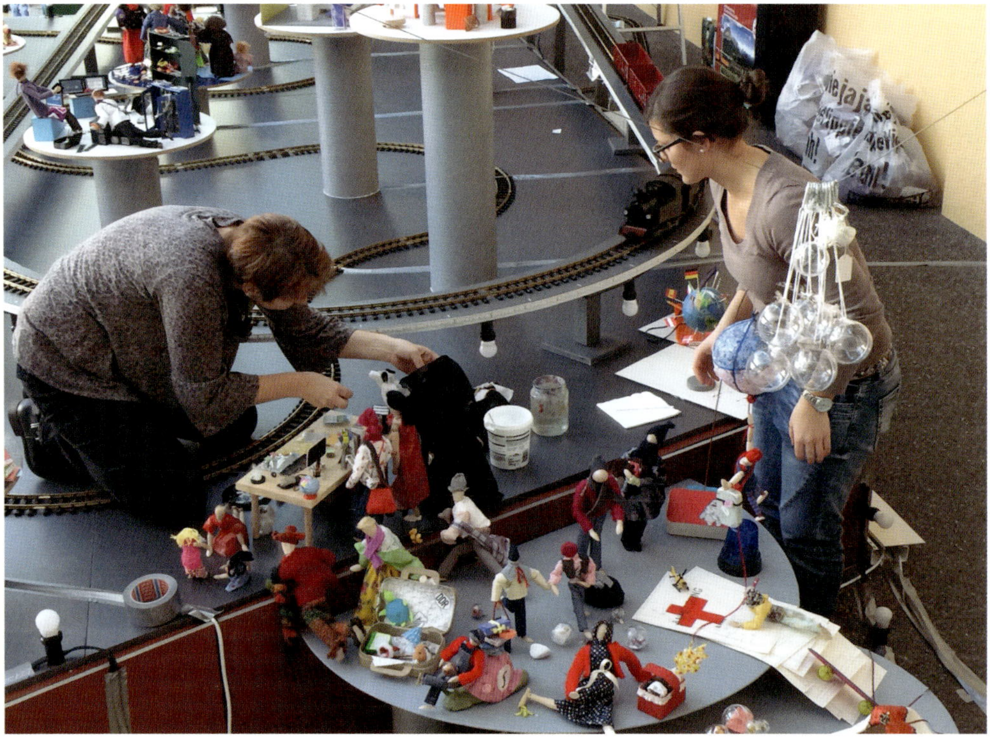

Abb. 4: Alle Abteilungen der Klinik inszenieren sich selbst auf 16 Drehbühnen der neuen Modelleisenbahnanlage.

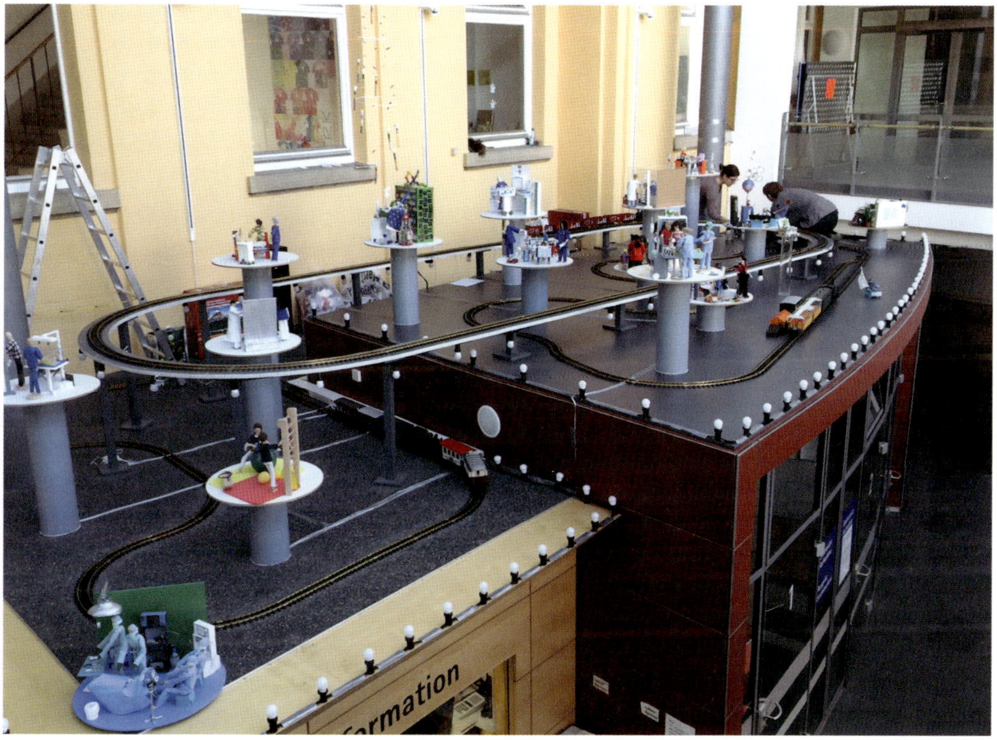

Abb. 5: Fertigstellung der Anlage.

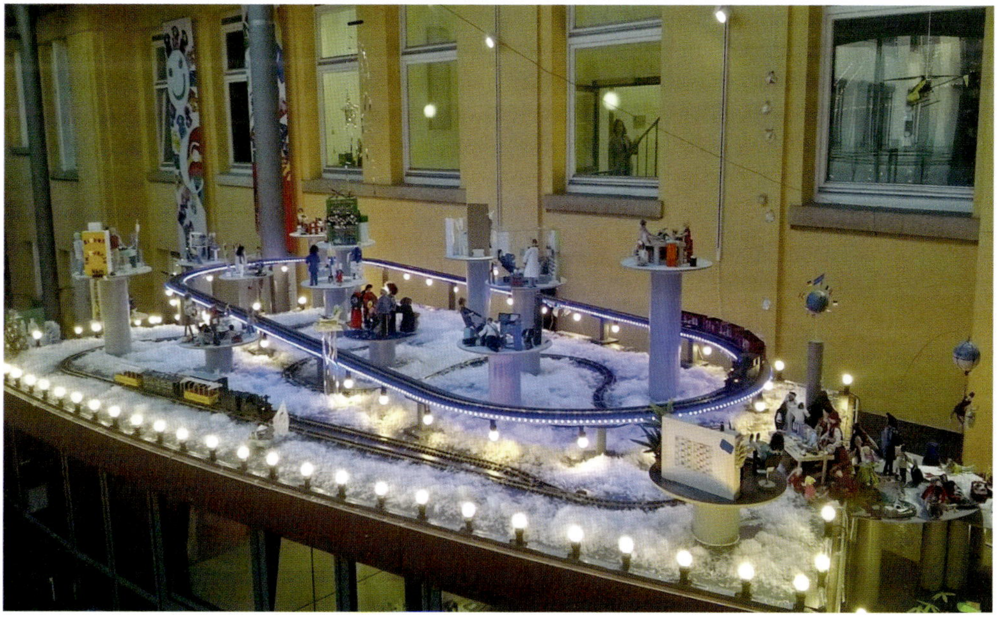

Abb. 6: Die Eisenbahnanlage im Winterdesign in Aktion.

Sehr viel nachhaltiger und im Hinblick auf die Kommunikation im Krankenhaus interessanter ist aber der hohe Identifikationsgrad aller Mitarbeiter mit ihrem eigenen Werk. Das Besondere an dieser Arbeit ist die Selbstdarstellung der Krankenhausabteilungen auf einer gemeinsamen Plattform, das heißt die Bild und Bühne gewordene Zugehörigkeit zu einer gemeinsamen kleinen Klinik, die in einfachen Gesten die Sorgen ihrer Patienten trägt und ernst nimmt. An diese selbst inszenierte Gemeinsamkeit, die unendlich mehr sagt als jedes an die Wand gehängte hölzerne ›Mission-Statement‹, werden alle Mitarbeiter jeden Morgen beim Betreten des Hauses und über den Tag hinweg durch die Zugfahrten oder auch nur den fernen Klang der Anlage erinnert.

5. Berufsbild und Selbstverständnis des Arztes

Diese konkreten Beispiele – einige davon realisiert, andere entworfen und geplant – sind als Antwort auf die aktuelle, sehr schwierige Entwicklungsphase der Medizin zu verstehen. Der wissenschaftliche Fortschritt der letzten Jahrzehnte ist ungebrochen; induziert durch das zunehmende optische Auflösungsvermögen bildgebender Verfahren konnten mikroskopisch, elektronisch und elektronenmikroskopisch bisher verborgene Funktionsebenen des Körpers bis hin zur einzelnen Zelle und ihrem Inhalt in hoher Geschwindigkeit erschlossen und teilweise bereits therapeutisch nutzbar gemacht werden. Auf ihrer Reise in das hochaufgelöste Detail hat die Medizin aber unmerklich ihre Distanz zur makroskopischen Handlungsebene erhöht, auf der sich das Wohl des einzelnen Patienten in seinen komplexen biographischen Bezügen mitentscheidet.

Für den Verlust des Kontaktes zum einzelnen Patienten spielt auch eine Rolle, dass sich mit dem exponentiellen Wachstum des Expertenwissens ein Personalwechsel vollzog: Das Berufsbild des klassischen Arztes, der den Patienten in seiner Gesamtheit sieht und dessen Heilkunst zurückgreift auf wissenschaftliches, kulturelles und soziales Wissen, auf Beobachtung, Erfahrung und Intuition, ist nicht mehr deckungsgleich mit dem Selbstverständnis des zeitgenössischen Spitzenmediziners. Für ihn ist die Patientenbehandlung im universitären Zusammenhang häufig eher Grundlage für die Entwicklung der Forschung und die Profilierung seines fachmedizinischen Interessengebietes. Medizinische Fakultäten degenerieren unter der Last des zunehmenden Spezialwissens immer mehr zu Fachhochschulen, sie bilden Experten aus und nicht mehr Ärzte, die im Idealfall immer auch Intellektuelle sein müssen, weil sie sich täglich mit der komplexen Welt außerhalb der Klinik – in Gestalt ihrer Patienten und deren Biographie – konfrontiert sehen. Das Selbstverständnis des ärztlichen Berufsstandes hat sich in Folge der technologischen und digitalen Aufrüstung und der Spezialisierung dem anderer Facharbeiter-›Branchen‹ angenähert. Die Qualität praktischen ärztlichen Handelns wird fast nur noch durch Kennzahlen ermittelt, die aus der Industrie entlehnt sind. Diese Verschiebung von Prioritäten hat Auswirkungen auf das Selbstverständnis der Berufsgruppe: Die ärztliche Selbstreflexion hat sich sehr stark eingeengt auf das klassische Paradigma des Expertendenkens, der persönlichen Leistungs- und Durchsetzungsfähigkeit innerhalb eines nicht weiter hinterfragten Systems. Die intellektuelle Auseinandersetzung mit den Bedingungen und Inhalten der eigenen Arbeit ist zur Ausnahme geworden.

Der Kernauftrag der Medizin bleibt aber die Erkennung und Behandlung von Erkrankungen. Dies erfordert auch in Zukunft die differenzierte diagnostische und therapeutische Anwendung von unmittelbarem Expertenwissen in allen entscheidungsrelevanten Facetten in Beziehung zur Lebenssituation des Patienten zu setzen. Und dies erfordert auch die Bereitstellung einer unterstützenden Infrastruktur.

Das für Therapieentscheidungen unabdingbare Verständnis für komplexe Lebensbezüge verlangt ärztliches Wissen um jene psychologischen, sozialen und gesellschaftlichen Komponenten, die in einem Patienten die Expression einer Symptomkonstellation formen oder beeinflussen und die auch seine persönlichen Entscheidungen und Wertungen im Krankheitsverlauf sowie die Wünsche seiner Angehörigen prägen. Während Ärzte sich immer weniger als Intellektuelle verstehen und sich mit ihrem Expertentum arrangieren, wäre dringender denn je eine Ausbildung erforderlich, die - wieder - über den Tellerrand der unmittelbar körperlich-pathologischen Zusammenhänge blickt. Ich bin überzeugt davon, dass die Misere vieler Kliniken nicht primär ökonomische Ursachen hat, sondern auf dem Mangel intellektueller Durchdringung der Situation beruht. Mit denselben materiellen Ressourcen kann bei konsequenter Planung und durch kreativere und konsequentere Gestaltung ein ungleich besseres, weil exakt auf die Anforderungen der Patienten und der Mitarbeiter abgestimmtes Krankenhaus entstehen.

Abbildungen

Abb. 1: Beruhigter multimedialer Untersuchungsraum. Im Gegenuhrzeigersinn: Planung, Bauphase, Patientinnen in Aktion, Übersicht. Quelle: Hannes Haberl.

Abb. 2: »Seashell« - Muschelhaus-Klinik. Quelle: Hannes Haberl.

Abb. 3: Ausgangssituation mit stillgelegter Modelleisenbahn im Klinikfoyer. Quelle: Hannes Haberl.

Abb. 4: Alle Abteilungen der Klinik inszenieren sich selbst auf 16 Drehbühnen der neuen Modelleisenbahnanlage. Quelle: Hannes Haberl.

Abb. 5: Fertigstellung der Anlage. Quelle: Hannes Haberl.

Abb. 6: Die Eisenbahnanlage im Winterdesign in Aktion. Quelle: Hannes Haberl.

ZUR KÖRPERGESTALT IN KUNST- UND WISSENSCHAFTSGESCHICHTE

Im Falle frühkindlicher CS ist die Frage nach Öffentlichkeit und Privatheit, ja Intimität deshalb so brisant, weil die medizinische Diagnose zumeist nicht die Person betrifft, die Fragen oder Nachrichten postet, in der Regel die Mütter, sondern das eigene Kind, zumeist noch ein Säugling. In seinem Interesse wird geredet, geschrieben, gehandelt – so zumindest der Anspruch. Dass hier ein Feld von einiger Reichweite eröffnet ist, liegt auf der Hand. Zwar werden selten volle Namen angegeben, an denen man die tatsächlichen Vor- und Familiennamen vermuten kann, aber dem medizinischen Wortlaut der Diagnosen werden auch unter Chiffres und Nicknames sehr häufig Fotos der betroffenen Babys beigefügt. Die Steigerung sind dann Operationsdokumentationen, ebenfalls mit Fotos und YouTube-Filmchen. Wir finden die Kinder dort in Windeln, schlafend, zwischen Schläuchen und Schnullern, mit geschwollenen Augen und verbundenen Köpfen. Und immer wieder: die berühmten Vorher-/Nachher-Ansichten, aufgenommen aus verschiedenen Perspektiven: Dokumentationen der operativen Zäsur, die, ausgespart, das dramatische Zentrum ist, um das sich alles dreht.

In Zeiten von Facebook, Instagram, und WhatsApp ist die Verbreitung von Fotos allgegenwärtig geworden, und dennoch drängt sich inmitten dieser Gewöhnung an eine Flut privater Fotos die Frage auf, wie die betroffenen Kinder im Heranwachsen diese erleben werden – wenn sie sich einmal mit diesen Postings konfrontiert sehen werden würden. Die psychologischen, auch die juristischen Folgen einer solchen Darbietung von Kindern vor, während und nach einer CS-Behandlung sind noch kaum bedacht worden. Man kann davon ausgehen, dass keiner der Postenden ein unlauteres Interesse verfolgt; ganz im Gegenteil ist davon auszugehen, dass mit der Veröffentlichung dieser Fotos anderen Eltern Mut gemacht werden soll: Seht her, unser T., unsere L. haben alles bestens überstanden. Denn, wie es das Foto hier beweist, nach ein paar Tagen ist der Verband ab, die Schläuche sind entfernt und schon strahlt das Kind wieder in die Kamera – mit einer schönen Stirn.

Dennoch bleibt festzuhalten, dass die Veröffentlichung von Fotos der eigenen Kinder im Netz, zumal als Beispiel von Krankheits-Symptomen, d.h. mit Auffälligkeiten, die vor den Augen der Mitwelt zu minimieren gerade das Anliegen ist, ein höchst problematisches Vorgehen ist. Das lange Gedächtnis des Netzes – man denke nur an den Deja News Research Service (der 2001 von Google übernommen wurde) – sorgt dafür, dass eines Tages vermutlich die heranwachsenden Kinder mit diesen Bildern ihrer frühen Kindheit konfrontiert sein werden – und wer möchte voraussagen, dass sie davon allein positiv berührt sein werden?

Vor Kurzem hat Caroline Fetscher die Zurschaustellungen von Kindern im Internet, häufig solchen, in denen Kindern ›lustige‹ Missgeschicke passieren, kritisiert und die Verbreitung solcher Fotos und Filmchen über das Netz als eine Form des Kindesmissbrauchs

12 Im September 2016 sorgten Berichte von einer achtzehnjährigen Österreicherin für Aufsehen, die eine Klage gegen ihre Eltern einreichte, da diese zahlreiche Babyfotos ihrer Tochter ins Netz gestellt [illegible] www.faz.net/aktuell [illegible] (Zugriff [illegible] 2016).

13 [illegible] in den aktuellen Foren-Beiträgen eine starke Zurückhaltung im Posten von Bildern zu bemerken. [illegible] bereits der Effekt einer [illegible] Diskussion um den Datenschutz sein, die [illegible] mit der Übernahme des Nachrichtendienstes WhatsApp durch Facebook [illegible] durch zahlreiche Berichte darüber, dass [illegible] Bilder und Nachrichten nicht [illegible]

X.
Nach allen Regeln der Kunst
Anatomie, Schönheit und Proportion als Referenz plastischer Chirurgie

Uta Kornmeier

Da es bei der plastischen Chirurgie des Schädels[1] immer auch um Formfragen und das Gestalten des äußeren Erscheinungsbildes des Patienten geht, überschreiten die Chirurgen tendenziell den genuinen Zuständigkeitsbereich der Medizin. Hier greifen die traditionellen medizinischen Beurteilungskriterien von Mortalität (Sterblichkeit), Morbidität (weiteres Krankheitsrisiko) und physiologischer Funktion[2] allein nicht mehr; mit der Bewertung und Herstellung der äußeren Körperform wird ein unsicheres Terrain betreten. Handelt es sich bei ihrer Arbeit nicht um rein rekonstruktive Chirurgie, die das Ziel hat, eine frühere Körpergestalt wiederherzustellen, ist es die Aufgabe der Chirurgen, für ihre Patienten eine neue Körperform zu schaffen. Dabei sind vorhandenes Gewebe und vorhandener Knochenbau nur Ausgangspunkt, gerade bei angeborenen Fehlformen muss oft frei modelliert werden. So schreibt der Bostoner plastische Chirurg Richard E. Gliklich in seinem Beitrag zu einem Lehrbuch für Gesichtschirurgie: »Obwohl auch in der Gesichtschirurgie die Richtlinie *form follows function* gilt, ist die Funktion nicht immer hinreichend, um die Form zu bestimmen. Der Gesichtschirurg benötigt ein zusätzliches Referenzsystem, um zu bestimmen, was eine Deformierung ist und auf welches Ziel hin sie korrigiert werden sollte.«[3]

1. Schönheit und Attraktivität

Für die Chirurgie des Gesichts im engen Sinne, also Korrekturen im Bereich zwischen Kinn und Augenbrauen, so Gliklich weiter, sei Schönheit der naheliegendste Bezugsrahmen: »[B]eauty is the obvious defining concept«. Doch die Formulierung eines anwendbaren Begriffs von Schönheit stellt die Chirurgen erwartungsgemäß vor ein Problem, denn

1 Die plastische Chirurgie des Schädels oder craniofaziale Chirurgie befasst sich mit der operativen Behandlung von angeborenen oder erworbenen Veränderungen im Gesichts- und Hirnschädelbereich. Anders als bei der klassischen plastisch-ästhetischen Chirurgie, deren Eingriffe traditionell auf die Formung der Oberfläche und des weichen Gewebes zielen – Haut, Knorpel, Fett- oder Muskelgewebe –, finden die plastisch-chirurgischen Eingriffe der Craniofazialchirurgie am knöchernen Skelett statt. Die Bezeichnung ›plastische Chirurgie‹ triff auf beide Gebiete zu und umfasst noch weitere Spezialbereiche, die je nach dem von der Operation betroffenen Gewebe noch andere Konzeptionen und Vorgehen haben können. Die hier untersuchten Positionen beziehe ich auf die Chirurgie am Schädelknochen als Teil der plastischen Chirurgie.

2 Vgl. z. B. Ching u. a., Measuring outcomes in aesthetic surgery (2003), S. 470.

3 »In surgery of the face, although form follows function, function is not always sufficient to determine form. The facial surgeon requires an additional reference to determine what is deformity and towards what goal it should be corrected.« Gliklich, Proportions of the Aesthetic Face (1997), S. 147.

auch außerhalb der Medizin kann nicht exakt definiert werden, was ein schönes Gesicht ausmacht. In der Philosophie wird seit der Antike die Schönheit mit dem Guten, der Wahrheit oder der sinnlichen Erkenntnis von geistigen Idealen verknüpft und ist eine Qualität, die von Bewertungsmaßstäben und -zielen abhängt, welche auch durch gesellschaftliche Konventionen geprägt sind. Im Fall des menschlichen Körpers wird heute jedoch zumeist nicht der ästhetische Wert, die Schönheit, des in Frage stehenden Objektes beurteilt wie bei einem Gemälde oder einer Skulptur, sondern die Attraktivität eines Gegenübers, also seine persönliche und erotische Anziehungskraft. Wurde daher bis ins 19. Jahrhundert der Diskurs über die *Schönheit* vor allem von Philosophen und Künstlern geführt, so ist die *Attraktivitäts*forschung seit Ende des 19. Jahrhunderts zu einem Thema der (experimentellen) Psychologie und jüngst auch der Evolutionsbiologie geworden, woraus das Spezialgebiet der »Evolutionären Ästhetik«[4] entstanden ist. Hier unterliegt Attraktivität einer vorwiegend biologischen Deutung und Erklärung, während sich der philosophisch-künstlerische Begriff von Schönheit stillschweigend zu dem der körperlichen Attraktivität verschoben hat; beide Begriffe, Attraktivität und Schönheit, werden in der Diskussion um Körperformen nun gleichbedeutend verwendet. Attraktivität wird aber »als leicht sichtbares Signal für andere (nicht direkt beobachtbare) Eigenschaften gesehen, die für ein Lebewesen aus biologischer Sicht (!) wichtig sind, also Eigenschaften, die im Kontext von Partnerwahl und Fortpflanzung relevant sind, wie z. B. Gesundheit, Krankheitsresistenz, Fruchtbarkeit und Ähnliches.«[5]

Die Attraktivitätsforschung geht also von einem evolutionären Druck aus, den für die Fortpflanzung geeignetsten Partner anhand äußerer Eigenschaften ausfindig zu machen, also von einer biologischen Basis für die Präferenz bestimmter körperlicher Merkmale. Die evolutionstheoretische Erklärung geht davon aus, dass gute Gene – also solche, die den Nachkommen zum Beispiel durch Parasitenresistenz und ein besseres Immunsystem eine höhere Überlebenschance bieten – an äußerlichen Zeichen des Körpers erkennbar seien und diese als Merkmale von Attraktivität die Partnerwahl beeinflussen würden. Damit verhandelt die Diskussion um die Attraktivität primär biologische, nicht ästhetische Qualitäten von Körpern.

Eine der bekanntesten Theorien der Attraktivitätsforschung ist die Symmetrie-Hypothese, nach der ein symmetrisches Gesicht besonders attraktiv erscheint. Ein hoher Grad an Symmetrie zeige, der These zufolge, eine hohe physische Stabilität des Körpers während der Entwicklung an und würde als gute genetische Ausstattung wahrgenommen, die dem betreffenden Individuum ein störungsfreies Aufwachsen erlaubte.[6] Attraktivität wird also direkt mit dem evolutionstheoretischen Konzept von Fitness verknüpft. Die körperliche Symmetrie mag ein Gesicht im biologischen Sinne attraktiv, das heißt robust, erscheinen lassen,[7] doch demonstrieren künstlerische Projekte, wie zum Beispiel die Serie *Both sides of* (2013) des niederländisch-amerikanischen Photographen Alex John

4 Vgl. Voland/Grammer, *Evolutionary Aesthetics* (2003).

5 Gründl, *Determinanten physischer Attraktivität* (2011), S. 1. http://epub.uni-regensburg.de/27663/1/Habil_Gruendl_gesamt_093m.pdf [11.10.2016].

6 Z. B. Thornhill/Gangestad, Human Facial Beauty (1993).

7 Der Psychologe Martin Gründl sieht die These, dass ein Gesicht attraktiver wird, je höher sein Grad an Symmetrie ist, als widerlegt oder zumindest als hoch problematisch an, da alle experimentellen Nachweise methodisch anfechtbar sind. Gründl, *Determinanten physischer Attraktivität* (2011), insb. S. 233–239.

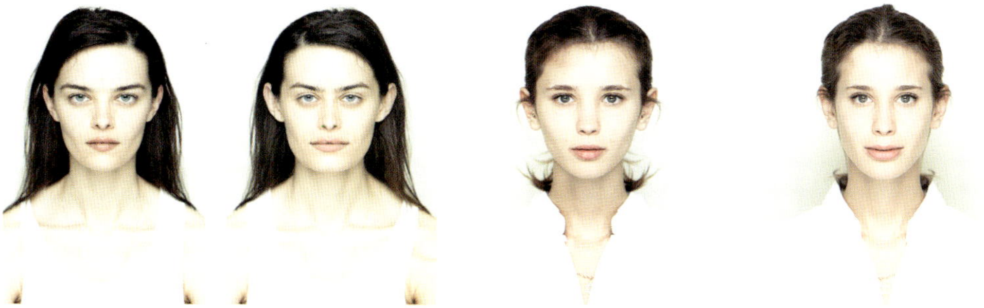

Abb: 1. Alex John Beck: *Both sides of* - #11 und #17, 2013.

Beck[8], der Porträts aus jeweils zwei linken und zwei rechten Gesichtshälften montiert hat, dass *vollständig* symmetrische Gesichter mitnichten *besonders* attraktiv aussehen. Sie wirken eher künstlich und langweilig, manchmal sogar unheimlich oder in anderer Weise unangenehm.

Abgesehen davon, dass stark asymmetrische Gesichter oft als nicht attraktiv eingeschätzt werden, ist eine leichte Asymmetrie des menschlichen Gesichts auch bei attraktiven Menschen normal, wie Becks Bilder zeigen. Bei der Maßgabe der Symmetrie für Gesichter handelt es sich also nicht, wie die Attraktivitätsforschung suggeriert, um einen absoluten oder exakt bestimmbaren Wert, der, sobald er erreicht ist, eine bestimmte Reaktion beim Betrachter auslöst. Tatsächlich umfasst der Eindruck von Symmetrie beim wahrgenommenen Gesicht eine nicht genau messbare Bandbreite, innerhalb derer das Gesicht als attraktiv angesehen wird; nur an deren äußeren Enden, das heißt bei auffälliger Asymmetrie, kommt es zu einer eindeutig unattraktiven Wirkung. Als Richtlinie für die chirurgische Praxis ist die Symmetrie bei der Schaffung attraktiver Gesichter also nur bedingt einsetzbar.

In der Praxis der chirurgischen Korrektur von Körperformen kommt neben Schönheit oder Attraktivität noch eine weitere wichtige Beurteilungskategorie zur Anwendung: die *Normalität* oder *Unauffälligkeit* des Körperäußeren. Bei den größeren Eingriffen plastisch arbeitender Chirurgen geht es häufig nicht um die Verbesserung eines mittelmäßigen oder normalen Aussehens, sondern um die Beseitigung einer Fehl- oder Missbildung, die angeboren oder durch Krankheit, Unfall oder Operation entstanden sein kann. Ein großer Teil der Patienten von plastischen Operationen wünscht sich nichts mehr als körperlich unauffällig zu sein und ein normales Leben ohne sichtbare Abweichung vom üblichen Körperschema zu führen.[9] Die Begriffe ›Schönheit‹ oder ›Schönheitschirurgie‹ sind in diesen Fällen fehl am Platz, denn die Behandlung zielt darauf ab, den Körper bzw. ein bestimmtes Körperteil zu *normalisieren* und damit gerade nicht besonders schön zu machen (> IV,2 u. 3).

Wenn also die ›Schönheit‹ als die naheliegendste Referenz doch nicht so einfach anwendbar ist, woher können Chirurgen dann konkretes Handlungswissen in Hinsicht auf die menschliche Körperform beziehen?

8 http://alexjohnbeck.com/project/bothsidesof_versions/ [11.10.2016].

9 Zur normalisierenden Funktion der plastischen Chirurgie – hier allerdings nicht ganz kategorienscharf »aesthetic surgery« genannt – vgl. Gilman, Making the body beautiful (1999), insb. S. 21-26.

2. Künstlerwissen und die Intuition des Künstlers

Der Plastische Chirurg T. Ray Broadbent schlug 1956 auf dem Kongress der *American Society of Plastic and Reconstructive Surgery* folgende Antwort vor:

> Wir plastische und rekonstruktive Chirurgen sollten doch eigentlich die größten aller figurativen Künstler sein. [...] Ein bildender Künstler kann systematisch ein ausgewogenes Gesicht oder eine Figur konstruieren, indem er sich an Konstruktionsprinzipien hält und bestimmte Regeln über die Beziehungen der Teile zueinander beachtet. Diese kommen aber üblicherweise nicht, wenn überhaupt je, in unserer [medizinischen] Kenntnis der Oberflächenanatomie vor.[10]

Chirurgen sollten sich also, so der Vorschlag, an der Praxis von Künstlern orientieren, deren Aufgaben die Formung menschlicher Körper einschließt. Und tatsächlich stellen die bildenden Künste in ihrem Ringen um die Darstellung der menschlichen Form ein Erfahrungs- und Wissensgebiet dar, das sich in vielen Bereichen mit dem der plastischen Chirurgie überschneidet.

Seit langem beziehen sich Chirurgen und Mediziner allgemein auf das Wissen bildender Künstler – und umgekehrt. Das wohl wichtigste Medium in der Geschichte des Austausches zwischen anatomischem Hörsaal und Künstlerakademie ist der Anatomieatlas.[11] Künstler und Mediziner beginnen jeweils ihre Ausbildung und ihren Werdegang mit diesen illustrierten Büchern. Neben dem Alltag der Lernenden sind sie die visuelle Grundlage für die Ausbildung von Normalitätsvorstellungen in Bezug auf den menschlichen Körper. Bei der Erstellung der Atlanten sind die Künstler, die die Illustrationen bereitstellen, ebenso einflussreiche ›Autoren‹ wie die Anatomen und Mediziner selbst, die diese Werke konzipieren, die abzubildenden Präparate vorgeben und die erläuternden Texte schreiben. Ästhetische Kriterien, an denen sich die ausgebildeten Künstler bei den Abbildungen orientieren, spielen gerade für denjenigen Bereich eine zentrale Rolle, über den die Anatomen wenig Worte verlieren, für die Form der einzelnen Körperteile. So werden die Abbildungen zum beredten Ersatz für die verbale Beschreibung.

Jacques Joseph, einer der Pioniere der plastischen Chirurgie in Deutschland (> IV,4), schrieb 1928 in seinem einflussreichen Lehrbuch *Nasenplastik und sonstige Gesichtsplastik*, dass ein Chirurg dringend ein gewisses künstlerisches Talent für seine Arbeit braucht: »Wer Gesichtsplastik treiben will, für den genügt es nicht, aseptisch nach den allgemeinen chirurgischen Grundsätzen zu operieren; er muß auch etwas vom Künstler, speziell vom Bildhauer haben, d. h. er muß den Sinn für die Harmonie oder mit anderen Worten für die richtigen Proportionen des Gesichtes besitzen.«[12] Im Vorwort eines weiteren Klassikers der Gesichtschirurgie, in Harold Gillies' *The principles and art of plastic surgery* (1957), wird der Chirurg sogar mit dem Künstler gleichgesetzt. »Ein Künstler«, so heißt es dort,

10 »As a group of plastic and reconstructive surgeons, we should be the greatest of all figure artists. [...] The figure artist can systematically construct a well-balanced face or figure by adherence to principles of construction and observing relationships not generally, if at all, found in our studies of surface anatomy.« Broadband/Mathews, Artistic Relationships in Surface Anatomy of the Face (1957), S. 1.

11 Zur Entwicklung des Genres der Anatomieatlanten siehe Rifkin/Ackerman, *Die Kunst der Anatomie* (2006), S. 7-67.

12 Joseph, *Nasenplastik und sonstige Gesichtsplastik nebst einem Anhang über Mammaplastik* (1928–31), S. 9.

> muss nicht nur in der Lage sein, ein Endergebnis zu entwickeln, er muss auch [...] die Vorstellungskraft, die Intelligenz und die manuelle Geschicklichkeit haben, dieses Ergebnis herbeizuführen. Ist denn dann nicht auch Plastische Chirurgie eine Kunstform und der Plastische Chirurg ein Künstler? [...] Seine Tonerde ist lebendiges Fleisch und Blut, und sein Kunstwerk ist der Versuch, Normalität in Erscheinung und Funktion zu erreichen.[13]

Weniger weit zurück liegt eine Reihe von Interviews, welche die Journalistin Eva Karcher im Jahr 2005 mit den weltweit bekanntesten plastischen Chirurgen führte.[14] Auf ihre Frage: »Fühlen Sie sich auch als Künstler?« antworteten zehn von 18 Interviewpartnern mit »ja« und nahmen für sich künstlerisches Empfinden und einen ausgeprägten Sinn für Harmonie und die »richtigen Proportionen« in Anspruch.[15] Nach ihrem Schönheitsideal in der Kunst befragt, nannten mehrere von Karchers Gesprächspartnern die Kunst der Renaissance im Allgemeinen und die Bildwerke des Michelangelo Buonarotti im Speziellen als ästhetische Bezugspunkte. Dr. Ismail Kuran aus Istanbul zum Beispiel bewundert Michelangelos Werke, weil sie »vollendet in den Proportionen waren«[16], und seine Kollegen stimmen mit ihm darin überein, dass gerade die »harmonische[n] Proportionen« zu den wichtigsten Schönheitsmerkmalen des menschlichen Körpers gehören.

Michelangelo scheint eine ganz besondere Bedeutung für die plastische Chirurgie zu haben, denn sein Name fällt immer wieder und seine Marmorskulptur des *David* ist sicherlich dasjenige Kunstwerk, das am häufigsten in Verbindung mit plastischer Chirurgie abgebildet wird. Offenbar vertrauen Mediziner darauf, dass der *David* den Inbegriff von Schönheit in der menschlichen Form verkörpert und deren Proportionen in Perfektion darstellt. Dagegen haben Kunsthistoriker jedoch schon vor einiger Zeit darauf hingewiesen, dass die Skulptur alles andere als ideal proportioniert ist:[17] Der Kopf und die Hände sind ungewöhnlich groß, zudem ist die linke Hand kleiner als die rechte. In der Kunstgeschichte werden diese Abweichungen von den normalen körperlichen Größenverhältnissen mit dem ursprünglichen Aufstellungsort der Skulptur in großer Höhe, außen am Chor der Kathedrale Santa Maria del Fiore in Florenz, erklärt. An diesem Ort wäre sie in starker Untersicht zu sehen gewesen, so dass Michelangelo den Kopf und die Hand vergrößerte, um deren perspektivische Verkürzung auszugleichen. Außerdem hatte er einen von einem anderen Bildhauer bereits behauenen Marmorblock als Material für die Skulptur übernommen, was vermutlich die Haltung der Figur und ihre Proportionierung beeinflusst hat. Anatomische Unregelmäßigkeiten wurden auch an Michelangelos weiblichen Figuren bemerkt. Bei der Skulptur der Personifikation der »Nacht« auf dem

13 »An artist must not only be able to conceive the end result to be produced, but he must also [...] have the imagination, the intelligence and the dexterity to bring about that result. Is not, then, plastic surgery an art and the plastic surgeon an artist? [...] The plastic surgeon works with living flesh as his clay, and his work of art is the attempted achievement of normalcy in appearance and function.« (Gillies/Millard, *The principles and art of plastic surgery* (1957), S. IX). Das Vorwort stammt von dem Leiter der Abteilung Plastische Chirurgie am Columbia-Presbyterian Medical Center in New York, Jerome Pierce Webster.

14 Dabei benutzt sie immer wieder die populäre Bezeichnung ›Schönheitschirurgen‹.

15 Kapitel VII: »Weltberühmte Schönheitschirurgen«, Interviews von Eva Karcher und Richard Rushfield, in: Taschen, *Schönheitschirurgie* (2005), S. 178–259. Nur drei Chirurgen antworteten direkt mit »nein«, der Rest antwortete ausweichend.

16 Ebd., S. 212.

17 Thode, *Michelangelo* (1908), S. 83.

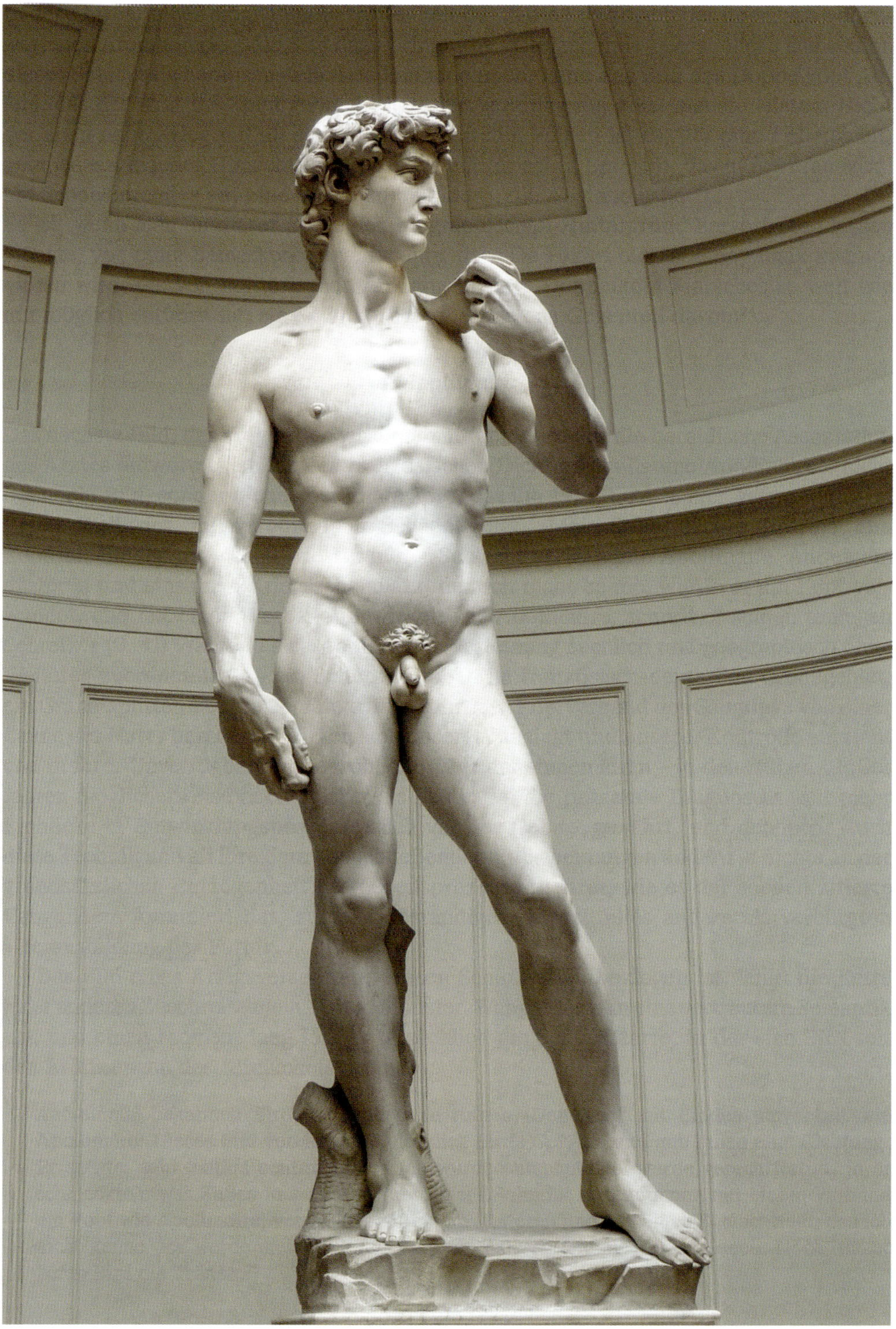

Abb. 2: Michelangelo Buonarroti: David, um 1501–1504.

Grab des Giuliano de' Medici fallen vor allem die Brüste auf, die ungewöhnlich weit auseinander liegen und deren Form als »unnatürlich« bewertet wird.[18]

Für die Mediziner spielt das offenbar keine Rolle, zumal sie meist nur Bilder der Statue und den Namen Michelangelos als unübertroffenen Meister der Bildhauerkunst zitieren, ohne die Erscheinung der einzelnen konkreten Bildwerke selbst in Betracht zu ziehen oder gar auf ihre Proportion hin zu analysieren. Die Bewunderung der plastischen Chirurgie trifft also offenbar nicht die Vorbildlichkeit der Körperproportionen von Michelangelos Skulpturen oder seine Kenntnis der menschlichen Anatomie und ihrer korrekten Wiedergabe. Es geht dabei eher um deren Übereinstimmung, wie im Fall des *David*, mit dem heutigen Ideal des muskulösen Körpers. Wichtiger scheint aber zu sein, mit dem Namen ›Michelangelo‹ das Bild des genialen Künstlers aufzurufen, der äußeren Einschränkungen und anatomischen Unregelmäßigkeiten zum Trotz schöne Körper geschaffen hat. So wird das Label des Künstlernamens, nicht die vom Künstler gestalteten Körper, zum Identifikationsmoment für Chirurgen.

Die populäre US-amerikanische Fernsehserie *Nip/Tuck*, die von zwei plastischen Chirurgen und ihren Patientinnen und Patienten handelt, bestätigt genau diese Übertragung der Aura des genialen Künstlers auf den Chirurgen. In der Folge *Michelangelo with a 10-blade* überredet die Society-Dame Lulu Grandiron den Chirurgen Christian zu der von ihr gewünschten Operation gerade dadurch, dass sie ihn einen »modernen Michelangelo« nennt.[19] Es gibt auch ein ›echtes‹ Vorbild für diese Bezeichnung: Der berühmte brasilianische Chirurg Ivo Pitanguy wird seit Beginn der 1990er Jahre von den Zeitungen weltweit der *Michelangelo des Skalpells* genannt.[20] Während dem fiktiven Charakter Christian Troy und dem realen Chirurgen Ivo Pitanguy diese Beinamen von anderen verliehen wurden, beanspruchen manche Chirurgen die Position des Künstlers auch selbst für sich, wenn sie ihre Werbemittel, Logos und Webseiten mit Buonarrotis bekanntesten Werken, vor allem mit dem *David*, schmücken.[21] Damit wird suggeriert, die Patienten kämen als Ebenbild von Michelangelos Meisterwerk wieder aus dem OP-Saal heraus, als ob der Chirurg ihre ideale Gestalt, so wie der Bildhauer, aus dem groben Stein ihres jetzigen Körpers herausmeißeln könne. Ein augenzwinkerndes, selbst-ironisches Zitat dieses Phantasmas bildet die ›interaktive‹ Werbung für den plastischen Chirurgen »Dr. Kim«: Im ›Fresko‹ am Fahrstuhl des Hochhauses, in dem seine Klinik liegt, ist der Arzt mit der Figur des Schöpfers aus Michelangelos *Sixtinischer Kapelle* selbst verschmolzen und fordert die Patienten auf, sich von seiner Hand neu erschaffen und zum Leben erwecken zu lassen.[22]

18 Strauss/Marzo-Ortega, Michelangelo and medicine (2002), S. 514–515, hier noch weitere Beispiele. Das Grab befindet sich in der Medici Kapelle in San Lorenzo, Florenz.

19 Staffel 5, Folge 12, Minute 22–23.

20 Der Spiegel (»›Michelangelo des Skalpells‹, wie ihn die Zeitungen nennen«), Nr. 24, 14.6.1993, S. 128f.

21 Beispiele mit dem Bild des David: http://plastische-chirurgie-dr-kerpen.de/; https://www.uniklinik-freiburg.de/plastischechirurgie/leistungen.html; http://www.mkg.ukw.de/behandlungsspektrum/aesthetische-gesichtschirurgie.html; sowie http://www.praxisklinik-brahmsallee.de/plastische-chirurgie-schoenheitschirurgie-hamburg/plastische-chirurgie-maenner-hamburg.html [alle 11.10.2016].

22 Unklar ist, ob diese Photographie auf eine existierende Praxis verweist oder ob es sich um eine fingierte Situation handelt, mit der eine clevere Werbeagentur auf sich aufmerksam machen möchte. Das Bild kursiert seit ungefähr 2010 kontextlos als Post im Internet, z. B. auf https://de.pinterest.com/pin/493636809125838707/ [11.10.2016].

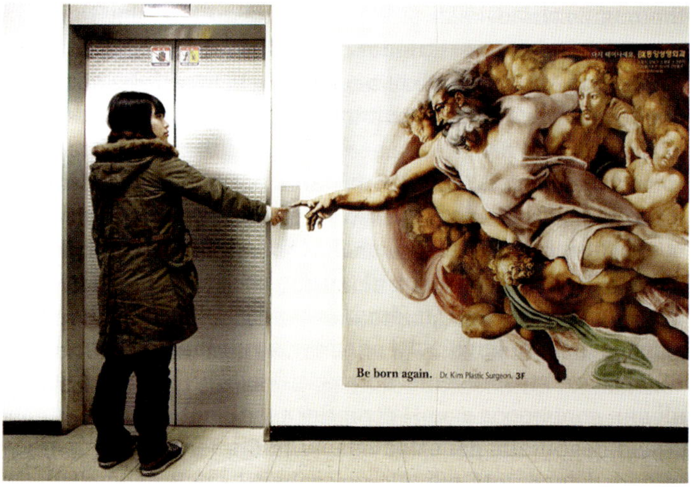

Abb. 3: Hinweis auf eine Praxis für Plastische Chirurgie »Be Born Again. Dr. Kim, Plastic Surgeon«, um 2010.

Die Rolle des Patrons der plastischen Chirurgie teilt sich Michelangelo mit einem ebenso berühmten Kollegen, mit Leonardo da Vinci. In ihrem Editorial der Fachzeitschrift *Plastic and Reconstructive Surgery* stellen die texanischen Chirurgen Rod Rohrich und Daniel Sullivan 2011 beide Renaissancekünstler nebeneinander und fragen ihre Leser: »Sie wollen wie Leonardo da Vinci oder Michelangelo sein? Welcher von beiden sind Sie?«[23] In ihrer Wahrnehmung ist Michelangelos Kunst

> von Philosophie geleitet. Bei seinen Skulpturen »befreite« er die Form, die im Inneren schlummerte, und während die Marmorsplitter vom Stein flogen, kam das Bild zum Vorschein. Michelangelo verkörperte einen »wahren Künstler«, der in den ganz unterschiedlichen Bereichen von Malerei, Bildhauerei, Literatur und Architektur brillierte. Er war entschlossen und hatte zu jeder Zeit sein Ziel vor Augen. Kennen Sie auch so jemanden oder haben Sie bei ihm Plastische Chirurgie studiert?[24]

Michelangelo wird hier nicht als hervorragender Handwerker oder feinsinniger Beobachter der Natur beschrieben, sondern als intuitiver Kreator, durch dessen Hände die Natur gleichsam zu sich selbst kommt. Er arbeitet instinktiv und aus sich selbst heraus. Insofern kann seine Kunst schwerlich ein Referenzsystem dafür liefern, wie die richtigen Formen im OP entstehen können. Vielmehr dient sein ›Genie‹ als Vorlage zur Stilisierung der Figur des Chirurgen selbst: Wenn der Chirurg ein großer Künstler wie Michelangelo ist, werden seine Patienten durch seine Hände ganz selbstverständlich zu Meisterwerken geformt.

23 »So you want to be like Leonardo da Vinci or Michelangelo? Which one are you?« (Rohrich/Sullivan, Editorial (2011), S. 1309.

24 »[...] guided by philosophy. In his sculpture, he was ›freeing‹ the forms that lay within, and as the chips of marble flew off the block, the image emerged. Michelangelo represented a ›true artist‹, mastering the diverse fields of painting, sculpture, literature, and architecture. He was focused and saw the end goal at all times. Does this remind you of someone you know or have trained with in plastic surgery?« (ebd., S. 1309).

3. Proportionsstudien – Vermessen und Zumessen

Wie der geniale Formenschöpfer Michelangelo ist auch Leonardo da Vinci für Rohrich und Sullivan ein Rollenmodell für Chirurgen. Allerdings sehen sie in ihm eine Art Gegentypen, den rechnenden Konstrukteur. Leonardo da Vinci, erklären sie, »war vor allem jemand, der tüftelte und immer wieder Maß nahm. [...] ›Als er älter wurde, widmete er sich immer mehr seinen wissenschaftlichen Interessen. [...] Hunderte von Zeichnungen und Notizen zeugen vom außergewöhnlichen Umfang seiner Forschungen, die er zu enzyklopädischen Abhandlungen ausarbeiten wollte.‹«[25] Die Autoren zeichnen Leonardo als einen unermüdlichen Forscher, der gründlich und sorgfältig den menschlichen Körper vermaß, seine Beobachtungen mit Schreibfeder und Zeichenstift festhielt und dann in ein wissenschaftliches System zu bringen suchte. Schließlich plante er, sein erarbeitetes Wissen über die Proportionen zu veröffentlichen, denn er wollte es nicht nur selbst für seine Malerei nutzen, sondern auch anderen bereitstellen. Zusammen mit seinen anatomischen Studien wollte er die Proportionsstudien in einem Traktat zusammenfassen, der sowohl Künstlern wie auch Medizinern die menschliche Anatomie in Bild und Text aufschlüsseln sollte.

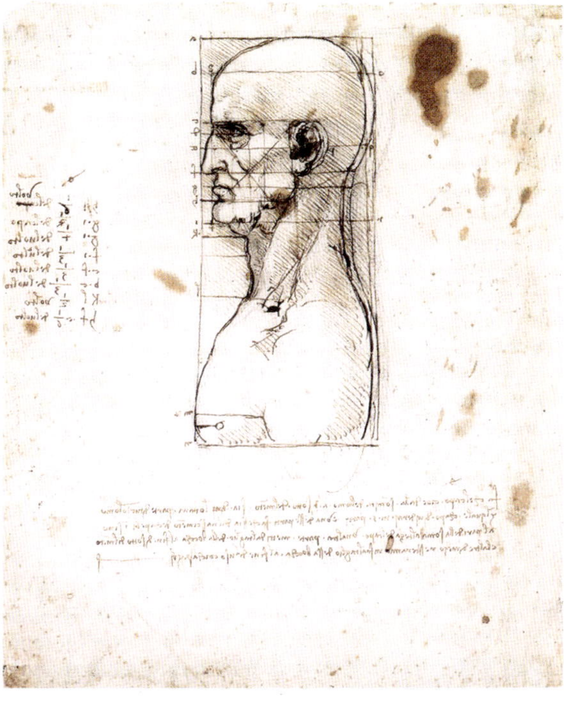

Abb. 4: Leonardo da Vinci: Männlicher Kopf mit Proportionseinteilungen, um 1490.

25 Leonardo »was very much one who tinkered and measured over and over. [...] ›In his later life, [he] devoted himself more and more to his scientific interests. [...] The extraordinary scope of his [...] inquiries is attested in the hundreds of drawings and notes that he hoped to incorporate into an encyclopedic set of treatises.‹« Die letzten beiden Sätze sind Zitate aus Janson, The High Renaissance in Italy (1986), S. 436–463.

Während die Chirurgen Rohrich und Sullivan mehr Sympathien für den intuitiven Michelangelo zu haben scheinen, würden es die meisten plastischen Chirurgen vermutlich vermeiden, im Operationssaal frei Hand zu modellieren wie er, und sich stattdessen eher an Leonardos Methode orientieren, das heißt nach einem präzise bestimmten Operationsplan vorgehen. Darüber hinaus ist ein konkreter, überindividueller Proportions-Maßstab, der als Bezugsrahmen für operative Korrekturen und Umformungen innerhalb der plastischen Chirurgie dienen kann, in der Lehre und bei Gesprächen mit Patienten leichter zu vermitteln.

Während der Künstler Michelangelo Buonarroti als geeignetes Vorbild für das Selbstverständnis und die Außendarstellung der Person des Chirurgen dienen kann, hat doch der Wissenschaftler und Ingenieur Leonardo da Vinci mit seinen Proportionsstudien dem Chirurgenhandwerk ein praktischeres Erbe hinterlassen. Denn Leonardo da Vinci ist nicht nur für seine wundervollen Portraitgemälde bekannt, sondern auch für seine Zeichnungen der menschlichen Anatomie. In eigenhändig durchgeführten Leichensektionen erkundete er die inneren Organe des Körpers, ebenso wie er in endlosen Messreihen dessen Verhältnisse von außen studierte.

Daneben studierte er die antiken Schriften, wie zum Beispiel die *Zehn Bücher über Architektur* des römischen Architekten und Ingenieurs Vitruv, der darin den Aufbau eines Tempels mit den Proportionen des menschlichen Körpers verglich. Um die Schönheit und Ordnung des Körpers darzustellen, erarbeitete er in dieser Schrift einen Satz an Proportionsregeln, der bis heute vor allem von Künstlern wiederholt und beachtet wird. Er schrieb beispielsweise, dass die Spannweite der Arme gleich der Körpergröße sei, weshalb ein Mensch mit ausgestreckten Armen genau in ein Quadrat passe.[26] »Auch die übrigen Glieder«, fuhr Vitruv fort, »haben ihre eigenen Proportionen [...], durch deren Beachtung auch die berühmten Maler und Bildhauer großen und unbegrenzten Ruhm erlangt haben.« Da Vinci griff diese und andere Vorstellungen von den Verhältnissen des menschlichen Körperbaus auf und setzte sie in einer Zeichnung[27] um, die heute als der *Vitruvianische Mensch* bekannt ist und neben Michelangelos *David* zur Ikone der Plastischen und Ästhetischen Chirurgie wurde. Darin machte er sich ebenso Vitruvs Angaben zu den Proportionen des Gesichts zu eigen. Auf der genannten Zeichnung notierte er zum Beispiel die Sätze:

> Der Abstand vom Haaransatz bis zum Rand des Unterkinns ist ein Zehntel der Größe des Menschen, der vom unteren Rand des Kinns bis zum Scheitel des Kopfes ist ein Achtel der Größe des Menschen [...] Was die Teile zwischen dem Kinn und der Nase sowie zwischen dem Ansatz des Haars und der Augenbrauen betrifft, so ist jeder Abstand für sich gleich dem Ohr [= der Länge des Ohrs] und beträgt ein Drittel des Gesichts.[28]

Vitruvs Satz von der Aufteilung des Gesichts in drei gleich große Teile (vom Kinn bis unter die Nase, von hier bis zur Mitte der Augenbrauen und von dort zum Haaransatz) ist die wohl langlebigste seiner Proportionsangaben. Leonardo da Vinci hat sie in so gut wie allen seinen Zeichnungen und Notizen zur Gesichtsproportion angewendet und durch

26 Vitruvius, *De architectura libri decem* (1996), S. 137–139.
27 Gallerie dell'Accademia, Venedig, Inv. Nr. 288.
28 da Vinci, *Tagebücher und Aufzeichnungen* (1952), S. 130–131.

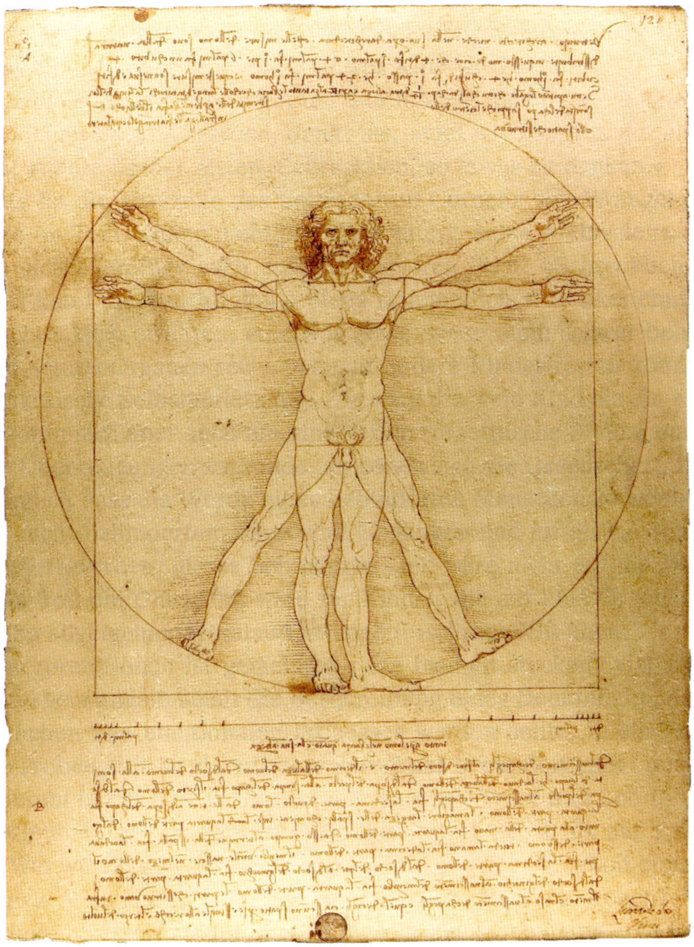

Abb. 5: Leonardo da Vinci: Der Vitruvianische Mensch, um 1492.

Hilfslinien erkennbar gemacht.[29] Sie wird nicht nur bis heute von Zeichenlehrern für die Aufteilung von Gesichtern zitiert; sie bildet auch eine der bis heute gültigen Grundlagen des physiognomischen Wissens und der Forschungen zur Mimik.

In den 1980er Jahren überprüfte eine Gruppe von Anthropologen, ob Vitruvs Angaben über die gleichmäßige Dreiteilung des Gesichts auf heute lebende Menschen zutrifft, und vermaß dazu mehr als 100 junge Menschen in kanadischen Schulen und Universitäten.[30] Die Forscher kamen zu dem Ergebnis, dass die Aufteilung des Gesichts in drei annähernd gleiche Teile praktisch nicht vorkommt. Bei allen gemessenen Personen war

29 Zum Beispiel in der Zeichnung in der Royal Library, Windsor Castle, 12601. Vgl. Keele/Pedretti, *Atlas der anatomischen Studien in der Sammlung Ihrer Majestät Queen Elizabeth II. in Windsor Castle* (1978); zuletzt: Clayton/Philo, *Leonardo da Vinci* (2012).

30 Farkas u. a., Vertical and horizontal proportions of the face in young adult North American Caucasians (1985), insb. S. 329 und S. 332.

die Nase kürzer als der untere Gesichtsteil und bei 95 % war sie kürzer als die Stirn. Der Vergleich zwischen Stirn und unterem Gesichtsteil ergab, dass bei annähernd der Hälfte der Vermessenen der untere Gesichtsteil länger war, bei 35 % die Stirn länger als der untere Gesichtsteil. Nur bei 15,5 % waren Stirn und unterer Gesichtsteil gleich lang. Trotz dieser Abweichung zwischen lebenden Körper und der idealen Regel bietet diese eine praktische Orientierung für Chirurgen, um die Gesichter ihrer Patienten zu analysieren.[31] Denn auch wenn die ideale Proportion von drei gleich langen Gesichtsbereichen nicht in den vermessenen lebenden Menschen vorgefunden wurde, also offenbar nicht »normal« im Sinne von »durchschnittlich« ist, wird sie im Bild, auf einer Zeichnung oder bei einer Skulptur, als schön empfunden. Daher nennen Richard Gliklich und andere Chirurgen dieses Dreier-Verhältnis immer wieder als einen wichtigen Maßstab ihrer Arbeit.[32]

Indes begnügte sich da Vinci nicht mit Vitruvs Angaben, sondern machte sich Ende der 1480er Jahre daran, die Körper junger Männer seiner Zeit zu vermessen – zwei von ihnen sind namentlich bekannt[33] –, um das Proportionsschema weiter zu verfeinern. Immer wieder nahm Leonardo auch am menschlichen Kopf Maß und suchte nach sinnvollen Verhältnissen der einzelnen Teile zueinander. Außerdem suchte er nach zugrunde liegenden geometrischen Figuren, in denen sich harmonische Proportionen darstellen ließen, wie zum Beispiel das Quadrat, mit dem er die Proportionen des Kopfes und des Gesichts einzufangen und zu ordnen suchte.[34] Er erhob Hunderte von Maßen, zum Teil an lebenden Modellen, zum überwiegenden Teil aber wohl an seinen eigenen Zeichnungen. Dabei verfuhr er häufig so, dass er eine Figur frei Hand zeichnete und diese dann nachträglich ausmaß, um zu überprüfen, in welchen Verhältnissen die dargestellten Teile zueinander stünden. Trotz allem gelang es ihm nicht, die eine exakte Formel, die allen Körpermaßen zugrunde liegt, zu finden. Wahrscheinlich war dies ein Grund dafür, dass er seine geplante Abhandlung über die Proportionen nie fertigstellte, obwohl viele Blätter und Abschnitte in seinen Notizbüchern, in denen er gewohnt war seine Beobachtungen aufzuschreiben, erhalten sind. Einzig sein Vitruv-Blatt arbeitete er so weit aus, dass es hätte gedruckt und verbreitet werden können. Und so wurde diese Zeichnung bzw. der winzige Ausschnitt der darauf festgehaltenen Proportionen zur autoritativen Repräsentation seiner Jahre andauernden forschenden Beschäftigung mit den Maßen des menschlichen Körpers.

Nur kurze Zeit nach Leonardo befasste sich nördlich der Alpen ein weiterer, von Chirurgen oft zitierter Gewährsmann für das Wissen von den Verhältnissen des Körpers mit den menschlichen Proportionen: Albrecht Dürer. Er hatte um 1500 von dem in Nürnberg lebenden Venezianischen Maler Jacopo de' Barbari gehört, es existiere »in Italien ein Konstruktionsverfahren für die menschliche Gestalt«[35]. Zudem hatte er eine Zeichnung eines Mannes und einer Frau gesehen, die mit Hilfe dieses Verfahrens

31 Eine Alternative sind die »ästhetischen Einheiten des Gesichts« nach Gonzalez-Ulloa, Quantitative principles in cosmetic surgery of the face (1961) oder Converse, *Reconstructive Plastic Surgery* (1964), vgl. auch Hönig, *Ästhetische Chirurgie* (2000), S. 117–119. Diese haben sich aber in der plastischen Chirurgie des Schädels nicht durchgesetzt, weil sie sich aus Spannungslinien der Gesichtshaut ableiten.

32 Die Angabe wird allerdings überwiegend Leonardo zugeschrieben.

33 Zöllner, Leonardo da Vinci (2003), S. 104–106, insb. S. 104.

34 Zum Beispiel Manuskript A [Manuskript 2172], 62v-63r, Bibliothèque de l'Institut de France, Paris.

35 Hammerschmied, *Albrecht Dürers kunsttheoretische Schriften* (1997), S. 55. Offenbar war damit Leon Battista Albertis Schrift *De statua* (Über das Standbild, ca. 1435) gemeint.

konstruiert worden war. Da Barberi Dürer keine Details verraten wollte, begann dieser selbst damit, sich mit den Gesetzmäßigkeiten der menschlichen Gestalt zu beschäftigen. Dabei war sein Ausgangspunkt ebenfalls der erst kurz zuvor, 1486, im Druck erschienene Architekturtraktat von Vitruv. Wie Leonardo, dessen Studien ihm nicht bekannt gewesen sein dürften, begann auch er, Vitruvs Angaben durch eigene Forschungen zu ergänzen. Anders als Leonardo aber beendete er sein Manuskript nach fast drei Jahrzehnte währenden Studien, und 1528 erschienen posthum die *Vier Bücher von menschlicher Proportion* als Zusatz zu seiner Perspektivlehre *Underweysung der Messung mit dem Zirckel und Richtscheyt* (1525).

In den Büchern zur Proportion stellt Dürer mehrere Körperbautypen mit ihren je eigenen Proportionsregeln vor sowie Regeln für die Konstruktion und Variation von Köpfen. Dürers Erkenntnis, dass es nicht den einen normativen Idealtypus gibt, sondern mehrere, nach Körperbau und Konstitution verschiedene als ideal zu betrachtende Körper (darunter auch weibliche und kindliche Körper), stellt eine Variante zum italienischen Vorbild dar. Allerdings macht sie seine Proportionslehre nicht einfacher in der Anwendung; Dürers Proportionsmodell ist so detailliert, dass seine vorgebliche Regelhaftigkeit nicht mehr nachvollziehbar ist.[36] Dazu kommt eine nicht standardisierte und daher unpräzise Nomenklatur der Messpunkte oder Landmarken für die einzelnen Körperabschnitte, die eine eindeutige Übertragung auf den lebenden Körper oder ein Kunstwerk unmöglich macht.

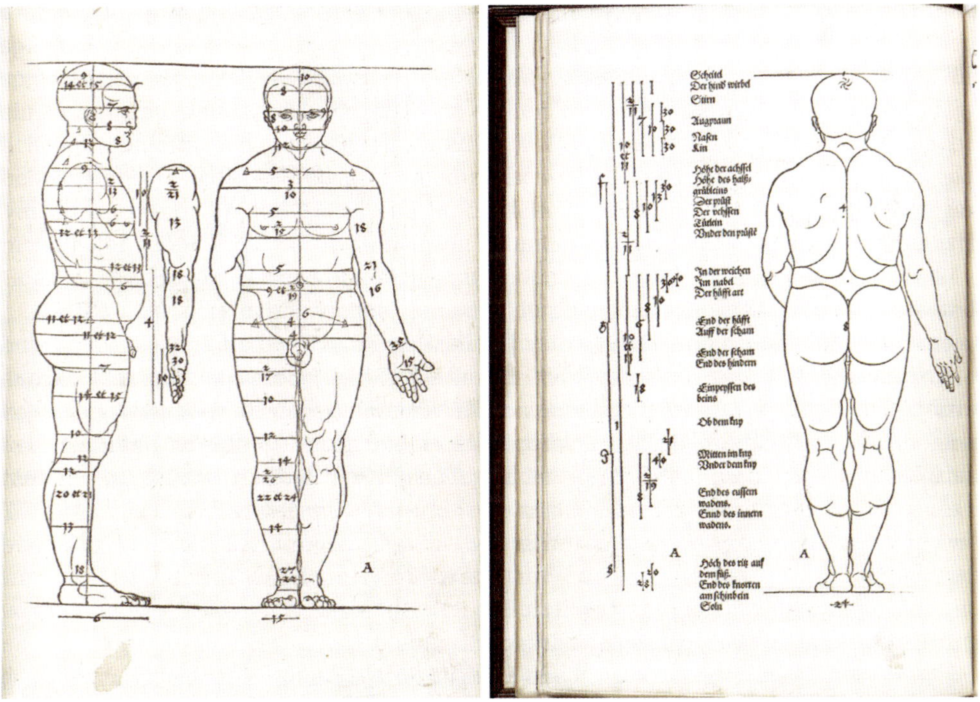

Abb. 6: Albrecht Dürer: Proportionen eines Mannes von 7 Kopf Körperhöhe, 1528.

36 Vergleiche auch Panofsky, Die Entwicklung der Proportionslehre als Abbild der Stilentwicklung 1921), S. 217, zitiert nach Panofsky, *Deutschsprachige Aufsätze I* (1998), S. 70.

Dürers Schrift wird oft als Resultat einer empirischen Datenerhebung an lebenden Menschen verstanden. Dies beruht dem Dürer-Forscher Berthold Hinz zufolge aber auf einem Missverständnis des Wortes ›messen‹: Die ermittelten Maße verdankten sich, im Einklang mit der früh-neuhochdeutschen Wortbedeutung,[37] nicht dem Abmessen von tatsächlich vorhandenen Strecken, sondern dem Zumessen oder Zuschreiben von Zahlenwerten.[38] Das heißt, das Zeichnen einer wohl-proportionierten Gestalt beginnt nicht mit dem Abmessen von realen Menschen und der Übertragung dieser Maße auf das Papier, sondern mit dem Zuteilen eines Maßes nach Maßgabe einer vorherigen Überlegung. Dabei ist entscheidend, dass Dürer von mehreren verschiedenen Idealtypen der menschlichen Gestalt ausgeht, die er in seiner Schrift detailliert vorführt. Diese Typen werden nach der Größe ihrer gesamten Körpergestalt unterschieden, die von sieben bis zehn Köpfen Länge reicht. Wie er jedoch diese jeweiligen Körperlängen dann in die einzelnen Körperglieder unterteilt hat – wie also das eigentliche ›Messen‹ vonstattenging – darüber schweigt Dürer sich aus. Zwar wird er Vitruvs Angaben als Ausgangspunkt benutzt haben, die eigentliche Aufteilung des Körpers in proportionale Verhältnisse der Körperglieder zueinander und die genauen Maßverhältnisse der verschiedenen Körpervarianten erfolgte aber in einem Prozess des zeichnerischen Ausprobierens auf dem Papier, wie Berthold Hinz vermutet.[39] Weder Dürer noch Leonardo leiteten also die Regelhaftigkeit des menschlichen Körpers direkt aus einer beobachteten Natur ab; vielmehr suchten sie die Regelhaftigkeit einer von einem ordnenden Gott geschaffenen Natur im menschlichen Körper mit Hilfe des Zeichnens von schönen Körpern auf dem Papier zu rekonstruieren.

Interessanterweise findet dieses Zumessen oder Zuweisen von Körperproportionen noch immer statt. In dem 2012 erschienenen, bekannten und weit verbreiteten *Bildatlas zur klinischen Anatomie*[40] findet man die Photographien eines weiblichen Modells, auf denen die Dreiteilung des Gesichtes mit Linien eingezeichnet und in Bruchzahlen angegeben ist.[41] Die schon von Vitruv bekannten drei Strecken des Gesichts – von der Spitze des Kinns (Menton) bis unter die Nase (Subnasale), von hier bis zur Mitte der Augenbrauen (Glabella) und von dort zum Haaransatz (Trichion) – sind mit je »1/3« ausgewiesen. Misst man an der Photographie jedoch nach, erkennt man leicht, dass die drei Teile nicht die exakt gleiche Länge haben. Zum Beispiel sind in der En-face-Version unterer Gesichtsteil und Stirn gleich lang, die Nase aber kürzer. Wenn man das Profilfoto des Gesichts betrachtet, sind hingegen der untere Gesichtsteil und die Nase gleich lang, aber die Stirn ist kürzer. Auch wenn man die technisch bedingte Verzerrung der Abbildungen durch die Kamera und beim Druck berücksichtigt, ist doch deutlich, dass die symbolische Dreiteilung dem Gesicht *zu*gemessen, aber nicht exakt *aus*gemessen ist.

37 Vgl. das Lemma ›Messen (1)‹ in *Deutsches Wörterbuch von Jacob und Wilhelm Grimm* (1961), Sp. 2116.

38 Hinz, ›Maß und Messen‹ – Dürers Zahlenwerk zur menschlichen Proportion (2009); vgl. auch Dürer, *Vier Bücher von menschlicher Proportion* (2011).

39 Hinz, ›Maß und Messen‹ (2009), bes. S. 128–135.

40 Radlanski/Wesker, *Das Gesicht* (2012).

41 »Die Stirnregion zwischen Haaransatz und Glabella, die Mittelgesichtsregion zwischen Glabella und Subnasale und die Untergesichtsregion zwischen Subnasale und Menton stellen gleichgroße Anteile dar« (ebd. S. 8–9).

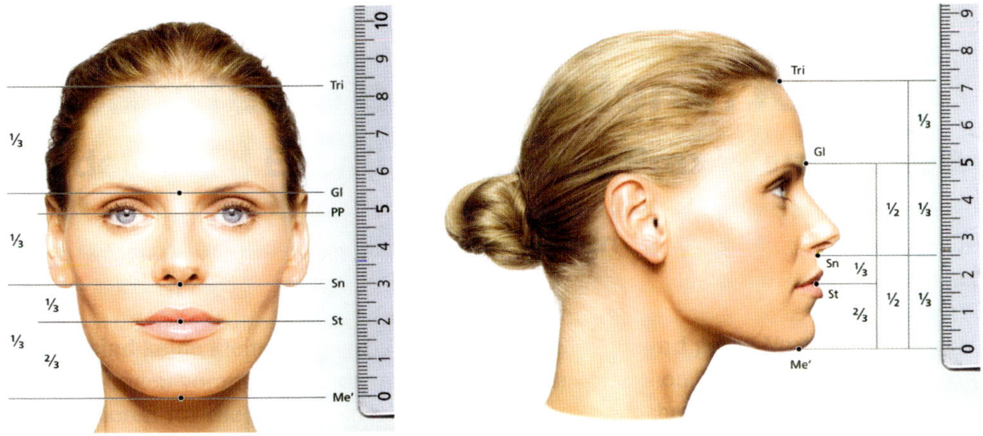

Abb. 7: Ralf J. Radlanski, Karl H. Wesker: Proportionen des Kopfes vertikal, um 2012, Detail der Buchseite mit aufgelegtem Lineal.

So sind Proportionssysteme nie vollkommen objektive Regelwerke, sondern immer auch von kulturellen Faktoren ihrer Zeit beeinflusst, wie der Kunsthistoriker Erwin Panofsky in seinem Aufsatz *Die Entwicklung der Proportionslehre als Abbild der Stilentwicklung* 1921 gezeigt hat.[42] Leonardos und Dürers Studien lag die Vorstellung einer Korrespondenz zwischen innerer und äußerer Welt, zwischen Mikro- und Makrokosmos zu Grunde, nach der der menschliche Körper den Weltenkosmos spiegle und nach dem gleichen Plan aufgebaut sein müsse. Wer die Gestaltprinzipien des Menschen entschlüsseln könne, habe nicht nur die Bestätigung für den göttlichen Ursprung des Menschen gefunden, sondern auch den Bauplan des Kosmos, die Weltformel. Sollte dies einem Künstler gelingen, könnte das die Kunst aus dem Stand des Handwerks in jenen der Wissenschaft erheben – ein Ziel, das Leonardo da Vinci ein Leben lang verfolgte.

Letztlich funktioniert der Bezug der heutigen Mediziner auf die Proportionsstudien der Renaissancekünstler ähnlich, wenn auch mit einem weitaus geringeren Anspruch. Die Tatsache, dass sich die Künstler der Renaissance mit der Regelhaftigkeit des menschlichen Körpers beschäftigt haben und ihre Schöpfungen bis heute als Maßstab schöner Kunstwerke gelten, suggeriert, dass diese Künstler die gültige Proportionsformel für den menschlichen Körper gefunden haben. Indem Ärzte und Chirurgen sich auf die vermeintliche Autorität künstlerischen Wissens beziehen, legitimieren sie die eigenen Analysen und Eingriffe.

Dürer war nicht der letzte Künstler, der eine Proportionslehre des menschlichen Körpers aufstellte. Ab Ende des 16. Jahrhunderts fanden die künstlerischen Fachbücher zur Proportion ein neues und demokratischeres Verbreitungssystem: das Zeichenbuch.[43] Mit dem Wandel der künstlerischen Ausbildung von der Werkstattlehre bei einem Zunftmeister zum Unterricht an einer Kunstakademie entstand der Bedarf an standardisierten

42 Panofsky, Die Entwicklung der Proportionslehre als Abbild der Stilentwicklung (1921), S. 188–219. Hier zitiert nach Panofsky, *Aufsätze zu Grundfragen der Kunstwissenschaft* (1975).

43 Vgl. Dickel, *Deutsche Zeichenlehrbücher des Barock* (1987) sowie Heilmann u. a., *Punkt, Punkt, Komma, Strich* (2014).

Lehrmedien, die in Ergänzung zum Klassenunterricht Anfängern helfen sollten, die Grundlagen des freien Handzeichnens zu erlernen. So entstand im 17. Jahrhundert das Genre des Zeichenbuches, das unter anderem vereinfachte und didaktisch aufbereitete Versionen von Proportionsstudien enthielt. Der menschliche Kopf galt als eines der schwierigsten Motive für die Zeichenschüler und dessen Darstellung wurde ihnen daher häufig als eine der ersten Aufgaben gestellt.[44] Um diese Aufgabe zu erleichtern, wurde der Kopf erst auf eine geometrische Grundform, meistens ein Oval oder einen Kreis reduziert, um diese Form dann mit Hilfe eines Kreuzes, dessen Längsachse über die Nase und dessen Querachse über die Augen verläuft, zu teilen. Auf dieses Schema konnten die von Vitruv und seinen Nachfolgern festgestellten Gesichtsproportionen projiziert werden. Der Vorteil bestand darin, ein so komplexes Gebilde wie den menschlichen Kopf nicht nur durch zweidimensionale Streckenmaße zu erfassen, wie Leonardo und Dürer es versuchten, sondern der Dreidimensionalität des Gegenstandes mit einem Verfahren der Kombination von Strecken und geometrischen Formen gerechter zu werden (> V,4).

Die Methode, mit Oval, Kreuz und den drei gleichen Teilen des Gesichts die wichtigsten Konturen und Anhaltspunkte für einen Kopf zu markieren, bewährte sich schnell für die zweidimensionale Darstellung auf dem Papier und wurde von den meisten Zeichenlehrbüchern übernommen. Sie wird, mit Varianten, bis in die heutige Zeit angewandt.[45]

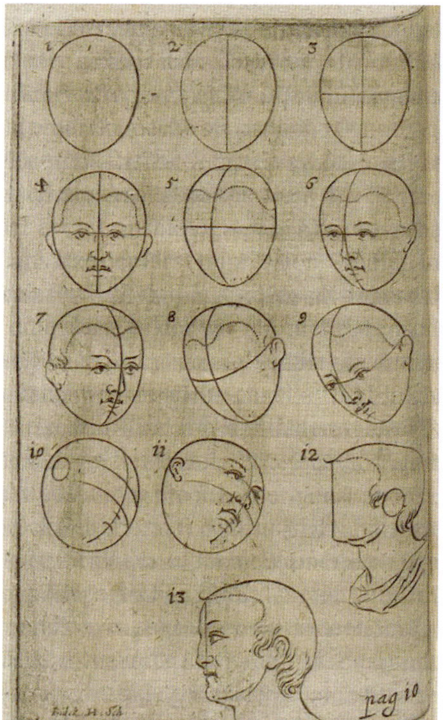

Abb. 8: Wilhelm Goeree: Die zeichnerische Konstruktion des Kopfes mit Oval und Kreuz, 1668.

44 Zum Beispiel in Jean Cousins *Livre de Pourtraicture*, Paris 1571; Willem Goerees *Inleydinge tot de alghemeene Teycken-Konst*, Amsterdam 1668; oder Johann Daniel Preisslers *Die durch Theorie erfundene Practic...*, Nürnberg 1740. Vgl. auch Dickel, *Deutsche Zeichenlehrbücher des Barock* (1987).

45 Zum Beispiel Loomis, *Drawing the Head and Hands* (1956).

4. Der Goldene Schnitt

Ein weiteres Konzept bei der Analyse und Konstruktion von Gesichtern, das von plastischen Chirurgen im 20. Jahrhundert aufgegriffen wurde, ist das des ›Goldenen Schnittes‹. Ein Verhältnis nach dem Goldenen Schnitt entsteht, wenn man eine Strecke so teilt, dass das Verhältnis der ganzen Strecke zu ihrem größeren Teilstück dem Verhältnis des größeren zum kleineren Teil entspricht. In Zahlen ausgedrückt ist dies das Verhältnis 1 : 0,618...[46]

Dieses besondere, sich selbst wiederholende Teilungsverhältnis wurde um 450 v. Chr. von den Pythagoräischen Mathematikern in den Seitenlängen und Diagonalen ihres Erkennungszeichens, des gleichseitigen Pentagramms, entdeckt. Ausführlich beschrieben wurde es von Euklid im 3. Jahrhundert v. Chr. zur Konstruktion von Drei- und Vierecken und anderen geometrischen Formen. 1509 widmete der Mathematiker Luca Pacioli, ein Zeitgenosse und Freund Leonardo da Vincis, dem »göttlichen Verhältnis« einen dreiteiligen Traktat mit dem Titel *De divina proportione*, den Leonardo mit eindrucksvollen Holzschnitten illustrierte. Pacioli, der überwiegend Kenntnisse aus älteren Quellen wie den Schriften der Pythagoreer und des Euklids wiedergibt, nennt keine praktischen Verwendungsmöglichkeiten der göttlichen Proportion außerhalb der Mathematik. Zwar erwähnt er im zweiten Teil seiner Schrift, der an Kunsthandwerker und Architekten gerichtet ist, Leonardos *Abendmahl* als Beispiel für eine harmonische Komposition, bezieht sich damit aber auf den Umgang mit der Zahl Zwölf, nicht aber auf die proportionalen Verhältnisse des Gemäldes.[47] Umgekehrt findet sich auch in Leonardos Schriften zur Kunst keine Erwähnung dieses ästhetischen Konstruktionsmittels, das erst später »Goldener Schnitt«[48] und »göttliche Proportion« genannt wurde. Und auch in seinen eigenen Proportionsstudien hat er sie nicht auf den menschlichen Körper angewandt. Trotzdem werden sein angesehener Name und das Proportionsverhältnis des Goldenen Schnittes heute häufig, wie zur Bestätigung der gegenseitigen Bedeutung, miteinander verknüpft.

Mitte des 19. Jahrhunderts wurde der Goldene Schnitt von dem Philosophen und Schriftsteller Adolf Zeising als »ausgezeichnete unter den Proportionen«[49] und als universales, ideal-harmonisches Gestaltungsgesetz mit scheinbar unbegrenzten Einsatzmöglichkeiten propagiert. In seiner einflussreichen Schrift *Neue Lehre von den Proportionen des menschlichen Körpers aus einem bisher unbekannt gebliebenen die ganze Natur und Kunst durchdringenden morphologischen Grundgesetze* schrieb Zeising 1854, dass in dem Verhältnis des Goldenen Schnittes

> das Grundprincip aller nach Schönheit und Totalität drängenden Gestaltung im Reich der Natur, wie im Gebiet der Kunst enthalten ist und dass es von Uranfang an allen Formbildungen und formellen Verhältnissen, den kosmischen wie den individualisierenden, den organischen wie den anorganischen, den akustischen wie den optischen, als höchstes Ziel und Ideal vorschwebt, jedoch *erst in der Menschengestalt seine vollkommene Realisation erfahren hat*.[50]

46 Die Zahl Phi (Φ), 1,618..., ist eine irrationale Zahl, d.h. sie lässt sich nicht als Verhältnis zweier ganzer Zahlen darstellen und hat unendlich viele Stellen hinter dem Komma.

47 Götze/Schillinger, Von Ananas bis Zeising (2016), S. 21.

48 Der Ausdruck ›goldener Schnitt‹ erscheint erstmals in Ohm, *Die reine Elementar-Mathematik* (1835), vgl. z.B. Markowsky, Misconceptions about the Golden Ratio (1991), S. 4.

49 Götze/Schillinger, Von Ananas bis Zeising (2916), S. 16. Vgl. auch Fendius, Vom Versuch Schönheit zu messen.

50 Zeising, *Neue Lehre von den Proportionen des menschlichen Körpers* (1854), S. V (Hervorhebung U.K.).

Er sah im Goldenen Schnitt ein universelles Gestaltungsprinzip, das nicht nur überall in der Natur aufzufinden sei – zum Beispiel in der Anordnung von Blättern an einem Ast oder von Samen im Fruchtstand der Sonnenblume – sondern auch in den Kunst- und Bauwerken der antiken und alten Meister. Damit bewertete er es als ein objektives, aus den natürlichen morphologischen Gesetzen der Natur abgeleitetes, sowie autoritatives, von den anerkanntesten Meistern der Kunst und Architektur sanktioniertes Schönheitsideal. Es ist zu beachten, dass Zeising von einem ästhetischen *Ideal der Schönheit* spricht, nicht von Attraktivität. Die Schönheit des Goldenen Schnittes ergibt sich für Zeising gerade aus seinem stetigen Auftauchen in unterschiedlichsten Phänomenen, durch die er sich als grundlegendes Prinzip der Natur zu erkennen gibt. Den ultimativen Beweis für die Richtigkeit seiner Entdeckung, dass das Verhältnis des Goldenen Schnitts mit dem »unmittelbaren und allgemeinen Schönheitsgefühl« übereinstimme und die »vollkommenste proportionale Gliederung« sei, erbringt Zeising in seinem Buch durch den »Nachweis, dass der menschliche Körper in seinem Urtypus und in seinen vollkommneren Bildungen im Ganzen und in allen seinen Theilen nach diesem Gesetze gegliedert ist, d. h. dass die Längen- und Breitemaasse seiner verschiedenen Theile oder Glieder aus einer fortgesetzten Theilung des ganzen Körpers und seiner Glieder nach der Regel des goldenen Schnitts hervorgegangen sind.«[51]

Am menschlichen Kopf findet Zeising diese Verhältnisse am vollkommensten ausgebildet. Mit Hilfe von Abbildungen von Köpfen, Schädeln und antiken Statuen sowie der Angabe ihrer auf drei Stellen nach dem Komma präzisen Maße weist er das stetig sich exakt wiederholende Verhältnis des Goldenen Schnitts nach:

> Theilen wir nämlich unserer Regel gemäss zuerst die Höhe des gesamten Kopfes von der Halsmitte bis zum Scheitel (AE): so geht der Schnitt im Punkt b gerade durch die beiden Bogen der Augenbrauen oder den Orbitalrand hindurch [...] Es verhält sich also die Höhe der oberen Kopfpartie Ab (vom Scheitel bis zum Orbitalrande) zur unteren Kopfpartie bE (vom Orbitalrande bis zum Kehlkopf) wie diese zur ganzen Kopfpartie AE; oder umgekehrt mit Beifügung des Zahlenwerths:
> Ganze Kopfpartie : Untere Kopfpartie : Obere Kopfpartie [ist gleich]
> 145,898 : 90,169 : 55,728.[52]

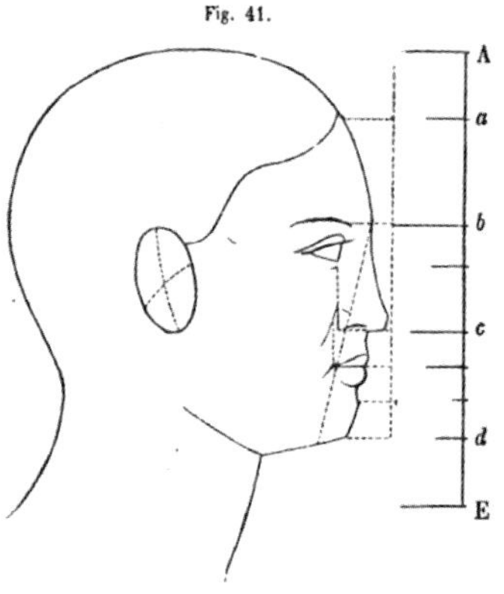

Abb. 9: Adolph Zeising: Proportionen des Kopfes, um 1854.

51 Ebd., S. 174.
52 Ebd., S. 186.

Dieses Verhältnis ist Zeising zufolge ein grundlegendes und natürliches Bildungs- und Gestaltungsgesetz, das Schönheit in messbarer Form erzeuge. Das bedeutet zugleich, je mehr ein menschlicher Körper – und dies gilt vor allem für den Kopf – diesem Verhältnis folgt, desto näher kommt er der Idealform und desto schöner ist er auch.

So liegt es nahe, den Goldenen Schnitt nicht nur für die Analyse von Körpern, Köpfen und Gesichtern zu benutzen, sondern ihn auch als Orientierung bei der Veränderung von Körpern und Gesichtern durch die plastische Chirurgie als Schönheitsregel zugrunde zu legen. Die vielleicht bekannteste praktische Anwendung des Goldenen Schnitts in der Medizin hat der amerikanische Mund-Kiefer-Gesichts-Chirurg Stephen Marquardt entwickelt. Er entwarf in den 1990er Jahren die »Golden Decagon Mask« oder »Marquardt Beauty Analysis Mask« (MBA-Maske). Dazu überzog er Photographien von Gesichtern zeitgenössischer Filmschauspielerinnen und professioneller Mannequins mit den Linien eines »Goldenen Dekagons«, eines regelmäßigen Zehnecks, dessen Seiten- und Diagonallängen im Verhältnis 1 : 0,618 zueinander stehen. Die Übereinstimmungen zwischen dem ›goldenen‹ Schema und den Konturen des Gesichts fixierte er in einer zu einem Liniengerüst abstrahierten Gesichtsmaske, während er alle Linien des Zehnecks, die im Gesicht keine Entsprechung fanden, entfernte. Diese Maske bezeichnet, so Marquardt, »Gesichtszüge, die universell als schön wahrgenommen« werden. Der Einsatz der Gesichtsdaten von Models und Stars garantiert Marquardt zufolge, dass die Maske ein als schön wahrgenommenes Gesicht repräsentiert, da die ›Daten-Vorlagen‹ schließlich dafür bezahlt würden, attraktiv zu erscheinen.[53] Als normativer Maßstab auf die Gesichter seiner Patientinnen und Patienten projiziert, hilft die Maske, von der Marquardt auch ein männliches Gegenstück produzierte, bei der operationsvorbereitenden Gesichtsanalyse: Linien, die vom idealen Vorbild der MBA-Maske abweichen, können schließlich chirurgisch oder kosmetisch an diese angeglichen werden.

Die Verwendung des »goldenen Dekagons« als Quellcode für Schönheit leitete Marquardt aus der Struktur der Desoxyribonukleinsäure ab, die als Baustein allen Lebens gilt: In der von oben gesehenen Spirale des DNS-Molekül-Modells weisen die einzelnen Atome und Atomverbindungen, so Marquardt, genau die Anordnung des »goldenen Zehnecks« auf: »Da alle Teile der Goldenen Proportion im Gesicht vorhanden sind und das Gesicht mit Hilfe der DNS entstanden ist (die wiederum selbst geometrisch und mathematisch gemäß der Goldenen-Dekagon-Matrix aufgebaut ist), ist wohl die Struktur des Gesichts selbst auch auf irgendeine Art nach der geometrischen Form der Goldenen-Dekagon-Matrix aufgebaut.«[54]

Dieser Behauptung stellt Marquardt eine farbige Abbildung eines DNS-Moleküls zur Seite, die eine zehneckige oder -zackige Struktur aufweist, bei der es sich tatsächlich

53 Marquardt/Gottlieb, Dr. Stephen R. Marquardt on the Golden Decagon and Human Facial Beauty (2002). Auch http://www.beautyanalysis.com/research/perfect-face/ (11.10.2016). Hier auch Links zu den beiden von Marquardt angemeldeten Patenten zur Anwendung der Maske.

54 »Since all of the Golden Elements are seen in the face, and since the face is constructed from the DNA (which itself is constructed geometrically and mathematically according to the Golden Decagon Matrix), then perhaps the structure of the face is constructed in some manner according to the geometric form of the Golden Decagon Matrix configuration« (http://www.beautyanalysis.com/research/our-research/beauty-code/) [11.10.2016], übers. von U. K.).

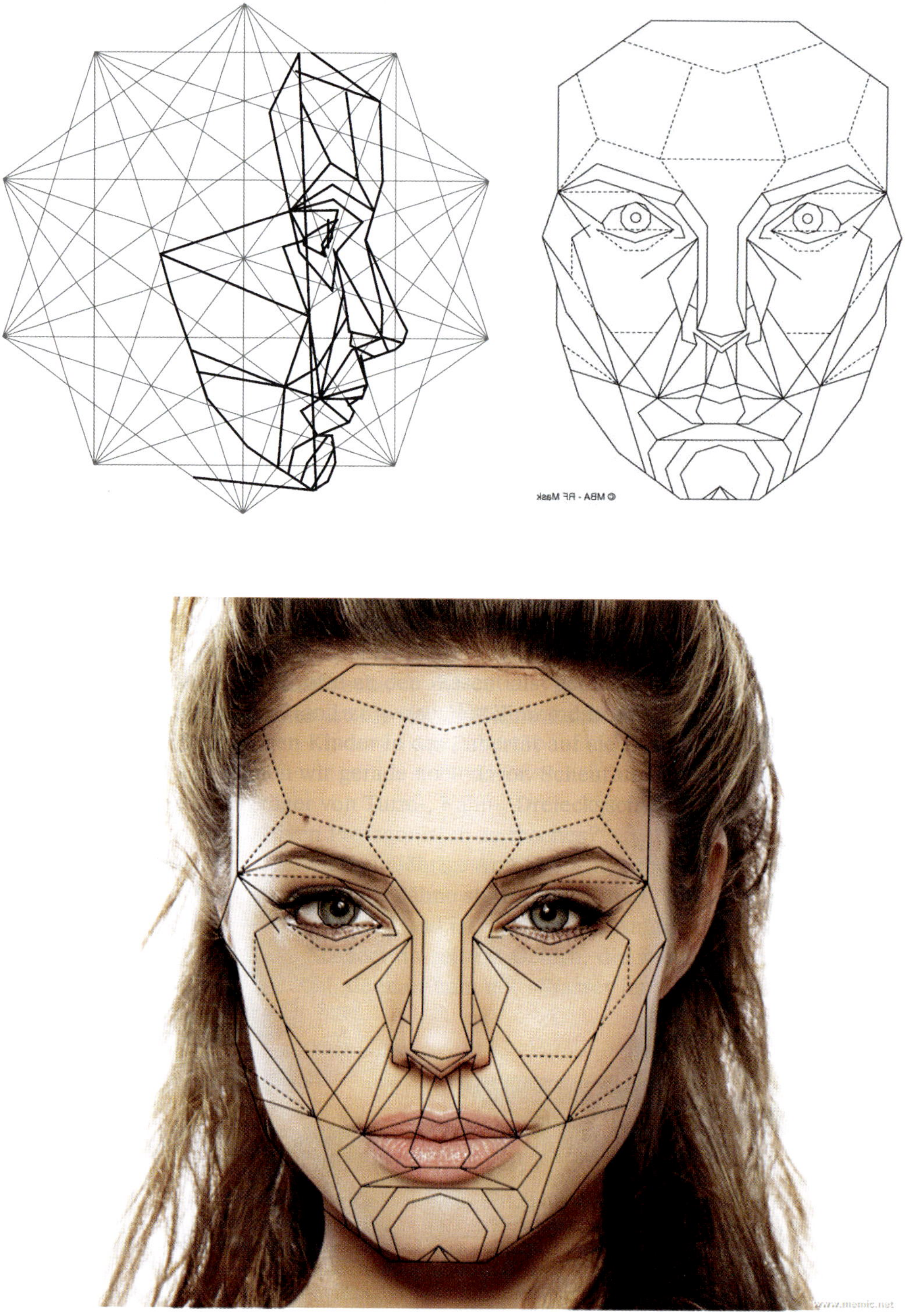

Abb. 10: Stephen R. Marquardt: Golden Decagon Mask, um 1990 und Golden Decagon Mask angewendet auf eine Photographie von Angelina Jolie.

aber um eine höchst artifizielle, computergenerierte Modellgraphik handelt.[55] Insofern besteht zwischen beiden dargestellten Gegenständen, selbst wenn die Graphik der DNS auf den ersten Blick dem Bild der MBA-Maske ähnlich zu sein scheint, keine irgend geartete inhaltliche Verbindung. Die Erklärung, wie und wieso die mikroskopische Struktur des DNS-Moleküls den gleichartigen geometrischen Aufbau einer makroskopischen Struktur wie dem Gesicht verursachen kann, bleibt Marquardt ohnehin schuldig. Mit seiner Anwendung des Goldenen Schnittes auf das Gesicht beweist er weniger die Einheit des Menschen mit der Natur oder dem Kosmos als seinen Glauben an eine geheime, alles durchdringende, auch ästhetisch wirksame Ordnungsstruktur.

In der medizinischen Gemeinschaft stieß die Maske auf enthusiastische Anerkennung wie auch auf ebenso scharfe Ablehnung. In der Fachzeitschrift *Aesthetic Plastic Surgery* etwa wurde vor allem der Universalitätsanspruch der Maske kritisiert. Sie könne zum Beispiel nicht auf außereuropäische Gesichter angewendet werden und beschreibe nicht einmal für »weiße Frauen« eine ideale Gesichtsform, heißt es, da sie lediglich die Gesichtsproportionen von »maskulinisierten« Frauen, nämlich Fashion Models, wiedergebe: die betonten Augenbrauenbögen, hoch liegenden Wangenknochen und das vorstehende, kräftige Kinn des abstrakten Liniengesichts gäben den Zügen ein übermäßig männliches Aussehen.[56] Damit widersprächen diese Gesichter sogar der These von der Attraktivität des sexuellen Dimorphismus, nach der attraktive Gesichter besonders geschlechtstypisch aussehen sollen (bei Frauen z. B. rundes Gesicht, kleines Kinn etc.).[57] Marquardt jedoch steht in Interviews und auf seiner Internetseite unerschüttert zu seiner Wahl der Gesichtsvorlagen. Auf die Kritik, dass mit ihnen ein bestimmtes, zeitlich an die 1990er Jahre gebundenes Modeideal perpetuiert wird, geht er nicht ein. Auch wird nicht erklärt, welche Landmarken, Strecken und geometrischen Figuren des Gesichts genau als signifikant für die Form der Maske ausgewählt wurden und aus welchen Gründen. Immerhin ist das Gesicht eines Patienten oder einer Patientin in der Chirurgie ein lebendiges, sich ständig durch Bewegung, Gesichtsausdruck und Mikro-Expressionen veränderndes, dreidimensionales Gebilde, dessen Oberfläche keine geometrischen Kontur- oder Binnenlinien aufweist. Da Marquard mit Photographien arbeitet, ist auch zu beachten, dass sich die Relationen zwischen den einzelnen Gesichtsteilen mit veränderter Beleuchtung oder Perspektive ändern. Schon eine leichte Neigung kann das wahrgenommene Gesicht der Proportions-Maske annähern oder es davon entfernen, ohne dass sich die tatsächlichen physischen Proportionen des Gesichts verändern. Insgesamt ist der Schritt vom mathematischen Modell des Goldenen Schnitts, das sich hervorragend auf zweidimensionale Diagramme anwenden lässt, zur Anwendung auf einen lebenden, sich bewegenden dreidimensionalen Körper schwer nachzuvollziehen.

In seinem Aufsatz *Misconceptions about the Golden Ratio* mahnt der Mathematiker George Markowsky grundsätzlich zur Vorsicht gegenüber Operationen auf Grundlage des Goldenen Schnitts in Bereichen außerhalb der Mathematik, denn ohne klare Kriterien

55 http://www.beautyanalysis.com/research/our-research/beauty-code/ [11.10.2016] Die Abbildung ist zu klein, um sie präzise zu identifizieren, doch handelt es sich vermutlich um die Graphik des Querschnitts durch die Doppelhelix einer B-DNS, generiert um 1980 von dem Computergraphiker und Professor für Biochemie und Biophysik Robert Langridge, University of California, San Francisco.

56 Holland, Marquardt's Phi Mask (2008), S. 200–201. Hier auch weitere Angaben zu chirurgischen Beurteilungen der Maske. Der Autor Erik Holland scheint Autodidakt zu sein.

57 Gründl, *Determinanten physischer Attraktivität* (2011), insb. S. 239–240.

und Methoden sei seine Identifizierung völlig willkürlich.[58] Seine Kritik trifft auch die Anwendung des Goldenen Schnittes in der Chirurgie. So ist nach Markowsky die Messungenauigkeit bei dreidimensionalen Objekten nicht kontrollierbar, da die Messpunkte oder Landmarken oft nicht genau definiert werden können. Dass die an Bildern oder sogar digitalen Modellen ermittelten Messdaten an Gesichtern unzuverlässig sind, hat kürzlich der Münchner Plastische Chirurg Laszlo Kovacs in einer Untersuchung von virtuellen, auf 3D-Laser-Scans basierten Gesichtsmodellen gezeigt:[59] Mehr als 50 % der am Modell gemessenen Strecken des Gesichts wichen deutlich von den am ›Original‹ gemessenen Werten ab. Die Bestimmung der nötigen Landmarken war am Computermodell nicht exakt möglich und variierte mit dem Neigungswinkel des Gesichts.

Werden Photographien zur Grundlage der Messung genommen, müssten die Verzerrung der Linse und die Verzeichnung durch die Projektion eines Körpers auf eine zweidimensionale Darstellung berücksichtigt werden. Werden auf Abbildungen Raster eingezeichnet oder kommen gar, wie in Zeisings Einführung des Goldenen Schnittes in die Morphologie, gedruckte Umrisszeichnungen zum Einsatz, hängt die Aussagekraft der Messung nicht nur von der Genauigkeit der Einzeichnung ab, sondern auch von der Stärke der verwendeten Linie. Bei so vielen Fehlerquellen in der Bestimmung eines so exakten und dazu noch unendlichen Wertes ist es äußerst fraglich, ob die Proportion nach dem Goldenen Schnitt in der Natur so häufig und universal zu finden ist, wie Zeising behauptet.

Darüber hinaus ist es nicht bewiesen, dass die menschliche Wahrnehmung Verhältnisse nach dem Goldenen Schnitt präferiert, wie Markowsky in seiner Kritik darlegt.[60] Kurz nach Zeisings Publikation über die universale Macht des Goldenen Schnitts in der Gestaltung untersuchte der Pionier der Experimentalpsychologie, Gustav Theodor Fechner, im Jahr 1860 die Frage, ob eine Beziehung zwischen den physischen Eigenschaften der Goldenen Proportion und einer positiven ästhetischen Empfindung bestehe.[61] Dazu legte er Versuchspersonen zehn Rechtecke mit gleicher Fläche, aber unterschiedlichen Seitenverhältnissen vor und bat die Probanden, das ihnen wohlgefälligste Rechteck auszuwählen. Zwar entschied sich die größte Gruppe mit rund 35% Versuchspersonen für das Rechteck im Verhältnis 5 : 8 oder 1 : 1,62, doch wurden auch die jeweils angrenzend platzierten Rechtecke (1 : 1,57 und 1 : 1,67) häufig gewählt.[62] Als die Personen sich zwischen diesen drei am häufigsten genannten Rechtecken für das gefälligste entscheiden sollten, verweigerten sie ein Urteil oder änderten ihre Meinung ständig. George Markowsky wiederholte dieses Experiment 1991 mit einer größeren Anzahl von Rechtecken und einer zufällig gemischten, nicht nach ansteigendem Verhältnis sortierten Anordnung.[63] Dabei konnte er das Ergebnis von Fechners Experiment bestätigen: Die Versuchspersonen bevorzugten zwar bestimmte Rechtecke, darunter auch das Goldene Rechteck, jedoch nicht dieses allein; die Probanden entschieden sich für eine bestimmte

58 Markowsky, Misconceptions about the Golden Ratio (1991), insb. S. 5.

59 Kovacs u. a., Three-dimensional recording of the human face with a 3D laser scanner (2006).

60 Markowsky, Misconceptions about the Golden Ratio (1991), S. 12–15.

61 Fechner, Über die Frage des goldenen Schnitts (1865) und mit differenzierter Versuchsanordnung Fechner, *Vorschule der Ästhetik* (1876), S. 184–202.

62 Ebd., S. 195. Fechner hatte allerdings keine Vorkehrungen zur Kontrolle des Experiments getroffen und seine Probanden nicht nach ihren ästhetischen Erfahrungen oder ihrem Vorwissen befragt.

63 Markowsky, Misconceptions about the Golden Ratio (1991), S. 15.

Spanne von Seitenverhältnissen, die lediglich in der Nähe des Goldenen Schnittes liegen. *Der* Goldene Schnitt benennt jedoch ein genau berechenbares Verhältnis, das mit der Annäherung von 1 : 1,618 beschrieben wird. Wenn aber zum Beispiel das Verhältnis von 1 : 1,66, was einer Proportion von 2 : 3 entspricht, ebenso zur ästhetischen Präferenz der Betrachter gehört, wie Fechner und Markowsky herausgefunden haben, dann kann dem Goldenen Schnitt als präzise berechenbares mathematisches Verhältnis keine so große Bedeutung zukommen, wie seine Anhänger glauben.

Der Goldene Schnitt ist ein mathematisches Modell, mit dem sich *mathematisch schöne Diagramme* konstruieren lassen. Seine Anwendung auf den dreidimensionalen, beweglichen menschlichen Körper, der nicht aus Zahlen, Linien und eindeutig als Landmarken definierten Punkten aufgebaut ist und außerdem eher nach dem Kriterium der Attraktivität, das heißt der Anziehung, beurteilt wird, wurde aber weder durch Zeising noch durch Marquardt theoretisch begründet; sie bleibt damit willkürlich. Der Nutzen der Formel vom Goldenen Schnitt für die Chirurgie liegt nicht in ihrer mathematischen oder ästhetischen Qualität, sondern in ihrer evokativen Bezeichnung.

5. Resümee

Chirurgen benötigen ein über die Medizin hinausweisendes Referenzsystem, sobald sie die operative Gestaltung von Körperformen übernehmen. Dafür orientieren sich nicht wenige am Vorbild der bildenden Künstler und verfolgen dabei zwei unterschiedliche Strategien: Manche sehen sich selbst als zugehörig zur Gruppe der Künstler und beanspruchen ein künstlerisches Talent für sich, das – neben ihrem medizinischen Können – als Gewähr für den gelungenen Ausgang des plastischen Teils ihrer Operationen hinreichend ist. Andere beziehen sich auf die von Künstlern vermeintlich über Jahrtausende entwickelten Maßstäbe (Proportionsregeln) oder als naturgegeben betrachtete Referenzsysteme (Goldener Schnitt) als Grundlage zur Definition ihrer Operationsziele. Vorerst mag der zweite Weg eine größere intersubjektive Akzeptanz zu versprechen, beruht doch das angestrebte Ergebnis des Formungsprozesses auf einer aus der Erfahrung und Forschung (Proportionsregeln) oder aus der Natur (Goldener Schnitt) abgeleiteten Regel. Allerdings fehlt sowohl den künstlerischen Studien zur menschlichen Proportion als auch den mathematischen Berechnungen von ästhetisch optimalen Winkeln und Schnitten eine überzeugende Begründung. Bei näherer Untersuchung stellt man fest, dass keine der Proportionsregeln sich mit überzeugender Sicherheit an realen Körpern nachweisen lässt. Die Vorstellung, eine einfach anwendbare, allgemeingültige Regel für die menschlichen Proportionen aufstellen zu können, die sowohl in der Empirie als auch bei der Konstruktion – auf dem Papier oder im Operationssaal – den wohlgestalteten Menschen eindeutig definiert, erweist sich als Phantasma.

Dabei sind weder die Beobachtungen von bildenden Künstlern zu den Proportionen der menschlichen Gestalt falsch, noch ist eine wohlgefällige Wirkung des Goldenen Schnittes für die visuelle Wahrnehmung zu bestreiten. Jedoch eignet sich keines dieser Referenzsysteme als normativer Maßstab für die chirurgische Praxis. So kann ein Gesicht auch als attraktiv empfunden werden, wenn seine drei Teile (unterer Gesichtsteil, Nase und Stirn) nicht gleich lang sind, oder als schön betrachtet werden, auch wenn das Verhältnis seiner Teile zueinander nur einer 2 : 3-Teilung entspricht. Mit Verweis auf das – implizit autoritative – Wissen der Künstler und Mathematiker der Antike und Renaissance lässt sich aber über das tatsächlich intuitive Verständnis wohlgestalteter Körperformen besser reden, so dass es überzeugend an die Patienten vermittelt werden kann. Der Bezug auf historische Beispiele zur Bestimmung und Berechnung menschlicher Proportionen dient in der Chirurgie daher vor allem der Begründung solcher operativer Eingriffe, für die keine ›medizinische Indikation‹ vorliegt. Umgekehrt können Patienten die Verwandlung ihres Körpers in einen Gegenstand der Chirurgie leichter annehmen, wenn diese durch historisch bewährte oder von der Natur gegebene Körperdaten untermauert ist. Der Einfluss der Kunst auf die Praxis der Chirurgie scheint also ein überwiegend *rhetorischer* und damit *strategischer* zu sein: Es geht, wie am Beispiel Michelangelos besonders deutlich wird, nicht um die praktischen Verfahren oder die tatsächlichen Werke der zitierten Künstler, sondern um ihre gestalterische Autorität und die Aura von Schönheit oder Ästhetik. Die Beispiele der Proportionsstudien Leonardos und Dürers sowie das Beispiel des Goldenen Schnittes zeigen, dass auch bestimmte Zahlenverhältnisse diese Autorität und Aura entfalten, wenn sie als besonders lang tradierte oder gar ewige, aus der Natur abgeleitete Regeln konstruiert werden.

Abbildungen

Abb. 1: Alex John Beck: *Both sides of* – #11 und #17, Digitalphotographien, 2013. Quelle: http://alexjohnbeck.com/project/bothsidesof_versions/

Abb. 2: Michelangelo Buonarroti: *David*, Marmorskulptur, um 1501–1504, Galleria dell'Accademia, Florenz. Quelle der Photographie: Jörg Bittner Unna/Wikimedia Commons.

Abb. 3: Hinweis auf eine Praxis für Plastische Chirurgie »Be Born Again. Dr. Kim, Plastic Surgeon«, um 2010, Internet-Post. Quelle: http://socks-studio.com/2010/11/15/be-born-again-chez-dr-kim/

Abb. 4: Leonardo da Vinci: Männlicher Kopf mit Proportionseinteilungen, Tuschezeichnung, um 1490, Gallerie dell'Accademia, Venedig, Inv. Nr. 236v. Quelle der Photographie: Web Gallery of Art/Wikimedia Commons.

Abb. 5: Leonardo da Vinci: Der Vitruvianische Mensch, Tuschezeichnung, um 1492, Gallerie dell'Accademia, Venedig, Inv. Nr. 288. Quelle der Photographie: Luc Viatour/Wikimedia Commons.

Abb. 6: Proportionen eines Mannes von 7 Kopf Körperhöhe, Holzstich. Quelle: Albrecht Dürer: Vier Bücher von menschlicher Proportion, Nürnberg 1528, S. 11–12.

Abb. 7: Proportionen des Kopfes vertikal, Photographie, um 2012, Detail der Buchseite mit aufgelegtem Lineal. Quelle: Ralf J. Radlanski, Karl H. Wesker: Das Gesicht. Bildatlas klinische Anatomie, Berlin 2012, S. 9.

Abb. 8: Die zeichnerische Konstruktion des Kopfes mit Oval und Kreuz. Quelle: Wilhelm Goeree: *Inleydinge tot de alghemeene Teycken-Konst*, Amsterdam 1668; dt. von Filip von Zeesen: *Anweisung zu der allgemeinen Reisz- und Zeichen-Kunst*, Hamburg 1677, S. 28.

Abb. 9: Proportionen des Kopfes, Holzstich, um 1854. Quelle: Adolf Zeising: Neue Lehre von den Proportionen des menschlichen Körpers, aus einem bisher unerkannt gebliebenen, die ganze Natur durchdringenden morphologischen Grundgesetze entwickelt und mit einer vollständigen historischen Übersicht der bisherigen Systeme begleitet, Leipzig 1854, S. 187.

Abb. 10: Stephen R. Marquardt: Golden Decagon Mask, um 1990, Quelle: www.beautyanalysis.com/research/perfect-face/facial-masks/ und Golden Decagon Mask angewendet auf eine Photographie von Angelina Jolie, Quelle: http://drsiew.com/the-golden-ratio-divine-rule-for-perfect-beauty/

XI. Virchows Intervention

Zur Genese der Craniosynostose als Pathologie

Simon Strick

Schädeldeformationen, wie die Craniosynostose (CS), sind historisch mit einer problematischen Verkoppelung von Innen und Außen, von Körperform und Charakter, in Zusammenhang gebracht worden (> V). Charakterliche Außenseiter werden, so verdeutlichen zahllose Beispiele der Kulturgeschichte, mit einem abweichenden Körper und insbesondere einem missgestalteten Kopf in Verbindung gebracht. Das klassische Beispiel, an dem Interpretationen der Schädelform von Vesalius bis Lavater ihre Sichtweisen zu Körpergestalt und Charakter entwickeln, findet sich in der Figur des *Thersites* aus der Odyssee.

> Nur Thersites erhob sein zügelloses Geschrei noch, dessen Herz mit vielen und törichten Worten erfüllt war, immer verkehrt, nicht der Ordnung gemäß, mit den Fürsten zu hadern [...]. Der häßlichste Mann, vor Ilios war er gekommen: Schielend war er, und lahm am anderen Fuß; und die Schultern höckerig, gegen die Brust ihm geengt; und oben erhub sich spitz sein Haupt, auf der Scheitel mit dünnlicher Wolle besäet.[1]

Im Versuch, durch Verspottung der Feldherren Agamemnon und Odysseus die griechischen Soldaten zur Befehlsverweigerung aufzuwiegeln, vereint Thersites körperliche Entstellung mit charakterlicher Abweichung. In der deutschen Ausgabe von William Shakespeares *Troilus und Cressida* (1601) wird er prägnant als »mißgebildeter und vulgärer Grieche« eingeführt,[2] und auch Lessing setzt seine »lächerliche« Körperfigur mit niederem Charakter gleich; bei beiden übernimmt Thersites kraft seines körperlichen Außenseitertums auch die Rolle des systemkritischen Spötters gegen die griechischen Feldherren. Es ist eine der zentralen Körper-Metaphorologien der Kulturgeschichte, dass abweichende Körper nicht nur eine abweichende Moral hervorbringen, sondern auch umgekehrt dieser physischen Nachdruck verleihen. Der Sieg des körperlich und moralisch Guten und Normalen über den Abweichler muss sich an dessen Körper vollziehen: Auch der sonst so listenreiche Odysseus kommt Thersites Vergehen gegen seine Autorität allein mit Schlägen auf dessen Buckel bei.

Thersites kann als kultureller Archetyp des körperlich erkennbaren moralischen Außenseiters gelten, dessen Erbe heute in den populärkulturellen Bildern von entstellten Bösewichtern und deformierten Verbrechern in Film und Kriminalliteratur fortdauert: die Körpergestalt als physische Metapher des Menschen, seiner Eigentümlichkeiten und seiner Position in der politischen und sozialen Ordnung.[3] Auch in der medizinischen Literatur lebte der missgebildete Grieche, dessen spöttischer Charakter im schiefen

1 Homer, *Ilias* (1793), Vers 212–219.
2 Die englische Ausgabe spricht von einem »deformed and scurrilous Greek«.
3 Vgl. auch Metzler, *Disability in Medieval Europe* (2006).

Kopf seinen Sitz hat, fort, denn der Ausdruck »Tète á la Thérsites« als Bezeichnung der Sagittalnaht-Synostose war bis ins 20. Jahrhundert hinein gebräuchlich.[4]

1. »Rasse«[5] und Regel

Die metaphorische Verknüpfung von Körpergestalt, Charaktertypus und Moralität erneuerte sich im 18. Jahrhundert, als Schädelformen zum beliebten Objekt systematischer und wissenschaftlicher Betrachtungen wurden. Diese suchten das Bild des Monströsen und der Abweichung durch numerische Erfassung wissenschaftlich zu objektivieren. Dabei avancierte die Form des Schädels vom Sinnbild zum Abbild eines inneren Zustandes. Methodisch geschah dies, indem die naturkundliche Behandlung des Schädels vom abweichenden Einzelfall, dem Freak, Außenseiter oder Spötter, abkehrte und die Schädelform Gegenstand rigider Systematisierungen und Ordnungen wurde, dies insbesondere in Anthropologie, Ethnologie und Physiologie. Ausgehend von Carl von Linnés Ordnungssystemen der Natur (*Systema Naturae*, 1735) und Johannes Blumenbachs *De generis humani varietate nativa* (1755), trieben Geistesgrößen wie Johann Kaspar Lavater, Franz Josef Gall, Alois Spurzheim, Alois Hyrtl, Emil Huschke und Carl Gustav Carus die Vermessung, Interpretation und Klassifizierung von Schädelformen voran (> V,3). Eine große Anzahl wissenschaftlicher Disziplinen arbeitete zur Hochzeit der Schädelkunde von ca. 1750 bis 1860 daran, Korrelationen nicht nur zwischen Schädelform und Persönlichkeitsstruktur zu behaupten, sondern auch zwischen Anatomie und »Rassen«-Zugehörigkeit, Zivilisationsgrad, Intelligenz und genereller Position auf der *Scala Naturae*, im Englischen *Great Chain of Being*. Die Körperform wurde als Index des evolutionären Fortschritts gedeutet, einer Art Naturordnung der Völker. Die physischen Ausprägungen des Schädels – Größe, Form, Volumen – wurden zu manifesten Unterscheidungen zwischen Völkern, »Rassen«, Geschlechtern und Kulturen.

Die umfassende Vermessung des menschlichen Körpers, die in dieser Zeit als primäres Ziel der anthropologischen Forschung galt, diente zur Neuorientierung des europäischen Menschen in einer veränderten Welt. Wie der Kulturhistoriker Michael Hagner schreibt, diente die Epistemologie der anatomischen Vergleichbarkeit von Körperformen und -typen dazu, den Europäer in einer säkularisierten und globalisierten Welt zentral zu positionieren. Es handelte sich um einen »neuartigen Diskurs vom Menschen, in dem es nicht mehr um seine metaphysische und theologische Bestimmung ging, sondern um Gemeinsamkeiten und Besonderheiten im Verhältnis zu Tieren, zu außereuropäischen Menschen und um seine Stellung als Alltagswesen mit Verhaltensweisen, Leidenschaften

4 Vgl. Gillies/Millard, *The Principles and Art of Plastic Surgery* (1957).

5 Dieser Aufsatz übernimmt die von der UNESCO im Jahr 2009 vorgeschlagene Sprachregelung und setzt den Begriff »Rasse« in Anführungszeichen. Nicht markiert wird der Begriff in Analysebegriffen wie »Rassismus« und »Rassendiskurs«, deren Verwendung bereits eine kritische Sichtweise auf den Begriff »Rasse« und seine historische Konstruktion ermöglichen soll. Ein ungekennzeichneter Sprachgebrauch des Begriffs, so die UNESCO, suggeriert die tatsächliche Existenz verschiedener menschlicher Rassen, was nach einhelliger wissenschaftlicher Überzeugung, gemäß vieler Veröffentlichungen der UNESCO und auch der Ansicht des Autors entsprechend nicht zutrifft. Vgl. UNESCO, Erklärung über ›Rassen‹ und rassistische Vorurteile, http://www.unesco.de/erklaerung_rassist_vorurteile.html.

und Gefühlen«[6]. Dabei avancierte der Begriff der »Rasse«, gestützt durch das Evolutionsmodell der Polygenese, der These von einer separaten und unabhängigen Entstehung und Entwicklung von fünf »Hauptrassen«, zum Schlüsseltopos einer eurozentrischen Weltordnung. Wie der Literaturwissenschaftler Henry Louis Gates Jr. schreibt, hatte das Konzept der »Rasse« damit zwar den Status eines Topos nicht verlassen, allerdings kam ihr nun die materiell folgenreiche Aufgabe der Klassifizierung und Hierarchisierung von Bevölkerungsgruppen und daraus folgender Machtpolitik zu: »Race [...] pretends to be an objective term of classification, when in fact it is a dangerous trope«[7], die, wie er weiter betont, unzählige Opfer gefordert hat. Die aus vorkolonialen Zeiten stammende kulturbeschreibende Metapher der »Rasse« wurde im empirischen Zugriff naturwissenschaftlicher Methoden im Zusammenwirken mit den kolonialen Bestrebungen Europas im 17. und 18. Jahrhundert zu einem politischen Instrument, der physiologisch und anthropologisch argumentierende Rassismus zum Instrument von Geopolitik. Zum Zusammenhang von und der Unterscheidung zwischen der Metapher »Rasse« und der Technologie des Rassismus heißt es bei Gates:

> [The] curious dialectic between formal language use and the inscription of metaphorical racial differences. At times [...] these metaphors have sought a universal and transcendent sanction in biological science. Western writers in French, Spanish, German, Portuguese, and English have tried to mystify these rhetorical figures of race, to make them natural, absolute, essential. In doing so, they have inscribed these differences as fixed and finite categories which they merely report or draw upon for authority.[8]

2. Die Sattelzeit des Schädelwissens

Eine gemeinsame Vorannahme der verschiedenen Wissenschaften, die im 19. Jahrhundert auf den Schädel zugreifen, ist die einer direkten Beziehung zwischen äußerer Schädelform und dem inneren Wesen des Menschen. Franz Josef Galls *Organologie* (1798), die die Lokalisationstheorien der heutigen Hirnforschung vorzeichnet, korreliert zum Beispiel Erhebungen im Schädelknochen mit der Größe der darunterliegenden Hirnareale und damit der verschiedenen Charaktereigenschaften und geistigen Fähigkeiten. Die Organologie, die um 1820 als Phrenologie popularisiert wurde, ging von einer *deterministischen Relation* zwischen Innerem und Äußerem aus: Die Ausbildung einer Charaktereigenschaft – Gall legte nicht weniger als 28 fest – bedinge ein vergrößertes Hirnareal und dieses eine spezifische Ausformung des Knochens. Diese indexikalische Sichtweise bereitet die rassendifferenzierenden Doktrinen der Anthropometrie und Physiometrie vor, die das Deutungsmodell vom Individuum auf ethnischen Gruppen oder bestimmte Bevölkerungsgruppen übertragen. Indem physiologische und anatomische Unterschiede mit kulturellen Unterschieden korreliert wurden, wurden kulturelle, geschlechtliche oder ethnische Differenzen zugleich naturalisiert und biologisiert.

6 Hagner, *Homo Cerebralis* (2008) S. 66. Vgl. dazu auch Schiebinger, *Nature's Body* (1993), Wiegman, *American Anatomies* (1995) und Gould, *The Mismeasure of Man* (2006).
7 Gates, Writing ›Race‹ and the Difference It Makes (1985), S. 1–20.
8 Ebd., S. 9. Vgl. zur Frühgeschichte des Begriffs »Rasse« auch Eze, *Race and the Enlightenment* (1997) und Das Gupta, *Race and Racialization* (2007). Zum Unterschied von Rassismus und dem Begriff »Rasse« vgl. Delgado/Stefancic, *Critical race theory* (2012).

Die simpelste Variante eines Determinismus zwischen Schädelform und Gehirnentwicklung stellt die populäre Version der Organologie, die Phrenologie, dar. In Orson Squire Fowlers Buch *Phrenology* von 1839, welches zur Phrenologie-Mode in den Vereinigten Staaten beitrug, findet sich folgende emphatische Bemerkung:

> The scull is merely the protector of the brain, and subservient to it; that is, the scull is formed for the brain, and not the brain for the scull. How unreasonable, then, to suppose, that the scull should throw any obstruction in the way of the development of the brain! This would be like assuming, that men are made for the houses they occupy, and not the houses for the men.[9]

Fowlers Metapher des Schädels als Haus oder Behausung zeigt, dass der Schädelknochen als sekundäres Gebilde verstanden wurde, als buchstäblicher Abdruck des Gehirns.[10] Diese populärwissenschaftliche Grundannahme einer simplen Innen-Außen-Beziehung findet ihre wissenschaftliche Entsprechung in den komplexeren Erklärungen der Anthropologie. Emil Huschke, einer der fleißigsten Schädelvermesser zur Mitte des 19. Jahrhunderts, begründete die verkoppelte Entwicklung von Geist und Körper, Gehirnleistung und Schädelform, mit einer natürlichen Bildungsharmonie zwischen diesen beiden Größen, die er als »somatische Psychologie« bezeichnete.[11] Sowohl in Fowlers volkstümlicher, als auch in Huschkes wissenschaftlicher Version, zeigt die Form des Schädels die darunterliegenden Geisteseigenschaften, ob diese Korrespondenz nun durch Ausdruck, parallele Entwicklung oder evolutionäre Prozesse hervorgebracht wird (> V,4).

Auffällig ist, dass diese Wissenschaften vom Schädel fast ausschließlich von einem Schädelknochen im Normalzustand ausgehen. Da das Cranium als Ausdruck von Gruppenzugehörigkeit gelesen wurde, wurde der Schädel als Expression eines inneren Wesens vor allem in seiner *Regelhaftigkeit* betrachtet. Anthropologen wie Huschke widmeten Verformungen oder Pathologien des Schädels, welche die regelmäßigen Reihen der »Rassen«-Unterschiede oder der charakterologischen Eigenschaften durchkreuzt hätten, wenig Aufmerksamkeit. So hat auch die medizinische Pathologie vor 1850 wenig zum Wissen über Schädelformen, Typologien und Variationen beigetragen. Obwohl sich Forscher wie Huschke und Carus ihre Schädelsammlungen häufig mit Medizinern teilten, berührten sich anthropologische und medizinische Beschreibungen des Schädels nur selten. Die großen Standardwerke der deutschen Pathologie um 1800, Voigtels *Handbuch der Pathologischen Anatomie* (1804) und Adolph Ottos gleichnamiges Werk von 1814, katalogisierten und beschrieben zwar Unmengen von Schädeln, waren jedoch wenig interessiert an einer Systematisierung der Formen oder der Etablierung klassifizierbarer Typen. Diese Werke der medizinischen Pathologie stellen lose Sammlungen von Krankheitsfällen, Kuriositäten und teratologischen Einzelstücken dar, die in erster Linie deskriptiv erläutert werden. In den ungeordneten Auflistungen pathologischer Schädel, wie man sie bei diesen Autoren findet, stehen missgebildete und verformte Schädel unverbunden neben Symptomen für Geisteskrankheit, Unfallgeschichten, vermeintlich »Rasse«-spezifischen Anomalien und Naturphänomenen. So wenig diese Autoren an

9 Fowler, *Phrenology* (1839), S. 22.
10 Vgl. zum Schädel als »Sekundär-Signifikat« auch die Einleitung in Hagner, *Geniale Gehirne* (2004).
11 Huschke, *Schädel, Hirn und Seele des Menschen und der Thiere* (1854), S. 1. Vgl. dazu auch Palm, Mit dem Zauberstab der Analogie (2011).

einer Systematik interessiert scheinen, so stellen sie auch keine zwingende Verbindung zwischen äußerer Form und Charakter her, ob individueller, nationaler oder ethnischer Art. Im Gegensatz zu den typenbildenden Wissenschaften, erfasste die medizinische Pathologie den Schädel nur unexemplarisch, in seiner individuellen Abweichung, in der Spezifizität seiner Deformation, der Einzigartigkeit des Symptoms.

3. Virchows pathologisches Argument – Craniosynostose und Cretinismus

Die unverbundenen Wissensfelder der medizinischen Pathologie und der Anthropologie fanden erst im bahnbrechenden Werk des Berliner Mediziners Rudolf Virchow zueinander, das für die CS von besonderem Interesse ist. Mit seinen drei Hauptwerken zu Struktur und Pathologie der Schädelentwicklung begann Virchow einen einflussreichen Wettstreit mit den dominierenden Naturforschern seiner Zeit um die Interpretationshoheit bei der Entzifferung der menschlichen Körperform. Beginnend mit dem Aufsatz *Zur Entwicklungsgeschichte des Cretinismus und der Schädeldifformitäten* (1856) und fortgeführt in den Monographien *Die Entwickelung des Schädelgrundes* (1857) sowie *Knochenentwicklung und Schädelform unter besonderer Berücksichtigung des Cretinismus* (1858), begründete Virchow eine neue Konstellation des Schädelwissens, die explizit im Gegensatz zu den vorherrschenden Theorien der sogenannten »Rasseschädel« steht. Im Zentrum seiner Argumentation steht die deutliche Kritik an jenen mehr als vagen Erklärungsformeln der Anthropologen, welche äußere Form und inneres Wesen regelhaft zusammenbringen sollten. Virchows Theorie der Schädelentwicklung greift direkt die Hauptvertreter der Anthropologie (Retzius), der Phrenologie (Gall) und der künstlerischen Physiognomie (Camper, Froriep) an. So schreibt er in der Einleitung zur *Entwickelung des Schädelgrundes* 1857:

> Alle diese Forschungen, so werthvoll sie auch sein mögen, entbehren bis jetzt eines klaren Planes und eines Mittelpunktes; sie bewegen sich mehr in äusserlichen Verhältnissen und können zunächst nur dazu dienen, die eigentliche Fragestellung möglich zu machen. [...] [W]as man eigentlich wissen will, ist noch gar nicht eingehend behandelt worden, und weder der phrenologische, noch der ethnologische, noch der physiognomische oder künstlerische Standpunkt genügen hier. [D]em wissenschaftlichen Beobachter liegt daran, einen bestimmten Zusammenhang zwischen Schädelform, Gesichtsbildung und Gehirnbau zu finden. Dieser Zusammenhang kann nur ein genetischer sein und es kommt daher darauf an, aus der Entwickelungsgeschichte einen gewissen Mittelpunkt dieser Drei nach Aller Urtheil congruenten Bildungsreihen zu gewinnen[12].

Virchows medizinische Forschungen am Schädel versuchten demnach nichts anderes, als den inneren – wie Virchow sagt, »genetischen« – Zusammenhang zwischen Form und Wesen zu finden, den komplexen Mechanismus, der zwischen Knochenentwicklung und Geistesbildung vermitteln soll. Dieser Mechanismus liegt für ihn nicht dort, wo die messenden und vergleichenden Methoden der Anthropologie ihre Kausalketten

12 Virchow, *Untersuchungen über die Entwickelung des Schädelgrundes* (1857), S. 9.

verlegen, nämlich in den rein »äußerlichen« und normierenden[13] Beziehungen zwischen Messzahl, Charakter- oder »Rasse«-Typus und Form. Dass Virchow das Fehlen eines »klaren Plans« und die reine Äußerlichkeit dieser Schädelforschungen beklagt, zeigt an, dass bereits die Zeitgenossen die zirkulären Verfahrensweisen der wissenschaftlichen »Rassen«-Kunde erkannten.

Um der simplen Methode des messenden und verallgemeinernden Positivismus entgegenzutreten, in dem unvermittelte und unerklärte Korrelationen zwischen konkretem Einzelstück, Messtabelle, Volksgruppe und Kulturdifferenz hergestellt wurden, untersuchte Rudolf Virchow zwei verbundene Phänomene, zum einen jenes der CS und zum anderen das des Kretinismus. Während Virchows Schriften aus den 1850er Jahren bis heute als früheste Quelle der medizinischen Erklärung der CS gelten,[14] ist die intrinsische Verbindung, die der Berliner Mediziner zwischen dieser Pathologie und jener des Kretinismus zog, selten erforscht worden. Im Folgenden soll es darum gehen, auf welche Weise Virchow nicht nur beide Phänomene kombinierte, sondern gerade über diese spezifische, entwicklungstheoretische Überlegung das dominierende Schädelwissen entscheidend reorganisieren konnte.

Wie Virchow anmerkt, hatten bereits Autoren wie Galen oder Soemmering über die Bedeutung der Schädelnähte für die Kopfform spekuliert.[15] Deren irreguläres Zusammenwachsen und die daraus resultierende deviante Kopfform verblieben jedoch im Bereich teratologischer Anomalie. In seinem Verständnis der Pathologie als exakter Wissenschaft interessierten Virchow jedoch nicht regellose Abweichungen oder das spontan Monströse, sondern, wie er schreibt, »das Gesetz der Störung«. Die CS, also das verfrühte Zusammenwachsen einzelner oder mehrerer Schädelnähte, bilde gemäß dem Gesetz der Störung ein regelhaftes Phänomen, das nach spezifischen Formen und verschiedenen pathologischen Entwicklungsstörungen unterschieden und bestimmt werden kann. In seinem Aufsatz *Knochenwachstum und Schädelformen* von 1858 begründet Virchow anhand verschiedener synostotischer Kopfformen die Regelhaftigkeit der CS als Pathologie. Die Schädelpathologie erhält ihre Wissenschaftlichkeit dadurch, dass sie sich bemüht, eine »Theorie der abnormen Schädelformen zu entwickeln und die typischen Formen genetisch zu scheiden«[16]. In diesem Artikel wendet sich Virchow primär gegen seinen Kollegen Ludwig Fick,[17] nach dessen Ansicht der Schädelknochen durch das umliegende Weichgewebe, also Gehirn und Muskeln, geformt wird. Dagegen führt Virchow mehrere Beispiele aus seiner pathologischen Sammlung an, um zu belegen, dass das Gehirnwachstum sich vielmehr dem Schädel anpasse oder gänzlich unabhängig von diesem stattfinden könne: Für ersteren Fall erläutert er einen synostotischen Schädel, für den zweiten einen sogenannten Anencephalus, in dem das obere Cranium völlig fehlt, es aber dennoch zu Hirnwachstum kommt.

Aus der CS und dem daran angepasst wachsenden Gehirn schließt Virchow, dass der Schädelknochen selbst über eine Wachstumskraft verfügen muss, die er »Vegetations-In-

13 Lucae spricht 1861 zum Beispiel vom »Normalverhältnis im Bau und der Körperform der einzelnen Völker«. Vgl. Lucae, *Zur Morphologie der Rassen-Schädel* (1861), S. 2.

14 Auf Virchows Kompensationstheorie zur CS berufen sich fachmedizinische Artikel bis heute, vielfach bilden sie sein Schema des Schädelwachstums ab.

15 Virchow, *Untersuchungen über die Entwickelung des Schädelgrundes* (1857).

16 Virchow, Knochenwachsthum und Schädelformen (1858), S. 347.

17 Fick, *Ueber die Ursachen der Knochenform* (1857).

tensität«[18] nennt, gewissermaßen ein innerer Zug des Knochens. Am Beispiel der CS erkennt Virchow diese Intensität in den Schädelnähten, deren frühzeitiger Verschluss das Wachstum in eine bestimmte Richtung blockiert und nur in einer kompensatorischen Richtung erlaubt. Aus diesen knochen-mechanischen Regeln des Nahtverschlusses und der kompensatorischen Ausdehnung leitet Virchow seine Klassifizierung der verschiedenen CS und resultierenden Kopfformen ab, die bis heute gültig ist. Die formbestimmende Kraft, die dem Knochen, den Nahtstellen und der kompensatorischen Mechanik des Wachstums innewohnt, bringt Virchow dazu, den vom Gehirn ausgehenden Formdeterminismus und damit die Lehren der klassischen Schädeldeuter zu hinterfragen. Im vollen Bewusstsein der Tragweite seiner Beobachtungen schreibt Virchow:

> [...] das Naht-Wachstum [bleibt] immer das Wesentlichere, ein synostotischer Schädel kann sich [...] wohl zum Theil dem Gehirn accomodieren, jedoch geschieht dies doch mehr nach den Richtungen, wo noch freie Nahtsubstanz liegt, also in den Richtungen der Compensation. Für die Cranioskopie und die Phrenologie leiten sich daraus ziemlich ungünstige Schlussfolgerungen ab.[19]

Mit dieser Verlagerung der Formengenese auf eine Knochenpathologie entthronte Virchow die Doktrin des Schädelwissens, die lange den anthropologischen Diskurs dominiert hatte, dass nämlich die Entwicklung des Inneren, des Geistes, an der äußeren Form, dem Schädelknochen, abzulesen sei. Gleichzeitig fügte er in die regelhaften Gradationen, welche die »Rassen«-Anthropologie zur Klassifizierung von Menschenarten benutzt hatte, eine anders arbeitende Klassifizierung ein, jene der pathologischen Regel, des »Gesetzes der Störung«.

Die Gesetzmäßigkeiten des krankhaften Wachstums, die Regeln der Formbildung durch Entwicklungsstörungen, interessierten Virchow jedoch weitaus mehr als die Ursachen der Knochenpathologie selbst, die er lediglich als »idiopathisch« bezeichnet. Wichtiger war für den Mediziner, dass die Pathologie, worin immer ihr Grund bestehen möge, nachhaltig über die Form des Schädels entscheidet:

> Freilich bleibt dann die Forschung übrig nach dem Grunde der vorzeitigen Synostose. [...] [G]erade die am häufigsten vorkommenden Fälle von Schädeldifformität mit partieller Synostose, wo eine reichliche Compensation stattgefunden hat, indem die Gehirnentwicklung in etwas abweichender Richtung erfolgt ist, zeigen aufs deutlichste, dass die Synostose hier eine idiopathische Störung darstellt, die von der Gehirnentwicklung unabhängig ist und die neben derselben für die Schädelform direct bestimmend wirkt.[20]

Die Verwissenschaftlichung der Pathologie ist hier offensichtlich: Die CS produziert für Virchow einen pathologischen Typus und ist nicht wie noch bei Voigtel[21] eine teratologische Anomalie.

Indem Virchow seine pathologischen Typen auf derselben klassifikatorischen Ebene ansiedelt wie die »Rasse«-Typen der Anthropologen, verteidigt er nicht nur den wissenschaftlichen Anspruch des pathologischen Schädelstudiums, sondern greift darüber hinaus das Primat der ethnologischen Klassen direkt an. Auf derselben Ebene verortet, werden

18 Virchow, Knochenwachsthum und Schädelformen (1858), S. 324.
19 Ebd., S. 347.
20 Ebd., S. 351.
21 Voigtel, *Handbuch der pathologischen Anatomie* (1804), S. 259ff.

ethnische Typen und pathologische Typen in der Konsequenz jedoch auch austauschbar bzw. verwechselbar. So schreibt Virchow:

> Bei dem genauen Studium der einzelnen Synostosen fand ich ganz bestimmte, typische Formen, die im Grossen mit den ethnologischen übereinstimmten. [...] Es lag nun ziemlich nahe, zu fragen, ob nicht die Eigenthümlichkeiten der Raçen eben auf einer bald früheren, bald späteren Verwachsung der Nähte beruhen. [...] In der That könnte eine solche Vermutung ziemlich leicht Platz greifen, wenn man sieht, dass von den Forschern in der Ethnologie wirklich synostotische Schädel als Eigenthum gewisser Raçen oder Völker beschrieben wurden, während sie doch unzweifelhaft ihre Eigenthümlichkeit nur der Synostose verdankten.[22]

Als Beispiele für solche Verwechslungen des Typischen nennt Virchow Fälle, die u. a. bei Blumenbach, Retzius und Huschke diskutiert werden, den namhaftesten Vermessern und Kategorisierern des Schädelknochens. Obwohl Virchow die angedeutete These, dass ethnische Formen eigentlich pathologische seien, die vom verschiedenen Zusammenwachsen der Schädelnähte herrühren, nicht weiter verfolgt,[23] ist der wissenschaftliche Anspruch des Verwechslungs-Arguments offensichtlich. Seine pathologischen Typen und die These von der Regelhaftigkeit der Knochen(fehl)bildung, beanspruchen die gleiche klassifikatorische und erkenntnistheoretische Kraft wie die ethnischen Typen. Pathologie und krankhafte Entwicklung können ebenso wie »Rasse« oder Geschlecht zur physiologischen Unterscheidung von Bevölkerungsgruppen herangezogen werden. Virchow hebelt demnach nicht nur *en passant* die 100 Jahre alte Wissenschaftsdoktrin der Innen-Außen-Korrespondenz aus, er führt zugleich die medizinische Pathologie als eine Wissenschaft ein, die morphologisch ähnliche Individuen über ihre Pathologie zu Gruppen synthetisiert und klassifizierbar macht. Dieses zweite Argument, welches einen Menschen-Typus über die Fehlbildung und die Pathologie etabliert, dekliniert Virchow an seinem Paradebeispiel der Schädeldeformation durch, dem Kretinismus.

4. Pathologische Familie

Der Kretinismus, heute bekannt als eine entweder angeborene oder durch Jodmangel verursachte Schilddrüsenfehlfunktion, bildete im 19. Jahrhundert ein kontrovers diskutiertes Phänomen. Das endemische und spontane Auftreten wie auch die morphologischen Symptome des Kretinismus stellten Anthropologen, Ethnologen und Mediziner vor gravierende Probleme. So wurden die Fehlbildungen um 1850 auf unterschiedlichste Ursachen zurückgeführt: Ernährungsprobleme, Wahnsinn, erbliche Missbildung, schlechte Luft, evolutionäre Degeneration. Die als Kretinismus beschriebenen Fälle wurden wechselseitig als Beispiele eines degenerierten Volksstamms oder für angeborenen Idiotismus beschrieben. In der Mehrzahl der wissenschaftlichen Veröffentlichungen

22 Virchow, *Untersuchungen über die Entwickelung des Schädelgrundes* (1857), S. 79.

23 Tatsächlich gibt es immer wieder Positionen, die »Rassen«-Typus und Schädelsynostosen zusammengedacht haben. So findet der Disability-Historiker C. F. Goodey bereits beim antiken Arzt Celsus die Sichtweise, dass das Auftreten nahtloser Schädel mit dem warmen Klima Äthiopiens in Verbindung stünde. Weiter erwähnt Goodey, dass »Gratiolet, a leading anatomist of the nineteenth century, was still noting that sutural closure occurs earlier in ›Negroes and the lower races of mankind‹« (Goodey, Blockheads, Round Heads, Pointy Heads (2005), S. 174).

bis 1850 nehmen sie einen Platz zwischen teratologischer Besonderheit und familiärer bzw. ethnischer Erbpathologie ein. Dieser mehrdeutige Status der Kretinen veranlasste Rudolf Virchow entscheidend, eine Reorganisation der konfligierenden Erklärungen von Ethnologie und pathologischer Medizin vorzunehmen, die sich beide mit abweichenden Körpermorphologien befassten.

Es ist auffällig, dass der Schädel eines von Virchow »cretinös« genanntem vierjährigen Mädchens den wichtigsten Gegenstand in seinen Schriften zur Entwicklung pathologischer Schädel bildet. Dieses Objekt kombiniert für Virchow exemplarisch die Phänomene der Schädelsynostose und des Kretinismus: »Der wichtigste Fall ist aber immer noch meine Beobachtung von congenitaler Synostose bei einem neugebornen Cretin.«[24] Dieser Schädel, der aus Virchows bekannter Sammlung stammt, wird in seinen drei zentralen Schädeltexten ausführlich besprochen, und Virchow widmet ihm die gesamte Einleitung seiner Schrift *Entwickelung des Schädelgrundes* (1857).

Im frühesten Text, *Zur Entwicklungsgeschichte des Cretinismus und der Schädeldifformitäten* (1856), schreibt Virchow zum Kretinismus programmatisch:

> Der Cretin in den Alpen gleicht dem Cretin in Rhein-, Main- und Neckarthal, und wenn es schon schwer ist, nach der Physiognomie das Geschlecht zu beurteilen, so ist es oft noch schwieriger, einzelne cretinistische Individuen desselben Geschlechts und Alters unter einander zu unterscheiden. Man möchte glauben, dass alle diese Individuen sehr nahe mit einander verwandt seien, dass sie einer Familie oder wenigstens einem Stamme angehören, und wenn wir nicht ganz sicher wüssten, dass eine bis dahin ganz gesunde Familie in Cretinenorten cretinistische Kinder hervorbringen kann, so läge es gewiss nahe, daran zu denken, dass wir es hier mit den Resten irgend eines niedrig organisierten oder degenerierten Volksstammes zu tun hätten [...]. Ganz richtig bezeichnet Ackermann sie »als eine besondere Menschenart«.[25]

Dass Virchow auf die Unsicherheit einer morphologisch erkennbaren Geschlechterdifferenz zu sprechen kommt, geschieht in Übereinstimmung mit den Ideen des wissenschaftlichen Rassismus im 19. Jahrhundert.[26] Emil Huschke hatte, wie viele andere Forscher dieser Zeit auch, argumentiert, dass mit zunehmender »Zivilisierung« der Völker die Deutlichkeit des Geschlechtsunterschiedes hervortrete, während »primitive« Völker an einer relativen Ununterscheidbarkeit der Geschlechter zu erkennen seien.[27] Während diese Überlegung den Kretinismus mit der »Rassen«-Doktrin verbindet, konterkarierte Virchow letztere mit der Beobachtung, dass Kretinismus auch spontan, in »gesunden Familien« auftreten könne. Der Kretinismus wiederholt also die Ähnlichkeit und Regelmäßigkeit des ethnischen Typus – eben der abstammungsgeleiteten »Menschenart« – und ruft zugleich die nicht-genealogische Ordnung der Krankheit auf. In dieser Doppelgesichtigkeit demonstriert das Phänomen für Virchow die Eigenschaften des pathologischen Typus.

24 Virchow, *Untersuchungen über die Entwickelung des Schädelgrundes* (1857), S. 82.
25 Virchow, Zur Entwicklungsgeschichte des Cretinismus und der Schädeldifformitäten (1856), S. 969.
26 Vgl. Stepan, Race and gender (1986).
27 Vgl. Huschke, *Schädel, Hirn und Seele* (1854), S. 49ff.: »[...] so zeigt sich, dass in dem Verhältniss, als die Vollkommenheit der Raçe zunimmt, auch der Abstand der Geschlechter in Beziehung auf den Inhalt der Schädelhöhle steigt und namentlich der Europäer die Europäerin weit mehr überragt, als der Neger die Negerin.« Huschke diskutiert in diesem Zusammenhang kanonische Autoren wie Gall, Carus, Tiedemann, oder Morton. Nancy Stepan findet die These der Verbindung von Gender-Dimorphismus und Zivilisationsstufe im gesamten 19. Jahrhundert, u. a. bei Autoren wie Carl Vogt, Paul Broca und Eugene Talbot, vgl. Stepan, Race and gender (1986).

Dessen Spezifik begründet sich nicht durch zurückgebliebene Entwicklung, kulturelle Stufe oder geistiges Vermögen, sondern allein durch die Regelhaftigkeit der Pathologie.

Die Frage nach der Beziehung zwischen pathologischem Typus und »Rasse«-Typus wurde von Virchow explizit erörtert:

> [D]as Gemeinschaftliche, was diese Menschenart charakterisiert, hat nichts zu tun mit den Eigenthümlichkeiten der Raçe oder des Stammes; es ist nicht physiologisch, sondern pathologisch, nicht typisch, sondern eine regelmässige Abweichung von dem Typus. […] [Es zeigt sich, daß] auch das Pathologische nach Gesetzen verläuft, deren Erscheinungsweise nicht durch die Besonderheiten des Raumes und der Zeit bestimmt wird. Die Cretinen sind einander ähnlich, wie die Hemicephalen, die Cyklopen und Sirenen sich alle mehr oder weniger gleichen. Ihre Übereinstimmung ist eine teratologische, und […] sie bilden eine besondere Art der Missbildungen (Monstra).[28]

Der Kretinismus und die damit verbundenen Fehlbildungen werden als Beispiel für die *pathologische Familie* etabliert, deren Eigenschaften nicht aus ethnischer Deszendenz oder Genealogie (Virchows »Raum und Zeit«) abgeleitet werden, sondern allein aus pathologischer Ähnlichkeit. Die Gestalt der Pathologie allein formt das Band zwischen Individuen, nicht ein innerer Kern der »Rasse« oder eine abstrakte Naturordnung der Völker. Die Morphologie der Kretinen selbst konstituiert sie als pathologische Familie, als Abweichungstypus, und mithin – im biopolitischen Sinn – als spezifische Bevölkerungsgruppe.

Es ist deutlich, dass Virchows Forschungen zum Kretinismus die Interpretation des Schädels als »Rassen«-Merkmal nicht explizit verwerfen oder als »überwunden« betrachten.[29] Der Kretinismus und die ihn begleitenden Schädeldeformationen dienen Virchow vielmehr dazu, seine Beobachtungen zum Gesetz der pathologischen Störung zu belegen, den pathologischen Typus auf derselben klassifikatorischen Ebene einzuführen wie die Kategorie »Rasse« und dies zudem in einer analogen Terminologie, womit zwar die Familie und eine spezifische Menschenart, nicht aber eine ethnisch gedachte Genealogie aufgerufen wird. Die pathologische Spezifik der CS und des Cretinismus bezeichnet Virchow als »Hemmung des Bildungsvorgangs«[30] beim Knochenwachstum. Diese Terminologie erinnert an das Stufenmodell der Entwicklung oder Bildung, mit dem prä-evolutionäre Theorien zur Entstehung der »Rassen« argumentiert hatten. Führte dort eine »Entwicklungshemmung«[31] zur geringeren Kulturfähigkeit einer bestimmten Ethnie, bezieht Virchow den Begriff der Entwicklung auf den Knochen selbst, welcher wiederum Physiognomie und Gehirnwachstum beeinflusst.

28 Virchow, Zur Entwicklungsgeschichte des Cretinismus und der Schädeldifformitäten (1856), S. 970.

29 Generell ist die Rede von der Überwindung des Rassendenkens eine phantasmatische Figur heutiger Theorie, die einen Bruch der Wissenslinien ersehnt und Erkenntnis als Aufstieg denken will. Tatsächlich, wie primär die Critical Race Theory und auch Foucaults Biopolitik herausgearbeitet haben, gibt es kein abendländisches/modernes Denken jenseits der Demarkationen und Funktionsweisen des Rassismus. Vgl. dazu auch Gilroy, *Against race* (2000) und Müller-Wille, Race and History (2014).

30 Virchow, Zur Entwicklungsgeschichte des Cretinismus und der Schädeldifformitäten (1856), S. 973.

31 In vielen Schriften zwischen 1800 und 1850 findet sich die Theorie, dass nicht-europäische Völker in der Entwicklung stehenbleiben, z. B. die afrikanischen Völker im Alter der Pubertät. Vgl. z. B. White, *An Account of the Regular Gradation in Man* (1799).

5. Folgen der Pathologie

Virchows Neubestimmung des Determinationsverhältnisses zwischen Innen und Außen, zwischen Geist und Knochen sozusagen, hat weitreichende Konsequenzen, die nicht nur den Kretinismus und die dafür kennzeichnenden Physiologien betreffen. Der Kretinismus ist eine Art Relais im Diskurswechsel, wobei der Fokus auf das pathologische Knochenwachstum es Virchow erlaubt, die Faktoren Schädelform, Gehirnwachstum und physiologische Gestalt in eine Beziehung zueinander zu bringen. Die kraniale Form drückt nicht mehr direkt die Persönlichkeit (Phrenologie), die Art (Anthropologie) oder die Ethnie (»Rassen«-Kunde) aus, sondern ist selbst ein aktiver Faktor in der Bestimmung von Hirnwachstum und Gestalt. Weiter nutzt Virchow das Beispiel des Kretinismus, um die Pathologie selbst als das Wesen oder die formende Kraft der Schädelgestalt zu bestimmen. Die Form steht im Zentrum der Pathologie, unabhängig von Überlegungen zur Intelligenz, zum Volksstamm oder anderen übergeordneten Kategorien. Mit Virchows Untersuchungen zum Kretinismus und den mit ihm verbundenen Schädelfehlbildungen tritt damit eine neue Art Schädelwissen auf den Plan, in dem der Schädel als Index der Pathologie dient, als Merkmal einer regelhaften Abweichung. Im Gegensatz zur Theorie der »Rassen«, deren interne Regelhaftigkeit durch Schädelmessungen konstruiert wurde, verbinden sich die Gruppen, die durch eine gemeinsame Pathologie definiert werden, nicht mit Theoremen der Zivilisationsentwicklung, der Evolution oder Ordnung der »Rassen«. Damit entkoppelte Virchow zwar die physiologische Form von Konzepten wie »Rasse« und Deszendenz, begründete aber auch einen neuen, pathologischen Zusammenhang zwischen physiologisch ähnlichen Individuen. Insofern haben Virchows Untersuchungen beider Schädel-Phänomene, der CS und des Kretinismus, die Parameter und die Teleologien des Schädelwissens und angeschlossener Rassendiskurse deutlich verändert; vor allem in der Einführung der Pathologie. So wurden die dem Schädel zugeschriebenen biopolitischen Bedeutungen der anthropologischen Forschungen seit Blumenbach von Virchow zwar auf das Konzept des Pathologischen transferiert, nicht aber überwunden.

6. Vom »Rassen«- zum Irrenschädel

Die Abkoppelung von einer naturhaften Ordnung der »Rassen« durch Virchows Theorien machte die Schädelform für Lesarten durch weitere Disziplinen jenseits der Anthropologie attraktiv. Insbesondere die Psychiatrie griff im Zuge ihrer Verwissenschaftlichung um 1860 den Zusammenhang von Körperform und Individual- bzw. Gruppenpathologie auf, um die sogenannten »Irren« physiologisch, pathologisch und entwicklungstheoretisch zu bestimmen. So schreibt der Arzt Obernier in seinem Artikel *Ein Neues System der Kopfmessung* 1870: »In den Irrenanstalten ist das eigentliche Terrain für die Kopfmessung. Der Irrenarzt hat ganz besondere Gründe, der Kopfuntersuchung seine ganze Aufmerksamkeit zuzuwenden, Gründe die in der unzweifelhaften Beziehung beruhen, in der Gehirn- und Kopf-Entwicklung, Gehirn- und Kopfanomalie stehen.«[32]

32 Obernier, Ein neues System der Kopfmessung (1865), S. 52.

Wie schon in der physiologischen Anthropologie wird in der Psychiatrie die Messung des Schädels, seine Kartographie und Komparatistik, zum primären Instrument der Wissensgenerierung. In den psychiatrischen Schriften zum Schädel, seinem Verhältnis zur Geisteskrankheit und zur mentalen Abweichung zeigen sich terminologische und konzeptuelle Restbestände des wissenschaftlichen Rassismus, die hier abschließend beleuchtet werden sollen. Deutlich sichtbar ist dies in einer der frühen Rezensionen zu Rudolf Virchows Schädelschriften in der *Allgemeinen Zeitschrift für Psychiatrie und psychisch-gerichtliche Medicin*. Hier ruft der klinische Arzt Ernst Stahl seine Disziplin explizit auf, die Virchowsche Lehre des pathologischen Typus und die Vermessung der Schädelform für die psychiatrische Forschung zu nutzen. Das Phänomen der Nahtsynostose, wie Virchow es erforscht hatte, gerät ihm dabei zum Exempel des Zusammenhangs zwischen Geisteskrankheit und Schädelentwicklung:

> Wer [...] Virchows Arbeiten in diesem Bereiche der pathologischen Anatomie aufmerksam und unbefangen verfolgt [...] hat, wird die Überzeugung von der Wahrheit seiner Lehre über den Stillstand des Wachthums der Schädelknochen durch Synostose und Synchondrose der Naht- und Knorpelfugen mit ihm teilen und gerne zugestehen, dass die darauf gegründete Doctrin der Schädelconfigurationen [...] für die Psychiatrie als ein unverlierbarer Gewinn zu betrachten sein wird. Es beruht auf ihr gewissermassen das Alpha der somatischen Sphäre der Geistesstörungen, und der Autor [Stahl] hat bereits begonnen, ihre Grundlagen zur Erforschung der Dispositionen zum Irresein zu benützen.[33]

Obwohl Virchow nicht primär Gehirnschädigungen durch Knochenverwuchs untersucht hatte, sind mit dem pathologischen Typus die Physiologie und die »somatische Sphäre« als Kriterien zur Erforschung der Geisteskrankheiten etabliert. Deren Ausprägungen können anhand der körperlichen Gestalt unterschieden, gemessen und klassifiziert werden. Die psychiatrischen Vermessungen des Körpers und insbesondere des Schädels gehen methodisch von den Grundannahmen der physiologischen Anthropologie aus. Die zwischen 1860 und 1880 explosionsartig publizierten Schriften von Irrenärzten zum Thema Schädelform wiederholen mehrheitlich die Messmethoden des wissenschaftlichen Rassismus aus der ersten Hälfte des 19. Jahrhunderts, generieren neue Messmethoden und setzen sich mit den einschlägigen »Rassen«-Theoretikern und Charakterologen wie Blumenbach, Soemmering, Huschke, von Baer, Welcker und Carus auseinander.

Das Prinzip der geistigen Pathologie ist aber keine reine Kopie der anthropologischen Doktrinen. Der Positivismus, welcher der vermeintlich Evidenz messbarer ethnischer Differenzen und Regelhaftigkeiten innewohnt, war nicht direkt auf die Bestimmung psychischer und gehirnphysiologischer Abweichungen übertragbar. Denn das epistemologische Kernproblem der messenden Psychiatrie lag in der Frage, ob die Messung der Regel (wie in der Klassifikation von »Rassen«) denselben Vorgang darstellt wie die Messung der Abweichung (Geisteskrankheit). Die Lösung dieses Problems lag in Virchows Figur der pathologischen Regel. Wo die Form des »rassetypischen« Schädels in einer allgemeinen Genealogie, Entwicklungsgeschichte und Deszendenzlogik gründet, realisiert der Schädel des »Irren« seine spezifische Form allein durch die Zugehörigkeit zur pathologischen Familie: derjenigen der Epileptiker, der Blödsinnigen, der Idioten, der Hysteriker usw.

33 Stahl, Rezension zu »Knochenwachstum und Schädelformen« (1859), S. 310.

So unspezifisch diese Begriffe heute anmuten, so verweisen sie in der Nomenklatur der frühen Psychiatrie und Psychologie doch auf gegenwärtige, spezifische Populationen.

Trotz der Vermessung und Klassifizierung pathologischer Typen war die psychiatrische Forschung zurückhaltender, wo es um die Kausalverbindung von Schädelmorphologie und Geisteszustand ging. So konzidierte der Freiburger Irrenarzt Krause lediglich, dass »[a]bnorme Schädelbildung zur Entstehung von erworbenen Geisteskrankheiten disponieren kann«[34], nicht aber, dass sie dazu führen muss. Ein Autor namens Hertz, der 1864 über das Verhältnis von Knochenanomalie und Geisteskrankheit schrieb, argumentierte, dass die schädelphysiologische Spezifik der Krankheit oft nur deshalb herangezogen werde, weil sie durch ihren äußerlichen Anschauungswert plausibler wirke als Mutmaßungen über die nicht sichtbare Gehirnentwicklung oder Psychologie:

> [D]as anatomische System, worin uns anstatt Complexen äußerlicher Symptome [...] innere materielle Zustände, die *essentia tangibilis*, dargeboten werden, [hat] noch einen durchaus lückenhaften und unsichern Bestand. [E]s drängt jeden Arzt, statt einer unsicheren psychologischen Bezeichnung, eine sichere oder [...] plausiblere Vorstellung von der anatomischen Natur seines Krankheitsfalles zu finden.[35]

Die Ableitung der Geisteskrankheit allein aus der Form des Schädelknochens ging für die meisten Autoren an der Frage nach der eigentlichen pathologischen Natur der Geisteskrankheit vorbei, weil sie die unsichtbaren und geheimnisvollen Krankheiten der Seele und des Geistes unbesprochen lasse.

Der Zusammenhang zwischen Schädelmessung, der Diagnose mentaler Pathologien und der Einschätzung der Gehirnentwicklung stellte in klinischer Hinsicht um 1860 demnach ein unsicheres Wissen dar, weil hirnphysiologische Erkenntnisse fehlten. Epistemologische Hilfestellung bei der Korrelierung von Schädelform und geistiger Pathologie kam daher weiterhin aus den anthropologischen Wissenschaften. Dies gilt insbesondere für die Kulturanthropologie, die zum Beispiel in den morphologischen Lesarten von Carl Gustav Carus (> V) auch die geistige Abweichung wissenschaftlich zu erklären suchte. Carus einflussreicher *Atlas der Cranioskopie* (1843–1845) versammelt Schädelabbildungen von Genies, Geistesgrößen, Politikern, sogenannten Blödsinnigen, Kretins, ägyptischen Mumien und Eskimos nebeneinander und unterzieht sie einer Persönlichkeits- und Typenanalyse. Die Symbolik der Körperformen, welche Carus mit seiner Cranioskopie erforschte, sollte universell gültig sein und sämtliche Phänomene von der »Rassen«-Spezifik bis zu Genie und Geisteskrankheit morphologisch erklären und miteinander in Beziehung setzen. Carus Beispiel des »Schädels eines Idioten« (Abb. 1) vollzieht minutiös die Formen, Höcker und Volumina des Exemplars nach, um dem idiotischen Individuum eine entwicklungsphysiologisch große Nähe zum Tierischen und damit verminderte Intelligenz sowie erhöhte Triebhaftigkeit nachzuweisen. Die Nähe zwischen »Tier« und »Idiot« entspricht hier dem »rassisch« codierten Topos der Gradation der »Rassen« vom Europäer zum Affen; dennoch besteht ein Unterschied zu den »rassisch« codierten Schädeldeutungen der Anthropologie: Die Hemmung der Entwicklungslinie zwischen Tier und Mensch wird nicht mehr zwingend an eine Naturkategorie, Deszendenzlogik und Entwicklungshierarchie der »Rassen« geknüpft.

34 Krause, Über Schädelmessungen bei Geisteskranken (1865), S. 382.
35 Hertz, Über die Beziehung einer specifischen Knochen-Anomalie am Schädel (1863), S. 583.

Vielmehr realisiert sich die Entwicklungshemmung, die Regression, allein im einzelnen pathologischen Individuum.

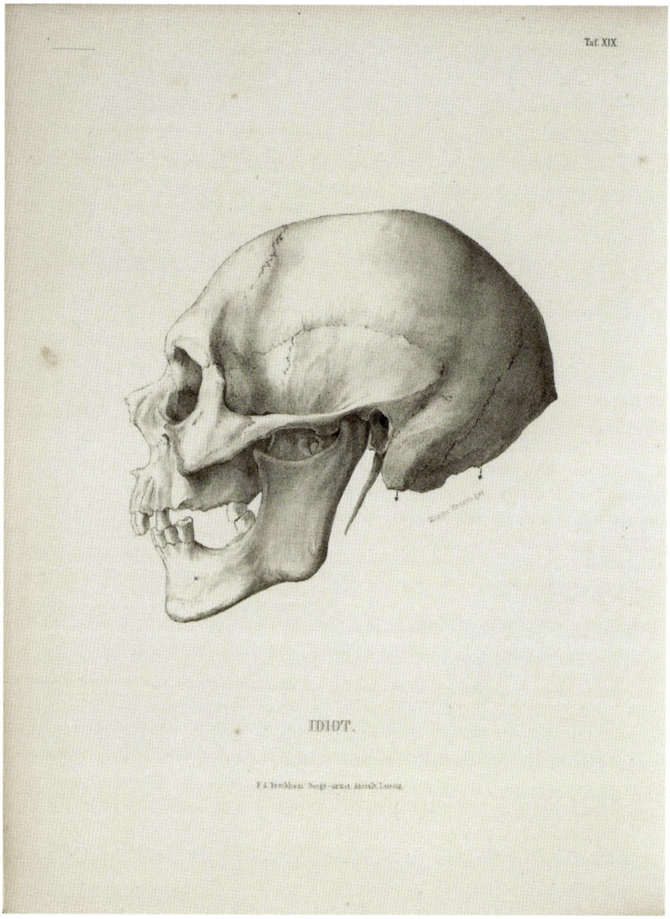

Abb. 1: »Idiot«, eine Tafel aus dem Atlas der Cranioskopie von Carl Gustav Carus.

Das ab 1860 vermehrt an Geisteskrankheit, sozialer Führung und Intelligenz interessierte Schädelwissen, wie es die klinische Psychiatrie, die psychologisierende Kulturanthropologie eines Carus oder später die kriminologischen Schädeltabellen eines Cesare Lombroso[36] verfolgen, führen in dieser Hinsicht zentrale Diskurslinien des wissenschaftlichen Rassismus unter dem Zeichen des pathologischen Falls weiter. Wie auch Virchows eigene, später verfasste Schriften zeigen, sind »Rasse«- und pathologischer Typus durchaus weiter parallel zu führen und ergänzen sich in ihrer Erklärung der Unterschiede zwischen Menschengruppen. In seinem Aufsatz *Über einige Merkmale niederer Menschenrassen am Schädel* formulierte er 1875 beispielsweise den Begriff der »pathologischen Rasse«:

36 Lombroso, *Der Verbrecher (homo delinquens) in anthropologischer, ärztlicher und juristischer Beziehung* (1894).

> Nun ist es aber keineswegs leicht, Grenzen zwischen Pathologie und Physiologie zu ziehen, und es wiederholt sich daher sowohl auf dem Gebiete der prähistorischen als der ethnischen Anthropologie fortwährend der Streit, daß der Eine für pathologisch erklärt, was der Andere für typisch hält, und umgekehrt. [...] Wird eine pathologische Eigenschaft erblich, entwickelt sich aus der Nachkommenschaft eines abnormen Individuums eine Familie, eine Varietät oder eine Rasse mit dauerhaften Eigenschaften, so kann auch eine pathologische Rasse oder Varietät entstehen.[37]

Virchow, ebenso wie einige seiner Zeitgenossen, vollzieht hier eine explizite Überformung von Krankheit durch »Rasse« und umgekehrt eine Pathologisierung des »Rassen«-Begriffs. Fehlbildungen, mentale Abweichung oder pathologische Morphologie spielen somit auf der gleichen entwicklungstheoretischen Klaviatur, welche in der ersten Hälfte des 19. Jahrhunderts dem Begriff der »Rasse« vorbehalten war. Virchow bezeichnet seine Beispiele für »pathologische Rassen« – im Text nennt er Lappen und Buschmänner – als »entartet«, die wörtlichen deutschen Übersetzung des international etablierten Begriffs der »degeneration«: »In gleicher Weise scheint es mir, aus Gründen, die ich in diesem Augenblicke nicht weiter erörtern will, daß man wohl berechtigt ist, in den Lappen und Buschmännern pathologische Stämme zu sehen, deren Natur ganz im biblischen Sinne entartet ist.«[38] Mit dieser Kreuzung von pathologisierender und »rassisch« codierter Interpretation sind abweichende Schädelformen in das rhetorische Register der »Art« eingeschrieben.

Abbildungen

Abb. 1: »Idiot«, eine Tafel aus dem Atlas der Cranioskopie von Carl Gustav Carus. Quelle: Carus, *Neuer Atlas der Cranioskopie* (1864), Tafel XIX.

37 Virchow, Über einige Merkmale niederer Menschenrassen am Schädel (1875), S. 4–5.
38 Ebd., S. 5.

ANHANG

Bibliographie

M. A. Adamo/I. F. Pollack: »A single-center experience with symptomatic postoperative calvarial growth restriction after extended strip craniectomy for sagittal craniosynostosis«, in: *Journal of Neurosurgery Pediatrics* 5 (2010), Nr. 1, S. 131–135.

Johann Christoph Adelung: *Grammatisch-kritisches Wörterbuch der Hochdeutschen Mundart mit beständiger Vergleichung der übrigen Mundarten, besonders aber der oberdeutschen. Zweyte, vermehrte und verbesserte Ausgabe*, Leipzig 1793–1801.

N. Adolphs/E. Arnaud/E. J. Haberl u. a.: »The oculo-auriculo-fronto-nasal syndrome (OAFNS) – description of a rare and complex craniofacial deformity and its interdisciplinary management before school age«, in: *Journal of Craniomaxillofacial Surgery* 40 (2012), Nr. 8, S. 668–674.

N. Adolphs/E.-J. Haberl: »Kraniofaziale Chirurgie: State of the Art 2012«, in: *Der MKG-Chirurg* 4 (2012), S. 266–278.

N. Adolphs/E. J. Haberl/W. Liu u. a.: »Virtual planning for craniomaxillofacial surgery – 7 years of experience«, in: *Journal of Craniomaxillofacial Surgery* 42 (2014), Nr. 5, S. 289–295.

N. Adolphs/M. Klein/E. J. Haberl u. a.: »Antley-Bixler-syndrome – staged management of craniofacial malformations from birth to adolescence – a case report«, in: *Journal of Craniomaxillofacial Surgery* 39 (2011), Nr. 7, S. 487–495.

N. Adolphs/M. Klein/E. J. Haberl u. a.: »Frontofacial advancement by internal distraction devices. A technical modification for the management of craniofacial dysostosis in early childhood«, in: *International Journal of Oral and Maxillofacial Surgery* 41 (2012), Nr. 6, S. 777–782.

Tiffiny A. Ainsworth/Jeffrey H. Spiegel: »Quality of life of individual with and without facial feminization surgery or gender reassignment surgery«, in: *Quality of Life Research* 19 (2010), S. 1019–1024.

Sherman Alexie: *Das absolut wahre Tagebuch eines Teilzeit-Indianers,* München 2011.

Kurt W. Alt: »Schädeldeformation«, in: Heinrich Beck/Dieter Geuenich/Heiko Steuer (Hg.): *Reallexikon der germanischen Altertumskunde*, Band 26, Berlin 2004, S. 571–577.

Kurt W. Alt: »Prähistorische Schädeltrepanationen – Kurativer Eingriff oder rituelle Handlung?«, in: Wieczorek/Rosendahl, *Schädelkult* (2011), S. 33–41.

Kurt W. Alt/Christian Jeunesse/Carlos H. Buitrago-Téllez u. a.: »Evidence for stone age cranial surgery«, in: *Nature* 387 (1997), Nr. 6631, S. 360.

Friedrich August von Ammon/Moritz Baumgarten: *Die plastische Chirurgie nach ihren bisherigen Leistungen kritisch dargestellt,* Berlin 1842.

Günther Anders: *Lieben gestern. Notizen zur Geschichte des Fühlens*, München 1986.

Jannis Androutsopoulos: »Moments of sharing: Entextualization and linguistic repertoires in social networking«, in: *Journal of Pragmatics* 73 (2014), S. 4–18.

Eugène Apert: »De l'acrocéphalosyndactylie«, in: *Bulletins et mémoires de la Société Médicale des Hôpitaux de Paris* 23 (1906), S. 1310–1330.

Hannah Arendt: *Eichmann in Jerusalem. Ein Bericht von der Banalität des Bösen*, München 1986.

Robert Arnott/Stanley Finger/C. U. M. Smith (Hg.): *Trepanation. History, Discovery, Theory*, Lisse 2003.

Solomon E. Asch: »Forming impressions of personality«, in: *Journal of Abnormal and Social Psychology* 41 (1946), S. 258–290.

Elisabeth Augustin: *BlogLife. Zur Bewältigung von Lebensereignissen in Weblogs*, Bielefeld 2015.

Jamila-Stephanie Azous: *Einfluss der operativen Behandlung auf die Entwicklung von Kindern mit nonsyndromaler Kraniosynostose,* Inaugural-Dissertation zur Erlangung des doctor medicinae, Westfälische-Wilhelm Universität Münster 2008.

Ingeborg Bachmann: »Die Wahrheit ist dem Menschen zumutbar. Rede zur Verleihung des Hörspielpreises der Kriegsblinden«, in: dies.: *Die Wahrheit ist dem Menschen zumutbar. Essays, Reden, Kleinere Schriften,* München 1981, S. 75–77.

Jurgis Baltrusaitis: »Tierphysiognomik der Menschenseele, in: Clair/Pichler, *Wunderblock* (1989), S. 181–189.

C. M. Barone/D. F. Jimenez: »Endoscopic craniectomy for early correction of craniosynostosis«, in: *Plastic and Reconstructive Surgery* 104 (1999), S. 1965–1973.

Bernad Batinic: *Internet für Psychologen,* Göttingen ²2000.

Zygmunt Bauman: *Dialektik der Ordnung. Die Moderne und der Holocaust,* Hamburg 1992.

Alexander Gottlieb Baumgarten: *Aestetica,* lateinisch-deutsch, Hamburg 2007.

Anna-Maria Begerock: »›Formen machen Leute‹. Kopfdeformationen im westlichen Südamerika«, in: Wieczorek/Rosendahl, *Schädelkult* (2011), S. 233–237.

Hans Behrbohm/M. Eugene Tardy jr. (Hg.): *Funktionell-ästhetische Chirurgie der Nase,* Stuttgart 2004.

M. Bellew/P. Chumas: »Long-term developmental follow-up in children with nonsyndromic craniosynostosis«, in: *Journal of Neurosurgery Pediatrics* 16 (2015), Nr. 4, S. 445–451.

A. Berger/R. Hierner (Hg.): *Plastische Chirurgie. Bd. II: Kopf und Hals,* Berlin/Heidelberg 2005.

A. Berger/R. Hierner/N. Pallua (Hg.): *Plastische Chirurgie. Bd. V: Forschung, Handchirurgie, Rhinoplastik, Gesichtstransplantation,* Berlin/Heidelberg 2017.

Peter Berger/Thomas Luckmann: *Die gesellschaftliche Konstruktion der Wirklichkeit. Eine Theorie der Wissenssoziologie,* Frankfurt a. M. 1987.

Alexander Berghaus: *Rhinoplastik. Ästhetisch-plastische Chirurgie der Nase,* Tuttlingen 2005.

T. I. Bertelsen: »The premature synostosis of the cranial sutures«, in: *Acta ophthalmologica* 51 (1958), S. 1–176.

Nora Bierich: Ôe Kenzaburô – Eine persönliche Erfahrung, in: *Kindlers Literatur Lexikon,* Stuttgart ³2009.

Werner Birkenfeld: »Chirurgische Kosmetik«, in: A. Buschke/A. Joseph/W. Birkenfeld (Hg.): *Leitfaden der Kosmetik für die ärztliche Praxis,* Leipzig 1932, S. 98–212.

William Blake: »The Marriage of Heaven and Hell«, in: William Blake: *Zwischen Feuer und Feuer. Poetische Werke,* zweisprachige Ausgabe, München 1996.

Gisela Bock: *Zwangssterilisation im Nationalsozialismus. Studien zur Rassenpolitik und Geschlechterpolitik,* Münster 2010.

Louis Bolk: »On the premature obliteration of sutures in the human skull«, in: *American Journal of Anatomy* 17 (1915), S. 495–523.

E. Boltshauser/S. Ludwig/F. Dietrich u. a.: »Sagittal Craniosynostosis: Cognitive Development, Behaviour, and Quality of Life in Unoperated Children«, in: *Neuropediatrics* 34 (2003), S. 293–300.

O. Breik/A. Mahindu/M. H. Moore u. a.: »Apert syndrome: Surgical outcomes and perspectives«, in: *Journal of Craniomaxillofacial Surgery* 44 (2016), Nr. 9, S. 1238–1245.

T. Ray Broadband/Vera L. Mathews: »Artistic Relationships in Surface Anatomy of the Face: Application to Reconstructive Surgery«, in: *Plastic and Reconstructive Surgery* 20 (1957), S. 1–17.

Paul Broca: »Crâne et cerveau d'un homme atteint de la déformation toulousaine«, in: *Bulletins de la Société d'anthropologie de Paris* 2 (1879), Nr. 1, S. 417–420.

Charles Le Brun: »Conférence sur l'expression générale et particulière (1668)«, in: Jennifer Montagu: *The Expression of the Passions. The Origin and Influence of Charles le Brun's »Conférence sur l'expression générale et particulière«,* New Haven/London 1994.

Judith Butler: *Haß spricht. Zur Politik des Performativen,* Berlin 1998.

Lindsley Cameron: *The Music of Light. The extraordinary Story of Hikari und Kenzaburo Oe,* New York 1998.

Rüdiger Campe, Manfred Schneider (Hg.): *Geschichten der Physiognomik. Text, Bild, Wissen,* Freiburg im Breisgau 1996.

Peter Camper: *Abhandlung über den Unterschied der Gesichtszüge in Menschen verschiedener Gegenden und verschiedenen Alters*, übers. von S. Th. Soemmering, Berlin 1792, S. 17–18.

Georges Canguilhem: »Die Monstrosität und das Monströse [1962]«, in: ders.: *Die Erkenntnis des Lebens*, Berlin 2009, S. 309–334.

Georges Canguilhem: *Das Normale und das Pathologische*, übers. von Monika Noll und Rolf Schubert, Berlin 2013.

Justin M. Carré/Cheryl M. McCormick/Catherine J. Mondloch: »Facial Structure Is a Reliable Cue of Aggressive Behavior«, in: *Psychological Science* 20 (2009), S. 1194–1198.

Carl Gustav Carus: *Grundzüge einer neuen und wissenschaftlich begründeten Cranioscopie (Schädellehre)*, Stuttgart 1841.

Carl Gustav Carus: *Atlas der Cranioskopie oder Abbildungen der Schaedel- und Antlitzformen beruehmter und sonst merkwürdiger Personen*, Leipzig 1843–1845.

Carl Gustav Carus: *Neuer Atlas der Cranioskopie enthaltend dreissig Tafeln Abbildungen merkwürdiger Todtenmasken und Schädel*, Leipzig 1864.

Carl Gustav Carus: *Von den Ur-Theilungen des Knochen- und Schalengerüsts*, Leipzig 1928.

Carl Gustav Carus: *Symbolik der menschlichen Gestalt. Ein Handbuch der Menschenkenntniß*, vierte Auflage (unveränderte Manualdruckausgabe der zweiten vom Verfasser vielfach vermehrten Auflage aus dem Jahre 1858), Dresden 1938.

Carl Gustav Carus: *Die Symbolik der menschlichen Gestalt. Ein Handbuch der Menschenkenntniß*, Leipzig 1953.

Carl Gustav Carus. Natur und Idee. Katalog, hgg. v. Petra Kuhlman-Hodick u. a., Berlin/München 2009.

Carl Gustav Carus. Wahrnehmung und Konstruktion. Essays, hgg. v. Petra Kuhlman-Hodick u. a., Berlin/München 2009.

Aulus Cornelius Celsus: Über die Arzneiwissenschaft, übers. u. erläutert von E. Scheller, bearb. v. W. Frieboes, Braunschweig ²1906 (Nachdr. Hildesheim 1967).

D. Chieffo/G. Tamburrini/L. Massimi u. a.: »Long-term neuropsychological development in single-suture craniosynostosis treated early«, in: *Journal Neurosurgery Pediatrics* 5 (2010), Nr. 3, S. 232–237.

S. Ching/A. Thoma/R. E. McCabe u. a.: »Measuring outcomes in aesthetic surgery. A comprehensive review of the literature«, in: *Plastic and Reconstructive Surgery* 111 (2003), S. 469–480.

Jean Clair/Cathrin Pichler/Wolfgang Pichler (Hg.): *Wunderblock. Eine Geschichte der modernen Seele*, Wien 1989.

Alex Clarke/Andrew R. Thompson/Elizabeth Jenkinson u. a.: *CBT for Appearance Anxiety due to Visible Difference*, Oxford 2013.

Martin Clayton/Ron Philo: *Leonardo da Vinci. Anatomist*, Ausstellungskatalog Royal Gallery, London 2012.

M. M. Cohen Jr./R. E. MacLean (Hg.): *Craniosynostosis: diagnosis, evaluation and management*, New York 2000.

Jonathan Cole: *Über das Gesicht. Naturgeschichte des Gesichts und unnatürliche Geschichte derer, die es verloren haben*, München 1999.

Hartmut Collmann/Tilmann Schweitzer/Hartmut Böhm: »Kraniosynostosen«, in: Dag Moskopp/Hansdetlef Wassmann (Hg.): *Neurochirurgie. Handbuch für die Weiterbildung und interdisziplinäres Nachschlagewerk*, Stuttgart ²2015, S. 956–966.

Jakob Como: »Das Grab eines römischen Arztes in Bingen«, in: *Germania. Anzeiger der Römisch-Germanischen Kommission des Deutschen Archäologischen Instituts* 9 (1925), S. 152–162.

John Marquis Converse: *Reconstructive Plastic Surgery*, Philadelphia 1964.

A. C. Da Costa/V. A. Anderson/A. D. Holmes u. a.: »Longitudinal study of the neurodevelopmental characteristics of treated and untreated nonsyndromic craniosynostosis in infancy«, in: *Child s Nervous System* 29 (2013), Nr. 6, S. 985–995.

Florian Coulmas: *Routine im Gespräch. Zur pragmatischen Fundierung der Idiomatik*, Wiesbaden 1981.

Jean Cousin: *Livre du Pourtraicture*, Paris 1596.
Giovanni Andrea della Croce: *Cirurgia Universale e perfetta*, Venedig 1583.
Octave Crouzon: »Dysostose cranio-faciale hereditaire«, in: *Bulletins et mémoirs de la Société Médicale des Hôpitaux de Paris* 33 (1912), S. 545–555.
Harvey Cushing: »Surgery of the head«, in: William W. Keen (Hg.): *Surgery. Its Principles and Practice*, Band 3, Philadelphia 1906, S. 17–276.

Walter E. Dandy: »An operation for scaphocephaly«, in: *Archives of Surgery* 47 (1943), S. 247–249.
David John David: »Neue Entwicklungen in der cranio-facialen Chirurgie«, in: Pfeifer, *Die Ästhetik von Form und Funktion* (1985), S. 45–56.
David John David/David Poswillo/Donald Simpson: *The Craniosynostoses. Causes, Natural History, and Management*, Berlin 1982.
L. R. David/J. A. Wilson/N. E. Watson u. a.: »Cerebral perfusion defects secondary to simple craniosynostosis«, in: *Journal of Craniofacial Surgery* 7 (1996), Nr. 3, S. 177–185.
Lennard J. Davis: »Constructing Normalcy. The Bell Curve, the Novel, and the Invention of the Disabled Body in the Nineteenth Century«, in: ders. (Hg.): *The Disability Studies* Reader, New York [2]2006, S. 3–16.
Richard Delgado/Jean Stefancic (Hg.): *Critical race theory: An introduction*, New York 2012.
Hans Dickel: *Deutsche Zeichenlehrbücher des Barock. Eine Studie zur Geschichte der Künstlerausbildung*, Hildesheim/Zürich/New York 1987.
Johann Friedrich Dieffenbach: *Die Operative Chirurgie*, 2 Bände, Leipzig 1845–1848.
Eric John Dingwall: *Artificial Cranial Deformation. A Contribution to the Study of Ethnic Mutilations*, London 1931.
Csilla Dobos: »Sprechakttheorie und Phraseologismen«, in: Csaba Földes (Hg.): *Phraseologie disziplinär und interdisziplinär*, Tübingen 2009, S. 99–108.
Nicola Döring: *Sozialpsychologie des Internet. Die Bedeutung des Internet für Kommunikationsprozess, Identitäten, soziale Beziehungen und Gruppen*, Göttingen [2]2003.
Andrea Dörries: »Die medizinische Indikation: Begriffsbestimmung und Rahmenbedingungen«, in: Andrea Dörries/Volker Lipp (Hg.): *Medizinische Indikation. Ärztliche, ethische und rechtliche Perspektiven. Grundlagen und Praxis*, Stuttgart 2015, S. 13–24.
Andrea Dörries/Volker Lipp: »Vorwort«, in: Andrea Dörries/Volker Lipp (Hg.): *Medizinische Indikation. Ärztliche, ethische und rechtliche Perspektiven*, Stuttgart 2015, S. 7–8.
Mary Douglas: *Natural Symbols: Explorations in Cosmology* (1970), dt.: *Ritual, Tabu und Körpersymbol. Sozialanthropologische Studien in Industriegesellschaft und Stammeskultur (1970)*, übers. von Eberhard Bubser, Frankfurt a. M. 1974.
J. Dryander: *Anatomie Capitis Humani*, Marburg 1537.
Albrecht Dürer: *Vier Bücher von menschlicher Proportion (1528)*, hg., kommentiert und übers. von Berthold Hinz, Berlin 2011.

Wolfgang U. Eckart: *Medizin und Krieg: Deutschland 1914–1924*, Paderborn 2014.
Milton T. Edgerton et al.: »Patients Seeking, Symmetrical Recountouring for ›Perceived‹ Deformities in the Width of the Face and Skull«, in: *Aesthetic Plastic Surgery* 14 (1990), S. 59–73.
A. Eiselsberg: *Chirurgische und konservative Kosmetik des Gesichtes*, Berlin 1932.
Emmanuel Chukwudi Eze (Hg.): *Race and the Enlightenment: A Reader*, Oxford 1997.

Harold K. Faber/Edward B. Towne: »Early craniectomy as a preventive measure in oxycephaly and allied conditions: with special reference to the prevention of blindness«, in: *American Journal of the Medical Sciences* 173 (1927), S. 701–711.
Harold K. Faber/Edward B. Towne: »Early operation in premature cranial synostosis for the prevention of blindness and other sequelae. Five case reports with follow-up«, in: *The Journal of Pediatrics* 22 (1943), S. 286–307.
Ann Fabian: *The Skull Collectors. Race, Science, and America's Unburied Dead*, Chicago/London 2010.

Leslie G. Farkas/T. A. Hreczko/J. C. Kolar u. a.: »Vertical and horizontal proportions of the face in young adult North American Caucasians: revision of neoclassical canons«, in: *Plastic and Reconstructive Surgery* 75 (1985), Nr. 3, S. 328–338.

Gustav Theodor Fechner: »Über die Frage des goldnen Schnitts«, in: *Archiv für die zeichnenden Künste* 11 (1865), S. 100–112.

Gustav Theodor Fechner: *Vorschule der Ästhetik*, Teil 1,2, Leipzig 1876.

Moshe Feinsod/Neil L. Davis: »Unlocking the brain. Attempts to improve mental function of microcephalic retarded children by ›craniotomy‹«, in: *Neurosurgery* 53 (2003), S. 723–730.

Katharina Fendius: »Vom Versuch Schönheit zu messen. Zur Geschichte der empirischen Ästhetik«, in: *Göttlich Golden Genial. Weltformel Goldener Schnitt?*, hg. von der Museumsstiftung Post und Telekommunikation, München 2016, S. 130–141.

Kirstin Billaud Feragen: »Congenital Conditions«, in: Nicola Rumsey/Diana Harcourt: *The Psychology of Appearance* (2014), S. 353–371.

Caroline Fetscher: »Das Zurschaustellen der eigenen Kinder im Internet ist Missbrauch«, in: *Der Tagesspiegel* (16.4.2015), S. 7.

Ludwig Fick: *Ueber die Ursachen der Knochenform: Experimental-Untersuchung*, Wigand 1857.

Csaba Földes (Hg.): *Phraseologie disziplinär und interdisziplinär*, Tübingen 2009.

Orson Squire Fowler: *Phrenology: Proved, Illustrated, and Applied, accompanied by a Chart, Embracing an Analysis of the Primary, Mental Power, in their various degrees of development, the Phenomena produced by their combined activity, and the Location of the Phrenological Organs in the Head, together with a view of the Moral and theological Bearing of the Science*, Philadelphia 1839.

John Mark Freeman/Shirley Borkowf: »Craniostenosis. Review of the literature and report of thirty-four cases«, in: *Pediatrics* 30 (1962), S. 57–70.

Mariacarla Gadebusch Bondio: *Medizinische Ästhetik. Kosmetik und plastische Chirurgie in Antike und früher Neuzeit*, München 2005.

Klaus Gahl: »Zur Geschichte des Begriffs der medizinischen Indikation«, in: Andrea Dörries/Volker Lipp: *Medizinische Indikation* (2015), S. 24–36.

Galen: »De ossibus ad tirones«, in: Walter Müri (Hg.): *Der Arzt im Altertum, Griechische und Lateinische Quellenstücke von Hippokrates bis Galen mit der Übertragung ins Deutsche*, München/Zürich 1986.

Helen Gardener: »A wonderful surgical operation«, in: *Harper's Magazine* (Oktober 1891).

Rosemarie Garland-Thompson: »Andere Geschichten«, in: Lutz, *Der (im-)perfekte Mensch* (2003), S. 419–425.

Henry Louis Gates, Jr.: »Writing ›Race‹ and the Difference It Makes«, in: *Critical Inquiry* 12 (1985), Nr. 1, S. 1–20.

Karin Geiger: *Der diagnostische Blick – Martin Gumpert als Arzt, Medizinhistoriker und ärztlicher Schriftsteller*, Remscheid 2004.

Gerlach, Joachim: *Paediatrische Neurochirurgie*. Stuttgart 1967.

Michael G. Z. Ghali/Visish M. Srinivasan/Andrew Jea: »Craniosynostosis surgery: the legacy of Paul Tessier«, in: *Neurosurgical Focus* 36 (2014), Nr. 4, S. 1–8.

Gerd Gigerenzer: *Calculated Risks: How to Know When Numbers Deceive You* (2002), dt.: *Das Einmaleins der Skepsis. Über den richtigen Umgang mit Zahlen und Risiken*, übers. von Michael Zillgitt, Berlin 2002.

H. Gillies/S. H. Harrison: »Operative correction by osteotomy of recessed malar maxillary compound in a case of oxycephaly«, in: *British Journal Plastic Surgery* 3 (1951), S. 123–129.

Harold Gillies/Ralph Millard: *The Principles and Art of Plastic Surgery*, London 1957.

Sander Gilman: *Creating Beauty to Cure the Soul. Race and Psychology in the Shaping of Aesthetic Surgery*, Duke 1998.

Sander Gilman: *Making the Body Beautiful. A Cultural History of Aestethic Surgery*, Princeton 1999.

Paul Gilroy: *Against race: Imagining political culture beyond the color line*, Harvard 2000.

Carlo Ginzburg: *Spurensicherungen. Über verborgene Geschichte, Kunst und soziales Gedächtnis*, München 1988.
Richard E. Gliklich: »Proportions of the Aesthetic Face«, in: Mack L. Cheney (Hg.): *Facial Surgery. Plastic and Reconstructive*, Baltimore 1997, S. 147–157.
Willem Goeree: *Inleydinge tot de alghemene Teycken-Konst*, Amsterdam 1668.
Johann Wolfgang Goethe: »Bei Betrachtung von Schillers Schädel«, in: ders.: *Sämtliche Werke, Briefe, Tagebücher und Gespräche*, Abt. 1, Bd. 2: *Gedichte 1800–1832*, Frankfurt a. M. 1988, S. 684–685.
Erving Goffman: *Stigma: Notes on the Management of Spoiled Identity* (1963), dt.: *Stigma*. Über Techniken der Bewältigung beschädigter Iden*tität*, übers. von Frigga Haug, Frankfurt a. M. 1967.
Erving Goffman: *Das Individuum im öffentlichen Austausch. Mikrostudien zur öffentlichen Ordnung*, Frankfurt a. M. 1982.
Erwin Gohrbrandt/Joachim Gabka/Alfred Berndorfer (Hg.): *Handbuch der plastischen Chirurgie, Band II, 1. Teil. Spezielle plastische Chirurgie*, Berlin/New York 1973.
Werner Golder: *Hippokrates und das Corpus Hippocraticum*, Würzburg 2007.
Daniel Goleman: *Emotional Intelligence. Why it can matter more than IQ*, London 1996.
A. Golz/A. Netzer: »A prophet without honor in his own country: Dr. Ernst Wodak (1891–1962)«, in: *Harefuah* 151 (2012), Nr. 4, S. 246–252.
Mario Gonzalez-Ulloa: »Quantitative principles in cosmetic surgery of the face«, in: *Plastic and Reconstructive Surgery* 29 (1961), S. 186–198.
C. F. Goodey: »Blockheads, Round Heads, Pointy Heads: Intellectual Disability and the Brain before Modern Medicine«, in: *Journal of the History of the Behavioral Sciences* 41 (2005), Nr. 2, S. 165–183.
James T. Goodrich: »Craniofacial Reconstruction for Craniosynostosis«, in: James T. Goodrich/Kalmon D. Post/Ravelo V. Argamaso (Hg.): *Plastic Techniques in Neurosurgery*, New York 1991, S. 75–108.
H. Gordon: »Craniostenosis«, in: *British Medical Journal* 2 (24. Oktober 1959), Nr. 5155, S. 792–795.
Oliver Götze/Katharina Schillinger: »Von Ananas bis Zeising. Auf der Suche nach dem Goldenen Schnitt«, in: *Göttlich Golden Genial. Weltformel Goldener Schnitt?*, hg. von der Museumsstiftung Post und Telekommunikation, München 2016, S. 14–37.
Stephan Jay Gould: *Der falsch vermessene Mensch*, Frankfurt a. M. 1988.
Stephen Jay Gould: *The Mismeasure of Man (Revised and Expanded)*, New York 2006.
Karl Grammer: »Was Gesichter sagen oder Die evolutionäre Psychologie der Schönheit«, in: Cathrin Gutwald/Raimar Zons (Hg.): *Die Macht der Schönheit*, München 2007, S. 71–84.
Gertrud Grésciano: »Phraseme in medizinischen Texten«, in: Harald Burger/Dmitrij Dobrovol'skij/Peter Kühn u. a. (Hg.): *Phraseologie/Phraseology*, Handbücher zur Sprach- und Kommunikationswissenschaft Band 28,2, Berlin/New York 2007, S. 516–529.
Meinrad Maria Grewenig/Wilfried Rosendahl (Hg.): *Schädel. Ikone, Mythos, Kult*, Heidelberg 2015.
Birgit Griesecke: »›Then you know‹. Sprachspiele der Pränataldiagnostik«, in: dies./Werner Kogge: *Fremde Wissenschaft? Drei Studien zum Einsatz konzeptueller Forschung im Verhältnis von Wissenschaft und Kultur*, Berlin 2014, S. 149–194.
Birgit Griesecke/Werner Kogge: »Was ist eigentlich ein Gedankenexperiment? Mach, Wittgenstein und der neue Experimentalismus«, in: Nicolas Pethes/Marcus Krause (Hg.): *Versuch, Erfahrung, Möglichkeit. Literarische Experimentalkulturen im 19. Jahrhundert*, Würzburg 2005, S. 41–72.
Birgit Griesecke/Marcus Krause/Nicolas Pethes u. a. (Hg.): *Kulturgeschichte des Menschenversuchs im 20. Jahrhundert*, Frankfurt a. M. 2009.
Jacob Grimm/Wilhelm Grimm: *Deutsches Wörterbuch von Jacob und Wilhelm Grimm*, 16 Bände, Leipzig 1854–1961.
Steffen W. Groß: *Cognitio Sensitiva. Ein Versuch über die Ästhetik als Lehre von der Erkenntnis des Menschen*, Würzburg 2011.
Johannes Grosse: *Die Schönheit des Menschen: Ihr Schauen, Bilden und Bekleiden*, Dresden 1912.

Johannes Grosse: *Schönheit, ihre Pflege durch ärztliche Wissenschaft und Kunst. Neuzeitliche Kosmetik für Ärzte und Laien*, Leipzig/München 1922.

Durs Grünbein: *Schädelbasislektionen. Gedichte*, Frankfurt a. M. 1991.

Martin Gründl: *Determinanten physischer Attraktivität – der Einfluss von Durchschnittlichkeit, Symmetrie und sexuellem Dimorphismus auf die Attraktivität von Gesichtern*, Habilitationsschrift Universität Regensburg 2011.

B. Guichard u. a.: »Midface osteotomies lines: Evolution by Paul Tessier, the second Tessier classification«, in: *Journal of Craniomaxillofacial Surgery* 41 (2013), S. 504–515.

Martin Gumpert: »Einhundertfünfzig Einstellungen«, in: *Deutsche Medizinische Wochenschrift* (27.7.1930), S. 1136–1137.

Martin Gumpert: *Die gesamte Kosmetik (Entstellungsbekämpfung). Ein Grundriss für Ärzte und Studierende*, Leipzig 1931.

Martin Gumpert: *Hölle im Paradies. Selbstdarstellung eines Arztes*, Stockholm 1939.

Tania Das Gupta (Hg.): *Race and Racialization: Essential Readings*, Toronto 2007.

Hannes Haberl: »Culture meets surgery«, in: *Child's Nervous System* 29 (2013), S. 2137–2142.

Michael Hagner: *Homo cerebralis. Der Wandel vom Seelenorgan zum Gehirn*, Berlin 1997.

Michael Hagner: »Verwundete Gesichter, verletzte Gehirne. Zur Deformation des Kopfes im Ersten Weltkrieg«, in: Schmölders/Gilman, *Gesichter der Weimarer Republik* (2000), S. 78–95.

Michael Hagner: *Geniale Gehirne: Zur Geschichte der Elitegehirnforschung*, Göttingen 2004.

Michael Hagner: Anthropologische Objekte, in: Anke te Heesen/Petra Lutz (Hg.): *Dingwelten. Das Museum als Erkenntnisort*, Köln u. a. 2005, S. 171–186.

Michael Hagner: *Der Geist bei der Arbeit. Historische Untersuchungen zur Hirnforschung*, Göttingen 2006.

Michael Hagner: »Präzision und Ästhetik. Zur Physiognomie des Geistes bei Carl Gustav Carus«, in: Kuhlmann-Hodick u. a., *Carl Gustav Carus. Wahrnehmung und Konstruktion* (2009), S. 261–269.

Ilse Hammerschmied: *Albrecht Dürers kunsttheoretische Schriften*, Egelsbach/Frankfurt a. M./Washington 1997.

Thomas L. Hankins/Robert J. Silverman: *Instruments and the Imagination*, Princeton, NJ 1995.

Michael P. Haselhuhn/Elaine M. Wong: »Bad to the bone: facial structure predict behaviour«, in: *Proceedings of the Royal Society* 10 (2011); doi:10.1098/rspb.2011.1193.

Malcolm H. Hast/Daniel H. Garrison: »Vesalius on the Variability of the Human Skull: Book I Chapter V of De humani corporis fabrica«, in: *Clinical Anatomy* 13 (2000), S. 311–320.

Michael Hau/Mitchell G. Ash: »Der normale Körper, seelisch erblickt«, in: Schmölders/Gilman, *Gesichter der Weimarer Republik* (2000), S. 12–31.

Daniela Hearst: »The Child with Craniosynostosis: Psychological Issues«, in: Richard Hayward (Hg.): *The Clinical Management of Craniosynostosis*, Cambridge 2004, S. 227–260.

Georg Wilhelm Friedrich Hegel: »Phänomenologie des Geistes«, in: ders.: *Werke*, hg. v. Eva Moldenhauer u. Karl Markus Michel, Bd. 3, Frankfurt a. M. 1970.

Georg Wilhelm Friedrich Hegel: »Vorlesungen über die Ästhetik II«, in: *Werke*, hg. v. Eva Moldenhauer/Karl Markus Michel, Bd. 14, Frankfurt a. M. 1970, S. 383–396.

Maria Heilmann/Nino Nanobashvili/Ulrich Pfisterer, u. a. (Hg.): *Punkt, Punkt, Komma, Strich. Zeichenbücher in Europa ca. 1525–1925*, Passau 2014.

R. Hemmer/M. Mohadjer/H. Aschayeri u. a.: »Über Kraniostenosen – Tierexperimentelle Untersuchungen zur Duraverödung – geistige Entwicklung operierter Kraniostenose- Kinder«, in: *Zeitschrift* für Kinderchirurgie und Grenzgebiete 16 (1975), S. 343–357.

D. J. Hemple/L. E. Harris/H. J. Svien u. a.: »Craniosynostosis involving the sagittal suture only: guilt by association?«, in: *Journal of Pediatrics* 58 (März 1961), S. 342–355.

Steffen K. Herrmann/Sybille Krämer/Hannes Kuch (Hg.): *Verletzende Worte. Die Grammatik sprachlicher Missachtung*, Bielefeld 2007.

Carl Reiner Hertz: »Über die Beziehung einer specifischen Knochen-Anomalie am Schädel zu einer bestimmten Form von Geisteskrankheit«, in: *Allgemeine Zeitschrift für Psychiatrie und psychisch-gerichtliche Medicin* 21 (1863), S. 582–599.

Todd Herzog: »Den Verbrecher erkennen«. Zur Geschichte der Kriminalistik, in: Schmölders/Gilman, *Gesichter der Weimarer Republik* (2000), S. 51–77.

B. Hildebrandt/A. Machotta/H. Riess u. a.: »Intraoperative fresh-frozen plasma versus human albumin in craniofacial surgery – a pilot study comparing coagulation profiles in infants younger than 12 months«, in: *Thrombosis and Haemostasis* 98 (2007), S. 172–177.

Denis E. Hilling/Irene M. J. Mathijssen/Paul G. H. Mulder u. a.: »Long-term aesthetic results of frontoorbital correction for frontal plagiocephaly«, in: *Journal of Neurosurgery* 105 (2006), S. 21–25.

Bertold Hinz: »›Maß und Messen‹ – Dürers Zahlenwerk zur menschlichen Proportion«, in: G. Ulrich Großmann (Hg.): *Buchmalerei der Dürerzeit. Dürer und die Mathematik, Neues aus der Dürerforschung (Dürer-Forschungen, Band 2)*, Nürnberg 2009, S. 125–138.

Hippokrates: *Sämmtliche Werke*, übers. von Robert Fuchs, München 1900.

Mascha Hochfeld/Hans Lamecker/Ulrich-W. Thomale u. a.: »Frame-based cranial reconstruction. Technical note«, in: *Journal of Neurosurgery Pediatrics* 13 (2014) Nr. 3, S. 319–323.

Erik Holland: »Marquardt's Phi Mask: Pitfalls of Relying on Fashion Models and the Golden Ratio to Describe a Beautiful Face«, in: *Aesthetic Plastic Surgery* 32 (2008), S. 200–208.

Eugen Holländer: »Die kosmetische Chirurgie«, in: Max Joseph (Hg.): *Handbuch der Kosmetik*, Leipzig 1912, S. 667–712.

Homer: *Ilias*, übers. von Johann Heinrich Voß, Frankfurt a. M. 1990.

Johannes Franz Hönig: *Ästhetische Chirurgie*, Darmstadt 2000.

Gerhard Hotz/Liselotte Meyer: »Künstliche Schädeldeformierungen – ein uraltes und weltweites Phänomen«, in: *Bulletin der Schweizerischen Gesellschaft für Anthropologie* 17 (2011), S. 87–96.

Geoffrey Hughes: *Political Correctness: A History of semantics and Culture*, West Sussex 2009.

Emil Huschke: *Schädel, Hirn und Seele des Menschen und der Thiere nach Alter, Geschlecht und Raçe dargestellt nach neuen Methoden und Untersuchungen*, Jena 1854.

José Imbelloni: »Die Arten der künstlichen Schädeldeformation«, in: *Anthropos* 25 (1930), S. 808–809.

F. D. Ingraham/E. Alexander Jr./D. D. Matson: »Clinical studies in craniosynostosis analysis of 50 cases and description of a method of surgical treatment«, in: *Surgery* 24 (1948), S. 518–541.

E. W. Jabs: »Toward understanding the pathogenesis of craniosynostosis through clinical and molecular correlates«, in: *Clinical Genetics* 53 (1998), S. 79–86.

Abraham Jacobi: *Non nocere*, New York 1894.

Abraham Jacobi: »An Address of non nocere«, in: *British Medical Journal* 1 (21. April 1894), S. 852–853.

J. A. Jane/M. T. Edgerton/J. W. Futrell u. a.: »Immediate correction of sagittal synostosis«, in: *Journal of Neurosurgery* 49 (1978), S. 705–710.

Horst W. Janson: »The High Renaissance in Italy«, in: *History of Art*, New York [3]1986, S. 436–463.

David F. Jimenez/Constance M. Barone: »Early treatment of anterior calvarial craniosynostosis using endoscopic-assisted minimally invasive techniques«, in: *Child s Nervous System* 23 (2007), S. 1411–1419.

David F. Jimenez/Constance M. Barone/Maria E. McGee u. a.: »Endoscopy-assisted wide-vertex craniectomy, barrel stave osteotomies, and postoperative helmet molding therapy in the early management of sagittal suture craniosynostosis«, in: *Journal of Neurosurgery* 100 (2004), S. 407–417.

Kase D. Johnstun: *Beyond the Grip of Craniosynostosis*, Jefferson 2015.

Jacques Joseph: *Nasenplastik und Sonstige Gesichtsplastik nebst Mammaplastik und einige weitere Operationen aus dem Gebiete der äußeren Körperplastik*, Leipzig 1931.

Donald Kagan: *Perikles. Die Geburt der Demokratie*, Stuttgart 1992.

K. A. Kapp-Simon/E. Wallace/B. R. Collett u. a.: »Language, learning, and memory in children with and without single-suture craniosynostosis«, in: *Journal of Neurosurgery Pediatrics* 17 (2016), Nr. 5, S. 578–588.

Ernst R. Kastenbauer/M. Eugene Tardy (Hg.): Ästhetische und plastische Chirurgie an Nase, Gesicht und Ohrmuschel, Stuttgart/New York [3]2005.

Kenneth D. Keele/Carlo Pedretti: *Atlas der anatomischen Studien in der Sammlung Ihrer Majestät Queen Elizabeth II. in Windsor Castle*, 3 Bände, Gütersloh 1978.

Ôe Kenzaburô: *Eine persönliche Erfahrung*, Frankfurt a. M. 1991.

Ôe Kenzaburô: »Ich habe einen Traum«, in: *Die Zeit* (11. Mai 2006).

Ôe Kenzaburô: *Licht scheint auf mein Dach. Die Geschichte meiner Familie,* Frankfurt a. M. 2014.

Anahit Khudaverdyan: »Cranial deformation and torticollis of an early feudal burial from Byurakn, Armenia«, in: *Acta Biologica Szegediensis* 56 (2012), Nr. 2, S. 133–139.

V. Kimonis/J. A. Gold/T. L. Hoffman u. a.: »Genetics of craniosynostosis«, in: *Seminars in Pediatric Neurology* 14 (2007), S. 150–161.

Harald Kimpel (Hg.): *Hamlet-Syndrom: Schädelstätten*, Marburg 2011.

J. E. J. King: »Oxycephalie«, in: *Annals of Surgery* 115 (1942), S. 488–506.

Victor Klemperer: *LTI. Notizbuch eines Philologen,* Leipzig 1996.

Cornelia Klose-Lewerentz: »Der ›Ideale Körper‹ und seine Herstellung – Körperdiskurse der Lebensreformbewegung zwischen Utopie und Normalität«, in: Marc Cluet/Catherine Repussard (Hg.): *Lebensreform. Die soziale Dynamik der politischen Ohnmacht*, Tübingen 2013, S. 147–160.

Herlinde Koelbl: »Ohne den Schmerz hätte ich nicht geschrieben«, in: *ZEITmagazin* 34 (19.8.2010).

Uta Kornmeier (Hg.): *SchädelBasisWissen II. Texte zur Wissensgeschichte eines Knochens*, Berlin 2017.

L. Kovacs/A. Zimmermann/G. Brockmann u. a.: »Three-dimensional recording of the human face with a 3D laser scanner«, in: *Journal of Plastic, Reconstructive and Aesthetic Surgery* 59 (2006), S. 1193–1202.

Robin S. S. Kramer/Alex L. Jones/Robert Ward: A Lack of Sexual Dimorphism in Width-to-Height Ratio in White European Faces Using 2D Photographs, 3D Scans, and Anthropometry, in: *PLoS ONE* 8 (2012); doi:10.1371/journal.pone.0042705.

W. Krause: »Über Schädelmessungen bei Geisteskranken«, in: *Allgemeine Zeitschrift für Psychiatrie und psychisch-gerichtliche Medicin* 22 (1865), S. 381–384.

Wolfgang Krauss: »Franz Galls Schädellehre«, in: Clair/Pichler, *Wunderblock* (1989), S. 199–204.

Ernst Kretschmer: *Körperbau und Charakter. Untersuchungen zum Konstitutionsproblem und zur Lehre von den Temperamenten*, siebte und achte verbesserte und vermehrte Auflage, Berlin 1929.

Ralf Krumeich: *Bildnisse griechischer Herrscher und Staatsmänner im 5. Jahrhundert v. Chr.*, München 1997.

Andreas Kuhlmann: »Schmerz als Grenze der Kultur. Zur Verteidigung der Normalität«, in: Lutz, *Der (im-)perfekte Mensch* (2003), S. 120–127.

Hans Kurella: *Naturgeschichte des Verbrechers. Grundzüge der Criminellen Anthropologie und Criminalpsychologie*, Stuttgart 1993.

J. B. P. A. Lamarck: *Philosophie zoologique, ou Exposition des considérations relatives à l'historie naturelle des animaux*, 2 Bände, Paris 1809.

Larry Cooper Lane: »Pioneer craniectomy for relief of mental imbecility due to premature sutural closure and microcephalus«, in: *JAMA* 18 (1892), S. 49–50.

Levi Cooper Lane: *Surgery of the Head and Neck*, Philadelphia 1898.

Odilon Marc Lannelongue: »De la craniotomie dans la microcephalie«, in: *Comptes rendus de l'Académie des Sciences* 110 (1890), S. 1382–1386.

Odilon Marc Lannelongue: »Craniectomie dans les microcephalies«, in: *Congrès français de chirurgie* 5 (1891).

Johann Caspar Lavater: *Physiognomische Fragmente zur Beförderung der Menschenkenntniß und Menschenliebe*, 2 Bände, Leipzig/Winterthur 1975–1978.
A. Lefebvre et al.: »A psychiatric profile before and after reconstructive surgery in children with Apert's syndrome«, in: *British Journal of Plastic Surgery* 39 (1986), S. 510–513.
Erwin Lemche: *Emotion und frühe Interaktion. Die Emotionsentwicklung innerhalb der frühen Mutter-Kind-Interaktion*, Berlin 2014.
Thoms Lemke: »Gouvernementalität«, in: Marcus S. Kleiner (Hg.): *Michel Foucault. Eine Einführung in sein Denken*, Frankfurt a. M. 2001. S. 108–122.
Marianne Leuzinger-Bohleber: *Frühe Kindheit als Schicksal? Trauma, Embodiment, soziale Desintegration. Psychoanalytische Perspektiven*, Stuttgart 2009.
David Lewis/Dennis Rodgers: »The Fiction of Development: Literary Representation as a Source of Authoritive Knowledge«, in: *Journal of Development Studies* 44 (2008), Nr. 2, S. 198–216.
Michael Lewis/Margaret Wolan Sullivan (Hg.): *Emotional Development in Atypical Children*. New York/London 1996.
Erich Lexer: *Handbuch der ärztlichen Erfahrungen im Weltkrieg*, Leipzig 1922.
Erich Lexer: *Die Gesamte Wiederherstellungschirurgie*, 2 Bände, Leipzig 1931.
Erich Lexer: »The Use of Free Osteoplasty Together with Trials on Arthrodesis and Joint Transplantation«, in: *Clinical Orthopaedics and Related Research* 466 (2008), Nr. 8, S. 1771.
B. Lee Ligon-Borden: »Abraham Jacobi, MD: Father of American Pediatrics and Advocate for Children's Health«, in: *Seminars in Pediatric Infectious Deseases* 14 (2003), S. 245–249.
Jürgen Link: *Versuch über den Normalismus: Wie Normalität produziert wird*, Bonn 2006.
Günter Lob: Artikel »Erich Lexer (1867–1937)«, in: *Neue Deutschen Biographie*, Band 14, Berlin 1985, S. 420–421.
Cesare Lombroso: *Der Verbrecher (homo delinquens) in anthropologischer, ärztlicher und juristischer Beziehung*, Hamburg 1894.
Andrew Loomis: *Drawing the Head and Hands*, New York 1956.
Günter Maria Lösch: *Plastische Chirurgie. Ästhetik – Ethik – Geschichte. Kulturgeschichte eines medizinischen Fachgebietes*, Berlin/Heidelberg 2014.
Günter M. Lösch/Michael Greulich/Peter Mailänder: »Angeborene Fehlbildungen. Entwicklung der konstruktiven plastischen Chirurgie und ihrer anatomischen entwicklungsgeschichtlichen Grundlagen im Spiegel der Jahrestagungen der VDPC/DGPRÄC (1970–2001) und DAH (1981)«, in: *Plastische Chirurgie* 8. (Sept. 2008), Suppl. 2, S. 72–79.
Arthur Lovejoy: *Die große Kette der Wesen*, Frankfurt a. M. 2003.
Johann Christoph Gustav Lucae: *Zur Morphologie der Rassen-Schädel*, Frankfurt a. M. 1861.
Petra Lutz (Hg.): *Der (im-)perfekte Mensch: Metamorphosen von Normalität und Abweichung*, Köln 2003.
Christopher Lux et al.: »Visualization of Individual Growth-Related Craniofacial Changes Based on Cephalometric Landmark Data: A Pilot Study«, in: *Cleft Palate-Craniofacial Journal* 39 (May 2002), Nr. 3, S. 341–344.
Vanessa Lux/Sigrid Weigel (Hg.): *Empathy. Epistemic Problems and Cultural-Historical Perspectives of a Cross-Disciplinary Concept*, Basingstoke 2017.

Jonas Maatsch/Christoph Schmälzle (Hg.): *Schillers Schädel. Physiognomie einer fixen Idee*, Göttingen 2009.
Elisabeth Madlener: »Ein kabbalistischer Schauplatz. Die physiognomische Seelenerkundung«, in: Clair/Pichler, *Wunderblock* (1989), S. 159–179.
Patrizia Magli: »The Face and the Soul«, in: Michel Feher/Ramona Naddafi/Nadia Tazi, *Fragments for a History of the Human Body*, Part Two, New York 1989, S. 86–127.
M. Mancia (Hg.): *Psychoanalysis and Neuroscience*, Berlin 2006.
G. Manoury: »Sur la craniectomie«, in: *Congrès Français de Chirurgie*, Paris 1891, S. 84–91.
D. Marchac/D. Renier: »Craniosynostosis«, in: *World Journal of Surgery* 13 (1989), Nr. 4, S. 358–365.

George Markowsky: »Misconceptions about the Golden Ratio«, in: *The College Mathematics Journal* 23 (1991), Nr. 1, S. 2–19.

Stephen R. Marquardt, Eugene L. Gottlieb: »Dr. Stephen R. Marquardt on the Golden Decagon and Human Facial Beauty. Interview mit Eugene L. Gottlieb«, in: *Journal of Clinical Orthodontics* 36 (2002), Nr. 6, S. 339–347.

David Marshall: »The Evolution of the Modern Human Face: Part I. An Anthropological Concept«, in: *Journal of Craniofacial Surgery* 4 (Januar 1993), Nr. 1, S. 40–56.

L. Massimi/M. Caldarelli/G. Tamburrini u. a.: »Isolated sagittal craniosynostosis: definition, classification, and surgical indications«, in: *Child's Nervous System* 28 (2012), Nr. 9, S. 1311–1317.

Vivek A. Mehta/Chetan Bettegowda/George I. Jallo/E. S. Ahn: »The evolution of surgical management for craniosynostosis«, in: *Neurosurgical Focus* 29 (2010), S. 1–7.

P. M. Meier/D. Zurakowski/S. M. Goobie u. a.: »Multivariable predictors of substantial blood loss in children undergoing craniosynostosis repair: implications for risk stratification«, in: *Paediatric Anaesthesia* 26 (2016), S. 960–969.

Kathleen Melzer: »Die Schädel- und Abguss-Sammlung des Carl Gustav Carus«, in: *Carl Gustav Carus. Natur und Idee*, Katalog, Berlin/München 2009, S. 317–323.

Irina Metzler: *Disability in Medieval Europe: Physical Impairment in the High Middle Ages, 1100–1400*, London 2006.

Meyers Großes Konversations-Lexikon. Ein Nachschlagewerk des allgemeinen Wissens, 6. Auflage, Band 16, Leipzig/Wien 1907.

M. Michler: »Die Geburt der Ästhetik im alten Griechenland und ihre Beziehung zu bildender Kunst, Gymnastik und Medizin«, in: Pfeifer, *Die Ästhetik von Form und Funktion* (1985), S. 11–44.

Symeon Missios: »Hippocrates, Galen, and the Uses of Trepanation in the Ancient Classical World«, in: *Neurosurgical Focus* 23 (2007), S. 1–9.

Toni Morrison: *The Nobel Lecture in Literature*, New York 1993.

Enrico Morselli: »Die chirurgische Behandlung von Idiotismus«, in: *Internationale klinische Rundschau* 7 (29. Oktober 1893), Nr. 44, Sp. 1657–1660.

Paolo G. Morselli: »The Minotaur Syndrom: Plastic Surgery of the Facial Skeleton«, in: *Aesthetic Plastic Surgery* 19 (1993), S. 99–102.

J. Mühling/J. Reuther/N. Sörensen: »Funktionelle und ästhetische Aspekte der craniofacialen Chirurgie im Kleinkindalter«, in: Pfeifer, *Die Ästhetik von Form und Funktion* (1985), S. 81–86.

Sean Mullan: »Late Moulding of the Scaphocephalic Skull«, in: *The American Journal of Diseases of Children* 99 (1960), Nr. 1, S. 55–60.

Staffan Müller-Wille: »Race and History: Comments from an Epistemological Point of View«, in: *Science, Technology & Human Values* 39 (2014), Nr. 4, S. 597–606.

Walter Müri (Hg.): *Der Arzt im Altertum, Griechische und Lateinische Quellenstücke von Hippokrates bis Galen mit der Übertragung ins Deutsche*, München/Zürich 1986.

Kei Nakamura/Mayumi Matsuo (Hg.): *The Light – Portraits of the Hibakusha*, London 2010.

Keiji Nakazawa: *Hadashi no Gen*, Tôkyô 1973 (dt. unter dem Titel *Barfuß durch Hiroshima*, Hamburg 2005).

Gerald Neitzke: »Medizinische und ärztliche Indikation – zum Prozess der Indikationsstellung«, in: Andrea Dörries/Volker Lipp (Hg.): *Medizinische Indikation. Ärztliche, ethische und rechtliche Perspektiven. Grundlagen und Praxis*, Stuttgart 2015, S. 83–94.

Attila Nóbik/Béla Pukánszky (Hg.): *Normalität, Abnormalität und Devianz: gesellschaftliche Konstruktionsprozesse und ihre Umwälzungen in der Moderne*, Frankfurt a. M. 2010.

Suzanne Noël: *Die ästhetische Chirurgie und ihre soziale Bedeutung*, Leipzig 1932.

F. Obernier: »Ein neues System der Kopfmessung«, in: *Allgemeine Zeitschrift für Psychiatrie und psychisch-gerichtliche Medicin* 22 (1865), S. 50–69.

Eylem Öcal/Peter P. Sun/John A. Persings: »Craniosynotosis«, in: A. Albright/I. F. Pollack (Hg.): *Principles and Practises of Pediatric Neurosurgery*, Stuttgart [2]2008, S. 265–288.

Martin Ohm: *Die reine Elementar-Mathematik*, Berlin 1835.

Christopher Y. Olivola/Alexander Todorov: »Fooled by first impresion? Reexamining the diagnostiv value of appeareance-based inferences«, in: *Journal of Experimental Social Psychology* 46 (2010), S. 315–324.

Carolin M. Oser-Grote: *Aristoteles und das Corpus Hippocraticum*, Stuttgart 2004.

Adolph Wilhelm Otto: *Vom Bau des menschlichen Körpers*, sechs Bände, Frankfurt a. M. S. 1791–1796.

Adolph Wilhelm Otto: *Lehrbuch der pathologischen Anatomie des Menschen und der Thiere*, Berlin 1830.

Burak M. Ozgur et al.: »Emotional and psychological impact of delayed craniosynostosis repair«, in: *Child's Nervous System* 22 (2006), S. 1619–1623.

o. V.: »Plastische Chirurgie. Ästhetische Ergebnisse, wenn es drauf ankommt«, in: *Nahe am Menschen*, Patienteninformation, Evangelisches Diakoniekrankenhaus, Lehrkrankhaus der Universität Freiburg o. J.

o. V.: »Entstellung als Berufshindernis«, in: *Kosmetologische Rundschau* 5 (1933), S. 197.

Raquel J. Palacio: *Wunder*, München 2013.

Christine Palm: *Phraseologie*, Tübingen 1995.

Kerstin Palm: »Mit dem Zauberstab der Analogie: Romantische Anthropologien der Verachtung«, in: Michael Eggers (Hg.): *Von Ähnlichkeiten und Unterschieden: Vergleich, Analogie und Klassifikation in Wissenschaft und Literatur*, Heidelberg 2011, S. 55–76.

Erwin Panofsky: »Die Entwicklung der Proportionslehre als Abbild der Stilentwicklung«, in: *Monatshefte für Kunstwissenschaft* 14 (1921), S. 188–219.

Erwin Panofsky: *Aufsätze zu Grundfragen der Kunstwissenschaft*, Berlin ^{2}1975.

Erwin Panofsky: *Deutschsprachige Aufsätze I*, Berlin 1998.

Jutta Person: *Der pathographische Blick. Physiognomik, Atavismustheorien und Kulturkritik 1870–1930*, Würzburg 2005.

Gerhard Pfeifer (Hg.): *Die Ästhetik von Form und Funktion in der Plastischen und Wiederherstellungschirurgie*, Berlin/Heidelberg 1985.

Plutarchus: *Des Plutarchus von Chäroneia vergleichende Lebensbeschreibungen*, Band 2, übers. von Johann Friedrich Salomon Kaltwasser, Magdeburg 1800.

Johann Daniel Preissler: *Die durch Theorie erfundene Practic, oder gründlich-verfasste Reguln, derer man sich als einer Anleitung zu berühmter Künstlere Zeichen-Wercken bestens bedienen kann.* Nürnberg ^{4}1740.

Ralf J. Radlanski/Karl H. Wesker: *Das Gesicht. Bildatlas klinische Anatomie*, Berlin 2012.

Annelie Ramsbrock: *Korrigierte Körper. Eine Geschichte künstlicher Schönheit in der Moderne*, Göttingen 2011.

D. Renier/E. Lajeunie/E. Arnaud u. a.: »Management of craniosynostoses«, in: *Child's Nervous System* 16 (2000), Nr. 10/11, S. 645–658.

Allen F. Repko: *Interdiciplinary Research. Process and Theory*, Thousand Oaks/Calif 2012.

Renate Reschke: Art. »Schön/Schönheit«, in: Karlheinz Barck u. a. (Hg.): *Ästhetische Grundbegriffe. Historisches Wörterbuch in sieben Bänden*, Band 5, Stuttgart/Weimar 2003, S. 390–436.

Hans-Jörg Rheinberger: *Experimentalsysteme und epistemische Dinge. Eine Geschichte der Proteinsynthese im Reagenzglas*, Göttingen 2001.

Xavier Riaud: Hyppolite Morestin (1869–1919). In: *Histoire de la medicine*, ed. X. Riaud, http://www.histoire-medecine.fr/premiere-guerre-mondiale/h.pdf (Zugriff: 15.1.2017)

Paul Ricoeur: »The Role of Fiction in Shaping Reality«, in: *Man and World. An International Philosophical Review* XII (1979), S. 123–141.

Ulrike Riedel: *»Kind als Schaden«: die höchstrichterliche Rechtsprechung zur Arzthaftung für den Kindesunterhalt bei unerwünschter Geburt eines gesunden, kranken oder behinderten Kindes*, Frankfurt a. M. 2012.

Benjamin A. Rifkin/Michael J. Ackerman: *Die Kunst der Anatomie. Körperdarstellungen aus fünf Jahrhunderten*, München 2006.
Julius Rocca: »Galen and the uses of Trepanation«, in: Arnott/Finger/Smith (Hg.): *Trepanation* (2003), S. 253-271.
Concezio Di Rocco: »Craniosynostosis in old Greece: political power and physical deformity«, in: *Child's Nervous System* 12 (2005), S. 859.
Rod Rohrich/Daniel Sullivan: »Editorial: So You Want to Be Like Leonardo da Vinci or Michelangelo? Which One Are You?«, in: *Plastic and Reconstructive Surgery* 128 (2011), Nr. 6, S. 1309-1311.
Rosa Sala Rose: »Weimar als Ursprungsort der Verbreitung von Franz Galls Schädellehre«, in: Gert Theile (Hg.): *Anthropometrie. Zur Vorgeschichte des Menschen nach Maß*, München 2005, S. 65-78.
H. Rudolph: »Aspekte der Ästhetik in der Chirurgie«, in: Pfeifer, *Die Ästhetik von Form und Funktion* (1985), S. 56-59.
Melanie Ruff: *Gesichter des Ersten Weltkrieges. Alltag, Biografien und Selbstdarstellungen von gesichtsverletzten Soldaten*, Stuttgart 2015.
N. Rumsey/A. Clarke/P. White u.a.: »Altered body image: appearance-related of people with visible disfigurement«, in: *Journal of Advanced Nursing* 48 (2003), Nr. 5, S. 443-454.
Nichola Rumsey/Diana Harcourt: »Body image and disfigurement: issues and interventions«, in: *Body Image* 1 (2004), S. 83-97.
Nichola Rumsey/Diana Harcourt: »Visible difference amongst children and adolescents: Issues and Interventions«, in: *Developemental Neurorehabilitation* 10 (2007), Nr. 2, S. 113-123.
Nichola Rumsey/James Byron-Daniel/Rodger Charlton u.a.: *Identifying the psychosocial factors and processes contributing to successful adjustment to disfiguring conditions. Final Report submitted to The Healing Foundation*, o. O. 2010.
Nicola Rumsey/Diana Harcourt (Hg.): *The Psychology of Appearance. Oxford Handbook*, Oxford 2014.

Edmund Saalfeld: *Kosmetik. Ein Leitfaden für praktische Ärzte*, Heidelberg 1908.
Michael Sachs/Heinz-Peter Schmiedebach/Rebecca Schwoch: »Geh. Med. Rat Prof. Dr. med. Erich A.M. Lexer«, in: dies.: *Deutsche Gesellschaft für Chirurgie 1933-1945. Die Präsidenten*, Heidelberg 2011, S. 75-107.
B.J. Schaller/A. Filis/H.A. Merten u.a.: »Premature craniosynostosis – the role of skull base surgery in its correction. A surgical and radiological experience of 172 operated infants/children«, in: *Journal of Craniomaxillofacial Surgery* 40 (2012), Nr. 3, S. 195-200.
Londa Schiebinger: *Nature's Body: Gender in the making of modern science*, Boston 1993.
Katja Schmid: »Welche Sprache spricht das Web?«, in: *Das Baugerüst* 61 (2009), Nr. 2, S. 26-30.
Katja Schmid: »Sprache im Internet«, http://www.wissen.de/sprache-im-internet/page/0/2 (27.10.2016).
Justin E.H. Smith: *Nature, Human Nature, and Human Difference. Race in Early Modern Philosophy*, Princeton 2015, S. 160-206.
Claudia Schmölders: *Das Vorurteil im Leibe. Eine Einführung in die Physiognomik*, Berlin 1995.
Claudia Schmölders/Sander Gilman (Hg.): *Gesichter der Weimarer Republik. Eine physiognomische Kulturgeschichte*, Köln 2000.
Manfred Schneider: »Die Lesbarkeit des Schädels. Lesarten bei Gall, Hegel, Goethe«, in: Dietmar Schmidt (Hg.): *Körper-Topoi. Sagbarkeit, Sichtbarkeit, Wissen*, Weimar 2002, S. 209-223.
Tilmann Schweitzer/Hartmut Collmann: »Kraniosynostosen, Teil 2: Diagnostik und Behandlung der Kraniosynostosen«, in: *Zeitschrift des Berufsverbandes der Kinder- und Jugendärzte e.V.* 41 (2010), Heft 8, S. 507-511.
K. Schwenzer-Zimmerer/T. Vetter: »Das menschliche Gesicht. Form und Funktion – Identitätsmerkmale«, in: *Der MKG-Chirurg* 1 (2012), S. 24-35.

Sophie Seemann: *Von der Pathologie zur Anthropologie – Rudolf Virchows Sammlung pathologisch veränderter Schädel am Berliner Medizinhistorischen Museum der Charité (1757–1945)*, Dissertation Charité Universitätsmedizin, Berlin 2013.

Guiseppe Sergi: *Die Variationen des menschlichen Schädels und die Klassifikation der Rassen*, Braunschweig 1904.

Mohammed Ghasem Shams et al.: »Case Report: Feminizing the Male Face«, in: *ePlasty* (9.1.2009), S. 814.

John Shillito Jr./D. D. Matson: »Craniosynostosis: a review of 519 surgical patients«, in: *Pediatrics* 41 (1968), S. 829–853.

Tobin Siebers: *Zerbrochene Schönheit. Essay über Kunst, Ästhetik und Behinderung*, Bielefeld 2009.

D. A. Simpson/K. G. Jamieson/S. M. Morson: »The foundations of neurosurgery in Australia and New Zealand«, in: *Australian and New Zealand Journal of Surgery* 44 (1974), S. 215–227.

Samuel Thomas Soemmerring: *Vom Baue des menschlichen Körpers*, Bd. 1, Frankfurt a. M. 1791.

Werner Sohn/Herbert Mehrtens (Hg.): *Normalität und Abweichung: Studien zur Theorie und Geschichte der Normalisierungsgesellschaft*, Opladen/Wiesbaden 1999.

Matthew L. Speltz/Kathleen A. Kapp-Simon/Michael Cunningham u. a.: »Single-Suture Craniosynostosis: A Review of Neurobehavioral Research and Theory«, in: *Journal of paediatric psychology* 29 (2004), S. 651–668.

Ernst Stahl: Rezension zu »Knochenwachstum und Schädelformen, mit besonderer Rücksicht auf Cretinismus (1856) «, in: *Allgemeine Zeitschrift für Psychiatrie und psychisch-gerichtliche Medicin* 22 (1859), S. 305–310.

J. M. Starr/K. Kapp-Simon/Y. Cloonan u. a.: »Pre- and post-surgery neurodevelopment of infants with single-suture craniosynostosis. Comparison with controls«, in: *Journal of Neurosurgery Pediatrics* 107 (2007), Nr. 2, S. 103–110.

Andreas Steinhöfel: *Anders*, Hamburg 2014.

Nancy Stepan: »Race and gender: The role of analogy in science«, in: *Isis* 77 (Juni 1986), Nr. 2, S. 261–277.

Christof Stock: *Die Indikation in der Wunschmedizin. Ein medizinrechtlicher Beitrag zur ethischen Diskussion über ›Enhancement‹*, Frankfurt a. M. 2009.

Roland M. Strauss/Helena Marzo-Ortega: »Michelangelo and medicine«, in: *Journal of the Royal Society of Medicine* 95 (Oktober 2002), S. 514–515.

Rudolph Streli: Konstruktive und rekonstruktive Chirurgie des knöchernen Hirnschädels. in: Gohrbrandt/Gabka/Berndorfer, *Handbuch der plastischen Chirurgie, Band II* (1973), S. 1–47.

M. Eugene Tardy jr.: »Rhytidoplastik (Facelifting)«, in: Kastenbauer/Tardy, *Ästhetische und Plastische Chirurgie* (2005), S. 217–250.

G. Tamburrini/M. Caldarelli/L. Massimi u. a.: »Intracranial pressure monitoring in children with single suture and complex craniosynostosis: a review«, in: *Child's Nervous System* 21 (2005), Nr. 10, S. 913–921.

Angelika Taschen (Hg.): *Schönheitschirurgie*, Köln u. a. 2005.

Paul Tessier: »Total facial osteotomy. Crouzon's syndrome, Apert's syndrome: oxycephaly, scaphocephaly, turricephaly«, in: *Annales de Chirurgie Plastique Esthetique* 12 (1967), S. 273–286.

Paul Tessier: »Relationship of craniostenoses to craniofacial dysostoses, and to faciostenoses: a study with therapeutic implications«, in: *Plastic and Reconstructive Surgery* 48 (1971), S. 224–237.

Paul Tessier: »The definitive plastic surgical treatment of the severe facial deformities of craniofacial dysostosis. Crouzon's and Apert's diseases«, in: *Plastic and Reconstructive Surgery* 48 (1971), S. 419–442.

Paul Tessier: »[Treatment of facial dysmorphias in craniofacial dysostosis, Crouzon's and Apert's diseases. Total osteotomy and sagittal displacement of the facial massive.]«, in: *Deutsche Zahn-, Mund-, und Kieferheilkunde mit Zentralblatt für die Gesamte Zahn-, Mund-, und Kieferheilkunde* 57 (1971), Nr. 9, S. 302–320.

Gert Theile (Hg.): *Anthropometrie. Zur Vorgeschichte des Menschen nach Maß*, München 2005.
Jürgen Theissing/Gerhard Rettinger/Jochen A. Werner (Hg.): *HNO-Operationslehre. Mit allen wichtigen Eingriffen*, Stuttgart/New York [4]2006.
Ursula Thiemer-Sachse: »Kopfdeformation und Schädelkult in Mesoamerika«, in: Wieczorek/Rosendahl, *Schädelkult* (2011), S. 203–210.
Henry Thode: *Michelangelo*, 2 Bände, Berlin 1908.
Hans Thomas: »Ethische Aspekte«, in: Alfred Berger/Robert Hierner (Hg.): *Plastische Chirurgie. Grundlagen, Prinzipien, Techniken*, Berlin/Heidelberg 2003, S. 43–44.
D. N. Thompson/W. Harkness/B. Jones u. a.: »Subdural intracranial pressure monitoring in craniosynostosis: its role in surgical management«, in: *Child's Nervous System* 11 (1995), S. 269–275.
D. N. Thompson/G. P. Malcolm/B. M. Jones u. a.: »Intracranial pressure in single-suture craniosynostosis«, in: *Pediatric Neurosurgery* 22 (1995), Nr. 5, S. 235–240.
M. E. Thompson/C. Saadeh/P. Watkins u. a.: »Blood loss and transfusion requirements with epsilon-aminocaproic acid use during cranial vault reconstruction surgery«, in: *Journal of Clinical Anesthesia* 36 (2017), S. 153–157.
Randy Thornhill/Steven W. Gangestad: »Human Facial Beauty. Averageness, Symmetry, and Parasite Resistance«, in: *Human Nature* 4 (1993), Nr. 3, S. 237–269.
M. Thwin/T. J. Schultz/P. J. Anderson: »Morphological, functional and neurological outcomes of craniectomy versus cranial vault remodeling for isolated nonsyndromic synostosis of the sagittal suture: a systematic review«, in: *JBI Database of Systematic Reviews and Implementation Reports* 13 (2015), Nr. 9, S. 309–368.
Li Anna Töppe: *Konstruktion – Erweiterung – Rekonstruktion. Verfahren der plastischen Chirurgie und Prothetik in der künstlerischen Praxis des 20. Jahrhunderts*, Berlin 2016.
Fabien Toulmé: *Dich hatte ich mir anders vorgestellt …*, Berlin 2014.
Keiichi Tsuneishi: »Die von der japanischen Armee durchgeführten Menschenversuche (1932–1945)«, in: Griesecke/Krause/Pethes u. a., *Kulturgeschichte des Menschenversuchs im 20. Jahrhundert* (2009), S. 228–268.
S. R. Turner et al.: »Psychological outcomes among cleft patients and their families«, in: British Journal of Plastic Surgery 50 (1997), S. 1–9.

Bernd Ulrich: »›… als wenn nichts geschehen wäre.‹ Anmerkungen zur Behandlung der Kriegsopfer während des Ersten Weltkriegs«, in: Gerhard Hirschfeld/Gerd Krumeich/Irina Renz (Hg.): *»Keiner fühlt sich hier mehr als Mensch …«. Erlebnis und Wirkung des Ersten Weltkriegs*, Frankfurt a. M. 1996, S. 140–156.
Herbert Ulrich: *Schädel-Schicksale historischer Persönlichkeiten*, München 2004.

David Veale/Fugen Neziroglu: *Body Dysmorphic Disorder: A Treatment Manual*, West Sussex 2010.
Vesalius: *De humani corporis fabrica*, Basel 1543.
Leonardo da Vinci: *Tagebücher und Aufzeichnungen*, übers. u. hg. von Theodor Lücke, Leipzig [2]1952.
Rudof Virchow: »Über den Cretinismus, namentlich in Franken, und über pathologische Schädelformen«, in: *Verhandlungen der Physikalisch-Medizinischen Gesellschaft Würzburg* 2 (1851), S. 230–271.
Rudolf Virchow: »Zur Entwicklungsgeschichte des Cretinismus und der Schädeldifformitäten«, in: ders.: *Gesammelte Abhandlungen*, Berlin 1856.
Rudolf Virchow: *Untersuchungen über die Entwickelung des Schädelgrundes im gesunden und krankhaften Zustande und über den Einfluss derselben auf Schädelform, Gesichtsbildung und Gehirnbau*, Berlin 1857.
Rudolf Virchow: »Knochenwachsthum und Schädelformen, mit besonderer Rücksicht auf Cretinismus«, in: *Virchows Archiv* 13 (1858), Nr. 4/5, S. 323–357.
Rudolf Virchow: *Gesammelte Abhandlungen zur wissenschaftlichen Medicin*, Hamm [2]1862.

Rudolf Virchow: »Über einige Merkmale niederer Menschenrassen am Schädel«, in: *Abhandlungen der Königlichen Akademie der Wissenschaften zu Berlin*, Berlin 1875, S. 1-131.
Vitruvius: *De architectura libri decem*, übers. u. komm. von Curt Fensterbusch, Darmstadt [5]1996.
Peter M. Vogt: *Praxis der Plastischen Chirurgie: Plastische-rekonstruktive Operationen, Plastisch-ästhetische Operationen, Handchirurgie, Verbrennungschirurgie*, Berlin/Heidelberg 2011.
F. G. Voigtel: *Handbuch der pathologischen Anatomie*, Halle 1804.
Eckart Voland, Karl Grammer (Hg.): *Evolutionary Aesthetics*, Berlin 2003.

Bernhard Waldenfels: *Antwortregister*, Frankfurt a. M. 1994.
Anne Waldschmidt/Anne Klein/Tamayo Korte: *Das Wissen der Leute. Bioethik, Alltag und Macht im Internet*, Wiesbaden 2009.
J. Weber/H. Collmann/A. Czarnetzki u. a.: »Morphometric analysis of untreated adult skulls in syndromic and nonsyndromic craniosynostosis«, in: *Neurosurgery Review* 31 (2008), Nr. 2, S. 179–188.
Sigrid Weigel: »Das Gedankenexperiment – Nagelprobe auf die *facultas fingendi* in Wissenschaft und Literatur«, in: Thomas Macho/Annette Wunschel (Hg.): *Science & Fiction. Über Gedankenexperimente in Wissenschaft, Philosophie und Literatur*, Frankfurt a. M. 2004, S. 183–205.
Sigrid Weigel: *Literatur als Voraussetzung der Kulturgeschichte. Schauplätze von Shakespeare bis Benjamin*, München 2004.
Sigrid Weigel: *Genea-Logik. Generation, Tradition und Evolution zwischen Kultur- und Naturwissenschaften*, München 2006.
Sigrid Weigel (Hg.): *Heine und Freud. Die Enden der Literatur und die Anfänge der Kulturwissenschaft*, Berlin 2010.
Sigrid Weigel: »Die Lehre des leeren Grabes. Begründungen der deutschen Kulturnation nach 1871 und 1989«, in: Zaal Andronikashvili/Sigrid Weigel (Hg.): *Grundordnungen. Geographie, Religion und Gesetz*, Berlin 2013, S. 147–165.
Sigrid Weigel (Hg.): *Gesichter. Kulturgeschichtliche Szenen aus der Arbeit am Bildnis des Menschen*. München 2013
Sigrid Weigel: »Gesichter – Zwischen Spur und Bild, Codierung und Vermessung«. In: Weigel, *Grammatologie* (2015), S. 70–137
Sigrid Weigel: *Grammatologie der Bilder*, Frankfurt a. M. 2015.
Emma Werner: *Vulnerable but Invincible. A longitudinal study of resilient children and youth*, New York 1982.
Charles White: *An Account of the Regular Gradation in Man*, London 1799.
Ryen W. White/Eric Horvitz: »Cyberchondria. Studies of the Escalation of Medical Concerns in Web Search«, in: *ACM Transactions on Information Systems* 27, Nr. 4, Article 23 (November 2009), S. 1–37.
Alfried Wieczorek/Wilfried Rosendahl (Hrsg.): *Schädelkult. Kopf und Schädel in der Kulturgeschichte des Menschen*, Mannheim 2011.
Robyn Wiegman: *American Anatomies: Theorizing race and gender*, Durham 1995.
A. O. Wilkie/S. J. Patey/S. H. Kan u. a.: »FGFs, their receptors, and human limb malformations: clinical and molecular correlations«, in: *American Journal of Medical Genetics* 112 (2002), S. 266–278.
J. Willis/A. Todorov: »First Impressions: Making up your mind after 100 ms exposure to a face«, in: *Psychological Science* 17 (2006), S. 592–598.
Donald W. Winnicott: »Die Spiegelfunktion von Mutter und Familie in der kindlichen Entwicklung«, in: ders.: *Vom Spiel zur Kreativität*, Stuttgart 1997, S. 128–135.
Ernst Wodak: *Nasen-, Ohren- und Gesichtsplastik. Ästhetische und psychologische Grundlagen*, Berlin/Wien 1938.
Julius Wolff: *Das Gesetz der Transformation der Knochen*, Berlin 2010.
Cornelia von Wrangel: »›Schrecklich, so etwas zu denken‹. Die Mutter eines behinderten Kindes verklagt ihre Ärzte – weil diese sie über den wahren Zustand des ungeborenen Kindes falsch informiert hätten«, in: *Frankfurter Allgemeine Zeitung* (26.10.2015).

Adolf Zeising: *Neue Lehre von den Proportionen des menschlichen Körpers, aus einem bisher unerkannt gebliebenen, die ganze Natur durchdringenden morphologischen Grundgesetze entwickelt und mit einer vollständigen historischen Übersicht der bisherigen Systeme begleitet*, Leipzig 1854.
Friedrich von Zglinicki: »Soll ich zum kosmetischen Chirurgen gehen?«, in: *Die Ehe* (September 1933), S. 33.
Frank Zöllner: *Leonardo da Vinci. Sämtliche Gemälde und Zeichnungen*, Köln 2003.

Namenregister

Ackerman, Jacob Fidelis 253
Asch, Solomon E. 95
Ash, Mitchell G. 69
Adamo, Matthew A. 27
Adelung, Johann Christoph 103
Adolphs, Nicolai 28, 82
Ainsworth, Tiffiny A. 101
Alberti, Leon Battista 232
Albright, A. Leland 85
Alexander, Eban Jr. 43
Alexie, Sherman 144f.
Alt, Kurt W. 36, 38
Ammon, Friedrich August von 64f., 90
Anders, Günther 137
Anderson, Peter J. 27
Anderson, Vicki A. 26
Androutsopoulos, Jannis 159
Apert, Eugène 45
Apollinaire, Guillaume 185ff., 194f.
Arendt, Hannah 198
Arnaud, Eric 26, 28
Arnott, Robert 36
Aschayeri, H. 46
Augustin, Elisabeth 163, 172
Azous, Jamila-Stephanie 88 f.

Bachmann, Ingeborg 201
Baer, Karl Ernst von 256
Baltrusaitis, Jurgis 96
Barbari, Jacopo de 232f.
Barkardjieva, Maria 158
Barone, Constance M. 29, 48f.
Batinic, Bernad 150
Bauman, Zygmunt 141
Baumgarten, Alexander Gottlieb 66
Baumgarten, Moritz 64, 65, 90
Beck, Alex John 222f., 244
Begerock, Anna-Maria 38
Behrbohm, Hans 62
Bell, Charles 97
Bellew, Maggie 26f.
Berger, Alfred 56, 83
Berger, Peter L. 160f.
Berghaus, Alexander 56
Berndorfer, Alfred 56, 86
Bertelsen, Inge Torstein 45
Bettegowda, Chetan 42
Bierich, Nora 200
Birkenfeld, Werner 67
Blake, William 195
Blumenbach, Johann Friedrich 114, 246, 252, 255f.
Bock, Gisela 73
Böhm, Hartmut 57f.
Bolk, Louis 46
Boltshauser, E. 87f.
Bondio, Mariacarla Gadebusch 63
Borkowf, Shirley 45
Bourneville, Désiré-Magloire 44f.
Breik, Omar 27
Broadband, T. Ray 224
Broca, Paul 39, 253
Brown-Young, Cantell 192
Bruyn d. Ä., Barthel 104, 121
Buitrago-Téllez, Carlos H. 36
Buonarotti, Michelangelo 225-230, 244
Butler, Judith 137ff.
Byron-Daniel, James 83

Caldarelli, Massimo 26
Cameron, Lindsley 202
Campe, Rüdiger 106
Camper, Pieter 70, 75, 107, 109-111, 121, 249
Canguilhem, Georges 10, 13, 96f., 177, 191f., 194
Carré, Justin M. 100, 121
Carus, Carl Gustav 12, 111, 113-117, 121, 246, 248, 253, 256-259
Celsus, Aulus Cornelius 37f., 252
Chapman, Dinos 98
Chapman, Jake 98
Charlton, Rodger 83
Chieffo, Daniela 26
Ching, Shim 219
Chumas, Paul 26f.
Clarke, Alex 83f.
Clayton, Martin 231
Cohen Jr., Michael M. 26
Cole, Jonathan 102, 106
Collett, Brent R. 26
Collins, Edward Treacher 126
Collmann, Hartmut 26, 57f., 166

Como, Jakob 37
Converse, John Marquis 80, 232
Coulmas, Florian 160
Cousin, Jean 236
Croce, Giovanni Andrea della 40f.
Crouzon, Louis Edouard Octave 45
Cunningham, Michael 26, 82
Cushing, Harvey 45
Czarnetzki, Alfred 26

Da Costa, Annette C. 26
Dandy, Walter E. 43
David, David John 42, 46, 56, 85
David, Lisa Renee 27
Davis, Lennard J. 97
Davis, Neil L. 43, 52
Davrou, Julien 47
Delgado, Richard 247
Dickel, Hans 235f.
Dieffenbach, Johann Friedrich 65
Dingwall, Eric John 38
Di Rocco, Concezio 40
Dobos, Csilla 160
Döring, Nicola 150, 152f., 158, 162, 174
Dörries, Andrea 79, 81
Douglas, Mary 92
Dryander, Johann 40f.
Dürer, Albrecht 75, 104f., 121, 232–236, 244
Dyer, Wayne W. 142

Eberlein, Gustav 105, 121
Eckart, Wolfgang U. 47
Edgerton, Milton T. 47, 101f.
Eiselsberg, Anton von 67
Euklid 237
Eze, Emmanuel C. 247
Faber, Harold K. 43, 48
Fabian, Ann 12
Farkas, Leslie G. 231
Fechner, Gustav Theodor 242f.
Feenberg, Andrew 158
Feinsod, Moshe 43, 52
Fendius, Katharina 237
Feragen, Kirstin Billaud 84
Fetscher, Caroline 157
Fick, Ludwig 250
Filis, Aandreas 27
Finger, Stanley 36
Földes, Csaba 160
Foucault, Michel 97, 172, 254
Fowler, Orson Squire 248
Freeman, John Mark 45
Froricp, August von 249
Futrell, J. William 47

Gabka, Joachim 56
Gahl, Klaus 78
Galen 38, 40f., 250
Gall, Franz Joseph 13, 17, 104, 110–112, 115, 121, 246f., 249, 253
Gangestad, Steven W. 222
Gardener, Helen 43
Garland-Thompson, Rosemarie 97f.
Garrison, Daniel H. 39
Gates, Henry Louis Jr. 247
Geiger, Karin 71
Gerlach, Joachim 46
Ghali, Michael G. Z. 46
Gigerenzer, Gerd 60
Gillies, Sir Harold 47, 71, 224f., 246
Gilman, Sander 65, 76, 223
Ginzburg, Carlo 113
Gilroy, Paul 245
Gliklich, Richard E. 221, 232
Goeree, Willem 236, 244
Goethe, Johann Wolfgang 104f.
Goffman, Erving 92, 94f., 137
Gohrbrandt, Erwin 56, 86
Gold, June-Anne 24
Golder, Werner 37
Goleman, Daniel 95
Golz, Avishay 74
Gonzalez-Ulloa, Mario 232
Goobie, Susan M. 32
Goodey, Chris F. 252
Goodrich, James T. 41, 47
Gordon, Heidi 45
Gottlieb, Eugene L. 239
Götze, Oliver 237
Gould, Stephen Jay 12, 117, 119f., 247
Graefe, Karl Ferdinand 63
Grammer, Karl 99, 222
Gray, Henry 90
Greenough, Horatio 89
Grésciano, Gertrud 160
Greulich, Michael 56
Griesecke, Birgit 129, 177, 184
Grimm, Jacob 103, 234
Grimm, Wilhelm 103, 234
Groß, Steffen W. 66
Grosse, Johannes 69f.
Grünbein, Durs 17
Gründl, Martin 222, 241
Guichard, Benjamin 47

Guiot, Gérard 47
Gumpert, Martin 71–74, 90
Gupta, Tania Das 247

Haberl, Hannes 9, 28, 35, 49, 52, 82, 168, 217
Hagner, Michael 11f. 68, 87, 99, 105, 110f., 117, 246, 248
Hammerschmied, Ilse 232
Hankins, Thomas L. 119
Harcourt, Diana 16, 83, 95f.
Harkness, William 26
Harris, Lloyd E. 45, 86
Harrison, Scott H. 47
Haselhuhn, Michael P. 100f.
Hast, Malcolm H. 39
Hau, Michael 69
Hearst, Daniela 84
Hegel, Georg Wilhelm Friedrich 113, 122
Heilmann, Maria 235
Hemmer, R. 46
Hemple, Dean J. 45, 86f.
Herder, Johann G. 117
Herring, Susan 158
Herrmann, Steffen K. 137
Hertz, Carl Reiner 257
Herzog, Todd 113
Hierner, Robert 56, 83
Hildebrandt, Bert 32
Hilling, Denis E. 58, 62
Hinz, Bertold 234
Hippokrates 37f., 40
Hirst, Damien 11f., 17
Hitler, Adolf 73, 97
Hochfeld, Mascha 51
Hoffman, Trevor L. 24
Holland, Erik 241
Holländer, Eugen 67
Holmes, Anthony D. 26
Homer 40, 245
Hönig, Johannes Franz 232
Horvitz, Eric 151
Hotz, Gerhard 38
Hughes, Geoffrey 138
Huschke, Emil 111, 246, 248, 252f.,256
Hyrtl, Alois 246

Imbelloni, José 52
Ingraham, Franc D. 43

Jabs, Ethylin Wang 24
Jacobi, Abraham 44f.
Jallo, George I. 42
Jamieson, Kenneth Grant 43
Jane, John A. 47
Janson, Horst W. 229
Jea, Andrew 46
Jeunesse, Christian 36
Jimenez, David F. 29, 48f.
Jimenez, Fanny 95
Johnstun, Kase D. 175
Joli, Angelina 240, 244
Joncs, Alex L. 101
Jones, Barry M. 26
Joseph, Jacques 69–71, 74f., 77, 90, 224

Kagan, Donald 40
Kan, Shih-Hsin 24
Kapp-Simon, Kathleen A. 26, 82
Karcher, Eva 225
Kastenbauer, Ernst R. 56, 80, 90
Keele, Kenneth D. 231
Kenzaburô, Hikari 182 - 184, 194, 201f.
Kenzaburô, Ôe 181–189, 191–202
Khudaverdyan, Anahit 38
Kimonis, Virginia 24
Kimpel, Harald 11
King, J. E. J. 43
Klein, Martin 28
Klemperer, Victor 188
Klose-Lewerentz, Cornelia 70
Koelbl, Herlinde 189
Kogge, Werner 130
Kornmeier, Uta 9, 37, 39–42, 44f., 48
Kovacs, Laszlo 242
Kramer, Robin S. 101
Krause, W. 257
Krauss, Wolfgang 111
Kretschmer, Ernst 113, 121
Krumeich, Ralf 40
Kuhlmann, Andreas 97
Kuran, Ismail 225
Kurella, Hans 113
Kuttner, Erich 99

Lajeunie, Elizabeth 26
Lamarck, Jean-Baptiste 115
Lamecker, Hans 51
Lane, Levi Cooper 42f.
Langridge, Robert 241
Lannelongue, Odilon Marc 42, 44
Lavater, Johann Caspar 110f., 115, 245f.
Le Brun, Charles 107f.
Lefebvre, Arlette 93
Lemche, Erwin 93
Lemke, Thomas 97

Lewis, David 181
Lewis, Michael 91
Lexer, Erich 68f., 72f., 82, 90
Leuzinger-Bohleber, Marianne 93
Ligon-Borden, B. Lee 44
Link, Jürgen 97
Linné, Carl von 106, 246
Lipp, Volker 81
Liu, Weichen 28
Lob, Günter 72
Lombroso, Cesare 258
Loomis, Andrew 236
Lösch, Günter M. 47, 56, 65, 68f., 71
Lovejoy, Arthur O. 106
Lucae, Johann Christoph Gustav 250
Luckmann, Thomas 160f.
Luther, Martin 118
Lutz, Petra 97
Lux, Christopher 15, 95

Maatsch, Jonas 105
Machotta, Andreas 32
Madlener, Elisabeth 106
Magli, Patrizia 107
Mahindu, Antony 27
Mailänder, Peter 56
Malcolm, George P. 26
Maltz, Maxwell 72
Manoury, Gabriel 43, 52
Marchac, Daniel 26
Markowsky, George 237, 241ff.
Marquardt, Stephen R. 239–241, 243f.
Marshall, David 106
Marzo-Ortega, Helena 227
Massimi, Luca 26, 85
Mathews, Vera L. 224
Matson, Donald D. 43
Matsuo, Mayumi 185
Mauss, Marcel 92
McCarthy, Paul 98
McCormick, Cheryl M. 100, 121
McGee, Maria E. 49
Medici, Guiliano de' 226
Mehrtens, Herbert 97
Meier Haran, Petra 32
Melzer, Kathleen 12, 114
Merchant, Natalie 125, 132
Merten, H. A. 27
Metzler, Irina 245
Metha, Vivek A. 40, 42
Meyer, Lieselotte 38
Michler, Markwart 61
Millard, Ralph 225, 246
Miller, Henry 201
Missios, Symeon 38
Mohadjer, Mohsen 46
Mondloch, Catherine J. 100, 121
Moore, Mark H. 27
Morestin, Hippolyte 59, 71, 74
Morrison, Toni 138
Morselli, Enrico 44f., 87
Morselli, Paolo 102, 121
Morson, Stuart M. 43
Morton, Samuel George 253
Moskopp, Dag 57
Mühling, Joachim 56, 86
Mullan, Sean 86
Müller-Wille, Staffan 254
Müri, Walter 37, 41

Nakamura, Kei 185
Nakazawa, Keiji 185
Neitzke, Gerald 79
Neiva, Cecilia 47
Netzer, Aviram 74
Neziroglu, Fugen 77
Nóbik, Attila 97
Nobuo, Moriyasu 202
Noël, Suzanne 70f.

Obernier, Franz 255
Öcal, Eylem 85
Ohm, Martin 237
Olivola, Christopher 94
Oser-Grote, Carolin M. 37
Otto, Adolph Wilhelm 41, 248
Ovid 72
Ozgur, Burak M. 93

Pacioli, Luca 237
Palacio, Raquel J. 125–129, 132f., 135–139, 141f., 145, 177
Pallua, Norbert 56, 83
Palm, Christine 160
Palm, Kerstin 115, 248
Panofsky, Erwin 233, 235
Passot, Raymond 75
Patey, Susannah J. 24
Pedretti, Carlo 231
Pericles 40
Persings, John A. 85
Person, Jutta 107
Philo, Ron 231
Piaget, Jean 141
Pitanguy, Ivo 227

Platon 66
Plutarchus 40
Pollack, Ian F. 27, 85
Porta, Giovanni Battista della 107
Poswillo, David 42, 46
Preissler, Johann Daniel 236
Pukánszky, Béla 97

Radlanski, Ralf J. 234f., 244
Raffael 116
Ramsbrock, Annelie 47, 65f., 70f., 74
Renier, Dominque 26
Repko, Allen F. 144
Reschke, Renate 66
Rettinger, Gerhard 80
Retzius, Anders Adolf 249, 252
Reuther, Jürgen 56, 86
Rheinberger, Hans-Jörg 103
Riaud, Xavier 71
Ricoeur, Paul 181
Riedel, Ulrike 199
Riess, Hanno 32
Rifkin, Benjamin A. 224
Rocca, Julius 38
Rodgers, Dennis 181
Rohrich, Rod 228, 230
Rose, Rosa Sala 111
Rudolph, Hans 66
Ruff, Melanie 47
Rumsey, Nichola 16, 83, 92, 95f.
Rushfield, Richard 225
Ryûnosuke, Akutagawa 131

Saadeh, Charles 32
Saalfeld, Edmund 67
Sachs, Michael 72f.
Schaller, Bernhard J. 27
Schiebinger, Londa 246
Schiller, Friedrich 11, 104f., 116, 121
Schillinger, Katharina 237
Schmälzle, Christoph 105
Schmid, Katja 159f.
Schmiedebach, Heinz-Peter 72f.
Schmölders, Claudia 120
Schneider, Manfred 106, 111
Schultz, Timothy J. 27
Schweitzer, Tilmann 57f., 166
Schwenzer-Zimmerer, Katja 59, 77
Schwoch, Rebecca 72f.
Seemann, Sophie 43
Sergi, Guiseppe 118
Shakespeare, William 245
Shams, Mohammad Ghasem 101
Shillito, John Jr. 46
Siebers, Tobin 98
Silverman, Robert J. 119
Simpson, Donald A. 42f., 46
Smith, Christopher U. M. 36
Smith, Justin E. H. 106
Soemmerring, Samuel Thomas von 41, 256
Sohn, Werner 97
Sörensen, Niels 56, 86
Speltz, Matthew L. 26, 82, 84, 89
Spiegel, Jeffrey H. 101
Spurzheim, Alois 246
Srinivasan, Visish M. 46
Stahl, Ernst 256
Starr, Jacqueline 84
Stefancic, Jean 247
Steinau, Hans-Ulrich 72
Steinhöfel, Andreas 129, 133–135
Stepan, Nancy 253
Stock, Christof 58, 81
Strauss, Roland M. 227
Streli, Rudolph 56
Strick, Simon 9
Sullivan, Daniel 228–230
Sullivan, Louis 89
Sullivan, Margaret Wolan 91
Sun, Peter P. 85
Svien, Hendrik J. 45, 86

Talbot, Eugene 253
Tamburrini, Gianpiero 26
Tardy jr., M. Eugene 56, 62f., 80, 90
Taschen, Angelika 225
Tessier, Paul 46f.
Theile, Gert 113
Theissing, Jürgen 80
Thersites 40
Thiemer-Sachse, Ursula 38
Thode, Henry 225
Thomale, Ulrich W. 51
Thomas, Hans 81
Thompson, Dominic N. 26, 32
Thornhill, Randy 222
Thwin, May 27
Tiedemann, Friedrich 253
Todorov, Alexander 94f., 133
Töppe, Li A. 10
Toulmé, Fabien 199f.
Towne, Edward B. 43, 48
Tsuneishi, Keiichi 193
Turner, S. R. 93

Ulrich, Bernd 68
Ulrich, Herbert 11

Veale, David 77
Vesalius, Andreas 39ff., 245
Vetter, Thomas 59, 77
Vinci, Leonardo da 228-237, 244
Virchow, Rudolf 41f., 111, 245, 249–259
Vitruvius 230-234, 236, 244
Vogt, Carl 253
Vogt, Peter M. 46, 52, 56
Voigtel, Friedrich Gotthilf 248, 251
Voland, Eckart 222

Wagner, Josef 187, 193
Waldenfels, Bernhard 186
Waldschmidt, Anne 150, 161
Wallace, Erin 26
Ward, Robert 101
Wassmann, Hansdetlef 57
Watkins, Phillip 32
Watson, Nat E. 27
Weber, Jochen 26
Webster, Jerome Pierce 225
Weigel, Sigrid 9, 13, 75, 95, 101, 103f., 119f. 130, 165, 181f.
Welcker, Hermann 256
Werner, Emma 134
Werner, Jochen A. 80
Wesker, Karl H. 234f., 244
White, Charles 110, 254
White, Paul 83
White, Ryen W. 151
Wiegman, Robyn 246
Wilkie, Andrew O. 24
Willis, Janine 94, 133
Wilson, John A. 27
Winicott, Donald W. 93
Wodak, Ernst 59, 74-78, 90
Wolff, Julius 89
Wong, Elaine M. 100f.
Wrangel, Cornelia von 198f.

Zeesen, Filip von 244
Zeilhofer, Hans-Florian 62
Zeising, Adolf 237ff, 242ff.
Zglinicki, Friedrich von 71
Žižek, Slavoj 138
Zöllner, Frank 232
Zurakowski, David 32
Zweig, Stefan 190